CLINIQUE CHIRURGICALE

DE

L'HOPITAL DE LA CHARITÉ

III

PARIS. — IMPRIMERIE E. MARTINET, RUE MIGNON, 2.

36

CLINIQUE CHIRURGICALE

DE

L'HOPITAL DE LA CHARITÉ

PAR

L. GOSSELIN

PROFESSEUR DE CLINIQUE CHIRURGICALE A LA FACULTÉ DE MÉDECINE DE PARIS
CHIRURGIEN DE L'HOPITAL DE LA CHARITÉ
MEMBRE DE L'INSTITUT (ACADÉMIE DES SCIENCES)
DE L'ACADÉMIE DE MÉDECINE ET DE LA SOCIÉTÉ DE CHIRURGIE
COMMANDEUR DE LA LÉGION D'HONNEUR

TROISIÈME ÉDITION, REVUE ET AUGMENTÉE

TOME TROISIÈME

AVEC FIGURES INTERCALÉES DANS LE TEXTE

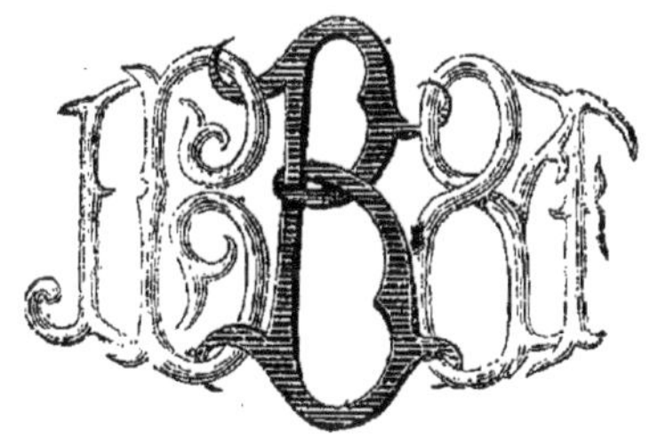

PARIS

LIBRAIRIE J.-B. BAILLIÈRE ET FILS

Rue Hautefeuille, 19, près du boulevard Saint-Germain

1879

CLINIQUE CHIRURGICALE

DE

L'HOPITAL DE LA CHARITÉ

TITRE TREIZIÈME

MALADIES DES ORGANES GÉNITAUX DE LA FEMME.

QUATRE-VINGT-DIX-SEPTIÈME LEÇON.

Imperforation du vagin.

I. Imperforation congénitale du vagin. — Rétention du sang menstruel pendant trois époques. — Incision et excision de l'hymen. — Suppuration consécutive du vagin et de l'utérus. — Guérison. — II. Absence du vagin. — Tumeur volumineuse formée à l'hypogastre par la rétention du sang menstruel pendant deux années. — Formation d'un vagin, et ouverture de la poche utérine pleine de sang. — Rupture consécutive des poches tubaires. — Péritonite par épanchement. — Mort.

Messieurs,

I. — La jeune fille de 15 ans qui est depuis cinq semaines au numéro 27 de la salle Sainte-Catherine, et dont je vous ai parlé plusieurs fois, me paraît actuellement en état de quitter l'hôpital, et je ne veux pas la laisser partir sans vous rappeler les détails principaux de son observation.

Vous vous rappelez que, jusqu'à ces trois derniers mois, elle n'avait remarqué rien de particulier dans sa santé; mais il y a un peu plus de trois mois, pour la première fois, elle fut prise de douleurs hypogastriques vives, irradiées vers les régions lombaires, qui durèrent trois jours presque sans interruption et l'obligèrent à garder le lit tout ce temps. Sa mère, qui prévoyait avec raison une première époque menstruelle, fut très-étonnée d'apprendre que le sang ne venait pas. Elle ne douta pas que l'écoulement aurait lieu à l'époque suivante. Au bout d'un mois, les mêmes douleurs survinrent et se prolongèrent quatre jours, sans apparition de sang. La santé se rétablit, mais l'enfant resta pâle, eut un peu de malaise pendant un nouveau mois, au bout duquel les douleurs, encore plus violentes, se montrèrent de nouveau pendant trois ou quatre jours, sans que le sang parût au dehors. Cette fois la mère, inquiète, vint consulter M. le Dr Peter, alors chargé de l'un des services de clinique médicale de notre hôpital. M. Peter, après avoir pris connaissance des commémoratifs qui précèdent, examina la jeune malade, lui reconnut une imperforation du vagin et me pria de la prendre dans mon service (le 3 octobre 1871).

Je la fis placer en travers sur son lit, les cuisses fléchies sur le bassin, les jambes fléchies sur les cuisses et maintenues par des aides. J'écartai alors les grandes et petites lèvres, et je reconnus que le vagin était tout à fait imperforé, et que son ouverture paraissait fermée par une membrane assez mince, que le doigt refoulait et à travers laquelle on ne sentait pas nettement la fluctuation. Cette membrane ressemblait tout à fait à un hymen imperforé. Par le toucher rectal, je sentis que l'utérus était à sa place, bien conformé et sensiblement plus volumineux qu'il ne doit l'être à cet âge. Après avoir fait recoucher la malade dans son lit, j'ai palpé l'hypogastre, j'ai senti un peu profondément un globe arrondi, paraissant avoir le volume de la grosse extrémité d'une poire d'Angleterre, et que formait évidemment le fond de l'utérus distendu par le sang. En pressant, au-dessus de l'hypogastre, les divers points de la paroi abdominale, je ne les trouvai ni sensibles, ni ballonnés et je pus en conclure que la malade n'avait pas, au moins pour le moment, la péritonite concomitante que la rétention du sang menstruel occasionne quelquefois. Peut-être cette péritonite avait-elle eu lieu, au moins partiellement, pendant les trois crises douloureuses dont j'ai parlé en commençant. Mais elle avait disparu pour le moment, ou restait tellement larvée que je n'en découvrais aucun symptôme. J'insiste sur ce point, messieurs, parce que la péritonite et les adhérences anormales qu'elle amène entre l'utérus et ses annexes, d'une part, les autres organes de l'excavation pelvienne, d'autre part, sont, comme j'aurai l'occasion de vous en donner la preuve tout à l'heure, les lésions les plus dangereuses au moment où l'évacuation du sang au dehors est obtenue par une opération chirurgicale.

Chez cette jeune fille il y avait trois indications à remplir : donner à l'ouverture du vagin une conformation qui pût rendre le mariage possible, ouvrir une issue au sang menstruel retenu dans l'utérus, empêcher son accumulation ultérieure.

La première était pour le moment sans importance, l'âge de la malade et sa santé délicate devant éloigner pour elle les projets de mariage. Il n'en était pas de même de la seconde. Il y avait urgence : en effet, en abandonnant encore quelque temps les choses à elles-mêmes, l'utérus se serait distendu de plus en plus, l'accumulation se serait faite dans les trompes, et l'une des deux choses que voici aurait eu lieu : ou bien le sang, se faisant jour dans la cavité péritonéale par l'orifice des pavillons, aurait pu provoquer une péritonite aiguë, ou lente et chronique ; ou bien ces pavillons se seraient oblitérés, l'épanchement péritonéal n'aurait pas eu lieu, mais l'oblitération aurait sans doute persisté indéfiniment, en supposant que la malade eût vécu, et c'eût été une cause de stérilité. Enfin il y avait grande utilité à ne pas laisser augmenter la distension de l'utérus. Car l'exemple malheureux que je vous citerai tout à l'heure vous apprendra qu'au moment où l'utérus et les trompes se vident et reviennent sur eux-mêmes, les adhérences que ces dernières ont contractées avec l'épiploon ou le mésentère sont tiraillées et des déchirures peuvent avoir lieu. Or, ces déchirures sont d'autant plus dangereuses que le sang a subi, par le fait de l'opération évacuatrice, un commencement de décomposition, et qu'il fournit au péritoine dans lequel il tombe des matériaux septiques dont l'absorption est dangereuse. La péritonite dès lors est septicémique, et bien autrement grave que celle déterminée par l'arrivée du sang qui n'a pas encore été en communication avec l'air extérieur; dans ce dernier cas, c'est une péritonite ordinaire adhésive et plastique, sans aucune apparence de septicémie, qui a lieu. Retenez bien cette distinction, messieurs, car elle est fréquemment applicable. La péritonite ne devient purulente et grave que dans les cas où le péritoine a reçu des matériaux septiques venus d'une cavité voisine ou versés avec la sérosité par les capillaires.

Pour les raisons qui précèdent, j'ai décidé que l'opération ne devait pas être retardée. J'y ai procédé le lendemain même, après avoir prévenu la mère et obtenu son acquiescement. L'exécution a été très-simple. J'ai accroché la membrane avec un tenaculum, je l'ai incisée d'avant en arrière et transversalement, j'ai saisi les quatre angles avec une pince à griffes et je les ai excisés, de façon à éviter, par cette perte de substance, la réunion immédiate des plaies et le retour du vice de conformation. Au moment où l'ouverture a été pratiquée, nous avons vu sortir une notable quantité de sang noir, épais et poisseux. Cet écoulement a continué pendant 24 heures; le liquide n'est pas devenu putride, aucun symptôme de péritonite n'est survenu. Nous avons remarqué seulement, à partir du troisième jour, un écoulement assez abondant de pus, qui sans doute venait de l'utérus et du vagin; mais il s'est formé sans fièvre et sans décomposition putride ultérieure. Aujourd'hui, il a presque complétement cessé ; les règles n'ont pas encore reparu, mais la santé générale est tellement satisfaisante que je laisse partir la malade. Je lui recommande seulement de garder le repos et même de rester au lit pendant la prochaine époque menstruelle.

Le bon résultat que nous a donné cette opération tient à ce que, la rétention étant récente, l'utérus ne se trouvait pas très-distendu. Si la collection sanguine avait été plus considérable, par suite de l'accumulation pendant plusieurs années, il est probable que la poche utérine serait revenue plus difficilement et plus lentement sur elle-même. L'air, en y pénétrant, aurait pu, comme je le disais tout à l'heure, altérer le liquide évacué lentement à cause de sa consistance poisseuse. Ou bien une métrite purulente et septicémique aurait pu se développer ; enfin une déchirure aurait pu avoir lieu au niveau des poches minces formées par la distension concomitante des trompes.

Pour tous ces motifs, il faut temporiser le moins possible, lorsque nous sommes consultés pour une imperforation du vagin avec rétention du sang menstruel.

II. — Dans un cas que j'ai observé à l'hôpital de la Pitié en 1867, je n'ai été consulté que deux ans après les débuts de la rétention du sang. Il s'agissait, non plus d'une simple imperforation, mais d'une absence du vagin à sa partie inférieure. Il était bien tard pour remédier avec sécurité à l'accumulation du sang. C'était néanmoins le seul parti à prendre. J'ai obtenu l'évacuation par la création d'un vagin artificiel, mais les ruptures dont je parlais tout à l'heure ont eu lieu et la malade est morte d'une péritonite galopante probablement septicémique. L'observation, qui a été publiée par M. Castiau (1), est trop instructive pour que je n'en reproduise pas ici tous les détails :

« Le 18 mars 1867, entrait à la Pitié, au n° 19 de la salle Saint-Jean, la nommée A.... (Clémence), âgée de 18 ans, journalière, jeune fille paraissant douée d'une bonne constitution et n'ayant fait, jusqu'à seize ans, aucune maladie grave. A partir de cet âge elle ressentit tous les mois des douleurs dans le ventre, les reins et les cuisses. Ces douleurs étaient vives, duraient de trois à huit jours et présentaient des exacerbations qui forçaient la malade à s'aliter. Depuis quelque temps, les crises sont devenues plus

(1) Castiau, *Gazette des hôpitaux*, 1867, p. 225.

douloureuses. Jamais il n'y a eu ni écoulement de sang par la vulve, ni flueurs blanches, ni aucun autre trouble fonctionnel.

» Par le palper abdominal, on trouve une grosse tumeur arrondie, occupant la ligne médiane du ventre et remontant à trois travers de doigt au-dessus de l'ombilic et à plus de vingt-quatre centimètres au-dessus du pubis. Dans chacune des fosses iliaques, et remontant jusqu'au niveau de l'ombilic, on trouve une autre tumeur dure, résistante, mobile comme la précédente.

» Il n'y a pas à douter que la tumeur médiane ne soit formée par l'utérus distendu, et les tumeurs latérales par les trompes distendues également. A l'entrée de la vulve, le doigt rencontre une ouverture par laquelle il pénètre à une petite distance. Cette ouverture est celle de l'urèthre dilaté, car une sonde de femme qui y est introduite fait écouler l'urine. On ne trouve pas d'ouverture vaginale. Par le toucher rectal, le doigt sent la sonde à travers une paroi assez mince, et à trois ou quatre centimètres de profondeur il sent une tumeur très-volumineuse et dure, qui paraît remplir une grande partie de l'excavation pelvienne, et qui ne donne pas nettement la sensation de fluctuation.

» Cette exploration autorise à penser que le tiers inférieur du vagin manque, et que les deux tiers supérieurs sont, ainsi que l'utérus et les trompes, remplis de sang menstruel accumulé depuis au moins deux ans.

» Tous ces accidents étaient évidemment dus à la rétention du sang des règles. La malade était condamnée à une mort certaine et probablement assez prochaine. Dans ces conditions, M. Gosselin crut qu'il fallait agir. Pourtant il ne voulut opérer que quelques jours après la crise annonçant l'époque menstruelle. Cette crise survint dans les derniers jours de mars et fut des plus violentes. Les douleurs étaient tellement vives par moments qu'elles arrachaient des cris à la malade.

» Cinq jours après la fin de cet accès, le 6 avril 1867, M. Gosselin procéda à l'opération. La malade était placée comme pour la taille, et complétement endormie par l'éther chimiquement pur. Le chirurgien fit une incision transversale au-devant de l'anus. Puis, quittant le bistouri, il introduisit deux doigts dans la plaie pour opérer le décollement, comme l'a conseillé Amussat. Repoussant le rectum en arrière et l'urèthre en avant, il parvint ainsi, sans trop de difficulté et en quelques minutes, jusqu'à la partie inférieure de la tumeur. Un gros trocart droit fut alors glissé avec précaution sur le doigt, et une ponction pratiquée dans la poche ne donna issue qu'à une très-petite quantité de sang noir, épais et visqueux. M. Gosselin eût voulu, si le sang avait été assez coulant, se contenter de cette ponction et n'évacuer le liquide que peu à peu; mais l'écoulement étant impossible, et par la canule et par une grosse sonde en gomme qu'on lui avait substituée, il fut forcé d'agrandir l'ouverture avec le bistouri. On vit sortir alors en grande abondance un liquide extrêmement épais, de la couleur et de la consistance d'une crême au chocolat un peu liquide; et lorsque la malade fut reportée dans son lit, la tumeur médiane avait baissé de deux travers de doigt. Quatre pilules de 0g,025 d'opium à prendre d'heure en heure.

» Le 7, la malade a eu beaucoup de coliques; hier dans la journée, elle n'a pris que deux bouillons; la nuit a été bonne. Ce matin elle se trouve bien, malgré un peu de céphalalgie. Pas de vomissements, pas de coliques, pas de douleurs à la pression. Pouls un peu fréquent, bon appétit. La tumeur médiane est descendue à un travers de doigt au-dessous de l'ombilic, et les tumeurs latérales plus bas encore.

» Cataplasmes laudanisés; une portion de poulet.

» Le 8, nuit assez bonne, un peu de pâleur; la malade accuse une douleur à l'épigastre et dans les cuisses, quelques envies de vomir. Pouls toujours fréquent. M. Gosselin introduit le doigt dans la plaie, mais ne peut pénétrer dans l'ouverture faite au vagin. Il faut faire entrer une sonde de femme. Le liquide qui s'échappe, et qui n'a cessé de s'écouler depuis l'opération, est un peu moins visqueux, jaunâtre, et paraît mêlé de pus. La tumeur médiane est encore descendue un peu. Les latérales se rapprochent de la ligne médiane et des arcades crurales.

» Le traitement est le même.

» Le 9, beaucoup de coliques ; hier, dans la journée, pas de sommeil, douleurs dans la fosse iliaque droite et dans le pli de l'aine ; deux vomissements alimentaires, pas de selles, langue blanche, pouls toujours fréquent, peau chaude. Le liquide qui s'écoule de la poche est devenu fétide. La tumeur médiane continue à s'abaisser ; celle qui est formée par la trompe à droite est devenue plus grosse et plus dure. La malade prend $0^{g},60$ de calomel en trois paquets ; potion de Rivière ; alcoolature d'aconit, 2 grammes.

» Le 10, la malade n'a pas encore eu de garde-robe ; vomissements alimentaires et bilieux ; pouls petit et très-fréquent ; pas de sommeil ; le ventre est un peu ballonné, toujours douloureux à droite et à l'épigastre. M. Gosselin agrandit un peu l'ouverture très-rétrécie qu'il avait faite au vagin.

» Le traitement est le même, moins le calomel. Lavement purgatif.

» Le 11, les vomissements continuent et sont très-fréquents ; le lavement purgatif est resté sans effet. Douleurs dans tout le ventre avec ballonnement. Adynamie profonde ; le pouls ne peut plus se compter ; les extrémités commencent à se refroidir. La mort survient à trois heures de l'après-midi, cinq jours après l'opération.

» *Autopsie.* Le ventre ouvert, on trouve dans la cavité péritonéale une grande quantité de liquide chocolat, évidemment de même provenance que celui qui s'est écoulé pendant l'opération ; il est cependant plus coulant et moins foncé, sans doute à cause de son mélange avec la sérosité péritonéale. L'épiploon est rouge, très-injecté, épaissi, et présente quelques fausses membranes. Il est parfaitement tendu sur les anses intestinales. En bas, il est fixé à l'utérus et aux trompes par des adhérences, les unes faibles, provenant de la péritonite qui a emporté le malade, les autres très-solides et anciennes. L'épiploon fendu en travers, on trouve dans toute la cavité abdominale les lésions de la péritonite adhésive récente, et de plus quelques adhérences anciennes de l'épiploon avec une anse intestinale. Le fond de l'utérus est situé à peu près au milieu de l'espace compris entre l'ombilic et le pubis. Les tumeurs formées par les trompes sont un peu plus bas. Du côté droit comme du gauche, il y a fusion entre l'ovaire et la trompe. On ne trouve ni les franges du pavillon, ni l'orifice qui se trouve à son centre. Des deux côtés, la moitié interne de la trompe est dense et résistante, et son orifice utérin est oblitéré, de telle sorte que les deux poches formées par ces trompes distendues ne se sont pas vidées du côté de l'utérus. Sur la partie supérieure de la moitié externe ou ovarique des trompes, très-amincies en ce point par la distension, on rencontre deux ouvertures à droite et une seule à gauche, ouvertures par lesquelles la pression fait sortir du liquide chocolat semblable à celui qui se trouve dans la cavité péritonéale. C'est donc par ces ouvertures accidentelles des trompes que le liquide s'est évacué et épanché dans le péritoine, de manière à causer la péritonite mortelle. Il est à remarquer, de plus, que les trois déchirures des trompes se trouvent précisément placées au niveau d'adhérences anciennes et très-solides de l'épiploon, ce qui peut servir à les expliquer. En effet, l'utérus en descendant, à mesure qu'il se vidait, a entraîné les trompes et avec elles l'épiploon, qui était maintenu en haut par l'estomac. Ainsi retenu, l'épiploon a résisté aux tractions qu'exerçaient sur lui les trompes. De là ces déchirures qui ont été cause de la mort.

» Ce n'est pas la première fois que le chirugien voit succomber, par suite d'une péritonite grave, une malade atteinte de rétention de sang menstruel causée par l'absence ou l'imperforation du vagin. M. Bernutz (1) en rapporte plusieurs exemples. Mais pourquoi et comment cette péritonite se développe-t-elle ? M. Bernutz incline à penser que c'est par le passage d'une partie de la collection sanguine dans la cavité péritonéale à travers

(1) Bernutz, *Clinique médicale des maladies des femmes*, tome I.

l'orifice d'une trompe, et que le passage est occasionné par la contraction même de ce conduit.

» M. Gosselin a recherché avec soin, dans son autopsie, ce qui en était à cet égard, préoccupé qu'il était des précautions à conseiller pour éviter dans l'avenir, en se fondant sur les résultats anatomo-pathologiques, une terminaison fatale. Or il y a un premier point évident, c'est que, dans notre observation, l'orifice ovarique des trompes, n'a pu rien laisser passer, puisqu'il était totalement oblitéré, et un second non moins évident, c'est que l'épanchement s'est fait par des ouvertures accidentelles ou déchirures qui ont été la conséquence ou d'une distension exagérée, ou d'un tiraillement. Sans doute la distension exagérée avait produit l'amincissement que nous avons signalé ; mais il serait bizarre que, dans ce fait comme dans ceux rapportés par M. Bernutz, la déchirure se fût produite tout juste après l'opération. Il est incontestable, d'autre part, que les tumeurs tubaires sont descendues avec l'utérus, à mesure que celui-ci se vidait, et qu'en descendant elles ont entraîné et tiraillé l'épiploon adhérent. La rupture a dû se faire à la suite des tractions qui se sont ainsi produites au niveau des adhérences anciennes de l'épiploon sur les parties les plus minces des trompes dilatées.

» La connaissance de ce mécanisme qui n'avait pas été indiqué jusqu'à présent, ne conduit malheureusement à aucune déduction thérapeutique. Il est trop clair que, dans les cas où des adhérences pareilles existeront, l'évacuation de l'utérus, qu'elle se fasse peu à peu ou promptement, sera suivie d'une migration en bas de tout l'appareil utérin, et que cette migration pourra amener des tiraillements et des ruptures analogues à ceux qui ont eu lieu sur notre malade. Il est clair aussi que, dans les cas où la collection dans les trompes aura perdu, comme sur cette jeune fille, toute communication avec l'utérus, la persistance des tumeurs tubaires favorisera tout à la fois et les déchirures et l'épanchement dans le péritoine. Si le chirurgien pouvait être sûr à l'avance de l'existence de ces deux lésions, les adhérences solides de l'épiploon aux trompes et l'oblitération de l'orifice utérin de ces dernières, le mieux serait d'abandonner les malades à leur triste sort, et d'attendre la mort par rupture spontanée, au lieu de la hâter par une rupture consécutive à l'opération. Mais comme le diagnostic des lésions dont il s'agit est impossible, et qu'elles ne sont pas constantes, il en résulte que l'on n'aurait pas le droit de tirer de notre observation une contre-indication absolue à une tentative opératoire dans des cas analogues.

» M. Gosselin, dans la leçon clinique dont cette autopsie a fait le sujet, a insisté sur les deux remarques suivantes : 1° en présence d'un fait de ce genre, on doit plus que jamais donner le conseil de ne pas attendre, pour opérer, que l'utérus et les trompes soient aussi distendues, et que les péritonites partielles, survenant au moment des époques mensuelles, aient eu le temps d'amener des adhérences solides, dont les tiraillements, lors de la descente de l'utérus, peuvent déchirer une partie de la poche sanguine. Il faudrait que les malades fussent visitées et opérées dès la première, la seconde ou la troisième époque ; 2° quand, dans les cas d'imperforation de l'utérus et du vagin, on trouve des tumeurs remontant sur la ligne médiane et sur les parties latérales, sensiblement plus haut que l'ombilic, il y a plus à craindre la mort par épanchement que dans ceux où la rétention menstruelle ne monte pas aussi haut. Les rares succès que nous connaissons dans quelques faits de ce genre, notamment dans ceux d'Amussat (1), de MM. Debrou (2) et Dolbeau (3), ont été obtenus sur des femmes chez lesquelles la tumeur ne dépassait pas ou n'atteignait pas l'ombilic, et chez lesquelles par conséquent l'utérus, en se vidant, n'a pas dû entraîner et tirailler autant les adhérences péritonéales, s'il en existait. »

C'est dans cette dernière condition que se trouvait la première malade dont j'ai parlé, et c'est pour cela que la guérison a été facilement obtenue.

(1) Amussat, *Gaz. méd.*, 1835, p. 786 et 817.
(2) Debrou, *Gaz. méd.*, 1851, p. 82.
(3) Dolbeau, *Clinique chirurg.*, p. 209.

QUATRE-VINGT-DIX-HUITIÈME LEÇON.

Abcès de la grande lèvre. — Hyperesthésie vulvaire. Œdème chancreux.

I. Abcès volumineux de la grande lèvre droite. — Son développement probable dans la glande vulvo-vaginale et le tissu conjonctif ambiant. — Son origine par une vulvite blennorrhagique. — Tendance de ces abcès à la fistule et aux récidives. — Traitement par le drainage. — II. Hyperesthésie vulvaire, essentielle, mais consécutive peut-être à une vulvite actuellement guérie. — Impossibilité de constater une contraction du sphincter vaginal. — Doutes sur la réalité de cette contraction trop facilement admise par les auteurs modernes. — Distinction à faire entre l'hyperesthésie symptomatique et l'hyperesthésie essentielle. — Analogie de cette dernière avec l'hyperesthésie virginale normale. — Distinction pratique entre l'hyperesthésie virginale prolongée et l'hyperesthésie virginale de retour. — Traitement. — Topiques. — Dilatation. — Emploi exceptionnel des incisions. — III. Vulvite chancreuse ou œdème chancreux de la grande lèvre. — Sa situation d'un seul côté. — Sa signification.

MESSIEURS,

I. *Abcès vulvaire.* — Une fille de 26 ans, qui occupe le n° 24 de la salle Sainte-Catherine, nous présente un abcès chaud développé au côté droit de la vulve et proéminent à la face interne de la grande lèvre ; elle nous dit que c'est la première fois qu'elle est atteinte de ce genre d'affection, et qu'elle souffre de ce côté depuis quinze jours. Au point de vue du mode de formation de cet abcès, nous avons à nous poser deux questions : quel en est le siége précis, et à quelle cause peut-on le rapporter ? Quant au siége, il y a deux parties dans lesquelles le foyer purulent a pu se développer : c'est d'abord la glande vulvo-vaginale, et ensuite le tissu cellulaire sous-cutané. Je vous avoue qu'il est difficile de se prononcer, d'après les signes physiques, pour l'une ou l'autre de ces origines. Mais en considérant que ces sortes d'abcès sont fréquents et paraissent se développer à la place occupée par la glande en question, qu'ils sont parfois consécutifs à un kyste dont le point de départ est sans aucun doute la glande en question, et qu'enfin, chez les femmes atteintes d'abcès sans kyste préalable, la maladie est souvent consécutive à une vulvite qui a pu se propager plus facilement à la glande qu'au tissu conjonctif, je crois plutôt au développement dans la glande vulvo-vaginale qu'à l'origine dans le tissu cellulaire (1). Il est possible, du reste, que l'inflammation née dans la glande gagne le tissu conjonctif ambiant, et qu'ainsi l'abcès ait un double siége analogue à celui de l'adénite aiguë pour laquelle nous nous servons du mot adéno-phlegmon. Pour ce qui est de la cause de cet abcès, la plus fréquente est la blennorrhagie et la vulvite qu'elle occasionne : il est aisé de comprendre, en effet, que l'inflammation suppurative se transmette au canal de la glande et de là au tissu cellulaire. Nous n'avons pas voulu jusqu'ici faire avec le spéculum une exploration qui, vu l'état de tuméfaction des parties, eût été très-douloureuse ; mais en écartant les lèvres de la vulve, nous avons trouvé celle-ci baignée d'un pus qui ne vient pas de l'abcès, puisque celui-ci n'est pas encore ouvert. La malade nous a dit qu'elle avait un écoulement jaune depuis plus d'un mois, et sa chemise est tachée de macules assez caractéristiques. Je ne prétends pas que cette origine soit constante. Je suis même certain d'avoir vu des femmes qui avaient un abcès de la grande lèvre sans aucune blennorrhagie concomitante ; je dis seulement que cette cause est fréquente, et j'en tire cette conclusion pratique : lorsque vous aurez traité une femme d'un abcès de ce genre, et que l'état des parties vous permettra les explorations, cherchez ultérieurement s'il y a une uréthrite, et examinez le vagin avec le spéculum. Vous rendrez ainsi à la malade le service de la traiter et peut-être de la guérir d'une uréthro-vaginite blennorrhagique qu'elle ne savait pas avoir ou qu'elle n'osait pas avouer.

Ce qui doit surtout nous préoccuper au point de vue du pronostic et de la marche ultérieure de cette affection, c'est la ten-

(1) Rien ne démontre d'ailleurs que l'inflammation ne puisse pas débuter aussi bien par les glandes mucipares assez nombreuses dont est pourvue la muqueuse vulvaire, que par la glande vulvo-vaginale.

dance soit à une persistance de la suppuration et à la formation d'une fistule, soit à une guérison temporaire suivie de récidive. En effet, lorsque l'abcès est ouvert, l'orifice qui a donné passage au pus et qui siége sur une membrane muqueuse, a grande tendance à se fermer rapidement : il se passe là ce que l'on observe dans toutes les cavités naturelles où les solutions de continuité, quand elles ne reconnaissent point pour cause un vice constitutionnel, se cicatrisent avec la plus grande rapidité, sans que nous sachions si c'est à la chaleur, à l'humidité naturelle des parties ou à quelque cause qui nous échappe, que l'on doit attribuer ce phénomène. Il résulte de cette cicatrisation trop rapide que l'ouverture se rétrécit ou se ferme avant que la cavité de l'abcès ait eu le temps de s'oblitérer et de se combler. Or cette cavité reste tapissée par une membrane pyogénique qui continue à sécréter du pus. Si l'ouverture n'a fait que se rétrécir, elle reste fistuleuse; si elle s'est fermée, l'abcès se reproduit, s'ouvre de nouveau pour se fermer bientôt après, et l'on peut voir se succéder ainsi une série de collections purulentes dans le même foyer. Il y a donc indication d'entretenir béantes les ouvertures que l'on y fait, jusqu'à ce que la cicatrisation se soit établie du fond à la surface, et que la cavité pyogénique ait disparu. On peut arriver au but en pratiquant une large incision, et en mettant tous les matins entre les lèvres de la plaie une mèche de charpie que l'on maintient avec un bandage en T. Mais c'est là un pansement désagréable et gênant. Pour en éviter les inconvénients, vous avez vu ce que j'ai fait : j'ai pratiqué une petite incision avec le bistouri à la partie supérieure de l'abcès, puis j'ai introduit dans cette ouverture un trocart courbe que j'ai fait ressortir à la partie la plus déclive. J'ai introduit alors dans le foyer un tube à drainage que je laisserai à demeure pendant quinze ou vingt jours, jusqu'au moment où la cavité me paraîtra comblée. Une injection aqueuse, faite tous les matins pour désobstruer le tube, constituera le traitement consécutif.

Vous comprenez comment le drain remplira les indications nécessaires pour faciliter la cicatrisation définitive, empêcher les fistules et les récidives. D'une part, il s'opposera à l'occlusion des ouvertures, puisqu'il les remplit; d'autre part, il permettra l'évacuation progressive du foyer par le tube et par les trous dont il est pourvu. Rien n'empêchera donc la membrane pyogénique de revenir sur elle-même, de s'agglutiner en divers points par ses surfaces opposées, de se dessécher dans les autres. Lorsque je verrai de beaux bourgeons charnus a l'entrée et à la sortie du drain, j'introduirai un stylet, et si je reconnais que la cavité est notablement diminuée, je retirerai le tube; la cicatrisation s'achèvera sur les ouvertures et sur le trajet, et la malade ne conservera ni fistules ni tendance à la récidive.

J'ai traité de cette façon tous les abcès vulvaires un peu volumineux qui se sont présentés dans le service. Vous avez pu constater que, dès le second ou troisième jour, les malades pouvaient, sans inconvénient, se lever, marcher et s'asseoir.

Lorsque l'abcès est peu volumineux, ce mode de traitement n'est pas applicable, parce que l'espace n'est pas assez grand pour faire deux ouvertures et laisser un intervalle entre elles. C'est alors que convient la grande incision suivie de pansements journaliers avec la charpie, pour maintenir les bords écartés et exciter le fond. Seulement, en pareil cas, et par le fait même de l'étroitesse du foyer, le traitement est de courte durée, ce qui compense le désagrément de rester au lit pour empêcher les pièces de l'appareil de se déranger.

II. *Hyperesthésie vulvaire.* — Nous avons en ce moment dans les salles une jeune femme atteinte d'une maladie assez commune dans toutes les classes de la société, difficile à reconnaître parce que les sujets ne nous donnent pas volontiers les renseignements nécessaires, ou nous en donnent qui nous conduisent à autre chose qu'à ce qui existe en réalité, difficile à guérir parce que les moyens de traitement sont désagréables et refusés par beaucoup de femmes, et ensuite parce qu'il s'agit d'une affection très-rebelle.

Notre malade est âgée de 23 ans. Elle a fait, il y a trois mois, une fausse couche (à deux mois et demi de grossesse), laquelle a été suivie d'une perte de sang abondante les premiers jours, moins considérable ensuite, mais prolongée pendant près de trente jours. La malade a pâli et est devenue anémique par suite de cette métrorrhagie aujourd'hui complétement cessée.

Ce n'est pas là, d'ailleurs, ce qui l'amène à l'hôpital. Interrogée à cet égard, elle nous a répondu qu'elle souffrait de la matrice et qu'elle désirait être débarrassée de ses souffrances. Notez bien ce commémoratif; c'est celui que nous donnent toutes les femmes dont les organes génitaux sont plus ou moins douloureux. Pour elles le mot *matrice* s'applique tout aussi bien aux organes extérieurs qu'aux parties profondes, à l'hypogastre, aux aines, aux reins. Ne vous hâtez donc pas de conclure de ce renseignement à l'existence d'une maladie de l'utérus lui-même, et explorez, comme je l'ai fait ici, avant de vous prononcer.

La vérité est que, chez elle, à cause de la fausse couche antécédente, j'ai cru tout d'abord à l'explication des souffrances par une métrite. Mais le toucher vaginal, combiné avec le palper hypogastrique, m'a fait reconnaître que le col n'était pas volumineux, qu'il n'y avait pas de gonflement pseudo-phlegmoneux sus-vaginal, que le corps de l'utérus lui-même n'était ni gonflé ni dévié. Jusque-là, vous le voyez, je n'avais pas l'explication des douleurs dans une maladie utérine. Mais, pour me renseigner tout à fait à cet égard, j'ai complété l'exploration de la manière suivante: appliquant mon index sur le col, j'ai demandé à la malade si je la faisais souffrir; elle m'a répondu négativement. Soulevant alors mon doigt brusquement de bas en haut, sans exercer de pression nouvelle sur le vagin et la vulve, j'ai imprimé une secousse à l'utérus. La malade n'a encore accusé aucune douleur. J'ai répété plusieurs fois la manœuvre et le résultat a toujours été négatif. Ainsi donc mon doigt n'a rencontré profondément aucune lésion pouvant expliquer la souffrance, et le ballottement qu'il a produit à diverses reprises n'a pas occasionné non plus les douleurs que vous lui voyez faire naître si souvent dans les métrites chroniques.

Ne trouvant pas la source des douleurs au fond du vagin ni à l'utérus, j'ai fait une exploration plus attentive de la vulve. J'ai d'abord regardé la face interne des grandes lèvres, des petites lèvres, les caroncules myrtiformes: je n'y ai vu aucune de ces petites lésions dont la présence est quelquefois le point de départ de douleurs vives, telles que des plaques d'érythèmes, des ulcères herpétiques, une solution de continuité accidentelle. Il ne m'a pas semblé que l'orifice vulvaire fût plus étroit qu'il ne l'est chez les femmes déflorées depuis longtemps et qui n'ont pas encore eu d'enfant à terme. Amenant alors mon doigt sur la fourchette, j'ai exercé une pression; la malade a accusé de la souffrance. J'ai pressé de même l'entrée du vagin au-dessous du méat urinaire : elle a souffert encore un peu. Mais lorsque mon doigt a pressé la partie latérale gauche, puis la partie latérale droite de l'orifice vulvaire, elle a poussé un grand cri, s'est débattue et m'a déclaré que je venais de toucher son mal. J'ai répété plusieurs fois l'exploration, et j'ai eu toujours le résultat, que je résume par ces mots : sensibilité excessive à la pression sur tout le contour, et spécialement sur les parties latérales de l'entrée du vagin. J'ai porté ensuite de nouveau et avec précaution mon doigt dans le vagin, j'ai pressé avec la pulpe les divers points de la surface interne de ce conduit, et je n'ai pas fait naître les douleurs que la même pression avait provoquées à l'entrée. En outre, j'ai cherché si mon doigt était serré dans l'ouverture vaginale, et si cette ouverture se resserrait et se dilatait alternativement sur lui. Je n'ai rien senti de ce genre. Mon doigt était très-libre dans l'orifice et n'y sentait aucune constriction temporaire, analogue à celle que produiraient des contractions spasmodiques. J'ai enfin introduit mes deux index; ils ont occasionné quelque douleur en entrant, mais leur présence n'a fait naître encore aucune constriction, et la malade n'a accusé la grande douleur que quand, écartant mes deux doigts comme pour dilater l'orifice vulvaire, j'ai exercé une forte compression sur la muqueuse et les parties sous-jacentes. J'ai du reste constaté que cette douleur si vive, occasionnée par la pression et la tentative de dilatation, cessait aussitôt que le doigt était retiré.

Après ces explorations, j'ai pris la malade à part, pour lui demander si les relations sexuelles étaient possibles pour elle et lui occasionnaient les mêmes souffrances que la pression du doigt. Elle m'a répondu qu'en effet ces relations étaient devenues tout à fait impraticables, que c'était là ce qu'elle avait voulu désigner en me parlant de ses douleurs à la matrice; qu'enfin elle ne se plaignait en réalité que de l'impossibilité où la mettait cette souffrance de supporter l'approche de son mari.

Qu'est-ce que cette affection, quel nom lui donnerons-nous, et par quels moyens la combattrons-nous?

Si je consulte mes auteurs pour établir le diagnostic, je trouve que beaucoup d'entre eux ont passé sous silence l'état douloureux de la vulve si caractérisé chez notre malade; que cette question n'a guère été étudiée que dans ces vingt ou trente dernières années, et que deux interprétations différentes ont été données aux phénomènes dont je vous ai fait la relation.

Dans la première, qui a été développée surtout par Lisfranc (1), sous le titre *De l'excès de sensibilité des organes génitaux de la femme*, il s'agit tout simplement d'une sensibilité excessive et singulière de l'entrée du vagin, sensibilité mise en jeu par la pression qu'exerce le doigt ou le pénis, sans qu'on fasse intervenir la contraction du sphincter vulvaire.

Dans la seconde, qui a trouvé beaucoup plus de partisans, et dont la première mention a été donnée par Huguier (2), il s'agit, dit-on, d'une contracture spasmodique du sphincter vaginal, analogue à celle que Boyer avait admise du côté du sphincter anal pour expliquer les douleurs de la fissure. Je suis étonné de

(1) Listranc, *Clinique chirurgicale*, tome II, 1842.

(2) Huguier, *Dissertation sur quelques points d'anatomie, de physiologie et de pathologie*, thèses de Paris, 1834, n° 310.

la facilité avec laquelle, cette analogie une fois admise, les chirugiens en sont venus à accepter, sans aucune preuve, la contracture vulvo-vaginale. C'est d'abord Hervez de Chégoin qui, en 1847 (1), appelle l'attention sur l'eczéma de la vulve et sur la constriction musculaire qu'il occasionne à un degré tel que les rapprochements sexuels en sont empêchés. Ce sont ensuite Michon et Debout qui publient, en 1861 (2), le premier onze et le second deux observations de contracture prétendue du sphincter vaginal; c'est enfin Scanzoni qui propage la même opinion en employant les mots de *spasme du vagin*. Marion Sims (3), en adoptant le mot de *vaginisme*, auquel il attache également la signification d'une contraction spasmodique, insiste cependant un peu plus que les précédents sur la sensibilité exagérée dont avait parlé Lisfranc; car il définit le *vaginisme* une hyperesthésie excessive de l'hymen et de la vulve, associée à une contraction spasmodique et involontaire du sphincter vaginal qui s'oppose au coït.

Ainsi donc, pour Lisfranc, notre malade aurait un excès de sensibilité des organes génitaux externes. Pour les autres, elle aurait une constriction, une contracture, un spasme, un vaginisme, ou, quel que soit le mot, un resserrement douloureux de la vulve par une contraction permanente et prolongée de son sphincter.

Je me range complétement à l'avis de Lisfranc, et je rejette la contraction spasmodique pour la malade dont je m'occupe. En effet, rien ne démontre cette contraction, puisque je vous ai dit que les doigts n'étaient nullement serrés dans l'ouverture vulvaire, et que cette ouverture n'était pas plus étroite qu'elle ne l'est chez tant d'autres femmes qui n'ont pas eu d'enfants.

En voyant le grand nombre d'auteurs qui admettent aujourd'hui le spasme, je me demande sur quelles investigations ils appuient leur opinion. Ils ne le disent pas; ils ne prouvent rien, et semblent

(1) Hervez de Chégoin, *Union médicale*, 1847, t. Ier, p. 228.
(2) Michon et Debout, *Bulletin de thérapeutique*, nos des 15 et 30 août 1861.
(3) Marion Sims, *Notes cliniques sur la chirurgie utérine*. Paris, 1866.

entraînés par ces deux considérations, 1° que le coït est empêché, et que cela ne peut s'expliquer autrement que par la contraction du sphincter; 2° que les choses se passent comme dans la fissure anale.

Mais de ces deux considérations, la première est pour moi sans valeur. Car pourquoi le coït est-il empêché? Ce n'est pas parce qu'il y a un obstacle absolu apporté par le sphincter; c'est tout simplement parce que l'intromission ne peut se faire sans une certaine dilatation et une pression qui éveillent la souffrance. En définitive, chez presque toutes les femmes, chez celles surtout qui n'ont pas encore eu d'enfant à terme, l'entrée du vagin est d'un diamètre plus petit que le pénis; seulement cette entrée est extensible et le pénis la dilate. Quand il y a souffrance, la dilatation reste possible; elle ne se fait pas, parce que les conjoints s'arrêtent. Si le mari veut absolument passer, il passe, mais fait souffrir. Je ne vois pas dans tout cela la nécessité et surtout la preuve du spasme. On me répond : mais la douleur provoquée par la tentative de la dilatation doit amener, par une action réflexe, la contraction du sphincter. Qu'en savez-vous? Vous n'avez jamais pu le constater, et aucun renseignement ne vous autorise à croire que les choses se passent ainsi. Pourquoi d'ailleurs les doigts ne provoqueraient-ils pas aussi le spasme? Car sur d'autres femmes, j'ai fait les mêmes explorations que sur celle-ci, et je n'ai jamais pu apprécier le resserrement spasmodique. D'ailleurs, ce sphincter dont on admet si complaisamment la contraction, vous connaissez sa ténuité, sa faiblesse. Si énergiques que soient ses contractions, elles ne fermeraient jamais assez l'orifice vulvaire pour l'empêcher d'être franchi par un corps dilatant bien conduit.

Quant à la deuxième considération, l'analogie avec ce qui se passe dans la fissure, je ne lui attache pas plus de valeur, parce qu'à mon sens le rôle du sphincter anal, dans la fissure, n'a pas été bien compris. J'ai développé depuis longtemps cette opinion, que la contraction spasmodique de ce muscle, possible et admissible à la rigueur, n'était en aucune façon démontrable; que l'exploration avec le doigt ne faisait pas constater une étroitesse plus grande de l'orifice chez les sujets atteints de fissure que chez les autres; que cette ouverture, dilatable quand elle n'est pas douloureuse, continue de l'être quand elle devient très-sensible, et qu'en définitive, à cause de la tonicité normale, un peu variable suivant les sujets, l'anus est toujours trop étroit lorsqu'il est le siége d'un ulcère douloureux. On peut dire aussi que l'entrée du vagin est trop étroite lorsqu'il y a une solution de continuité ou une hyperesthésie; mais pour l'un comme pour l'autre des orifices, la contraction exagérée, le spasme n'est en aucune façon démontré.

Je comprends donc de la façon suivante la maladie de cette femme : elle a une hyperesthésie de la vulve qui rend le coït très-douloureux et par suite impossible, et cette hyperesthésie est remarquable et insolite sous deux rapports : le siége de la souffrance, et les conditions qui la produisent.

A. *Le siége de la souffrance.* — En effet il s'agit ici d'une douleur sans lésion inflammatoire ni autre. Il faut donc admettre qu'elle a pour siége les nerfs de la région, et qu'elle appartient à la classe des névralgies. Mais, tandis que la plupart des névralgies occupent un ou plusieurs troncs et rameaux nerveux bien définis, ici la souffrance ne paraît pas être sur un seul rameau ; elle occupe toutes ou presque toutes les ramifications du nerf honteux interne et du nerf vaginal, qui se distribuent à la muqueuse de la vulve et aux parties sous-jacentes.

B. *Les conditions de la souffrance.* — Ce sont la pression et la dilatation qui la produisent. La malade nous a parfaitement dit qu'elle ne sentait rien quand elle était assise ou debout, ni quand elle marchait, et qu'elle souffrait exclusivement lorsque son mari s'approchait d'elle. En cela son mode de souffrance diffère de celui qui caractérise les névralgies ordinaires. J'ai vu quelques femmes hystériques atteintes de névralgie vulvaire véritable; mais elles souffraient dans bien d'autres moments que dans celui du coït. Les émotions de tout genre, les variations de température, et souvent des causes inconnues ramenaient les crises. Notre malade, au contraire, et sous ce rapport elle nous offre le cas le plus commun dans la pratique, ne souffre absolument que par la dilatation de l'ouverture vaginale. C'est là peut-être ce qui a donné créance à l'idée de contracture. La dilatation est douloureuse, donc c'est l'anneau musculaire qui est en cause. Mais il y a, pendant cette dilatation, bien d'autres parties que les fibres si minces du sphincter qui sont mises à l'épreuve; il y a tout le tissu cellulaire lâche, tous les capillaires et tous les filets nerveux qui sont soumis alors à une distension. D'ailleurs, quand bien même les fibres musculaires participeraient aussi à la douleur, ce n'est pas une raison pour qu'elles se contractent, et surtout au point de fermer, comme on le dit, l'orifice, sans que le doigt du chirurgien puisse constater la chose.

Remarquez bien d'ailleurs, messieurs, que la sensibilité à la dilatation, qui est maladive chez cette femme et chez les autres atteintes de la même façon, est physiologique jusqu'à la défloration complète, et ne cesse qu'une fois l'habitude du mariage bien établie. Croyez-vous que la sensibilité de la vulve, si prononcée chez les jeunes filles, tienne aussi à une contraction du sphincter? Nullement. Elle est inhérente à la conformation et à la structure des parties. Le simple toucher sans dilatation la met en jeu, la dilatation l'exagère. Dites, si vous voulez, que la tonicité normale du sphincter, à cette époque, est une des causes possibles de la résistance à l'ampliation; mais entre la tonicité, qui est physiologique, et la contracture, qui est pathologique, il y a une différence.

Pour moi, chez cette femme il s'agit tout simplement d'un retour maladif à la sensibilité excessive de l'état physiologique de *virginité*, et il y a d'autant moins à faire intervenir une contraction problématique, que, par l'habitude de la dilatation, les fibres musculaires ont perdu de leur force primitive. Cette dernière considération doit être invoquée surtout pour les femmes chez lesquelles l'hyperesthésie se manifeste après un ou deux accouchements. Vous savez à quel état d'atrophie sont réduites alors les fibres du sphincter vaginal. C'est à peine si vous en trouvez trois ou quatre, très-pâles et très-faibles, dans vos dissections. Comment voulez-vous que de pareilles fibres puissent, en se contracturant, occasionner les douleurs dont se plaignent les patientes ? On peut dire que chez celles-là, comme chez celles qui n'ont pas encore eu d'enfant à terme, l'orifice est trop étroit, et que la dilatation met plus en jeu la sensibilité que s'il l'était moins. Mais il n'est pas plus étroit qu'il ne doit être, il n'est pas fermé activement, comme les mots contracture, constriction, spasme, semblent l'indiquer. Sa condition physiologique était d'être étroit et de se dilater sans souffrance. Sa condition pathologique est de ne se dilater qu'avec souffrance; mais cette condition tient à l'état nouveau dans lequel se trouvent tous les filets nerveux de la région, et non pas à un état particulier du sphincter, que je veux bien considérer comme possible, mais qui, je le répète, n'est, en aucune façon, démontré.

Comparant maintenant notre malade à celles atteintes de la même façon que j'ai eu occasion d'observer, et que les auteurs nous ont signalées, je trouve qu'elle appartient pour le moment à cette catégorie dans laquelle l'hyperesthésie est essentielle, c'est-à-dire sans lésion appréciable. Vous rencontrerez des femmes sur lesquelles l'excès de sensibilité est survenu à l'occasion d'une vulvite intense, d'autres sur lesquelles elle a été causée et entretenue par de petites lésions, une rougeur érythémateuse large comme une lentille, une érosion herpétique entre les caroncules myrtiformes et la face interne des grandes lèvres. Ces lésions sont bien faibles pour expliquer la grande souffrance du coït; mais n'oubliez pas que, chez beaucoup de sujets, et dans cette région, surtout chez les femmes très-nerveuses, il faut peu de chose pour occasionner un état névralgique ou névralgiforme. Cela se voit pour l'utérus plus souvent encore que pour la vulve, et c'est à propos de ces régions que vous m'entendez souvent prononcer les mots : *petite lésion, grande douleur.*

Il s'agit donc ici d'une hyperesthésie essentielle ou sans lésion appréciable, comme celle qui existe normalement dans l'état de virginité, et, sous ce rapport, vous serez consultés plus tard pour deux ordres de faits, savoir : 1° pour une hyperesthésie mise en jeu par la dilatation, et qui se continue plus ou moins longtemps après le mariage, soit que la défloration ait eu lieu, soit qu'elle ait été empêchée par la douleur. Il s'agit alors de l'hyperesthésie virginale prolongée ; 2° pour une hyperesthésie qui, après avoir disparu plus ou moins longtemps, reparaît sans lésion et avec des caractères analogues à celle de la virginité. C'est ce qu'on pourrait appeler l'hyperesthésie virginale de retour. Vous avez compris que c'est à cette dernière variété que nous avons affaire ici. Je ne veux pas dire pour cela que, dans le principe, il n'y ait pas eu de lésion chez notre malade. Il est possible au contraire que la sensibilité actuelle ait eu pour origine une vulvite qui n'a laissé aucune trace. Je veux dire seulement que, pour l'instant, l'hyperesthésie est sans lésion, qu'elle est essentielle, analogue par conséquent à celle qui existait avant le mariage, et que les habitudes de ce dernier avaient promptement émoussée.

Mais alors quelle est la cause, chez cette femme, de l'hyperesthésie? J'ai dit que la cause originelle pouvait être une vulvo-vaginite. En effet, j'ai examiné avec le spéculum, et j'ai trouvé de la rougeur et un peu de suppuration à la partie supérieure du vagin. Il y a évidemment aujourd'hui une vaginite supérieure, et comme la malade a un écoulement jaune depuis un certain temps, je peux supposer que la vaginite a été générale dans le principe, que la vulve a participé à la maladie, et qu'à cette occasion, peut-être à la suite d'érosions concomitantes, la sensibilité anormale est intervenue. Mais je ne puis avoir de certitude à cet égard. Je ne puis en avoir non plus sur un autre point, celui qui concerne la nature de cette vaginite. Est-elle blennorrhagique? est-elle consécutive à la métrite qui a suivi l'avortement? Je ne suis pas fixé sur ces points. Vous savez que la nature blennorrhagique d'une vaginite, surtout après les accouchements, n'est démontrée que de deux façons : ou par la coïncidence de l'uréthrite chronique, ou par la transmission de la maladie à l'homme. Or, ici, je n'ai pas trouvé d'uréthrite, et je n'ai pas la preuve que la maladie ait été transmise. Je reste donc dans le doute. Ce point, du reste, que je n'ai touché qu'incidemment, n'éclaircirait pas l'étiologie de l'hyperesthésie vulvaire. Car celle-ci pourrait avoir été consécutive aussi bien à une vulvo-vaginite simple qu'à une vulvo-vaginite blennorrhagique.

Mais si je ne suis pas fixé sur le point de départ, je le suis davantage sur la cause principale qui entretient l'état douloureux. Cette cause est l'anémie dont je vous ai parlé. Vous savez que l'appauvrissement du sang par les hémorrhagies prédispose les femmes aux névralgies et aux douleurs de tout genre. Je pense donc, et j'en tiendrai compte dans le traitement, que cette malade doit la persistance de sa sensibilité vulvaire à l'état anémique.

Traitement. — Messieurs, si nous avions affaire à un de ces cas dans lesquels il y a lésion appréciable de la vulve, je m'occuperais avant tout du traitement de cette lésion. Vous m'avez vu soigner, il y a quelques mois, une femme qui, avec les douleurs à la pression, avait, à droite et à gauche des caroncules myrtiformes, un très-petit point d'érythème. C'était à ce niveau que la pression avec le doigt occasionnait le plus de souffrance. J'ai passé et fait passer matin et soir, sur ce point, un pinceau trempé dans une solution à dix pour cent de tannin. L'année dernière, j'avais eu affaire à une autre variété d'hyperesthésie vulvaire symptomatique ou consécutive. Il s'agissait d'une fongosité rouge et polypiforme à la partie inférieure du méat urinaire. Cette fongosité était douloureuse pendant la miction, mais elle était surtout horriblement douloureuse au moindre contact, et, à cause de cela, rendait le coït intolérable et impossible. J'ai excisé cette fongosité, j'en ai cautérisé la place deux ou trois fois avec le crayon d'azotate d'argent, et je crois bien que la malade a pu reprendre ses fonctions conjugales, et qu'elle est restée guérie ; car je ne l'ai plus revue.

Ici il s'agit d'une hyperesthésie actuellement essentielle. Cependant nous avons une vaginite à la partie supérieure. Je crois qu'il est prudent de traiter cette vaginite, et je le ferai d'autant plus volontiers que, pour le faire, le spéculum sera nécessaire, que cet instrument, en le choisissant petit, et le conduisant lentement, ne sera pas douloureux, et qu'il agira tout à la fois par simple contact et comme agent de dilatation. La malade sera donc passée tous les deux jours au spéculum, et le vagin sera badigeonné chaque fois, à deux ou trois reprises différentes, avec un pinceau trempé dans la solution à dix pour cent de tannin ; on aura soin, au moment où le spéculum sera retiré, de passer également le pinceau sur les petites rigoles de l'entrée du vagin, non pas en vue de guérir, par l'action astrigente du médicament, les érosions et les rougeurs, puisqu'il n'en existe pas, mais en vue de modifier et d'émousser la sensibilité par des contacts qui ne seront pas aussi douloureux que les pressions. Si même, d'ici à une quinzaine de jours, je ne vois pas d'amélioration, je ferai badigeonner matin et soir les surfaces douloureuses avec un pinceau de blaireau trempé dans de l'eau de guimauve laudanisée. Je me sers quelquefois aussi de la solution de tannin additionnée de 25 centigr. de chlorhydrate de morphine pour 100 grammes d'eau et 4 grammes de tannin. La malade fera d'ailleurs matin et soir des injections d'alun qui amèneront encore, par l'introduction de la canule, les contacts sans pression dont je parlais tout à l'heure.

Cette femme sera soumise en même temps à un traitement général par l'hydrothérapie, les ferrugineux et le vin de quinquina, pour combattre l'anémie, qui est fâcheuse à tous les points de vue et qui, pour l'hyperesthésie en particulier, est une cause de persistance.

Après cinq à six semaines de ce traitement, je verrai si l'orifice vulvaire est encore très-sensible à la dilatation. S'il ne l'est plus, ou s'il l'est beaucoup moins, je renverrai la malade chez elle. Je l'engagerai à user du coït avec modération. Si elle peut le supporter, et que sa santé générale reste bonne, l'habitude de la dilatation produira ce qu'elle produit chez les jeunes filles après quelques semaines de mariage; elle émoussera le reste de sensibilité, et tout rentrera dans l'ordre. Si au contraire elle ne peut pas supporter les approches conjugales, je l'engage à revenir, et je lui ferai subir un nouveau traitement, dans lequel la dilatation progressive, d'abord avec des mèches, et ensuite avec des cylindres métalliques, jouera le principal rôle. Mais je doute que ces moyens soient nécessaires. Ils le sont rarement pour ces hyperesthésies virginales de retour. Quand en effet la sensibilité primordiale a été émoussée une première fois par le mariage, il est rare que la sensibilité de retour ou maladive soit longtemps rebelle, et ne cède pas à quelques semaines de repos et aux moyens simples dont je viens de parler.

Vous voyez que je ne me préoccupe pas du sphincter, et que je considère comme inutile, dans ce cas et dans presque tous ceux du même genre, les opérations, et surtout les opérations sanglantes proposées par ceux qui attachent une importance exagérée et non justifiée à la contracture.

C'est à ce point de vue du reste que j'ai tenu à établir la distinction entre l'hyperesthésie virginale persistante, et l'hyperesthésie de retour. Pour cette dernière, bien que l'orifice vulvaire soit relativement trop étroit, on peut modifier sa sensibilité et l'émousser par des contacts, ou par une dilatation progressive avec des corps de petite dimension. Pour la première, au contraire, il faut absolument que la dilatation ait eu lieu un certain nombre de fois pour que la sensibilité diminue ou disparaisse. Cette dilatation n'a pas pu être faite par le pénis, soit parce que celui-ci, suffisamment rigide, a reculé devant la douleur qu'il occasionnait, soit parce que, un peu débile, il a fléchi devant un obstacle difficile à surmonter. En pareil cas, il faut rendre l'introduction et la dilatation plus faciles. L'excision de la membrane hymen peut suffire. Si elle ne suffit pas, il faut essayer la dilatation progressive. Je me sers à cet effet de cylindres en étain et coniques, dont la grosse extrémité a un diamètre variable depuis un centimètre et demi jusqu'à quatre et au besoin cinq centimètres. Ce cylindre est introduit, graissé d'huile, matin et soir, et, s'il est bien supporté, trois ou quatre fois par jour. L'introduction est faite par la malade elle-même, après qu'on lui a montré à s'en servir, ou par quelque personne dévouée. Après deux ou trois semaines, souvent plus tôt, la sensibilité est déjà émoussée par les contacts réitérés du corps étranger, l'anneau vulvaire est un peu agrandi, et le pénis, si l'érection est valable, complète le traitement. J'ai réussi trois fois de cette manière; deux autres fois le coït n'a pu avoir lieu. Mais tout bien considéré, ce n'était plus l'hyperesthésie qui l'empêchait, c'était l'insuffisance de l'érection.

S'il m'était démontré, après plusieurs semaines de traitement par la dilatation, à laquelle on pourrait ajouter l'usage des pommades narcotiques, que, l'érection étant suffisante, le coït reste impossible ou très-douloureux par la prolongation de l'hyperesthésie, je proposerais volontiers la dilatation forcée après chloroforme, ou l'incision. Je commencerais par la première, que je pratiquerais avec mes doigts d'abord, et ensuite avec un gros spéculum à enroulement, et je ferais consécutivement usage des corps dilatants introduits matin et soir. J'ai pratiqué deux fois cette opération, mais je n'ai eu de succès que dans l'un d'eux, en ce sens que le coït et la fécondation ont eu lieu; seulement vulve a conservé jusqu'à la fin de la grossesse une grande sensibilité, qui, sans empêcher le rapprochement, l'a toujours rendu pénible. Dans l'autre, il y a eu insuccès. J'ai proposé s incisions latérales qui n'ont pas été acceptées.

Je n'aurais recours soit à la section sous-cutanée du sphincter, soit à la section bilatérale profonde et à ciel ouvert, qu'après avoir acquis la conviction que, d'une part, la dilatation sans opération sanglante, et continuée assez longtemps, n'a pas réussi, et que, d'autre part, ce traitement n'a pas été rendu inefficace par la faiblesse des érections masculines.

En faisant ces incisions, du reste, je me proposerais d'agrandir l'orifice vulvaire et de modifier sa sensibilité, sans me préoccuper autrement du sphincter vaginal, et si je suis d'avis de ne pas arriver de suite à cette opération, c'est qu'elle expose à certains dangers, à l'érysipèle, par exemple, qu'ensuite on guérit souvent sans elle, et qu'enfin elle échoue, comme tout le reste, dans les cas rebelles. Ce qui me fait croire d'ailleurs que l'opération présentée sous le nom de section du sphincter vaginal n'est pas par elle-même d'une grande efficacité, c'est que les auteurs qui en usent et abusent ne manquent pas de recommander, après la cicatrisation, et pour émousser la sensibilité, l'usage des cylindres dilatants. S'ils avaient commencé par là, ils n'auraient sans doute pas eu besoin de recourir aussi souvent qu'ils l'ont fait à des opérations sanglantes qui sont innocentes sans doute lorsqu'on coupe seulement la muqueuse de l'hymen, mais qui peuvent être dangereuses lorsque le bistouri entame profondément la muqueuse et la peau.

III. *Vulvite chancreuse, ou œdème chancreux de la grande lèvre.* — Vous avez pu voir ce matin à la visite une jeune fille de 22 ans, qui est venue me consulter pour un gonflement douloureux au côté gauche de la vulve; vous avez constaté que ce gonflement était rouge, sans ulcération appréciable; qu'il occupait toute la hauteur et toute l'épaisseur de la grande lèvre; qu'il était uniforme, c'est-à-dire sans bosselure et sans dureté plus prononcée sur un point que sur les autres. Si on presse ce gonflement entre les doigts, on le sent bien un peu pâteux, mais on n'y marque pas la dépression qu'on produit sur l'œdème des parties molles. D'un autre côté, il n'a pas la tension élastique du phlegmon, ni, bien que la maladie date de plus d'un mois, la moindre fluctuation. En un mot ce gonflement ne ressemble à aucun de ceux qui ont des caractères et un nom bien déterminés. Il est trop ancien et a trop peu de tendance à la suppuration pour constituer un phlegmon franc; il est trop rouge et trop peu dépressible pour constituer un œdème pur ; il est trop récent et n'offre pas un épaississement assez considérable de la peau pour constituer un éléphantiasis véritable.

Il tient un peu de toutes ces lésions sans se rapporter à l'une d'entre elles plus qu'aux autres. Je dirais volontiers que c'est un mélange de toutes ces maladies, que c'est un érythème œdémateux phlegmoniforme et éléphantiasiforme. J'ai adopté, pour abréger, le mot d'œdème chancreux. Mais si je suis embarrassé pour donner un nom à cette maladie, je le suis beaucoup moins pour vous dire quelle est son origine. L'expérience m'a appris en effet que ce gonflement mixte et unilatéral ne se voyait qu'après les chancres occupant la surface cutanée des grandes lèvres, et plus souvent après les chancres infectants qu'après les chancres non infectants. Ce n'est pas là de l'induration à proprement parler, mais c'est un gonflement qui tient à la fois du phlegmon, de l'œdème et de l'éléphantiasis. Il ressemble à celui que nous voyons apparaître quelquefois et durer longtemps sur le prépuce de l'homme, et qui, tout en étant habituellement consécutif à l'induration d'un chancre, est cependant très-distinct de cette dernière.

Je vous engage à conserver le souvenir de cette lésion pour deux motifs. D'abord sa connaissance vous aidera à établir un diagnostic toujours délicat et difficile chez la femme. Si, en effet, une malade encore jeune se présente jamais à vous avec un gonflement pareil, existant d'un seul côté, datant de plusieurs semaines, et que vous ne voyiez pas d'ulcération ou de plaques muqueuses, n'hésitez pas à admettre qu'un chancre a passé par là, qu'il était infectant, et que, dans peu de temps, les accidents secondaires apparaîtront, si tant est qu'ils ne se soient pas encore montrés.

Il y a bien trois maladies : l'abcès de la grande lèvre, le furoncle et le cancroïde, qui donnent un aspect plus ou moins semblable à celui-ci. Mais vous avez ces différences capitales, que si c'est un abcès, le gonflement rouge et pâteux ne remonte pas aussi haut, et la fluctuation ou l'ouverture spontanée vient au bout de quelques jours éclairer votre diagnostic; si c'est un furoncle, le gonflement est plus circonscrit et se termine bien plus vite par résolution après sortie d'un bourbillon; si c'est un cancroïde, le sujet est plus âgé, et vous avez dans l'ulcération et sa longue durée des caractères que vous n'avez pas dans l'œdème chancreux.

En second lieu, vous devez savoir et prévenir vos malades que ce gonflement persistera longtemps, des mois et même des années, ou, si vous aimez mieux, que sa terminaison par résolution sera beaucoup plus lente que dans le phlegmon et le furoncle, et vous serez frappés de cette lenteur, alors même que la malade aura été soumise à un traitement mercuriel. Cela tient à ce qu'il en est de cet œdème chancreux comme du condylome, comme de l'éléphantiasis vulvaire, comme de la rectite et du rétrécissement rectal syphilitique. Ce n'est pas une manifestation de la diathèse syphilitique; c'est une lésion locale que le virus chancreux fait naître, mais qui ne dépend pas de l'infection générale. Vous m'avez entendu et vous m'entendrez exposer cette doctrine à l'occasion des rétrécissements du rectum, et de ce que M. Fournier a appelé le syphilome ano-rectal.

Pour ce qui est de notre malade, j'ai complété l'examen, et j'ai constaté la tuméfaction multiple et indolente des ganglions inguinaux à gauche, les taches de roséole sur le ventre et les croûtes dans les cheveux, qui sont les indices certains de la syphilis constitutionnelle à sa période secondaire. Par conséquent, pas de doute : le gonflement vulvaire unilatéral que nous avons constaté chez elle est bien celui qui se développe dans le cours d'un chancre infectant, qui persiste longtemps après la cicatrisation, et qui, tant qu'il dure, est pour le praticien exercé l'indice à peu près certain d'une infection syphilitique.

QUATRE-VINGT-DIX-NEUVIÈME LEÇON.

Catarrhe utérin.

Phénomènes douloureux du côté de l'utérus. — Recherche des lésions qui peuvent les expliquer. — Palper abdominal. — Toucher rectal. — Exploration avec le spéculum. — État général. — Conclusion en faveur d'une métrite catarrhale ou catarrhe utérin chez une femme chloro-anémique. — Pronostic. — Tendance aux récidives. — Traitement.

MESSIEURS,

La malade couchée au numéro 6 de la salle Sainte-Catherine est venue pour se faire traiter d'une maladie utérine très-commune, à l'occasion de laquelle je dois appeler votre attention et sur les explorations nécessaires pour établir le diagnostic complet, et sur l'état général qui accompagne souvent les affections de ce genre.

Les antécédents sont très-simples. Cette femme a 29 ans ; quoiqu'un peu délicate, elle a cependant eu longtemps une bonne santé, et ne paraît pas avoir jusqu'ici de prédisposition à la tuberculose. Elle a eu, il y a six ans, un accouchement à terme, et, il y a cinq ans, une fausse couche. Elle n'a pas été malade à la suite de ces deux grossesses. Mais elle a commencé à souffrir depuis cinq mois dans les reins et la région hypogastrique ; ces souffrances ont été modérées et à peu près nulles dans la position horizontale ; elles se prononçaient particulièrement pendant la marche et dans la station verticale, sans cependant avoir été assez fortes jusqu'à présent pour obliger la malade à interrompre ses occupations et à garder le lit. Les règles sont venues comme à l'ordinaire, et n'ont été ni trop ni trop peu abondantes. Seulement, cette femme s'est sentie plus mal à son aise pendant les époques menstruelles que dans les intervalles de ces époques.

Peu de temps après l'apparition des douleurs, elle s'est aperçue d'un écoulement visqueux et verdâtre, qu'elle nomme flueurs blanches, écoulement qu'elle a toujours eu, comme tant d'autres femmes, un ou deux jours avant et après les règles, mais qui, dans ces dernier temps, est devenu continuel.

Elle ne connaît pas les causes de son indisposition, si ce n'est que sa profession et les arrangements de sa vie l'obligent à fatiguer beaucoup. C'est une femme laborieuse et rangée, qui paraît n'avoir pas fait d'excès vénériens ; mais elle demeure à Vincennes et travaille dans une fabrique de chocolat située rue du Temple. Elle fait deux fois par jour, à pied et assez vite, le trajet de Vincennes à la rue du Temple, ce qui, dit-elle, la fatigue beaucoup, surtout depuis qu'elle a commencé à souffrir. Elle convient d'autre part qu'elle ne se nourrit pas bien. Elle a, du reste conservé son appétit et la facilité de ses digestions depuis qu'elle est malade, ce qui ne l'a pas empêchée de maigrir, de pâlir et d'avoir de temps en temps des palpitations et des vertiges. En présence des faits de ce genre, vous avez toujours à rechercher, messieurs, les lésions, et la part qu'il convient de leur faire dans l'explication des souffrances, l'état général et les indications thérapeutiques qu'il fournit. Voici comment j'ai procédé à ces deux ordres de recherches.

1° *Lésions.* — La malade étant couchée naturellement dans son lit, j'ai exploré son ventre par le *palper abdominal.* Je ne l'ai pas trouvé douloureux à la pression. J'ai particulièrement insisté, dans cette première exploration, sur les régions iliaques. J'ai demandé à la malade si c'était dans une de ces régions qu'elle souffrait le plus ; elle m'a répondu que c'était à l'hypogastre. J'ai néanmoins pressé, avec une main, d'abord sur le côté droit, puis le côté gauche de la paroi abdominale, je n'ai pas en effet occasionné de souffrance. Notre patiente diffère, sous ce rapport, d'un bon nombre de celles qui ont une maladie utérine, et chez lesquelles je vous invite assez souvent à constater l'existence d'une douleur continuelle, augmentant à la pression, sur une des régions iliaques. Il est vrai que ce symptôme s'observe plus spécialement chez les femmes qui ont eu des métrorrhagies, et que celle-ci n'en n'a pas eu. Je n'aurais pas conclu de suite, si la sensibilité dont je parle avait eu lieu, à l'existence d'une péritonite partielle ni à celle d'une ovarite; d'autres symptômes m'eussent été nécessaires pour expliquer la douleur de cette façon. J'aurais admis plutôt la coïncidence d'une névralgie sur l'une des branches abdominales du plexus lombaire, névralgie fréquente qui a été très-bien décrite par Valleix sous le nom de *névralgie lombo-abdominale*, par Beau sous celui de *névralgie iléo-lombaire*, et qu'avant les travaux de ces auteurs on prenait trop aisément pour une ovarite.

J'ai exploré plus particulièrement l'hypogastre. Je ne lui ai pas trouvé la tension et le volume que donnent la rétention d'urine, et la malade m'a bien dit, d'ailleurs, qu'elle urinait aussi fréquemment et aussi facilement qu'à l'ordinaire. Refoulant alors, avec mes deux mains, la région hypogastrique, je n'y ai pas senti profondément la tuméfaction arrondie qu'aurait pu me donner un utérus un peu volumineux. J'ai été ainsi confirmé dans l'opinion qu'il ne s'agissait pas d'un début de grossesse. La malade m'avait bien dit que ses règles n'avaient pas manqué, et que la dernière époque avait eu lieu quinze jours avant l'entrée à l'hôpital. Mais il faut, malgré les renseignements de ce genre, penser toujours à la possibilité d'une grossesse, attendu que certaines femmes, dans les hôpitaux surtout, cherchent à dissimuler cet état, et que, chez d'autres, il n'empêche pas les règles de venir deux ou trois fois.

Après le palper abdominal, j'ai procédé au *toucher*, qui devait me renseigner sur quatre points : la sensibilité de la vulve et du vagin à la pression, le volume et la consistance du col, le volume du corps et sa situation par rapport au col, l'état de l'excavation pelvienne autour de l'utérus.

A. Après avoir bien graissé mon doigt avec du cérat, tant pour rendre son introduction moins douloureuse que pour le préserver d'une inoculation, dans le cas où quelque affection virulente aurait existé à l'insu de la malade et au mien, j'ai conduit ce doigt sur le périnée et je l'ai amené d'arrière en avant à l'orifice vulvaire. J'ai exercé une pression sur les divers points du contour de cet orifice, pour savoir s'il y avait une hyperesthésie. La malade n'ayant accusé aucune souffrance, j'ai passé outre. Arrivé à la partie supérieure du vagin, j'ai exercé de nouvelles pressions à droite et à gauche, en avant et en arrière ; je voulais savoir s'il n'y avait pas quelque point douloureux névralgiforme, analogue à ceux que nous trouvons assez souvent à l'entrée du conduit. La malade n'a pas encore accusé de souffrance, et j'en ai conclu qu'il n'y avait pas non plus cette hyperesthésie vaginale supérieure que quelques personnes ont décrite sous le nom de *vaginisme supérieur*.

Je suis arrivé alors sur le col utérin. J'ai promené mon doigt sur lui doucement et sans pression; la malade n'a toujours pas indiqué de souffrance. Sachez d'ailleurs, messieurs, que le col est insensible dans l'état pathologique comme dans l'état physiologique. Vous avez vu comment il supporte les cautérisations les plus fortes. Il m'est arrivé souvent de le piquer, de le serrer entre les deux branches de la pince à spéculum. Jamais les femmes n'ont eu conscience de ces manœuvres, qu'elles sentaient au contraire fort bien quand on irritait le vagin de la même façon. Ceux qui ont cru reconnaître une sensibilité pathologique sur le col utérin n'ont pas remarqué sans doute que, dans leurs explorations, ils imprimaient un mouvement et un choc au corps de l'utérus, et que la douleur occasionnée par le ballottement de ce corps était ressentie par lui et non par le col. Cette insensibilité physiologique et pathologique est d'ailleurs en rapport avec l'absence de nerfs dans le parenchyme et surtout à la surface du col utérin, absence qui a été démontrée par les recherches de Rendu (1) et

(1) Rendu, *Recherches sur les dispositions des nerfs du grand sympathique dans les organes génitaux de la femme* (thèses de Paris, 1842).

Jobert de Lamballe (1). En promenant le doigt sur la surface du col, j'ai trouvé que ses deux lèvres n'étaient ni molles ni dures, et qu'elles offraient, à peu de chose près, leur consistance normale. Elles m'ont paru un peu trop volumineuses ; mais à cet égard il m'est très difficile de faire une appréciation rigoureuse, parce que les deux lèvres du col, toujours plus grosses chez la femme qui a eu des enfants que chez celle qui n'en a pas eu, présentent, sous le rapport du volume, des variétés individuelles nombreuses qui ne permettent pas de déterminer, à moins d'un gonflement excessif, si l'état que l'on constate est pathologique ou physiologique. Je me résume, pour notre malade, en vous disant que le col m'a paru plutôt un peu trop gros. Quant à l'orifice, je l'ai trouvé ouvert, l'extrémité du doigt a pu y pénétrer ; mais je n'y ai pas senti les rugosités et inégalités que l'on y trouve quelquefois, particulièrement dans les cas de granulations très-prononcées et dans ceux d'épithélioma commençant.

B. Passant alors à l'exploration, toujours par le toucher, du corps de l'utérus, j'avais à chercher s'il était douloureux, s'il était mal placé, s'il était trop gros. Pour apprécier sa sensibilité, je l'ai soulevé brusquement, et à diverses reprises, avec mon doigt appliqué sur l'orifice utérin. Chaque fois la malade m'a dit que je la faisais souffrir dans le bas-ventre, et que la douleur retentissait dans les reins, ainsi que cela avait lieu pendant la marche et la station verticale. Comme j'avais reconnu, par la manœuvre dont je vous parlais tout à l'heure, que le col était insensible, j'ai dû conclure de ce résultat que le corps était douloureux.

(1) Jobert de Lamballe, *Mémoire sur la disposition des nerfs de l'utérus* (Comptes rendus de l'Académie des sciences, année 1841).

Je trouve bien à l'égard des nerfs de l'utérus une divergence d'opinion entre les anatomistes. Tandis que ceux dont je parle n'ont pas pu suivre les nerfs dans le col (et je ne parle ici que de la partie sous-vaginale du col), Robert Lee et M. Richet disent en avoir suivi. Mais ce dernier reconnaît qu'ils s'arrêtent dans le parenchyme à une certaine distance de la muqueuse, et que celle-ci n'en reçoit pas. Cela suffit sans doute pour expliquer l'insensibilité que la clinique nous permet de constater. Pour moi, j'ai assisté aux dissections de Rendu, en 1842, j'ai vu ses pièces, et j'en ai conservé cette impression que les nerfs ne vont pas dans le col au delà de la portion sus-vaginale.

Pour savoir si ce corps utérin était mal placé, j'ai d'abord cherché s'il offrait le déplacement le plus fréquent, savoir l'abaissement.

Il m'a paru que je rencontrais le col assez loin de l'entrée du vagin pour pouvoir être sûr que cet abaissement ne devait pas être admis. J'ai cherché ensuite s'il y avait une de ces déviations ou inclinaisons qu'on désigne sous les noms d'antéversion, rétroversion ou latéroversion; je n'en ai pas trouvé non plus. Mais en portant le doigt en arrière du cul-de-sac vaginal, j'ai senti, immédiatement au-dessus de lui, un corps dur, manifestement continu avec la portion sus-vaginale du col, formant avec elle un angle de 50 à 60 degrés, et dont la forme était celle du corps de l'utérus. Cependant, afin de m'assurer si c'était bien ce dernier en rétroflexion que je sentais, j'ai combiné le palper hypogastrique avec le toucher vaginal. Dans les cas où, la femme étant maigre et la paroi abdominale dépressible, le corps et le col se continuent en ligne droite, il est toujours possible, par cette double manœuvre, de sentir le corps au-dessus du pubis, parce que le doigt vaginal le renvoie vers l'hypogastre, où la main peut le sentir. Ici, bien que la malade fût dans les conditions favorables à cette exploration, je n'ai pu sentir le fond de l'utérus à l'hypogastre, et j'en ai conclu qu'il restait en effet, par suite de la rétroflexion, plongé dans l'excavation pelvienne, où ma main hypogastrique ne pouvait pas l'atteindre à travers la paroi abdominale. J'ai d'ailleurs constaté, au moyen de la pression faite à travers le vagin, que le corps était douloureux, ce qui était en rapport avec le résultat fourni par le ballottement.

C. Il me restait à chercher avec le doigt si quelque tuméfaction appréciable existait autour de l'utérus et de la partie supérieure du vagin. N'oubliez pas que, très-souvent, les métrites sont accompagnées de ces gonflements circonvoisins, qui ont été attribués tantôt à des phlegmons, tantôt à la pelvi-péritonite. Il est toujours bon de se renseigner à cet égard, et on le fait surtout par le toucher. Dans ce but, j'ai donc porté mon doigt au fond du cul-de-sac vaginal autour du col, en avant, en arrière, sur les côtés; j'ai refoulé le plus possible le vagin, je ne suis parvenu à sentir aucune de ces saillies arrondies, dures ou mollasses, douloureuses à la pression, qui sont dues aux phlegmasies circum-utérines récentes ou anciennes.

D. J'étais déjà bien renseigné par mes explorations avec le doigt. Je ne doutais pas que j'avais affaire à une métrite chronique douloureuse; mais il fallait, pour compléter l'examen, me fixer, au moyen du spéculum, sur l'état d'intégrité ou de lésion de la muqueuse du col, et sur la quantité de la sécrétion utérine. Pour cet examen, j'aurais pu faire placer la malade en travers sur son lit, et me servir de la lumière artificielle; mais j'ai préféré, pour plus de commodité, la faire coucher sur le lit spécial placé en face d'une fenêtre bien éclairée. Je me suis servi du spéculum bivalve de Ricord, et, après avoir mis le col à découvert, j'ai reconnu sur les deux lèvres, qui ne m'ont pas paru aussi gonflées que le doigt me l'avait d'abord indiqué, une érosion rouge, légèrement granulée, s'étendant à un centimètre au delà du museau de tanche, en avant et en arrière.

De plus, j'ai vu sur la lèvre postérieure du col une lame jaunâtre de muco-pus visqueux et épais que je n'ai pu retirer avec la pince, et qu'il m'a été très-difficile d'enlever avec un pinceau de charpie. Ce muco-pus sortait par le museau de tanche et provenait évidemment de la cavité utérine.

De ces diverses explorations j'ai dû conclure, messieurs, que cette femme était atteinte d'une métrite chronique complexe dont la dénomination peut varier suivant l'importance plus ou moins grande qu'on attache à telle ou telle des lésions observées. Le gonflement n'est pas assez considérable, ou du moins assez appréciable pour que je sois autorisé à vous dire qu'il s'agit d'une métrite parenchymateuse. Comme la muqueuse utérine fournit une notable quantité de muco-pus, je dois en conclure que cette muqueuse est le siége d'une inflammation chronique, et cela m'autorise à vous présenter cette femme comme atteinte de métrite interne. Mais pour ne pas faire confusion avec les métrites internes sans sécrétion abondante, j'aime mieux me servir du mot métrite catarrhale ou catarrhe utérin. Seulement, comme il faut, sans en exagérer l'importance, tenir compte de l'érosion, j'ajouterai métrite catarrhale ulcéreuse ou exulcéreuse. Enfin, puisqu'il y a chez cette femme un état douloureux qui n'existe pas dans tous les cas de ce genre, que vous voyez manquer surtout chez les femmes jeunes, qui n'ont pas encore eu d'enfant, et chez celles dont le catarrhe utérin est consécutif à la blennorrhagie, il est bon d'accuser ce caractère de la maladie, en disant *métrite catarrhale ulcéreuse et douloureuse*. De plus, afin de mettre en relief tout ce qui nous a frappé dans l'exploration, nous ajouterons : *avec rétroflexion*.

2° *État général.* — Je vous ai dit que cette femme avait maigri et pâli, qu'elle avait des palpitations et des étourdissements. Je l'ai questionnée en outre pour savoir si elle toussait fréquemment. Elle m'a répondu qu'elle n'avait pas de toux habituelle, mais que, depuis ses souffrances, il lui arrivait souvent de tousser dans la journée sans cracher. Elle n'a d'ailleurs jamais eu d'hémoptysie. Nous avons percuté et ausculté sa poitrine, nous n'avons trouvé aucun indice de tuberculisation. Le cœur lui-même, malgré les palpitations accusées, n'est ni trop volumineux, ni le siége de battements insolites. Nous avons seulement trouvé un bruit de souffle dans les vaisseaux du cou. A cause de ce bruit, et vu l'absence de lésion dans les autres organes de la circulation et de la respiration, je reconnais chez cette malade l'existence de la chloro-anémie, et je dis qu'elle a une métrite catarrhale coïncidant avec cette chloro-anémie.

Nous pouvons nous demander maintenant laquelle de ces deux maladies, la métrite et la chloro-anémie, a précédé et amené l'autre. Mais la question est impossible à décider par l'observation, attendu qu'il faudrait avoir connu et examiné la patiente longtemps avant son affection actuelle pour avoir des renseignements sur ce point. Je me rattache volontiers à l'opinion émise par M. le docteur Tillot (1) sur le développement des affections chroniques de la matrice par l'influence d'une cause générale, qui produit en même temps la chlorose ou la chloro-anémie. J'incline à présumer que, chez notre malade, cette cause générale est intervenue et a contribué au développement des deux affections. Mais tout en admettant leur origine commune, cela n'empêche pas de rechercher si, dans la marche ultérieure, elles n'exercent pas l'une sur l'autre une influence qui fait prédominer tel ou tel symptôme. Je suis disposé à croire, par exemple, que la sécrétion abondante du muco-pus appauvrit le sang, affaiblit, et augmente la chloro-anémie. Dans les cas où la métrite est hémorrhagique, cet effet est beaucoup plus prononcé que dans ceux où elle reste catarrhale. D'un autre côté, il est incontestable que la chloro-anémie, sans que cela soit explicable, rend les femmes plus nerveuses, plus impressionnables et plus aptes à la souffrance. Elle peut donc, alors que les lésions utérines sont légères, occasionner des douleurs plus vives que celles auxquelles donneraient lieu ces lésions à elles seules. C'est ainsi que s'expliquent les irradiations névralgiques dont je vous parlais il y a un moment, sur les branches du plexus lombaire. Peut-être ici les douleurs hypogastriques et lombaires, que le mouvement et le ballottement exagèrent, doivent-elles leur intensité et leur continuité à cet état nerveux produit par la chloro-anémie.

Revenant ensuite aux lésions constatées du côté de l'utérus, je me demande quelles sont, parmi ces lésions, celles qui ont le plus d'importance et contre lesquelles nous avons à diriger plus spécialement nos moyens de traitement. Sur ce point, la clinique a passé par quatre périodes assez distinctes : la première, que je n'ai pas vue naître parce qu'elle est très-ancienne, est celle dans laquelle toutes les souffrances de l'utérus étaient attribuées à l'abaissement ou la chute de cet organe. Beaucoup de femmes atteintes de ces souffrances ont en effet la matrice

(1) Tillot, thèses de Paris, 1860.

abaissée, ou du moins ont un prolapsus des parois antérieure et postérieure du vagin. Aux époques où l'on se servait peu du toucher vaginal et du spéculum, les chirurgiens croyaient volontiers, sans y regarder beaucoup, à l'existence de cet abaissement, et expliquaient par lui les accidents dont les femmes se plaignaient.

Dans une seconde période, à laquelle j'ai assisté, et qui a eu pour représentants principaux Récamier et Lisfranc, on attribuait les douleurs et tous les symptômes des maladies utérines aux ulcérations superficielles, consistant dans la simple disparition de l'épithélium, dont nous avons ici un exemple. Les auteurs dont je viens de parler auraient dit, par exemple, que cette femme était malade et souffrait parce qu'elle avait une ulcération du col, et que l'indication principale, sinon exclusive, était de remédier à cette ulcération. Je suis un de ceux qui ont parlé les premiers contre cette exagération (1), et montré qu'il y avait autre chose à traiter que l'ulcération. J'ai insisté, en particulier, sur le catarrhe utérin que Mélier avait déjà fait connaître dans un travail important communiqué à l'Académie de médecine (2). Depuis cette époque, j'ai eu l'occasion de faire quelques expériences qui m'ont fait admettre, en le comprenant autrement que mes prédécesseurs, un certain danger des érosions du col et la nécessité de les traiter. Ces expériences ont consisté à mettre au fond du vagin, avec le spéculum, des tampons de charpie imbibés d'une forte solution d'iodure de potassium (10 pour 100), et à chercher ensuite l'iode dans l'urine et la salive. Chez toutes les femmes, j'ai constaté que l'iodure de potassium était absorbé par la muqueuse vaginale. Mais il l'était plus rapidement et en plus forte proportion chez celles qui avaient le col érodé que chez celles dont le col était sain. Comme, d'autre part, le muco-pus du catarrhe séjourne longtemps sur le col et peut s'y altérer, même sans que l'air se mélange avec lui (car je crois que sur la

(1) Gosselin, *De la valeur symptomatique des ulcérations du col utérin* (*Archives gén. de méd.*, 1843, t. XXIII).

(2) Mélier, *Considérations pratiques sur le traitement des maladies de la matrice* (Mémoires de l'Académie de médecine, 1833, t. II, p. 330).

grande majorité des femmes l'air n'arrive pas jusqu'au fond du vagin), j'ai craint que les matériaux de cette décomposition, en passant dans le torrent circulatoire, n'altérassent le sang, et en particulier n'augmentassent la chloro-anémie déjà existante. Ce n'est donc pas comme lésion inflammatoire réagissant sur la constitution (opinion de Récamier et de Lisfranc) que les ulcérations du col sont dangereuses; c'est en ouvrant une porte à des absorptions délétères.

Dans une troisième période, tout en reconnaissant que l'abaissement de l'utérus a des inconvénients, mais seulement lorsqu'il est très-prononcé et que le col apparaît à l'orifice vulvaire, tout en reconnaissant que les ulcérations du col, sans avoir une importance considérable, doivent être soignées, on fait jouer le principal rôle aux flexions du corps sur le col. Velpeau, auteur principal de cette innovation clinique, se servant du toucher vaginal beaucoup plus qu'on ne s'en servait avant lui, avait en effet constaté que fréquemment, sur le vivant, le corps de l'utérus était infléchi en avant, en arrière, ou sur le côté. Il avait rencontré plusieurs fois ces mêmes déviations sur le cadavre, et il avait pensé que les inflexions étaient maladives, difficilement compatibles avec la santé, et qu'elles expliquaient les douleurs dont souffraient les femmes atteintes d'affection utérine. Comme notre malade a une rétroflexion, nous aurons à nous demander si, conformément à la doctrine de Velpeau, cette déviation est la cause des souffrances.

Vient ensuite la quatrième époque, celle à laquelle nous appartenons, dans laquelle nous avons reconnu deux choses capitales dont nos prédécesseurs, sans les ignorer complétement, ne se préoccupaient pas assez : la phlegmasie de la surface interne de l'utérus, dont Mélier a parlé sous le nom de *catarrhe utérin*, et les irradiations névralgiques parties de ce catarrhe, irradations dont se sont occupés Beau, Valleix et Aran, et sur lesquelles j'ai moi-même beaucoup appelé l'attention, dans le

(1) *Gazette hebdomadaire*, 1854, tome Ier, p. 453.

compte rendu d'une discussion qui venait d'avoir lieu à l'Académie de médecine sur les maladies de l'utérus (1).

Ainsi donc, pour notre malade, je n'ai pas à faire intervenir un abaissement de matrice pour expliquer les souffrances. L'ulcération est peut-être une cause d'infection, mais elle n'explique pas davantage les douleurs, parce qu'un grand nombre de femmes ont des ulcérations semblables et même plus étendues, avec un engorgement inflammatoire du col, sans cependant souffrir. Je ne crois pas non plus que la rétroflexion soit la cause des malaises. Je rappellerai en effet les deux principaux arguments que j'ai avancés dans mes écrits antérieurs contre la théorie de Velpeau. D'une part, sur beaucoup de femmes que nous touchons et examinons pour diverses maladies, nous trouvons des déviations du corps utérin, et cependant les malades n'en ont jamais éprouvé la moindre douleur. Il est même une de ces déviations, l'antéflexion, qui, d'après les recherches de Boulard, est très-fréquente, et à peu près normale avant la parturition. D'autre part, j'ai vu bon nombre de femmes qui avaient, en même temps que les symptômes de la métrite chronique, une rétroflexion, et guérissaient parfaitement de ces symptômes, tout en conservant la déviation qui ne s'était nullement modifiée, malgré la disparition des douleurs.

J'attribue donc les dérangements de la santé, chez notre malade, à la métrite interne catarrhale, et il est probable que la douleur, causée surtout par le ballottement et les mouvements, douleur mécanique, comme le disait Malgaigne, est inhérente à la phlegmasie même, et non pas simplement névralgique, comme je l'admettrais si ces douleurs survenaient spontanément pendant le repos, et occupaient le trajet des branches lombaires. Si j'avais constaté une pelvi-péritonite concomitante, cette autre cause des douleurs utérines, bien étudiée aussi par les contemporains, je lui aurais attribué sans doute une partie des souf-

(1) *Discussion sur les maladies de l'utérus* (Bull. de l'Acad. de méd., 1854, t. XIX p. 521 et suiv.).

frances. Mais je vous ai dit suffisamment que cette pelvi-péritonite n'existait pas ici.

Quant à la chloro-anémie, elle contribue peut-être à rendre plus sensible l'utérus enflammé, sans que la chose puisse être démontrée rigoureusement. Mais elle mérite l'attention à deux points de vue : d'abord parce qu'elle peut être augmentée par les douleurs et les pertes blanches, et ensuite parce que son existence et surtout sa persistance pourraient devenir une cause d'altération plus profonde de la santé et conduire à la tuberculisation.

Pronostic. Récidive. — La maladie en présence de laquelle nous nous trouvons ici n'est pas grave, en ce sens que la vie n'est pas compromise par elle actuellement, et ne le sera sans doute jamais ; mais elle a deux côtés fâcheux qui se présentent dans presque tous les cas d'affection chronique de la matrice. D'abord, elle sera de longue durée, réclamera par exemple deux ou trois mois de séjour à l'hôpital, non pour des soins très-assidus et très-multipliés, mais pour tenir la malade éloignée des fatigues auxquelles elle est condamnée par sa position sociale. Peut-être même au bout de ce temps les douleurs auront-elles seules disparu, et restera-t-il la sécrétion anormale. Ensuite, il y a probabilité de rechute. Dans les hôpitaux, comme dans le monde, la métrite catarrhale est sujette à récidive. Quelquefois ce n'est pas une récidive franche, ce n'est qu'une augmentation de la sécrétion, qui n'a pu être supprimée par les traitements antérieurs ou qui, après avoir été amoindrie, reprend, à un moment donné, une nouvelle intensité. D'autres fois, c'est une récidive véritable.

Cette tendance au retour des maladies utérines chroniques tient à ce que, la cause prédisposante existant, les causes occasionnelles reviennent inévitablement. Ce sont les secousses de l'organe pendant la marche et le coït, et les congestions mensuelles. Ces dernières, une fois que l'aptitude à l'inflammation existe, changent facilement de nature, et font passer la muqueuse utérine de l'état de congestion à celui de phlegmasie.

Traitement. — Nous avons donc, d'après ce qui ce précède, à nous préoccuper d'un traitement curatif et d'un traitement prophylactique.

A. *Traitement curatif.* — Il sera local et général. Le traitement local consistera dans le repos de l'organe malade par un séjour prolongé au lit, l'éloignement de tous les grands efforts et de toute espèce de fatigue. Je ne condamne pas la malade à un décubitus permanent, pour lui éviter l'ennui, qui serait causé par la privation de toute espèce d'exercice. Mais je l'engagerai à ne pas descendre l'escalier, à prendre simplement l'air dans le salon d'entrée de la salle et sur le palier, à se recoucher aussitôt qu'elle se sentira un peu souffrante, à ne porter aucun fardeau. Elle évitera, d'autre part, les efforts de la constipation, au moyen de lavements qui seront pris tous les deux jours.

Je ferai faire des injections matin et soir avec de l'eau additionnée d'alun, dans la proportion de deux grammes par litre. J'emploierais au besoin, à la place de l'alun, la décoction de roses de Provins, ou celle d'écorce de chêne. Je recommande toujours que ces injections soient faites sans secousses, et que le robinet de l'irrigateur, quand c'est un irrigateur que l'on emploie, soit ouvert seulement des deux tiers, ou que la seringue soit poussée avec ménagement, lorsqu'on se sert d'une seringue. N'oubliez pas, messieurs, que dans les cas où l'utérus est sensible au ballottement, toute espèce de secousse est nuisible, parce qu'en ramenant la douleur, elle peut augmenter la phlegmasie. Il faut donc éviter les ébranlements quels qu'ils soient. C'est pour cela que j'insiste sur la précaution, négligée par beaucoup de personnes, de ne pas en produire avec les injections thérapeutiques.

En outre, la malade sera visitée avec le spéculum une fois par semaine, et chaque fois je toucherai la surface de l'ulcération avec un pinceau trempé soit dans de la teinture d'iode, soit dans une solution d'azotate d'argent à 4 grammes pour cent, soit avec le crayon du même sel. Je voudrais pouvoir vous dire que l'un de ces topiques mérite absolument la préférence.

Mais cela ne serait pas exact pour tous les cas. L'un d'eux paraît plus efficace sur une malade, qui ne réussit pas aussi bien chez une autre. D'ailleurs, la guérison des érosions est toujours trop lente pour qu'il soit possible d'affirmer que les topiques ont exercé une grande influence sur cette guérison, surtout lorsqu'à leur action se sont ajoutés et le nettoyage inévitablement fait avant l'application du pinceau, et les injections et le traitement général. Tout bien considéré, cependant, il m'a semblé que ces excitations modérées avec les substances dont il vient d'être question activaient la cicatrisation, qui n'est autre chose ici que la reproduction de l'épithélium, en remplaçant par une certaine activité l'atonie de la muqueuse qui entretient ces solutions de continuité superficielles. On employait beaucoup, il y a une trentaine d'années, de véritables caustiques, et notamment le nitrate acide de mercure. Aujourd'hui, il est bien reconnu qu'une excitation aussi violente n'est pas nécessaire, et qu'elle peut avoir l'inconvénient de provoquer une phlegmasie trop aiguë de l'utérus et une propagation de cette phlegmasie au péritoine pelvien.

Après chacun des attouchements de la surface du col, vous me verrez introduire un long crayon d'azotate d'argent dans sa cavité, en vue de la toucher et d'en modifier la surface interne. Je crois, sans que la chose soit parfaitement prouvée, que ces sécrétions du catarrhe utérin ont pour source principale la muqueuse intérieure du col, et je me propose, par l'attouchement dont je viens de parler, de modifier utilement cette muqueuse. Si, ce qui n'est pas impossible, la membrane interne du corps utérin prend part aussi à la sécrétion muco-purulente, je ne chercherai cependant pas à porter le crayon sur elle. Cette muqueuse est beaucoup plus susceptible que celle du col, et je craindrais de l'exciter au delà de la mesure. Car l'inflammation aiguë que l'on produirait ainsi pourrait, en se propageant par la trompe, donner lieu à une péritonite générale ou à une péritonite partielle (pelvi-péritonite). Je sais bien que ces complications ne seraient pas absolument graves ; mais elles augmenteraient l'intensité et la durée de la maladie sans grand profit, en ce sens que cet attouchement de la surface interne du corps n'activerait sans doute pas beaucoup la guérison du catarrhe, si j'en juge par ce qui se passe du côté de la cavité du col. Là, en effet, les attouchements avec le nitrate d'argent n'arrivent que bien lentement à modifier la sécrétion anormale. J'ai essayé d'autres moyens, et notamment le sulfate de cuivre, le tannin, des cautérisations véritables avec de petits cautères galvano-caustiques portés dans l'intérieur du col, ou des cautères chauffés sur un réchaud de charbon. Mais je n'ai pas vu que la quantité du muco-pus ait été plus vite diminuée qu'avec l'azotate d'argent.

Le traitement général consistera dans l'emploi des ferrugineux, du vin de quinquina et de l'alimentation fortifiante, en un mot, de tous les toniques dont nous pouvons disposer à l'hôpital. Je ferai prendre une douche d'eau froide tous les jours à la malade. Si ses moyens le lui permettaient, je l'enverrais l'été aux bains de mer ou à des eaux sulfureuses.

B. *Traitement prophylactique.* — Je ne doute pas qu'après quelques semaines du traitement dont je viens de parler, cette malade sera débarrassée de ses douleurs et se trouvera en état de reprendre ses occupations. Peut-être la sécrétion catarrhale aura-t-elle disparu en même temps. Mais j'en doute, car bien souvent nous voyons les femmes, après leur sortie de l'hôpital, revenir longtemps à notre consultation du mardi, pour se faire traiter du catarrhe persistant que nous n'avions fait qu'améliorer pendant leur séjour dans la salle. Nous aurons, en tout cas, à lui indiquer les moyens d'éviter la récidive, et surtout la récidive des douleurs. Pour cela, il faudra qu'elle renonce à la longue course qu'elle est obligée de faire matin et soir pour venir à son travail et retourner chez elle. Nous lui donnerons en outre le conseil d'éviter les lourds fardeaux et tous les exercices fatigants, et nous l'engagerons à reprendre les pilules ferrugineuses de Vallet et le vin de quinquina, toutes les fois qu'elle sentira ses forces ou son appétit diminuer.

CENTIÈME LEÇON.

Métrorrhagie. — Pseudo-phlegmon péri-utérin.

I. Métrorrhagie. — Recherches pour savoir si elle est essentielle ou symptomatique. — Il ne s'agit pas d'un avortement, ni d'une grossesse. — La métrorrhagie est symptomatique d'une grosse tumeur fibreuse (ou fibro-myôme) interstitielle. — Pronostic. — Retour probable des hémorrhagies jusqu'à l'époque de la ménopause. — Disparition, à cette époque, et des écoulements sanguins et de la tumeur. — Indications thérapeutiques : — 1° arrêter le sang par le repos, les hémostatiques intérieurs, et au besoin le tamponnement avec le perchlorure de fer; 2° empêcher ou reculer le retour de l'écoulement par la ceinture et l'éloignement des grands efforts et des exercices violents; 3° remédier à l'anémie. — II. Métrite hémorrhagique avec coïncidence de pseudo-phlegmon péri-utérin. — Quatre interprétations données à ce pseudo-phlegmon avant les travaux de M. Bernutz. — C'est un produit de la pelvi-péritonite, et il en constitue une maladie consécutive. — Pronostic. — Indications thérapeutiques pour l'hémorrhagie, pour le pseudo-phlegmon et pour l'anémie.

Messieurs,

Nous avons dans le service deux femmes qui sont entrées pour des pertes de sang : elles sont couchées l'une au n° 4, l'autre au n° 21. Quand on est en présence d'une métrorrhagie, accident pour lequel vous serez bien souvent consultés, il faut toujours se demander si elle est liée à une lésion des organes, autrement dit si elle est *symptomatique*, ou si on doit la ranger dans la catégorie de ces métrorrhagies que n'explique aucune lésion appréciable, et que, pour cette raison, l'on nomme *essentielles*.

I. J'ai donc cherché à déterminer, pour nos deux malades, à quelle classe pouvait appartenir leur métrorrhagie. Et pour commencer par celle du n° 4, qui est âgée de 40 ans, je puis vous dire de suite que son hémorrhagie est symptomatique d'une lésion sur laquelle mes explorations ne me laissent aucun doute. A la rigueur, avant de procéder à l'examen par le toucher et le palper, on pouvait songer à une métrorrhagie symptomatique d'un avortement, aussi m'avez-vous vu poser à la malade trois questions destinées à m'éclairer sur ce point. Et d'abord : 1° Avant de voir survenir votre perte, n'avez-vous pas eu un retard de règles? 2° Votre écoulement s'est-il accompagné de douleurs intermittentes occupant le ventre et les reins? La réponse négative à ces deux questions m'a prouvé qu'il n'y avait pas eu de conception, ni de contractions analogues à celles qui se produisent pendant le travail de l'avortement. J'ai demandé en troisième lieu si le sang était liquide ou en caillots; vous savez qu'à l'état physiologique le sang des règles n'est pas coagulé; aussi, quand on rencontre de gros caillots, faut-il chercher s'il n'y a pas quelque chose d'anormal. La malade m'a répondu qu'elle perdait peu de caillots, et qu'ils étaient très-petits. L'absence de gros caillots, jointe à cette considération que le sujet n'avait présenté aucun symptôme de grossesse, devait nous faire rejeter encore plus l'idée d'une fausse couche. Du reste, nous avions pour expliquer ces pertes une cause dont je vais vous parler.

En effet, j'avais à chercher s'il n'y avait pas quelque lésion appréciable de l'utérus. Le toucher vaginal et le palper abdominal n'ont pas tardé à m'éclairer. Le doigt introduit dans le vagin n'a pas constaté l'une de ces lésions qui causent fréquemment les hémorrhagies, savoir un polype sortant de la cavité utérine, des ulcérations, des bosselures ou des inégalités, comme on en sent quand il y a un épithélioma du col; d'ailleurs, il était présumable que nous n'avions pas affaire à ce dernier, parce que les jours où la malade ne perd pas de sang, elle ne perd pas non plus l'ichor fétide caractéristique du cancer ou du cancroïde utérin. Mais en portant la main sur la paroi abdominale, j'ai senti, immédiatement au-dessus du pubis, une partie résistante et arrondie empêchant de déprimer la paroi qui la recouvre, et cette partie semble tellement superficielle, que tout d'abord on songe à une tumeur de la paroi abdominale elle-même, et surtout à un fibrome de cette paroi. Mais c'est près de l'épine iliaque et non sur la ligne médiane qu'on rencontre ce genre de fibrome ; je n'en discuterai donc pas l'existence. Un examen attentif fait voir d'ailleurs que la paroi abdominale est très-mince et indépendante de la tumeur ; de plus, si, laissant la main gauche appliquée sur l'hypogastre, on imprime, avec l'indicateur droit porté dans le vagin, des mouvements ascensionnels à l'utérus, on sent ces mouvements se transmettre à la tumeur. Il est évident que celle-ci fait corps avec l'utérus, qu'elle remplit avec lui une partie de l'excavation, et que la métrorrhagie doit en être symptomatique. De quelle nature est cette tumeur? A la rigueur on pourrait songer à une grossesse de quatre à cinq mois, mais je vous ai dit tout à l'heure que je n'avais aucun motif pour croire à la gestation. Dans celle-ci d'ailleurs on ne perd pas de sang pendant un mois sans faire une fausse couche ; les mêmes raisons empêchent de croire à une insertion vicieuse du placenta, laquelle du reste ne détermine d'hémorrhagies qu'à une époque plus avancée de la grossesse. Cette élimination étant faite, il ne nous reste, pour expliquer la tumeur, que l'une des trois lésions suivantes : une hypertrophie du corps de l'utérus, un cancer ou un fibrome du même organe.

Examinons les raisons qui peuvent nous permettre d'admettre ou de rejeter l'existence de l'une ou l'autre de ces lésions ; et d'abord n'est-ce pas une hypertrophie du corps de l'utérus? Nous savons que chez certaines femmes cet organe reste, après l'accouchement, plus volumineux qu'à l'état normal ; mais ce n'est pas le cas de notre malade, parce qu'une hypertrophie simple n'arrive pas à des proportions aussi considérables que celles que nous observons ici. J'ai d'ailleurs introduit avec beaucoup de ménagement l'hystéromètre, qui a été arrêté à cinq centimètres de profondeur. S'il s'était agi d'une hypertrophie utérine, cet instrument eût pénétré beaucoup plus profondément.

Le cancer du corps peut augmenter le volume de l'utérus, mais ce n'est jamais au point que nous observons ici. D'autre part, un cancer aussi volumineux occasionnerait des douleurs vives et conduirait promptement à la cachexie; or, ici, nous n'avons ni douleurs ni cachexie, nous n'avons donc pas à nous arrêter plus longtemps à l'idée d'un cancer.

Vous avez pu songer à un kyste de l'ovaire; mais, outre que cette maladie occasionne rarement une métrorrhagie aussi abondante et aussi continue, elle ne fait pas corps avec la matrice, comme cela a lieu ici, et ne remplit pas autant l'excavation pelvienne. D'ailleurs, sur le fond de la tumeur, la seule partie qui soit accessible, nous ne trouvons rien qui ressemble à de la fluctuation.

Ces diverses considérations nous amènent en présence du corps fibreux de l'utérus, ou, pour parler le langage actuel, du myôme utérin ; car il est prouvé maintenant que ces tumeurs sont formées en grande partie de fibres musculaires lisses, analogues à celles qui entrent dans la structure de l'utérus. L'absence d'écoulement ichoreux, de douleurs vives, de troubles sérieux dans la santé, jointe à l'existence d'une tumeur faisant corps avec la matrice, nous permet d'affirmer, avec une certitude presque absolue, que nous avons affaire à une maladie de ce genre.

Mais essayons d'être plus précis. Parmi les fibromes utérins, les uns se développent au-dessous du péritoine, d'autres dans l'épaisseur du tissu utérin, où ils sont longtemps confinés, en restant sessiles, d'autres encore dans le tissu utérin, mais assez près de la muqueuse pour s'accroître promptement du côté de la cavité utérine et la remplir, en se pédiculisant. Il ne s'agit pas ici de la première variété, que j'appellerai, si vous voulez, fibromyômes sous-péritonéaux; car ceux-là se développent habituellement sans faire corps avec l'utérus, et plutôt du côté de la cavité péritonéale que du côté de l'excavation pelvienne. D'ailleurs ils ne donnent pas lieu à des hémorrhagies, parce que, placés trop loin de la muqueuse, ils ne gênent pas sa circulation ou n'entretiennent pas l'état congestif qui se termine par des ruptures et des écoulements sanguins.

S'agirait-il plutôt de la seconde variété (fibro-myômes interstitiels) ou de la troisième (fibro-myômes pédiculés ou polypes)? Ici, messieurs, il m'est difficile de décider. Je vois bien qu'il ne s'agit pas de la variété de tumeur pédiculée qui est sortie de la cavité utérine pour faire saillie dans le vagin. Mais ne serait-ce pas un polype, ayant pris un grand accroissement dans la cavité utérine, sans dilater le col? Je ne puis le savoir catégoriquement, puisque le col n'est pas assez ouvert pour que mon doigt puisse y pénétrer, et puisque l'hystéromètre ne me donne aucune indication précise. Contentons-nous donc d'une présomption. Or la présomption est qu'il s'agit plutôt d'un fibro-myôme interstitiel, parce que l'expérience nous a appris que les fibro-myômes pédiculés ou polypes arrivent rarement à un volume pareil sans s'engager dans le col ou sans amener au moins une dilatation qui permet d'introduire le doigt et de sentir à nu la tumeur dans la cavité utérine. C'est ainsi, au contraire, que se comportent le plus souvent les fibro-myômes interstitiels et sessiles. C'est donc de cette dernière variété qu'il s'agit probablement ici. Je fais seulement quelques réserves pour le polype, parce que, dans certains cas exceptionnels, celui-ci reste indéfiniment ou très-longtemps intra-utérin, et que nous n'avons aucun moyen de le reconnaître, tant que la dilatation du col n'est pas opérée.

Mais vous me direz peut-être : Pourquoi, en vue d'établir le diagnostic, ne pas provoquer la dilatation artificielle du col avec une éponge préparée ou la laminaire ? C'est parce que cette dilatation artificielle expose à la métrite suppurée, laquelle peut devenir grave et même mortelle. C'est ensuite parce que la grande présomption est en faveur d'un fibrome interstitiel, que je serais décidé à ne pas attaquer par une opération, à cause des dangers que cela offrirait. Dès lors, pourquoi exposer la malade aux inconvénients d'une dilatation provoquée dont le résultat diagnostique ne changerait pas l'indication thérapeutique, laquelle est de traiter les hémorrhagies et de ne pas s'occuper de la tumeur?

Pronostic. — Je considère cette affection comme fâcheuse,

parce que la malade, déjà un peu anémique, le deviendra de plus en plus, si nous ne parvenons pas à empêcher ou à modérer les pertes sanguines; parce qu'elle sera obligée de garder le repos, de rester souvent au lit, et de se considérer comme une infirme. J'espère cependant qu'elle vivra et qu'à la longue elle se remettra. Voici, en effet, ce que j'ai vu arriver souvent dans les fibromes interstitiels, chez les femmes qui approchent de la quarantaine ou qui l'ont passée. Elles ont des hémorrhagies fréquentes, quelques-unes d'une façon irrégulière et presque continue, d'autres régulièrement à l'époque menstruelle; mais pour peu qu'elles se soignent, qu'elles ne fatiguent pas, et qu'elles emploient certains moyens dont je vous parlerai tout à l'heure, pour peu surtout qu'elles se réparent au moyen d'une alimentation suffisante, leur anémie ne devient pas grave, ne tourne ni à la cachexie ni à la tuberculisation, et la vie subsiste. Il est très-rare, en effet, et c'est une chose importante à vous signaler, que ces tumeurs deviennent par elles-mêmes, et quand il n'y a pas eu d'intervention chirurgicale, le siége d'une inflammation et l'occasion, soit d'une métrite, soit d'une métro-péritonite purulente et putride. Puis, lorsque arrive l'époque de la ménopause, c'est-à-dire lorsque disparaît cette tendance aux congestions sanguines, qui est propre à l'utérus pendant la seconde période de la vie de la femme, les hémorrhagies cessent d'avoir lieu, la malade se remet peu à peu de l'anémie dans laquelle elle était tombée, et, chose très-remarquable, le fibro-myôme revient sur lui-même et s'atrophie en même temps que le tissu utérin au milieu duquel il s'était développé.

Indications thérapeutiques. — Vous voyez donc, messieurs, que l'indication principale, pour notre malade, est de la faire vivre jusqu'au moment où elle atteindra la ménopause. La carrière est un peu longue, puisque cette femme n'a encore que quarante ans; mais nous pouvons espérer; car j'ai réussi sur plusieurs malades de la ville que je vois aujourd'hui fortes, bien portantes et sans tumeur utérine appréciable, après les avoir traitées avan l'âge de cinquante ans de fibromes interstitiels avec hémorrhagie et anémie.

Pour obtenir ce résultat, trois indications principales sont à remplir : la première est d'arrêter le sang quand il s'écoule ; la seconde, d'empêcher le retour de son écoulement; la troisième, de remédier à la chloro-anémie.

La première, celle d'arrêter le sang, est celle en présence de laquelle nous nous trouvons actuellement pour notre malade. Les moyens ne manquent pas; il s'agit seulement de trouver ceux qui peuvent réussir. Malheureusement nous marchons ici en aveugles et sommes obligés de tâtonner, parce qu'il n'y a pas d'antihémorrhagique infaillible, et que celui qui réussit pour certaines femmes ne réussit pas pour d'autres. Je commencerai par tenir la malade au lit, puisqu'elle ne s'est pas reposée depuis 15 jours, et qu'en marchant elle perd du sang continuellement, parfois même en abondance. Je lui ferai mettre sur le bas-ventre et entre les cuisses des linges imbibés d'eau froide, et je lui ferai prendre chaque jour 10 grammes de teinture de cannelle en trois fois dans une potion gommeuse. Si, au bout de trois jours, il n'y a pas d'amélioration et que le sang coule encore abondamment, je remplacerai la teinture de cannelle par la limonade faite soit avec 3 grammes d'acide sulfurique pour 1000 grammes d'eau, soit avec l'eau de Rabel. Dans le monde, je donne quelquefois l'eau de Tisserant, l'eau de Léchelle ou l'eau de Pagliari, qui sont composées d'un grand nombre de substances astringentes, dont la principale est le bourgeon de sapin. Je donne souvent aussi, dans le même but, deux à quatre des pilules dites d'Helvétius, composées de sang-dragon et d'alun pulvérisé (15 centigrammes de chaque) (1).

(1) Depuis l'époque où cette leçon a été faite, on a proposé de traiter les hémorrhagies utérines par l'ergot de seigle et surtout par l'ergotine de Bonjean administrée en potion à la dose d'un à deux grammes par jour.

Dans ces dernières années, M. Dujardin-Beaumetz a conseillé de donner la préférence aux injections hypodermiques de cette substance, que l'on fait dissoudre dans un mélange d'eau et de glycérine dans la proportion de 10 à 15 milli-

Si ces moyens ne réussissent pas, j'aurai recours au tamponnement avec des boulettes de charpie imbibées de perchlorure, comme vous me l'avez vu faire plusieurs fois à d'autres malades atteintes de métrorrhagies rebelles. Vous savez comment j'emploie ce tamponnement. Des boulettes de charpie grosses comme des noix, au nombre de cinq, sont réunies par un fil, en queue de cerf-volant. J'en trempe quatre dans le perchlorure de fer à 30° mélangé avec trois quarts d'eau, et la cinquième dans l'eau pure. Je place le spéculum. Je nettoie bien la partie supérieure du vagin, j'applique un moment sur le col un pinceau de charpie imbibé de perchlorure à 30°. Je place ensuite mes cinq boulettes, j'essuie le liquide qui s'écoule au-dehors et dont le contact pourrait irriter la vulve. Je laisse les boulettes en place pendant 36 heures.

La seconde indication est plus difficile à remplir. En effet, le corps fibreux semble être un agent continuel d'irritation, qui détermine vers la muqueuse la congestion sanguine à laquelle elle est prédisposée. Cette congestion a lieu physiologiquement pour l'époque menstruelle; mais la tumeur la provoque avant le terme naturel, ou l'entretient trop longtemps. Pour que ces effets n'aient pas lieu, il faudrait enlever le fibrome. L'opération n'est pas irréalisable. Elle a été tentée par Récamier, Amussat et Robert. Mais elle n'a pas toujours pu être terminée heureusement, parce que, si le corps fibreux est, dans bien des cas, peu adhérent au tissu utérin et, par suite, susceptible d'être énucléé sans trop de difficultés, il se trouve dans certains autres trop adhérent, sinon dans toute son étendue, au moins par places, pour que l'énucléation puisse avoir lieu. Je vous ai déjà dit d'ailleurs que les suites étaient rendues dangereuses par la métrite ou la métro-péritonite purulente consécutive. Il est donc plus sage, en vue sur-

grammes pour un gramme du véhicule. Enfin, plus récemment encore, M. Tanret, pharmacien à Troyes a proposé, toujours en injection hypodermique, l'alcaloïde de l'ergotine ou ergotinine, qu'il fait dissoudre dans l'acide lactique, à la dose de deux milligrammes par gramme. On injecte matin et soir la moitié d'une seringue de Pravaz, soit un milligramme pour 0,50 d'eau (juillet 1878).

tout de la tendance à la guérison spontanée après la ménopause, de laisser la tumeur en place et de modérer la congestion préparatoire de la métrorrhagie. Pour cela, il faut conseiller à la malade d'éviter les grands efforts et les fatigues, de porter une ceinture qui immobilise le plus possible la tumeur, de prendre surtout ces précautions au moment de l'époque menstruelle, et de s'astreindre au repos horizontal lorsque le sang paraît à une époque où il n'est pas attendu.

Enfin, pour la *troisième indication*, il faut conseiller à la malade l'usage, sinon constant, au moins fréquent, des ferrugineux et des toniques, et, dans la mesure du possible, celui de l'alimentation fortifiante. Comme la saison est favorable, je la soumettrai dans quelques jours au traitement hydrothérapique, et je l'engagerai à le continuer longtemps, à le reprendre de temps à autre, lorsqu'elle aura été obligée de l'interrompre. Les douches froides ont l'avantage de satisfaire à la fois aux trois indications que j'ai posées. Car l'appel de sang qu'elles déterminent vers la peau peut arrêter l'hémorrhagie, en même temps que la douche exerce sur la santé générale une influence favorable à la réparation nécessitée par les déperditions sanguines.

II. *Métrite hémorrhagique avec coïncidence de pseudo-phlegmon péri-utérin.* — L'autre malade que je vous signalais en commençant est âgée de 29 ans; elle se plaint aussi d'avoir perdu du sang presque continuellement depuis trois semaines, et d'en perdre depuis quelques jours en grande abondance. Elle nous a raconté que la perte n'avait pas été précédée d'un retard pouvant faire croire à un avortement, mais que, depuis plusieurs mois déjà, le bas-ventre et les reins étaient douloureux, avec une leucorrhée abondante, et qu'une fois déjà ces accidents avaient nécessité un séjour de trois semaines à l'hôpital Lariboisière. Elle en était sortie améliorée, mais non guérie, et avait souffert de nouveau aussitôt qu'elle avait repris ses occupations de cuisinière et les relations sexuelles.

J'ai donc eu, comme pour l'autre malade, à chercher si la métrorrhagie était essentielle ou symptomatique. Je crois la métrorrhagie essentielle très-rare. Nous l'admettons volontiers pour les cas dans lesquels nous ne trouvons aucune lésion; mais il se peut très-bien qu'il y en ait une inappréciable. Les granulations décrites par Récamier sur la surface interne de la muqueuse utérine, par exemple, peuvent ne donner lieu à aucun signe autre que l'écoulement sanguin. La simple congestion habituelle ou trop fréquente est une autre lésion qui peut aussi ne se traduire par aucun signe fonctionnel ou physique. Lorsque vous m'entendez parler d'une métrorrhagie qu'on peut à la rigueur regarder comme essentielle, c'est-à-dire sans lésion qui l'explique, je ne manque pas de faire des réserves, et de vous dire qu'il s'agit d'une présomption, mais non d'une certitude, et d'ajouter que quand bien même il n'y a pas de lésion à un certain moment, il peut s'en produire un peu plus tard, attendu que cette muqueuse utérine se congestionne toujours physiologiquement pour les périodes menstruelles, et que la persistance de la métrorrhagie fait passer cette congestion à l'état d'épaississement inflammatoire.

Pour notre malade, du reste, la question n'est pas embarrassante; car, après lui avoir fait subir la série d'explorations dont je vous ai parlé tout à l'heure (p. 48 et suiv.), j'ai trouvé un gonflement notable des deux lèvres du col, et de la sensibilité au ballottement; j'ai senti de plus au côté gauche de l'utérus, audessus de la partie correspondante du cul-de-sac vaginal, un gonflement dur, un peu irrégulier, très-douloureux à la pression, paraissant avoir le volume d'un œuf, donnant çà et là au doigt qui explore la sensation de battements artériels, mais ne se sentant pas avec la main appliquée sur l'hypogastre et la région iliaque gauche. Je ne sais pas à quelle époque cette tuméfaction remonte, car la malade est depuis longtemps souffrante; mais rien dans les commémoratifs n'indique si, au début, la matrice a été seule malade, et, dans le cas très-probable où cela aurait eu lieu, à quelle époque s'est développé le gonflement circonvoisin dont je constate aujourd'hui la présence.

Mais qu'est-ce que ce gonflement? Il est encore produit par une de ces lésions sur lesquelles les autopsies ne nous éclairent pas souvent, et qui, pour ce motif, ont été interprétées de diverses façons par les cliniciens. J'ai vu, pour ma part, se produire quatre interprétations différentes :

1° A l'époque de Lisfranc, on s'en tenait au mot vague d'engorgement péri-utérin.

2° Un peu plus tard, Chomel ayant remarqué que ces sortes de tumeurs se terminaient souvent par résolution, quelquefois par suppuration, et qu'ainsi leur marche était analogue à celle du phlegmon, pensait qu'il s'agissait d'un phlegmon, différant du phlegmon ordinaire par une marche plus lente, et il en plaçait le siége dans le tissu cellulaire du ligament large.

3° Plus tard encore, Nonat, Valleix et Aran, trouvant que le siége dans le ligament large n'était pas démontré, au moins pour tous les cas, ont pensé qu'il valait mieux prendre une dénomination qui laissât des doutes à cet égard, et ils se sont servis du mot phlegmon péri-utérin. J'ai accepté moi-même cette dénomination, après avoir été témoin, mais sur le vivant seulement, d'un bon nombre de faits de ce genre à l'hôpital de Lourcine. Pourtant, j'avais tenu à faire sentir, par l'expression dont je me servais, les deux caractères spéciaux très-habituels de ces tuméfactions, savoir la lenteur de leur marche et les poussées subaiguës ou aiguës qu'elles présentent souvent. C'est pourquoi je les avais nommées *phlegmons chroniques à redoublements*.

4° Mais plus tard encore, vers 1861, les autopsies qu'a eu l'occasion de faire mon collègue et ami, M. Bernutz (1), sont venues montrer que, dans les cas de ce genre, il s'agissait ordinairement, non pas d'une inflammation occupant le tissu cellulaire soit du ligament large, soit du tissu conjonctif sous-péritonéal au voisinage de l'utérus, mais bien d'une pelvi-péritonite avec gonflement formé tout à la fois par des fausses membranes et par les organes qu'elles réunissent dans l'excavation pelvienne, sa-

(1) Bernutz et Goupil, *Traité des maladies des femmes*, t. II, 1862.

voir le rectum, l'S iliaque du côlon, une ou deux anses d'intestin grêle, la trompe, le ligament large, l'ovaire. Parmi ces gonflements, les uns, très-étendus, occupent tout un côté de l'excavation pelvienne; les autres, plus circonscrits, se trouvent en avant ou en arrière de l'utérus, ou bien sont latéraux, comme sur la malade dont je m'occupe en ce moment. Messieurs, cette dernière opinion étant la seule qui ait été démontrée par les autopsies, c'est à elle que je me rattache. Je ne nie pas que le tissu cellulaire du ligament large s'enflamme quelquefois, surtout d'une manière aiguë, chez les nouvelles accouchées. Je ne considère même pas comme absolument impossible une inflammation chronique occupant, chez une femme non accouchée, la partie du ligament large qui est accolée à l'utérus, ou même le tissu cellulaire sous-péritonéal en avant ou en arrière de ce point. Je dis seulement que les faits de ce genre n'ont pas été suffisamment démontrés, et j'accepte volontiers que, sur notre malade, la tumeur inflammatoire placée sur le côté gauche de l'utérus est formée par un magma de fausses membranes et d'adhérences, au voisinage de ce dernier. Seulement le mot de pelvi-péritonite ne me suffit pas pour indiquer l'état de choses auquel nous avons affaire; car il y a deux variétés de pelvi-péritonites à considérer: l'une plus ou moins récente, sans fausses membranes et sans tuméfaction appréciable par le toucher vaginal; l'autre avec cette tuméfaction. Je crois de plus qu'il faut distinguer deux autres choses, la pelvi-péritonite actuellement existante, et ces tuméfactions circonscrites toutes spéciales qui lui succèdent et qui persistent alors qu'elle a disparu. La façon dont se comporte l'inflammation dans ces masses néo-membraneuses et adhésives n'est pas la même que celle dont se comporte la pelvi-péritonite proprement dite. Ces masses constituent en réalité des produits nouveaux qui restent à l'état d'inflammation lente, susceptible de se terminer par résolution, par induration et passage à l'état fibreux ou fibroïde, ou par suppuration interstitielle ou superficielle, susceptible en outre de s'exagérer à certains moments, de se propager au péritoine circonvoisin et de donner lieu à une nouvelle poussée, soit de pelvi-péritonite vraie, soit de péritonite abdominale plus ou moins étendue.

Je pense qu'il est nécessaire d'indiquer par un mot cette différence entre la pelvi-péritonite franche et les produits qu'elle laisse après elle. Et comme la marche ultérieure de ces produits est analogue à celle du phlegmon chronique, vous m'entendrez souvent prononcer le mot de pseudo-phlegmon. Pour moi donc, la tumeur que cette femme présente au côté gauche de l'utérus est un pseudo-phlegmon à marche chronique, pseudo-phlegmon qui est consécutif à une pelvi-péritonite, et qui peut la faire renaître d'un instant à l'autre. Je tiens même à ajouter un mot qui indique bien le siége précis de ce pseudo-phlegmon. En effet, parmi les masses néo-membraneuses et adhésives que produit la pelvi-péritonite, il en est qui sont très-volumineuses, et qui viennent faire au niveau et au-dessus du pubis une saillie appréciable à la main. C'est ce que j'ai appelé pseudo-phlegmon sus-pelvien. Il en est, et c'est ce qui a lieu ici, qui restent confinées dans l'excavation pelvienne, au voisinage de la matrice, et qui occupent cette place sans doute parce qu'ils sont consécutifs à une péritonite circum-utérine, développée par propagation d'une inflammation de l'utérus au péritoine voisin, la propagation étant faite soit à travers le parenchyme utérin, soit à travers la trompe envahie de proche en proche par la phlegmasie qui avait occupé d'abord la muqueuse utérine. M. Nonat, lorsqu'il avait adopté son mot de phlegmon péri-utérin, voulait faire comprendre, et il avait parfaitement raison, que ces gonflements étaient une dépendance de la métrite et se trouvaient en connexion pathogénique aussi bien qu'en connexion topographique avec la matrice. Je tiens à ne pas vous laisser perdre de vue cette filiation, et voilà pourquoi j'ajoute que cette femme a un pseudo-phlegmon péri-utérin.

Pour en revenir au diagnostic de la métrorrhagie sur notre malade, je tiens donc compte de ces deux circonstances, qu'elle a du gonflement utérin, de la sensibilité au ballottement, et un pseudo-phlegmon du genre de ceux que nous voyons se développer consécutivement à la métrite. Je conclus de tout cela qu'elle a une métrite chronique de la variété que nous nommons, avec Becquerel et Aran, *métrite hémorrhagique*, c'est-à-dire que la phlegmasie et l'épaississement probable de la muqueuse utérine s'accompagne d'une congestion permanente, ou de congestions réitérées très-intenses analogues à celles de la menstruation, puis de ruptures vasculaires et d'effusions de sang. Il est possible que les granulations de Récamier existent aussi, mais je n'ai aucun signe clinique qui me permette de les reconnaître. C'est pourquoi je m'en tiens à cette formule : notre malade a une métrorrhagie symptomatique d'une métrite hémorrhagique, et cette métrite est compliquée de pseudo-phlegmon péri-utérin.

Je n'insiste pas sur l'état général. Cette femme a certainement une chloro-anémie; elle est depuis quelques jours sans appétit, se sent très-faible et croit avoir de temps en temps de la fièvre. Je ne lui en ai pas trouvé jusqu'à présent. Mais elle sera étudiée à ce point de vue. Du reste, nous avons exploré la poitrine, et nous ne trouvons pas de tubercules.

Marche ultérieure, pronostic. — Nous sommes encore en présence d'une maladie lente, exposée à des redoublements aigus et à des récidives. En effet, nous avons deux lésions principales, appartenant l'une à l'utérus, l'autre au péritoine voisin. Or la première est des plus difficiles à faire disparaître, pour la raison dont je vous ai déjà parlé à propos du catarrhe utérin, c'est-à-dire parce qu'il y a cette congestion mensuelle physiologique dont l'intervention entretient l'état phlegmasique et congestif. La seconde est également très-longue à faire disparaître. Les fausses membranes qui en constituent la plus grande partie se résorbent difficilement; la suppuration, qui est toujours possible, y manque très-souvent, et, d'un autre côté, elles n'ont pas non plus une grande tendance à se terminer par le passage à l'état fibreux ou fibroïde qui les transformerait en tumeur permanente.

Ce qu'il y a de plus probable et de plus désirable, c'est la terminaison par résolution. Mais n'oubliez pas qu'elle est lente et difficile à obtenir, et que, tant qu'elle n'aura pas eu lieu, la malade restera exposée à des retours de pelvi-péritonite aiguë ou subaiguë. D'un autre côté, si l'hémorrhagie se reproduisait souvent et que l'anémie continuât à être augmentée par l'insuffisance de réparation, la vie pourrait à la longue être compromise soit par l'épuisement et l'anasarque, soit par la tuberculisation surajoutée.

Indications thérapeutiques. — Vous avez compris, messieurs, que ces indications sont mixtes et analogues à celles que je vous ai exposées, tant à propos de la malade atteinte de métrite catarrhale, que pour celle atteinte de métrorrhagie symptomatique d'un fibrome interstitiel. Le repos est pour le moment la chose capitale, puisqu'il peut favoriser la résolution de la phlegmasie et la diminution de l'écoulement sanguin. La teinture de cannelle et les pilules d'Helvétius seront employées concurremment, et aussitôt que le sang ne viendra plus, elles seront remplacées par les ferrugineux, le vin de quinquina et l'alimentation la plus fortifiante possible. Je ne songe pas pour le moment à l'hydrothérapie, d'abord parce que la malade est trop faible, et ensuite parce que nous serions obligés, pour l'y soumettre, de la faire remuer et marcher, ce qui est contre-indiqué par la métrite et le pseudo-phlegmon. Je me réserve d'en venir plus tard à ce moyen, que j'emploierai surtout comme prophylactique des récidives, lorsque la malade sera débarrassée de ses hémorrhagies, de ses douleurs et de son pseudo-phlegmon.

Dans le cas où ce dernier viendrait à suppurer, je n'aurais sans doute pas de traitement particulier à faire, car l'abcès viendrait proéminer du côté du rectum, de la vessie ou du vagin ; or, dans les deux premières régions, il serait inaccessible au bistouri, et dans la dernière il peut s'ouvrir spontanément sans grand inconvénient. J'engagerai seulement la malade à examiner ses urines, ses matières fécales, et les écoulements qui pourraient se faire du côté du vagin, afin de me tenir au courant de ce qui se passe et de me permettre d'y conformer les modifications ultérieures du traitement.

Si, au bout de deux ou trois mois, les hémorrhagies ayant cessé et l'utérus paraissant revenu à son état normal, je constate encore, ce qui pourrait bien arriver, que le pseudo-phlegmon est devenu stationnaire et ne marche ni vers la résolution ni vers la suppuration, j'aurai recours alors à quelques vésicatoires sur le ventre et à la médication iodée. Je ferai faire des frictions avec la pommade iodée du Codex (4 grammes d'iodure de potassium pour 30 grammes d'axonge) et je ferai prendre par la bouche un à deux grammes d'iodure de potassium. En outre, je placerai tous les deux jours dans le vagin des boulettes de charpie réunies par un fil en manière de queue de cerf-volant et imbibées d'une solution d'iodure de potassium à 10 pour 100, et je renouvellerai ce pansement tous les deux jours pendant trois ou quatre semaines. Vous vous rappelez que je vous ai parlé de la propriété absorbante de la muqueuse vaginale (page 41). Il m'a semblé qu'en faisant entrer par les capillaires de la région malade l'iodure de potassium, on devait activer le mouvement résolutif, et je crois avoir, chez plusieurs femmes, obtenu plus vite la résolution au moyen de ces tampons iodurés.

Si, après plusieurs mois de traitement, en supposant que la malade soit assez patiente pour s'y résigner et ne pas nous quitter trop tôt, nous sommes arrivés à la suppression de l'hémorrhagie, et si nous avons obtenu une ou deux époques menstruelles convenables ; si, en même temps, le pseudo-phlegmon a disparu, nous ne perdrons pas de vue que la récidive est possible, et nous ferons à la malade toutes les recommandations que je vous ai indiquées déjà à diverses reprises, pour la préserver des récidives.

CENT ET UNIÈME LEÇON.

Hématocèle rétro-utérine avec pelvi-péritonite.

Menstruation abondante. — Apparition brusque de douleurs, de gonflement hypogastrique et de fièvre après les règles. — Examen de la malade au vingt et unième jour seulement. — Tumeur pelvienne et hypogastrique sans fluctuation. — Raisons pour croire à une hématocèle avec pelvi-péritonite fébrile, fausses membranes épaisses et coagulation du sang dans la poche.

Messieurs,

Au numéro 14 de la salle Sainte-Catherine, nous avons, depuis le 13 novembre 1871, une malade de 36 ans, chez laquelle le diagnostic anatomique précis offre des difficultés qui, heureusement, n'ont pas d'inconvénients sérieux pour la thérapeutique.

Cette femme nous raconte que, bien portante habituellement et régulièrement menstruée, elle a eu à la fin du mois de mai, pendant qu'elle avait ses règles, une vive émotion qui a amené une suspension du flux cataménial, et bientôt de violentes coliques. Néanmoins, l'écoulement reparut quelques jours après, et, depuis cette époque, les règles n'ont pas cessé d'être trop fréquentes et trop abondantes; mais comme les douleurs avaient disparu, la malade a continué ses occupations fatigantes de domestique dans un hôtel.

Le 23 octobre, après une époque menstruelle qui avait duré huit jours, elle fut prise subitement, sans cause aucune, de douleurs vives dans le ventre et les reins. Elle se vit obligée d'interrompre son travail et de se mettre au lit, fut prise de vomissements, de céphalalgie et de douleurs telles qu'elle ne put dormir. Le médecin qui la vit alors lui trouva de la fièvre et prescrivit des sangsues sur le ventre; et quand, trois semaines après le début des accidents, elle se présenta à notre consultation, nous la vîmes marchant avec peine, accusant de grandes douleurs, et son état nous parut si pénible que nous la fîmes transporter dans nos salles sur un brancard.

Le lendemain, à la visite, nous avons cherché quels étaient les signes physiques en rapport avec la douleur et les accidents fébriles. Pour cela, nous avons d'abord pratiqué le palper abdominal, et, malgré un certain degré d'embonpoint, nous avons pu reconnaître au-dessus du pubis une tuméfaction insolite qui offre à peu près le volume d'un utérus gravide de quatre mois.

Passant ensuite au toucher vaginal, nous n'avons point constaté de sensibilité exagérée de la vulve. L'orifice utérin est sain, le col occupe sa position normale. Explorant enfin les culs-de-sac, nous ne trouvons rien de particulier dans l'intérieur, mais nous sentons dans le postérieur une tuméfaction saillante et volumineuse dont on ne peut déterminer rigoureusement les limites. Elle s'étend à droite et à gauche dans une étendue considérable, sans aller toutefois jusqu'au plancher du bassin.

Cette tumeur est bosselée, assez dure, et ne donne pas la sensation de flot. Vous savez que lorsqu'on n'a qu'un doigt pour sentir la fluctuation, on doit, s'il a du liquide, avoir l'impression de quelque chose qui est refoulé et de quelque chose qui revient sous l'impulsion du doigt; ici je n'ai perçu rien de semblable.

J'ai combiné le toucher avec le palper hypogastrique, pour voir si la tumeur vaginale correspondait avec celle de l'hypogastre. En effet, en imprimant avec le doigt placé dans le vagin des impulsions à la tumeur, j'ai senti celles-ci se transmettre à la main placée sur l'abdomen ; il n'y avait donc pas à douter de l'existence d'une connexion entre les deux tumeurs.

En outre, je voulais, par cette exploration combinée, voir si je renvoyais la fluctuation de la région hypogastrique à l'excavation pelvienne, et réciproquement. Mais j'ai continué à ne percevoir aucune sensation de ce genre.

Le toucher rectal, que l'on ne doit jamais négliger dans l'exploration des tumeurs de l'excavation, me fit encore sentir une tumeur énorme dont le refoulement était perçu par la main placée sur l'hypogastre.

Réunissons maintenant les signes fonctionnels et physiques, et cherchons à en tirer des déductions qui nous aideront à formuler notre diagnostic.

Et d'abord, la question qui doit nous préoccuper et qu'il ne faut jamais oublier en pareil cas, c'est la possibilité d'une grossesse. Ici, les antécédents n'étaient pas du tout favorables à cette idée ; en outre, le mouvement fébrile, qui avait été si intense chez notre malade, n'existe pas dans cet état physiologique; enfin, une grossesse de trois mois ne ferait pas une saillie aussi considérable, et il est à remarquer que, dans la grossesse, si l'on sent une tumeur hypogastrique, on n'en trouve point dans l'excavation, et si l'on comprime la tumeur, on ne détermine point de douleurs comme cela a lieu sur notre malade.

Il n'était guère possible non plus d'admettre une grossesse extra-utérine, ovarique ou tubaire, car dans ce cas on rencontre les symptômes de la grossesse ordinaire commençante, à savoir la suspension des règles, les maux de cœur, les vomissements, le développement des seins et l'absence de fièvre; or nous n'avions ici rien de semblable.

Nous étions donc amenés à l'opinion que cette tumeur était indépendante de la grossesse, mais liée à une inflammation circum-utérine. Les antécédents et les phénomènes actuels paraissaient favorables à l'idée qu'il s'agissait d'une pelvi-péritonite : les accidents fébriles très-accentués, le volume considérable de la tumeur non fluctuante venaient à l'appui de cette opinion.

Mais d'une part la tumeur était volumineuse, et d'autre part la malade n'était pas dans l'état puerpéral; or, c'est le plus souvent dans cette dernière condition que se forment en si peu de temps des pelvi-péritonites avec masses aussi considérables : cette considération pouvait faire élever des doutes sur l'existence d'une pelvi-péritonite avec produits formant tumeur.

J'avais donc à me demander si nous n'avions pas plutôt affaire à une hématocèle rétro-utérine. Mais, quand on lit les descriptions de cette maladie, on trouve indiquée, comme phénomène capital, la fluctuation de la tumeur, et cette fluctuation s'explique du reste très-bien. Si, en effet, nous résumons en quelques mots les opinions de MM. Nélaton, Laugier, Aug. Voisin (1), qui ont traité de cette affection, nous voyons que l'hématocèle est un épanchement de sang dans la cavité péritonéale, et que, sur les limites de cet épanchement, se forment bientôt des fausses membranes qui réunissent entre elles les anses intestinales, et constituent une poche circonscrivant l'épanchement sanguin : de là l'existence d'une tumeur qui, par cela même qu'elle est formée par du sang liquide, donne au toucher et au palper la sensation de fluctuation. Pénétré de la description des auteurs, on serait donc tenté de rejeter ici l'idée d'une hématocèle, puisqu'il n'y a point de fluctuation ; d'autant plus que, dans l'hématocèle ordinaire, les phénomènes fébriles, les vomissements, l'insomnie, sont moins prononcés que chez notre malade, et que, dans les cas où une hématocèle devient aussi volumineuse, elle s'accompagne rapidement de symptômes très-marqués d'anémie. Notre malade a bien les conjonctives et les lèvres un peu décolorées et un léger bruit de souffle dans les carotides, mais on ne peut pas en faire une anémique très-accentuée.

Et pourtant, il y a une raison qui plaide en faveur de l'existence d'une hématocèle : c'est la rapidité du développement des accidents et de la tumeur, à la suite d'une époque menstruelle. En effet, l'hématocèle survient surtout, comme l'ont prouvé Nélaton, Laugier et autres, au moment où le molimen menstruel se produit : l'ovaire se congestionne, et il peut arriver que, l'hyperémie étant trop considérable, la vésicule ovarienne et ses vaisseaux, en se déchirant, laissent tomber du sang dans la cavité péritonéale. Cet accident s'observe surtout chez les femmes irrégulièrement menstruées, comme l'était celle qui fait

(1) A. Voisin, thèse inaugurale, Paris 1858, et *De l'hématocèle rétro-utérine*, Paris, 1860.

l'objet de notre observation. De sorte que les antécédents de la malade, l'accroissement rapide de la tumeur, l'époque de son apparition, toutes ces circonstances nous ramènent à l'opinion qu'il y a là une hématocèle. Mais alors, pourquoi ces accidents fébriles intenses? pourquoi cette absence de fluctuation?

Les accidents fébriles peuvent s'expliquer par la péritonite partielle concomitante, et le développement d'une pyrexie plus considérable que d'habitude : la chose n'est du reste pas très-insolite, et M. Aug. Voisin en a cité des exemples.

Mais pourquoi la fluctuation nous manque-t-elle ? Nous ne trouvons, pour expliquer cette particularité, aucun renseignement dans les auteurs, et je leur reprocherai de n'avoir fait que l'anatomie pathologique de l'hématocèle récente, et d'avoir omis les modifications et transformations successives qui peuvent changer, avec le temps, les caractères cliniques de la tumeur.

Il est probable que, si nous avions pu observer cette femme au début, nous aurions trouvé de la fluctuation; mais il y avait 21 jours qu'elle était malade lorsqu'elle s'est présentée à nous; or il est rationnel d'admettre que des fausses membranes très-épaisses ont pu se former autour de l'épanchement et apporter un premier obstacle à la perception de la fluctuation; d'un autre côté, le sang a pu cesser d'être liquide et se coaguler au voisinage des fausses membranes, nouvelle cause pour laquelle nous n'avons pas eu cette fluctuation. A ce sujet, je signale encore une fois les desiderata que nous laissent les auteurs; ils ont beaucoup insisté et beaucoup discuté sur le mode de formation de l'hématocèle, sur le point d'où s'échappait le sang qui la produit, mais ils n'ont pas parlé des modifications que subit ce sang une fois épanché. Pour moi, je pense, qu'il peut se coaguler au bout d'un certain temps, et que le caillot, en doublant les fausses membranes, empêche la fluctuation. Je suis du reste plus autorisé que tout autre à émettre cette opinion, en raison d'un fait que j'ai observé et que je regrette de ne pas avoir publié, car il aurait pu guider les auteurs sur ce point.

C'était pendant que j'étais chirurgien de l'hôpital Cochin. Le Dr Beau, de regrettable mémoire, qui était alors médecin du même hôpital, me pria un jour d'examiner une femme qui présentait des accidents utérins depuis deux mois, accidents caractérisés surtout par de la fièvre, des douleurs vives, des troubles digestifs et de l'aménorrhée. Sa fièvre avait disparu quand je la vis; mais l'aménorrhée persistait, et je sentis à la région hypogastrique une tumeur dure, correspondant avec une tumeur analogue, c'est-à-dire dure aussi et non fluctuante, de l'excavation pelvienne. Nous avons cru l'un et l'autre à un fibrome enflammé. Mais à quelque temps de là, cette femme fut emportée par une maladie de la poitrine, et à l'autopsie nous trouvâmes dans l'excavation pelvienne, entre le rectum et l'utérus, une tumeur de la grosseur d'une forte orange, constituée par des caillots englobés dans une coque de fausses membranes. C'était évidemment une hématocèle avec caillots et kyste néomembraneux très-épais. Chez la malade d'aujourd'hui, je suis disposé à croire à l'existence d'une masse analogue à celle que j'ai vue à l'hôpital Cochin, et en raison des diverses considérations qui précèdent, je crois que la lésion à laquelle nous avons affaire ici a été primitivement une hématocèle à laquelle s'est ajoutée consécutivement une pelvi-péritonite fébrile.

Du reste, à supposer qu'il y eût erreur dans le diagnostic, et qu'il s'agît d'un pseudo-phlegmon volumineux après une pelvi-péritonite simple, sans hématocèle, cela n'aurait pas, comme je vous le disais en commençant, de très-grands inconvénients au point de vue du traitement. Je sais bien que les émissions sanguines sont utiles dans la pelvi-péritonite simple, et qu'elles sont contre-indiquées dans l'hématocèle. Mais comme les émissions sanguines ne sont pas indispensables, surtout au bout de 21 jours, comme elles avaient du reste été employées déjà au début, je me suis contenté de prescrire le repos au lit, des cataplasmes sur le ventre et des purgatifs. J'espère que les caillots pourront se résorber naturellement : si la résorption était trop lente, nous chercherions à l'activer par l'administration de l'iodure de potassium, et même par l'emploi des tampons iodurés.

Je ne veux pas omettre une particularité sur laquelle la malade a beaucoup insisté le jour de son entrée. Elle se plaignait à ce moment de ténesme rectal, et rendait à chaque instant par l'anus des matières muqueuses non mélangées de sang. Elle avait, en un mot, une rectite dysentériforme qui la fatiguait et la tourmentait beaucoup. Cette petite complication, qui a été signalée comme accompagnant parfois l'hématocèle et les autres maladies de l'excavation pelvienne, a promptement disparu après l'administration de quelques lavements avec quatre grammes d'extrait de ratanhia.

CENT DEUXIÈME LEÇON.

Polypes utérins.

I. Caractères anatomiques. — Pédicule. — Structure de la tumeur. — Enveloppe formée par le tissu utérin. — Contenu fibreux et musculaire (fibro-myôme) peu adhérent. — Antécédents de la malade. — Exploration courte et passagère pour éviter l'irritation et l'ébranlement de la matrice. — Préparation à l'opération par le repos, afin d'arrêter l'écoulement sanguin, et par les fortifiants pour diminuer l'anémie. — Exécution de l'opération à l'insu de la malade et sur son lit habituel. — Accidents consécutifs possibles : hémorrhagie, métro-péritonite, phlébite. — Tous ont été évités. — Statistique de l'auteur sur les résultats de cette opération. — II. Gros polype utérin. — Opération par excision après morcellement.

MESSIEURS,

Caractères anatomiques. — Je mets sous vos yeux une tumeur provenant d'une opération que j'ai pratiquée samedi sur une femme couchée au n° 10 de la salle Sainte-Catherine. J'ai déjà prononcé devant vous le nom de la maladie quand j'ai fait écrire le diagnostic sur la pancarte; mais avant de le prononcer à nouveau, je vais vous indiquer ses caractères anatomiques. Vous remarquez d'abord que cette tumeur se compose de deux portions : l'une, très-courte et étroite, représente à peu près, comme volume, les deux tiers du petit doigt; c'est sur elle qu'a porté la section au moyen de laquelle nous avons débarrassé la malade; la seconde, beaucoup plus volumineuse que la première, peut être comparée, pour la forme et les dimensions, à une poire d'Angleterre. Ce caractère que possède la tumeur de présenter une partie étroite et une partie renflée, la fait ranger dans la classe des tumeurs dites *pédiculées*. En outre, comme cette tumeur pédiculée était implantée sur la muqueuse du col utérin, nous lui donnerons le nom de *polype*, nom que la tradition a consacré pour les productions pédiculées qui naissent sur les membranes muqueuses.

Si nous poursuivons l'étude anatomique de cette tumeur, nous voyons à sa surface quelques inégalités formant un léger relief, et en outre une coloration rouge due à une vascularisation superficielle plus accentuée en certains points, où l'on remarque de véritables ecchymoses. Je n'attache point, du reste, une grande importance à ces ecchymoses qui sont dues à la déchirure vasculaire produite par les pinces à érignes avec lesquelles j'ai saisi la tumeur au moment de l'opération.

Nous fendons maintenant le polype, et nous y trouvons des caractères appréciables, les uns à l'œil nu, les autres avec le microscope.

A l'œil nu, nous voyons qu'il est formé de deux couches séparées par une ligne de démarcation : la couche extérieure est plus mince et plus foncée que celle qui lui est concentrique ; elle elle est grise et un peu vasculaire. La couche centrale forme la presque totalité de la tumeur ; elle est blanche, paraît dépourvue de vaisseaux, présente une disposition fibrillaire, et sa coupe rappelle le tissu fibreux des disques intervertébraux. Sa consistance est très-grande ; elle ne se laisse pénétrer ni par le doigt ni par la pince ; en un mot, c'est un tissu résistant, blanc et peu vasculaire.

Eh bien, par quoi sont constituées ces deux couches ? C'est à l'examen microscopique qu'il faut demander cette notion ; voici ce qu'il nous apprend.

La première couche est constituée, à n'en pas douter, par la continuation de la membrane interne de l'utérus sur la tumeur. La seconde est un produit de nouvelle formation qui, à simple vue, paraît être exclusivement formé de tissu fibreux, d'où le nom de polype fibreux que lui donnaient nos devanciers. Mais le microscope nous a démontré que, s'il y a en effet du tissu fibreux, il y a en même temps des fibres musculaires lisses analogues à celles de l'utérus. Quelques micrographes, se basant sur ce fait, ont été jusqu'à exclure de la dénomination l'indication du tissu fibreux, et ont donné à ces tumeurs le nom de myômes. Mais en réalité la quantité de fibres lisses n'est pas assez abondante pour motiver une dénomination si exclusive, et je préfère me servir de l'expression fibro-myôme.

Ce qui est remarquable, c'est cette propriété que possède l'utérus de produire dans son intérieur des tumeurs ayant une structure identique à la sienne. Je n'entreprendrai pas de vous expliquer pourquoi et comment se fait ce développement. Je vous le signale seulement comme un fait curieux. Nous voyons apparaître ailleurs dans l'organisme des néoplasmes fibreux; nous connaissons en particulier les polypes fibreux des fosses nasales et du pharynx. Mais sur ces autres points le fibrome n'est pas, comme dans la matrice, mélangé avec des fibres musculaires.

Sur un certain nombre de pièces analogues, la substance fibromyomateuse est tout à fait enkystée dans le tissu utérin, et l'on peut assez facilement la décortiquer; mais ici l'union des deux couches est trop intime pour que la décortication puisse s'effectuer aisément sans l'intervention du bistouri et des ciseaux. Je vous ai dit que la formation de ces polypes tenait à la propriété particulière que possède l'utérus de leur donner naissance. Toutefois le fibro-myôme ne se développe sous forme de polype que lorsqu'il a pris naissance dans un point voisin de la muqueuse utérine, ce qui lui permet de s'accroître vers la cavité du corps et du col de cet organe, où il trouve peu de résistance. A mesure que la tumeur croît et s'éloigne de son point de départ, en se dirigeant du côté du vagin, sa partie adhérente se rétrécit et la production se pédiculise. Mais il y a, je vous l'ai déjà dit (pages 51 et suiv.), des fibro-myômes qui, au lieu de prendre naissance au-dessous de la muqueuse, se produisent dans la portion du tissu utérin voisine du péritoine, et d'autres qui naissent et se développent dans l'épaisseur de la matrice où ils constituent les fibro-myômes interstitiels.

Je n'ai pas à m'étendre davantage aujourd'hui sur ces deux dernières variétés; je veux seulement vous faire observer qu'elles ont la même disposition et la même structure que ce polype, savoir une enveloppe de tissu utérin normal, et du tissu fibro-musculaire anormal, souvent peu adhérent, quelquefois assez adhérent, du moins par places, à l'enveloppe dont je viens de parler.

Symptômes. — Voyons maintenant quels ont été, chez notre malade, les accidents occasionnés par ce polype, et quels motifs en ont rendu l'ablation nécessaire.

Quand cette femme est entrée dans notre service, elle nous a dit ceci : « Voilà dix mois que je perds du sang presque constamment, je n'ai jamais eu de douleur; mais malgré la conservation de l'appétit, mes forces s'en vont de jour en jour. » En l'examinant, j'ai vu que la malade, âgée de 40 ans, était pourvue encore d'un certain embonpoint, mais qu'elle présentait une pâleur générale, une décoloration des lèvres, des gencives et des conjonctives; qu'elle accusait des palpitations fréquentes; que son pouls était précipité et assez dépressible. En un mot, nous avions sous les yeux tous les symptômes d'une anémie prononcée et dont la cause, facile à trouver, était l'abondance et la continuité des pertes sanguines depuis huit mois. Faisant alors une investigation avec le doigt et par le toucher vaginal, je constatai à la partie supérieure du vagin la présence d'une tumeur du volume d'une poire d'Angleterre, non adhérente à la paroi vaginale et facile à circonscrire avec le doigt. Je pouvais la suivre jusqu'à l'utérus, et son prolongement rétréci me parut aller jusqu'au fond du col. Je me contentai des renseignements que m'avait fournis cet examen assez rapide, et je vous fis remarquer que je ne voulais pas prolonger l'exploration, dans la crainte que les mouvements imprimés à la matrice ne fissent augmenter l'hémorrhagie ou n'amenassent une métrite. L'utérus est en effet un organe éminemment délicat dans toutes les circonstances, et principalement lorsqu'il est déjà le siége d'une lésion qui en fait une source d'hémorrhagie. On a vu, en pareil cas, et sous l'influence d'une irritation, même modérée, se produire une phlébite ou une métropéritonite des plus graves. C'est pourquoi nous devons abréger les explorations qui pourraient amener une irritation de ce genre.

Mon exploration d'ailleurs, si rapide qu'elle eût été, m'avait suffisamment renseigné. Quand nous avons devant nous une femme que des métrorrhagies ont réduite à l'anémie, sans douleur, sans amaigrissement, sans fièvre et sans perte de l'appétit, nous sommes à peu près sûrs qu'il n'y a ni métrite ni cancer; car la métrite s'accompagne habituellement de douleurs; dans le cancer, quand la femme ne perd pas de sang, elle a un écoulement muco-purulent; puis, lorsque la maladie a duré plusieurs mois, elle occasionne des douleurs qui tiennent à l'extension du mal vers le corps de l'utérus; enfin l'anémie qui survient s'accompagne d'émaciation et de troubles des fonctions digestives. Par ce fait donc que la malade présentait une anémie déjà ancienne sans douleurs, sans écoulement muco-purulent, et sans émaciation, j'étais autorisé à croire de prime abord qu'elle avait un polype, et le toucher vaginal a confirmé cette pensée, puisqu'il m'a permis de sentir au fond du vagin une tumeur arrondie, grosse comme un marron, offrant à son sommet une portion rétrécie qui était entourée circulairement par le col, et sortait évidemment de ce dernier.

Cette tumeur pédiculée eût pu à la rigueur être formée par un renversement de l'utérus. Mais comme la patiente avait 40 ans, n'était pas accouchée depuis l'âge de 25, et n'était tourmentée par des hémorrhagies que depuis dix mois, il n'y avait guère lieu de songer à ce genre de maladie. Je me réservais d'ailleurs de faire les recherches indispensables pour lever tous les doutes à cet égard le jour même de l'opération, et avant de l'exécuter.

Le polype étant admis provisoirement, il restait à déterminer deux points : où se faisait l'implantation du pédicule? et celui-ci contenait-il ou non des artères volumineuses? Mais ce sont encore deux questions que je n'ai voulu trancher qu'au moment du traitement, afin de ne point multiplier les explorations.

Préparation à l'opération. — Avant d'opérer, je prescrivis le repos absolu, des applications froides, des lavements froids et une potion de cannelle (20 gr. de teinture), dans le but d'arrêter ou de diminuer l'écoulement sanguin et la congestion utérine qui le produit. Ces prescriptions ont été fidèlement suivies par la malade, qui est, du reste, très-docile et très-intelligente. Cinq jours après son entrée, elle ne perdait plus de sang, mangeait avec appétit, dormait bien, et déjà son teint était moins décoloré, ce qui vous prouve combien vite peut être modifiée l'anémie sous l'influence d'une médication qui arrête l'hémorrhagie, lorsque en même temps l'état des voies digestives permet l'alimentation et la réparation. C'est alors que, trouvant cette femme plus forte, et craignant le retour d'un molimen menstruel, je me suis décidé un matin, en passant à son lit, à faire le complément d'exploration, et, immédiatement après, l'ablation de ce polype. Vous avez pu voir que, contrairement à ce que nous avons l'habitude de faire, je n'ai pas prévenu la malade que j'allais la débarrasser.

Je savais, du reste, qu'elle était consentante à l'opération quand elle est entrée, mais je voulais lui en laisser ignorer le moment. Pourquoi cet artifice? Mon but, en agissant ainsi, a été de soustraire la patiente à l'émotion qui résulte toujours de l'attente d'un acte opératoire à subir. Cette émotion est légère chez beaucoup de femmes, sans doute, mais nous ne savons jamais quelle est la force d'esprit de nos malades, et, chez les personnes affaiblies, les moindres perturbations morales peuvent contribuer au développement de la phlébite putride et des infections septicémiques. C'est pour la soustraire à toute influence fâcheuse de ce genre que je n'ai pas annoncé l'opération à cette malade; c'est aussi pour cela que je ne l'ai pas fait descendre à l'amphithéâtre. Je voulais non-seulement lui épargner l'émotion qu'entraîne toujours, sur les personnes nerveuses, la solennité de cette enceinte, mais aussi lui éviter, après l'opération, les secousses qu'auraient nécessitées le transport sur un brancard.

Ainsi donc, sous prétexte de mieux voir ce qu'elle avait, j'ai fait placer la malade en travers sur son lit habituel, les cuisses maintenues écartées par des aides, et j'ai procédé de la manière suivante. J'ai d'abord complété ma première exploration; pour cela, j'ai placé le spéculum bivalve, j'ai mis la tumeur bien à découvert, et j'y ai implanté les quatre griffes d'une pince de Museux que j'ai confiée à un aide, en lui recommandant de faire des tractions modérées, de manière à abaisser un peu la tumeur et à l'immobiliser. J'avais eu soin d'assurer la propreté de cette pince en la tenant préablement plongée pendant une demi-heure dans une solution d'acide phénique au 100ᵉ, et je l'avais essuyée moi-même avec un linge très-propre. J'avais d'ailleurs pris la précaution de laver mes mains dans la même solution phéniquée. La tumeur étant bien saisie, j'ai retiré le spéculum, et j'ai pu, en introduisant l'indicateur gauche dans le col qui était dilaté, sentir l'implantation du pédicule qui se faisait sur la partie postérieure de la cavité de ce col, à un centimètre environ de l'orifice. Cette implantation près de l'orifice utérin me permettait de ne pas revenir à l'idée d'un renversement. Pour plus de sûreté néanmoins, j'ai conduit doucement l'hystéromètre dans la cavité utérine. Une fois que je l'ai eu fait entrer à cinq centimètres de profondeur, je me suis arrêté. Car en allant plus loin j'aurais pu irriter et contondre la paroi utérine qu'on ne saurait trop ménager. Ce résultat, rapproché de ceux que m'avaient fournis et le doigt et les antécédents, rendait inutile toute autre investigation confirmative du diagnostic. J'introduisis alors le pouce gauche, et je pus, entre ce doigt et l'indicateur, pincer le pédicule, et m'assurer, par l'absence de battements, qu'il ne contenait pas d'artères volumineuses. Dès lors, au lieu de placer un fil ou de me servir de l'écraseur, ce que j'aurais fait si j'avais senti des pulsations, la tumeur étant toujours maintenue par la pince et mes deux doigts appliqués sur le pédicule, je fis la section de ce dernier avec de forts ciseaux courbes. Je me proposais d'en couper une partie et de le tordre ensuite; mais les deux coups de ciseaux qui l'atteignirent suffirent pour le détacher, et la tumeur fut amenée très-facilement au dehors sans que la malade ait eu conscience de l'opération que je venais de lui pratiquer.

Après cette ablation, deux sortes d'accidents étaient à redouter : l'hémorrhagie, et les phénomènes que je rangerai sous la dénomination de phénomènes fébriles de nature septicémique.

L'hémorrhagie n'a pas eu lieu chez notre malade. J'avais fait préparer une queue de cerf-volant que l'élève de garde devait imbiber d'une solution très-étendue de perchlorure de fer, et dont il devait se servir pour faire le tamponnement, dans le cas où l'accident se serait montré. Mais il n'y a pas eu lieu de recourir à ce moyen puisque le sang n'est pas venu.

Les auteurs se sont beaucoup préoccupés de l'hémorrhagie à la suite de l'ablation des polypes utérins, et cela se comprend; car les femmes qui sont déjà anémiées ne pourraient pas sans danger subir de nouvelles pertes. Heureusement cette crainte, très-légitime en apparence, se réalise rarement, et pour mon compte je n'en ai vu qu'un seul exemple dans ma pratique.

Vous rencontrerez donc exceptionnellement l'hémorrhagie, et il ne faut pas trop vous en préoccuper; en particulier, quand vous ne sentez pas dans le pédicule de pulsations indiquant la présence de gros vaisseaux, vous pouvez sans crainte vous servir des ciseaux. Toutefois, pour éviter la perte de sang après la section avec les ciseaux, il faut remplir une condition importante, c'est, autant que possible, de ne pas opérer à une époque où existe la congestion analogue à celle du molimen menstruel. Si l'on agissait au moment où se produit l'afflux physiologique ou pathologique, on serait sans doute plus exposé à l'hémorrhagie provenant de la muqueuse utérine : car ce qui saignait chez notre malade, ce n'était pas le polype lui-même, mais bien la muqueuse de la matrice. Je m'en suis assuré deux fois sur d'autres femmes qui avaient un polype moins volumineux, et sur lesquelles j'ai appliqué le spéculum pendant une hémorrhagie;

j'ai vu manifestement le sang sortir de l'utérus lui-même et non pas de la tumeur. Dans ces cas, en effet, la muqueuse est à chaque instant congestionnée par un mécanisme qui nous échappe. Les vaisseaux dilatés s'ouvrent, et, si l'on opère à ce moment, on s'expose à voir continuer le flux d'une façon inquiétante. Voilà pourquoi je m'étais beaucoup préoccupé d'arrêter l'écoulement sanguin avant d'opérer, et de choisir un moment un peu éloigné de l'époque probable des règles.

On me dira peut-être que j'aurais pu me mettre plus sûrement à l'abri de l'hémorrhagie en me servant de l'écraseur linéaire; mais je m'en suis abstenu pour trois raisons que je vais vous indiquer :

1° D'abord les bons effets de l'écraseur, sous le rapport de l'écoulement sanguin, ne se réalisent pas toujours, et même après son emploi, on voit quelquefois survenir une hémorrhagie.

2° En second lieu, comme l'écraseur agit lentement, il faut maintenir les patientes dans une attitude incommode et inquiétante pour elles pendant un temps beaucoup plus long que si l'on se sert de ciseaux; l'écraseur nécessite une application de 15 minutes au moins; avec les ciseaux, moins de trois minutes nous ont suffi pour terminer la manœuvre.

3° Enfin, l'écraseur produit une plaie contuse qui a plus de tendance à suppurer que la section faite avec des ciseaux, et cette considération n'est pas indifférente pour un organe sur lequel les plaies prennent si facilement la putridité qui occasionne les diverses formes de la septicémie.

Voilà les raisons pour lesquelles je me suis servi des ciseaux. Nous n'avons pas eu d'hémorrhagie, mais il restait à craindre, dès les premiers jours, les accidents fébriles analogues à ceux que l'on observe dans la fièvre traumatique grave, avec le ballonnement du ventre, des nausées, des vomissements, indiquant l'apparition d'une péritonite; ou bien encore, un peu plus tard, avec des frissons et tous les caractères d'une phlébite purulente. Heureusement cette femme n'a eu ni l'une ni l'autre de ces variétés d'accidents; sa santé ne laisse rien à désirer, son appétit est bon; elle ne souffre pas, et tout fait espérer la continuation de cet état satisfaisant. Elle doit cette immunité à sa bonne constitution, et aussi sans doute aux précautions que nous avons prises de ne pas multiplier les explorations, de ménager son moral, et d'assurer l'immobilité de l'utérus. Il ne faut pas oublier, en effet, que le point de départ des accidents fébriles est la métrite; en prescrivant le repos absolu, nous évitons les ballottements de l'organe après l'opération. La malade a suivi nos conseils à cet égard; elle s'est tenue au lit pendant dix jours dans une parfaite immobilité, et vous voyez que le résultat est excellent. Dans quelques jours, je lui montrerai son polype, qu'elle croit encore porter à l'heure actuelle.

J'ai insisté à dessein sur les précautions dont je me suis entouré; car je reproche aux auteurs de ne pas avoir suffisamment attiré notre attention sur ce fait, que l'opération des polypes utérins expose à la mort dans des proportions assez grandes, lorsqu'on ne prend pas tous ces soins. Pour vous en convaincre, je vous citerai les résultats de ma pratique.

J'ai fait 42 fois cette opération, et, sur ces 42 cas, j'ai perdu 9 malades : 26 fois l'opération a été pratiquée à l'hôpital, il y a eu 6 morts. Sur 16 cas en ville, j'ai eu 3 morts. On ne pourrait donc pas accuser exclusivement l'agglomération ni l'état hygiénique de nos salles pour expliquer les mauvais résultats. Je dois dire cependant que, depuis cinq années, je n'ai plus eu de mort à déplorer. Je l'attribue à ce que, depuis cette époque, averti par l'expérience des années précédentes, j'ai multiplié les précautions minutieuses que je vous ai indiquées dans le cours de cette leçon, et que je résume de la façon suivante : éviter à la malade les explorations longues et multipliées, ménager son moral en lui laissant ignorer que l'opération se fait, lui éviter les déplacements et les secousses, une fois l'ablation pratiquée.

(1) J'ai laissé ce paragraphe tel qu'il a été écrit pour la première édition, en 1872.

II. *Gros polype utérin. Ablation après morcellement.* — Dans toutes les observations de polypes dont je vous ai parlé jusqu'à présent, il s'agissait de tumeurs assez peu volumineuses pour que le doigt pût contourner la portion libre dans le vagin, et arriver facilement jusqu'au col et au pédicule.

Sur la malade qui a été opérée ces jours derniers, les choses étaient toutes différentes; je sentais dans le vagin, et occupant plus de la moitié de sa longueur, une tumeur grosse comme une forte orange, dont mon doigt ne pouvait atteindre la partie supérieure, en sorte que je ne sentais ni l'orifice du col ni un pédicule.

Je ne doutais pas cependant que ce fût un gros polype ou fibro-myôme sorti de la cavité utérine. Car aussi haut que mon doigt pouvait arriver, je sentais que la tumeur était distincte de la paroi vaginale, ne lui appartenait pas et n'était pas coiffée par elle. Il ne pouvait donc être question ni d'un néoplasme quelconque développé dans l'épaisseur du vagin, ni d'un fibrome intrâ-pelvien repoussant la paroi vaginale, et les caractères observés ne pouvaient appartenir qu'à une tumeur venue de la cavité utérine, savoir un gros polype ou un renversement.

Il ne devait pas être question de ce dernier, parce qu'il ne prend pas un développement aussi considérable, et ensuite parce que je sentais à l'hypogastre une saillie arrondie qui devait être formée par l'utérus contenant la partie supérieure de la tumeur dont je sentais la partie inférieure dans le vagin. J'étais donc autorisé à croire que je me trouvais en présence d'un gros polype, mais je me réservais, comme dans le cas précédent, de faire en une seule séance le complément du diagnostic et le traitement.

La malade avait des métrorrhagies. Mais ces métrorrhagies, pendant longtemps, n'avaient pas été assez abondantes pour amener une grande faiblesse et une notable détérioration de la santé. C'est pour ce motif sans doute que la tumeur avait pris

Depuis cette époque, j'ai pratiqué dix fois l'opération dans les conditions ci-dessus indiquées, mais je dois dire que j'ai perdu une malade de métropéritonite.

un accroissement aussi considérable avant que la patiente eût cru nécessaire de consulter.

Je vous ai fait une autre remarque, c'est que ce gros polype était partout assez dur, ne s'écrasait pas sous le doigt et ne fournissait pas de suintement fétide. En effet, les grosses tumeurs fibro-myomateuses s'enflamment quelquefois et se gangrènent partiellement. De là des phénomènes plus ou moins graves de septicémie. De là aussi une difficulté opératoire consistant dans l'impossibilité de fixer et d'abaisser la masse morbide, qui se laisse déchirer par les pinces de Museux. Heureusement nous n'étions pas en présence de ces complications, et la malade a pu supporter sans accident un acte opératoire laborieux pour elle, mais qui n'a pas été trop difficile pour nous.

Contre ces gros polypes dont l'accès vers le pédicule est impossible, nous avons le choix entre deux méthodes : 1° accrocher la tumeur avec de fortes pinces à trois ou quatre griffes, ou même l'embrasser avec un forceps afin de l'attirer au niveau et même au-delà de la vulve et d'amener le pédicule assez près pour que les doigts et les instruments puissent l'atteindre; 2° saisir la tumeur, pour la tendre seulement, sans l'attirer, puis en enlever une série de fragments ou de tranches sur place, c'est-à-dire dans le vagin même, jusqu'à ce que le doigt puisse sentir le col et le pédicule.

Je ne vous engage pas à recourir à la première de ces méthodes, celle des tractions violentes. Je l'ai exécutée une fois au début de ma pratique, et j'ai eu le regret de perforer la paroi utérine au niveau de l'implantation du pédicule par les tractions que j'avais faites pour abaisser la tumeur. On s'expose, en outre, par cette manœuvre, à renverser le fond de l'utérus et à le couper, croyant être encore sur le fibrome.

La seconde méthode, qui est celle du *morcellement*, ou mieux de l'*excision après morcellement*, est beaucoup plus sûre, et c'est celle que vous m'avez vu exécuter sur notre malade. Théoriquement, il semble que la section par tranches doit exposer à des hémorrhagies dangereuses; il n'en est rien. Les vaisseaux de ces fibro-myômes ne sont pas très-gros, et le sang qu'ils donnent s'arrête assez bien, soit spontanément, soit par le fait de la compression à laquelle la plupart d'entre eux sont soumis pendant la manœuvre. On croirait aussi que le vagin peut être blessé pendant l'opération. Mais ceci est une question de soin et de prudence. J'ai pour mon compte pratiqué six fois l'opération par morcellement, et je n'ai eu ni hémorrhagie ni blessure du vagin.

Voici donc ce que j'ai fait sur la malade actuelle : j'ai saisi la tumeur de chaque côté avec une pince à trois griffes que j'ai confiée à un aide, puis je l'ai prise avec une autre pince de Museux (à deux griffes), d'avant en arrière. Nous avons attiré doucement la tumeur, jusqu'à ce que mon doigt ait pu, en la contournant, arriver sur un pédicule plus gros que le pouce, sortant par un orifice utérin très-agrandi. Cette manœuvre n'étant pas douloureuse, et le doigt introduit dans le rectum sentant d'ailleurs à sa place normale un globe utérin notablement développé, je n'avais plus aucune préoccupation de diagnostic.

Mais comme le pédicule était encore trop difficilement accessible pour que les instruments pussent arriver jusqu'à lui, je procédai au morcellement. Pour cela, pendant que deux aides tenaient les pinces fixatrices solidement implantées dans la tumeur, qui ne se laissait pas déchirer, je conduisis, en prenant pour guide l'indicateur gauche, un bistouri dans l'épaisseur de la tumeur, et j'incisai profondément en avant et à gauche, puis en avant et à droite; dégageant alors une de mes pinces, j'achevai avec de longs ciseaux droits l'excision d'une première tranche. Je replaçai à ma droite une des pinces à crochets, que je confiai de nouveau à un aide, je coupai, moitié avec le bistouri, moitié avec les ciseaux, une seconde tranche à gauche, puis une troisième à droite, et j'eus soin pendant toute la manœuvre de repousser avec mon indicateur gauche et de protéger la paroi vaginale. Un moment arriva où je pus arriver facilement sur le pédicule et le couper sur place avec des ciseaux courbes. Malgré son volume, il ne m'a pas donné d'hémorrhagie, et les suites de l'opération ont été des plus heureuses.

CENT TROISIÈME LEÇON.

Prolapsus de l'utérus et du rectum.

I. Prolapsus complet de la matrice. — Variétés ou degrés de cette maladie. — Sa coïncidence avec l'allongement hypertrophique. — Symptômes physiques et fonctionnels. — Traitement curatif par l'épisiorrhaphie, l'élytrorrhaphie et la résection du col, mis de côté dans le cas actuel à cause de ses dangers. — Procédé de Desgranges par le pincement, moins dangereux mais insuffisant pour le prolapsus complet. — Traitement palliatif. — Supériorité de l'appareil Borgniet. — II. Prolapsus incomplet de la matrice, avec prolapsus invaginé du rectum. — Étude de cette dernière maladie. — Caractères qui la distinguent de la chute simple du rectum. — Guérison difficile. — Traitement par l'électricité. — III. Nouveaux renseignements sur la malade qui précède. — Autre femme atteinte de prolapsus invaginé, et traitée par l'électricité.

MESSIEURS,

I. *Prolapsus complet de la matrice.* — J'ai fait venir du dehors une femme de 44 ans qui, après un séjour de quelques semaines dans nos salles pour une procidence complète de l'utérus, en est sortie munie d'un appareil dit *redresseur*, qui est destiné à empêcher la sortie de la matrice. A cette occasion, je vous ai dit que sous le nom de *procidence* et *prolapsus de l'utérus*, je comprenais trois variétés de lésions :

1° Un abaissement incomplet, sans prolapsus concomitant des cloisons recto-vaginale et vésico-vaginale;

2° Un abaissement, également incomplet, mais avec l'un ou l'autre des prolapsus vaginaux dont je viens de parler;

3° Un prolapsus complet (précipitation), différant des deux précédents en ce que le col de l'utérus a franchi la vulve et se présente à l'extérieur entre les deux cuisses (1).

(1) Cette division des abaissements de l'utérus diffère peu de celle qu'a présentée M. Courty dans son *Traité des maladies de l'utérus*, p. 724, en donnant le nom d'*abaissement* au déplacement de haut en bas, dans lequel l'utérus ne franchit pas le bassin, celui de *descente* au déplacement dans lequel le museau de tanche ap-

La malade à laquelle nous avons affaire appartenait à cette dernière catégorie. Aussitôt qu'elle était restée debout une heure ou deux, ou pour peu qu'elle eût marché, il lui sortait des organes génitaux une saillie arrondie, perforée à son extrémité. Cette saillie n'était autre que le col de l'utérus, dont la lèvre postérieure était légèrement excoriée. Elle s'avançait de sept à huit centimètres au delà de la vulve, et se trouvait circonscrite en avant et en arrière par le vagin, que le col entraînait avec lui, et qui, en l'accompagnant, s'invaginait, en ce sens que la partie supérieure devenait inférieure, après avoir franchi l'orifice vulvaire. Une sonde placée dans l'urèthre, un doigt introduit dans le rectum, nous firent d'ailleurs reconnaître que ce n'était pas la muqueuse seule du vagin qui descendait ainsi, mais que c'était toute l'épaisseur de ce conduit, et, avec lui, la vessie en avant, le rectum en arrière; que c'étaient, en un mot, les cloisons vésico-vaginale et recto-vaginale.

Vous n'avez pas oublié non plus qu'à l'occasion de cette femme, je vous ai rappelé le travail dans lequel Huguier (1) a établi que, dans un grand nombre de cas de ce genre (prolapsus avec invagination et précipitation), il y avait un allongement hypertrophique de l'utérus. Sur notre malade, en effet, l'hystéromètre, conduit avec toutes les précautions possibles dans la cavité de cet organe, nous a donné sept centimètres et demi, tandis qu'à l'état normal, chez les multipares, la longeur de la cavité utérine ne va pas au delà de six centimètres (57 à 58 millimètres).

En questionnant la malade sur les inconvénients que lui occa-

paraît à la vulve, et celui de *précipitation* au déplacement dans lequel la matrice tout entière a franchi l'enceinte du détroit inférieur. J'ai tenu à faire comprendre que, chez un certain nombre de femmes, la présence de la muqueuse vaginale hors des organes génitaux était une des causes des inconvénients dont elles se plaignent, et voilà pourquoi j'ai caractérisé autrement que M. Courty les trois variétés principales de prolapsus utérins. — Voyez aussi Fletwood Churchill, *Traité pratique des maladies des femmes*, trad. par Wieland et Dubrisay. 2e édition. Paris, 1873.

(1) Huguier, *Mémoire sur l'allongement hypertrophique du col utérin* (Mémoires de l'Académie de médecine, t. XXIII, p. 279. Paris, 1859).

sionnait cette chute de la matrice avec un peu d'allongement hypertrophique, nous avons appris que, sa profession de blanchisseuse l'obligeant à se tenir longtemps debout et à faire de fréquents efforts, elle avait, après quelques heures de travail, une fatigue dans le bas-ventre et les reins; la tumeur extérieure devenait alors le siége de démangeaisons et de chaleur qu'elle attribuait soit au frottement de la chemise dans les mouvements, soit au contact de l'urine après la miction. D'un autre côté, dans l'accomplissement de cette dernière fonction, le jet de l'urine, projeté de bas en haut par suite de l'abaissement de la vessie, venait mouiller les vêtements, ce qui était une autre cause d'incommodité.

Parmi ces symptômes fonctionnels, les uns, tels que les souffrances hypogastrique et lombaire, peuvent être attribués aux tiraillements exercés sur le péritoine, l'ovaire et son cordon vasculo-nerveux, par la position anormale de l'utérus; les autres sont dus à l'irritation par le contact des corps étrangers et par la situation à l'extérieur de parties qui habituellement sont abritées. Établissons cependant ici une distinction entre le col et le vagin. Vous savez, et je vous l'ai fait remarquer souvent dans nos explorations avec le spéculum, que le col est insensible, que nous pouvons le toucher, le piquer, le pincer, le brûler, sans faire naître aucune souffrance. Ce n'est donc pas lui qui devient douloureux par le frottement du linge ou le séjour de l'urine. Le vagin, au contraire, est sensible, et je ne mets pas en doute que c'est à lui qu'il faut attribuer les inconvénients signalés par notre malade. Ici pourtant une nouvelle remarque doit être faite. Vous avez vu que cette muqueuse vaginale renversée était moins rose, moins humide et un peu plus consistante qu'à l'état normal. Elle s'est transformée pendant son séjour au dehors, s'est comme cutanisée, et a pris un épithélium plus épais et plus défensif que celui de l'état naturel. Par suite, elle est devenue moins sensible, et voilà pourquoi la malade se plaint d'incommodité et de gêne, plutôt que d'une souffrance véritable. C'est ainsi que les choses se passent chez la plupart des femmes atteintes de prolapsus complet ou précipitation.

D'ailleurs, la tumeur disparaît en grande partie pendant le séjour au lit, ce qui amène un soulagement, et de temps en temps la malade fait avec sa main une réduction qui assure encore mieux ce soulagement.

L'ensemble des symptômes fonctionnels dont je viens de parler nous obligeait à faire tous nos efforts pour trouver des moyens qui pussent débarrasser la malade. La chirurgie nous donnait le choix entre des tentatives de traitement curatif, et l'emploi de moyens palliatifs.

A. — Parmi les tentatives de traitement *curatif* se trouvaient :

1° Les opérations désignées sous le nom d'*épisiorrhaphie* et d'*élytrorraphie*, qui ont pour but de rétrécir l'entrée du vagin et d'apporter ainsi un obstacle à la descente des parties placées au-dessus ;

2° La résection conoïde du col utérin, telle que l'a faite Huguier ;

3° Le pincement du vagin avec de fortes serres-fines, tel que l'a proposé M. Desgranges, de Lyon (1).

1° Je n'ai pas songé un seul instant à la première catégorie d'opérations, celles qui ont pour objet soit de rétrécir la vulve, en faisant une perte de substance sur la face interne des grandes lèvres, et les réunissant ensuite par des points de suture (épisiorrhaphie), soit de rétrécir le vagin, en enlevant deux bandes longitudinales de muqueuse sur cet organe et réunissant les deux bords de chacune des plaies (élytrorrhaphie).

Je les ai laissées de côté pour deux raisons : d'abord, parce que, dans le plus grand nombre des cas, elles n'ont donné aucun succès, ou n'ont amené qu'une guérison temporaire. La chute s'est reproduite peu de temps après ; en effet, malgré les cicatrices, la vulve et le vagin avaient conservé leur laxité, et la manœuvre opératoire n'avait pas corrigé le relâchement de toutes les parties contenues dans l'excavation pelvienne, relâche-

(1) Desgranges, *Gazette des hôpitaux*, 1852.

ment qui était la cause principale de la précipitation; ensuite parce que, dans un certain nombre de faits qui n'ont pas été publiés et qui sont venus à ma connaissance, les malades ont eu consécutivement une péritonite mortelle. J'ai vu, dans le cours de mes études, succomber de cette façon deux femmes qui avaient été opérées, l'une par Blandin, l'autre par Jobert de Lamballe. Or du moment où l'opération ne réussit pas ou ne réussit qu'exceptionnellement, et où cependant elle expose les jours, elle ne doit pas être mise en question.

M. le Dr Emm. Bourdon a repris cette question dans sa thèse pour le doctorat (1), et il a rapporté deux faits observés récemment dans les hôpitaux de Paris, dans lesquels les chirurgiens ont enlevé de chaque côté du vagin une portion de la muqueuse et réuni par des points de suture les deux plaies ainsi formées, imitant en cela le procédé d'élytrorrhaphie imaginé par Jobert de survenue, et modifié par Sims. Dans un de ces cas la mort est Lamballe dans l'autre la guérison du prolapsus paraît avoir eu lieu; cependant la malade n'a pas été suivie assez longtemps pour qu'on soit sûr qu'il n'y a pas eu de récidive, et que [la malade a été débarrassée de ses malaises.

En effet, quand une péritonite mortelle ne survient pas après des opérations de ce genre, une pelvi-péritonite adhésive paraît avoir lieu assez souvent, et peut laisser après elle des souffrances causées par le tiraillement des adhérences dans la station verticale et la marche, et je me demande si ces souffrances substituées à la gêne que provoquait le prolapsus utérin ne doivent pas s'ajouter aux chances de mort pour faire rejeter l'opération.

Sous ce rapport, des détails intéressants se sont produits dans l'argumentation de la thèse de M. Emm. Bourdon. MM. Delens et B. Anger, qui étaient examinateurs, ont rapporté chacun une observation dans laquelle l'autopsie, faite plus ou moins longtemps après une opération sanglante pratiquée pour un prolapsus du

(1) Emmanuel Bourdon, *Des anaplasties périnéo-vaginales dans le traitement des polypes de l'utérus, des cystocèles et des rectocèles.* (Paris, 1875, n° 61.)

col, a permis de constater que des adhérences solides s'étaient établies entre l'utérus et les parties circonvoisines, et que probablement ces opérations avaient réussi en amenant une pelvi-péritonite plastique ou adhésive qui avait fait naître ces adhérences.

Je transcris ici la note qu'a eu l'obligeance de me remettre M. Delens. Il y est question, non pas d'une élytrorrhaphie, mais d'une amputation du col; mais il est permis de croire, et j'incline beaucoup vers cette opinion, que toutes les opérations sanglantes, et même les traitements palliatifs, quand ils font disparaître le prolapsus utérin, n'agissent pas autrement que par la production d'une pelvi-péritonite adhésive.

« *Ancien prolapsus utérin guéri par l'amputation du col. — Autopsie faite huit ans après.* — La femme X..., âgée de 50 ans, entrée le 28 juillet 1864 à l'hôpital Lariboisière, salle Sainte-Jeanne, n° 8, avait été opérée sept ou huit ans auparavant d'un prolapsus utérin par l'amputation du col au moyen de l'écraseur et avait été débarrassée de son infirmité par cette opération.

» A son arrivée dans le service, elle présentait des signes de péritonite et d'une rétention d'urine. La cathétérisme était difficile à cause de la déviation de l'urèthre accolé derrière la symphise. On constatait, en outre, un degré assez considérable de rectocèle vaginale, mais l'utérus n'était nullement abaissé, ainsi que le toucher permettait de le constater. La malade mourut le 31 juillet 1872.

» A *l'autopsie*, faite le 2 août, on trouva une péritonite généralisée avec adhérences des anses intestinales entre lesquelles existaient plusieurs abcès enkystés.

» De plus, tous les organes contenus dans le petit bassin étaient englobés *dans une masse dense indurée, comme fibro-cartilagineuse à la coupe*, et creusée de vacuoles remplies de pus.

» La face antérieure de la vessie était libre et non adhérente à la paroi abdominale. Le rectum était fortement dévié à droite et l'utérus, immédiatement appliqué à la concavité du sacrum par sa face postérieure, y était fixé par des adhérences solides et anciennes. Son volume était presque doublé et il dépassait par son fond les limites du petit bassin. On ne retrouvait aucun vestige reconnaissable des trompes et des ovaires au milieu des adhérences et du tissu lardacé qui environnait l'utérus. »

2° L'opération de Huguier consiste à réséquer toute la portion sous-vaginale du col utérin, en donnant à la section la forme d'un cône à sommet tourné en haut, de manière à augmenter l'étendue en hauteur de la perte de substance. Mon intention n'est pas non plus de recourir à ce mode de traitement. Je ne nie pas qu'il ait donné de bons résultats; mais il a, comme les précédents, occasionné quelquefois la mort par péritonite suppurée.

Je comprends que Huguier et d'autres opérateurs se soient laissé entraîner, à l'époque où les moyens palliatifs étaient presque tous insuffisants. Mais aujourd'hui nous possédons un appareil contentif qui réussit habituellement. Je pense donc qu'il faut lui donner la préférence, et qu'on ne doit songer à une opération curative qu'après avoir constaté que cet appareil est insuffisant.

3° Quant au troisième traitement opératoire, celui de Desgranges, je l'aurais adopté plus volontiers, parce qu'il n'est pas aussi dangereux; je ne connais du moins aucun fait de mort après son emploi, et je l'ai utilisé moi-même plusieurs fois avec avantage. Seulement, s'il a quelque chance de réussir dans la seconde variété de prolapsus, il n'en est plus de même dans la troisième, surtout lorsque la malade a passé la quarantaine; et si la précipitation date de plusieurs années, comme cela avait lieu ici, il n'est pas permis d'espérer que les cicatrices multipliées consécutives à la chute des serres-fines corrigeront les effets d'un relâchement très-considérable, tant des tissus de l'excavation pelvienne que de ceux de la vulve elle-même.

B. — J'ai donc pensé que le mieux à faire pour cette malade était de recourir aux *palliatifs*, c'est-à-dire à l'un de ces instruments connus sous le nom de pessaires, que l'on introduit dans le vagin et qui, en fermant cet organe et distendant ses parois.

le forcent à rester en place, et s'opposent à la précipitation.

Je n'ai pas mis en question les pessaires ordinaires en gimblette, en bondon, élytroïdes, ceux, en un mot, qui doivent tenir sans support extérieur; car ils seraient sortis facilement au moindre mouvement, à cause de la laxité de l'ouverture vulvaire. Applicables dans les cas où cette ouverture a conservé une certaine rigidité, ils ne conviennent pas dans ceux où le relâchement est aussi considérable qu'il l'était ici. Pour la même raison je

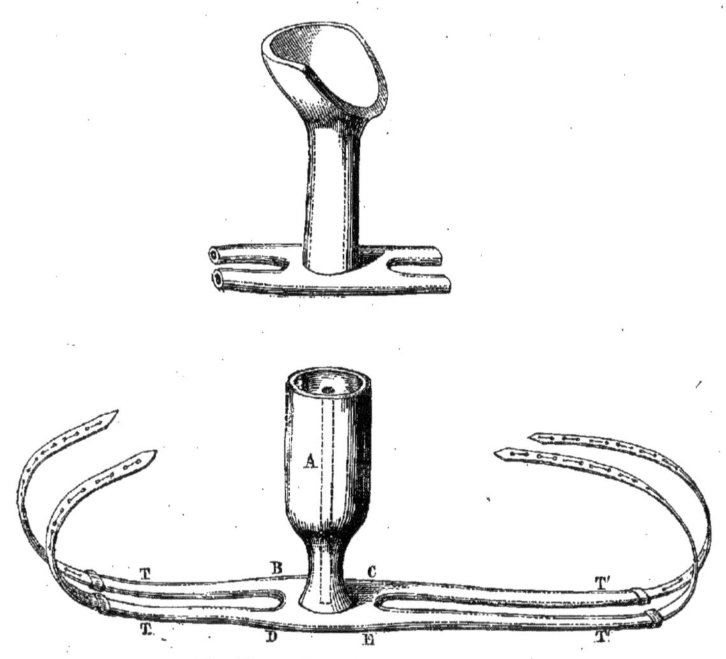

Fig. 53. — Pessaire de M. Borgniet.

n'ai pas songé non plus au pessaire à air de Gariel, que vous m'avez vu employer quelquefois sur des femmes atteintes de prolapsus incomplet de l'utérus, avec rigidité suffisante de la vulve, et sur d'autres atteintes de déviations utérines douloureuses. Ce pessaire n'aurait pas plus tenu que les précédents, à cause de la laxité du périnée. Il fallait un moyen mécanique fermant l'entrée du vagin et qui pût être maintenu sans douleur. Celui que j'ai adopté pour cette malade et pour tous les cas analogues, est celui de M. Borgniet (fig. 53).

Il se compose d'une tige en caoutchouc, sorte de cylindre ou bondon A, long de deux à trois centimètres, régulièrement excavé ou très-fortement échancré à sa partie supérieure, et fixé à sa partie inférieure par une plaque creuse en gutta-percha BCDE, laquelle se termine en arrière par des tubes sous-cuisses de caoutchouc TT T'T'. Ceux-ci vont, par l'intermédiaire de lanières de cuir, s'attacher à une petite ceinture faite exprès.

La malade vous a laissé voir comment s'applique et fonctionne cet appareil. La ceinture étant d'abord fixée autour du corps, le cylindre est conduit dans le vagin, et la plaque périnéo-vulvaire qui le supporte est fixée à la ceinture par les quatre courroies. L'utérus et le vagin se trouvent ainsi maintenus de deux façons : 1° par le bouchon qui soutient le col de l'utérus ; 2° par la plaque qui, conjointement avec le bouchon, ferme la vulve et s'oppose à la descente.

Vous avez d'ailleurs entendu cette femme exprimer sa satisfaction sur les bons effets de son appareil, et sur l'amélioration qu'elle en a obtenue, depuis quatre mois qu'elle s'en sert.

Sur d'autres femmes qui reviennent de temps en temps dans le service, j'ai observé un résultat analogue, et j'en suis venu à penser que, de tous les palliatifs destinés à corriger les inconvénients du prolapsus complet de la matrice, celui dont je viens de parler est le plus avantageux.

Sur une dame de la ville, qui est âgée d'une trentaine d'années et qui avait eu son prolapsus complet après deux accouchements, le traitement par le pessaire dont il s'agit a été non pas simplement palliatif, mais tout à fait curatif. J'ai fait sur cette maladie trois remarques intéressantes.

1° Je lui avais conseillé en 1875 le pessaire Borgniet. Elle l'a porté un peu plus d'une année. Au bout de ce temps elle a essayé de s'en passer et elle a vu avec satisfaction que son utérus ne descendait plus, ou que tout au moins elle n'avait plus de saillie incommode à la vulve.

2° Néanmoins il est resté quelques douleurs dans la marche, la station debout et les efforts. Rapprochant ces phénomènes des lésions observées par MM. Delens et B. Anger (voy. p. 88), je me suis demandé si la réduction, devenue permanente, de cet utérus n'était pas due aussi à ce que des adhérences s'étaient établies, à la suite d'une pelvi-péritonite chronique, entre cet organe et les parties voisines, et à ce que ces adhérences maintenaient la matrice dans l'excavation pelvienne. Le fait viendrait alors à l'appui de cette opinion qne le prolapsus complet ne guérit radicalement que de cette façon, c'est-à-dire au moyen d'adhérences amenées par une pelvi-péritonite plastique entre l'utérus remonté et les parties circonvoisines. J'ai d'ailleurs une raison pour croire que chez cette dame les choses s'étaient passées de cette façon, c'est que, malgré la guérison du prolapsus, elle souffrait. Cela ne tenait-il pas au tiraillement des adhérences en question, et, par suite, à la reproduction fréquente, mais dans une proportion minime, de la pelvi-péritonite?

3° Chose remarquable, ou qui du moins m'a bien étonné : en touchant cette malade trois mois après la guérison de son prolapsus, j'ai trouvé son col réduit à des proportions ordinaires, et sans l'allongement hypertrophique que j'avais constaté à l'époque où existait le vice de conformation. Y aurait-il donc une relation de cause à effet entre l'abaissement et l'allongement?

II. *Prolapsus incomplet avec cystocèle vaginale, compliqué d'invagination ou prolapsus invaginé du rectum.* — La malade couchée au numéro 24 de la salle Sainte-Catherine est âgée de 29 ans, et est venue réclamer nos soins pour deux prolapsus; l'un de la matrice, l'autre du rectum, qui paraissent avoir été causés par trois fausses couches faites à cinq et six mois, et à la suite desquelles le lit n'a été gardé qu'un très-petit nombre de jours.

Je m'arrêterai peu sur la première de ces lésions. Elle consiste surtout en un gonflement qui paraît à la vulve pendant la marche et pendant la station verticale prolongée, et qui est formée par la cloison vésico-vaginale. Comme le col de l'utérus est en même temps descendu, puisque, sans s'avancer jusqu'à la vulve, nous le trouvons à deux centimètres d'elle au moment où la malade fait un effort, nous pourrions dire qu'il s'agit d'un prolapsus incomplet de la matrice. Mais comme, en même temps, il y a une saillie à la vulve, et que cette saillie est fournie par un relâchement et une procidence de la cloison vésico-vaginale, on pourrait également caractériser la situation de cette femme en disant qu'elle est atteinte d'une cystocèle vaginale. Il s'agit là, au reste, d'une lésion peu incommode, à laquelle nous pourrons remédier plus tard avec un pessaire semblable à celui de la malade précédente. Mais, en ce moment, j'ai bien plus à m'occuper de l'autre lésion que présente cette femme; c'est encore une procidence, mais une procidence du rectum.

Le déplacement n'est pas constant; il ne se produit pas dans la marche et la station verticale, ainsi que cela arrive dans certains cas. Il ne se montre que quand la malade va à la garde-robe. Nous avons fait deux explorations : une longtemps après que la défécation avait eu lieu, l'autre immédiatement après cet acte.

La première ne nous a permis de rien voir. Il n'existait, au moment où nous l'avons faite, aucun gonflement, hémorrhoïdaire ou autre, de l'anus, et en invitant la malade à faire un effort pendant qu'elle était couchée sur le côté, nous n'avons vu se présenter aucune tumeur. En conduisant le doigt dans le rectum, je n'ai de même senti aucune saillie anormale, mais j'ai été frappé de la facilité avec laquelle le toucher se faisait. Le sphincter n'apportait aucune résistance et l'anus était des plus dilatables. Deux et ensuite trois doigts ont pu entrer simultanément dans l'intestin sans le moindre effort, et sans que la malade éprouvât de souffrance.

La deuxième exploration a été faite au moment où la malade revenait du cabinet de garde-robe. Nous l'avions engagée à ne pas faire rentrer la tumeur qu'elle nous avait dit se produire habituellement pendant la défécation. En effet, nous avons vu à l'anus une saillie arrondie, cylindrique, allongée, longue de 7 centimètres, de couleur rouge, humide et onctueuse à sa surface, qui est celle d'une membrane muqueuse. L'extrémité inférieure de cette saillie présente une ouverture par laquelle le doigt pénètre profondément. L'extrémité supérieure, qui se trouve au niveau de l'orifice anal normal, présente sur tout son contour un cul-de-sac qui s'oppose à la pénétration du doigt. Après avoir constaté et vous avoir mis à même de constater les détails qui précèdent, j'ai saisi la tumeur à pleine main, et, la refoulant vers l'anus, je l'ai fait rentrer complétement et avec la plus grande facilité.

J'ai, relativement à cette tumeur réductible, à poser devant vous les trois questions suivantes : 1° Par quoi est-elle formée? 2° Comment s'est-elle produite? 3° Quel traitement avons-nous à lui opposer?

1° *Par quoi est-elle formée?* — Elle est évidemment formée par le rectum qui, sortant à travers l'anus, vient faire hernie à l'extérieur. Mais est-ce là ce que l'on décrit sous le nom de prolapsus ou procidence du rectum, ou s'agit-il d'autre chose? Ce n'est pas la procidence telle qu'on la comprend habituellement. Sous ce nom, en effet, l'on désigne une saillie beaucoup moins allongée que ne l'est celle-ci et qui est constituée exclusivement par la membrane muqueuse. C'est ainsi que les sujets atteints d'hémorrhoïdes internes procidentes m'ont toujours paru n'avoir qu'une sortie de la muqueuse épaissie par des varices hémorrhoïdales, et facilement séparable de la tunique musculaire. C'est ainsi encore que la procidence rectale, si fréquente chez les enfants, n'est formée également que par la membrane muqueuse. Ici, il est trop évident qu'il ne s'agit pas de la muqueuse seule. D'abord la tumeur est beaucoup plus allongée que ne pourrait l'être une hernie de ce genre. Ensuite, en portant un doigt dans la cavité, on sent très-bien une paroi plus épaisse que ne serait la muqueuse sortie et adossée à elle-même. Enfin, je vous ai fait constater, au moment où la tumeur était sortie, que sa partie antérieure se gonflait sous l'influence de la toux, et que la pression refoulait quelque chose en faisant entendre du gargouillement : c'était une partie de l'intestin grêle qui venait s'engager dans le cul-de-sac péritonéal intermédiaire à la vessie et au rectum. Si la muqueuse eût seule formé la tumeur, cette hernie secondaire n'aurait pu se produire.

Vous voyez donc que, s'il est permis de considérer la maladie actuelle comme une chute ou procidence, il est bon de la désigner par une dénomination qui fasse bien comprendre qu'il s'agit d'autre chose que d'une sortie de la muqueuse rectale. C'est ce qu'a très-bien compris Nélaton (1), lorsqu'il a décrit l'invagination du rectum dans un article différent de celui qu'il consacrait à la chute de cet organe. Sur notre malade, il s'agit, en effet, de l'invagination du rectum procident, c'est-à-dire qu'au moment de la chute, toute la paroi rectale sort à travers l'anus en s'adossant à elle-même, ce qui constitue une lésion beaucoup plus complexe et rebelle que ne l'est le simple prolapsus de la muqueuse chez les enfants, ou chez les adultes hémorrhoïdaires.

2° *Comment s'est produite la tumeur?* — C'est tout d'abord chose difficile à comprendre qu'un prolapsus invaginé aussi long que celui auquel nous avons affaire. Mais trois conditions, l'une prédisposante, les deux autres occasionnelles, en rendent compte assez aisément. La première est celle-ci : un certain nombre de sujets adultes ont, par suite d'un excès de longueur du rectum ou par suite des efforts répétés de garde-robe, un peu d'invagination à la partie supérieure ou moyenne de cet intestin ; l'invagination reste intérieure ; elle n'arrive pas jusqu'à l'anus, ou, si elle s'en approche, elle ne le franchit pas. Mais que la portion invaginée s'allonge, que les moyens d'union se relâchent, que le sphincter perde de sa rigidité, vous comprenez qu'alors l'invagination peut descendre et paraître au dehors.

(1) Nélaton, *Éléments de pathologie*, tome V.

Il me reste à indiquer les deux causes occasionnelles auxquelles je faisais allusion tout à l'heure. Il est probable que chez cette femme, à la suite des accouchements, tout s'est relâché dans l'excavation pelvienne, et notamment les replis du péritoine, les terminaisons du releveur de l'anus, en un mot tout ce qui maintient le rectum dans le bassin au moment de l'expulsion des matières fécales. Il est certain, d'autre part, que le sphincter a perdu sa tonicité et sa rigidité, puisqu'il n'apporte plus le moindre obstacle à l'introduction de plusieurs doigts dans l'intestin, et j'ai tout lieu de penser, comme je le dirai tout à l'heure, que son relâchement est dû en grande partie à l'habitude de la pédérastie. Il faut donc considérer cette lésion que je nomme *prolapsus invaginé*, comme préparée par une invagination intérieure ancienne et comme due ultérieurement au relâchement des moyens d'union du rectum, ainsi qu'au relâchement du sphincter.

3° *Quel peut être le traitement?* — Pour l'instant, le traitement palliatif qu'a employé la malade, c'est-à-dire la réduction faite immédiatement après la garde-robe, a été suffisant, et si les choses restaient dans l'état où elles sont aujourd'hui, on pourrait ne songer à rien de plus. Mais il faut s'attendre à une aggravation du mal, si l'on se contente de ce moyen palliatif. Avec les relâchements qui existent, et surtout avec cette flaccidité extrême du sphincter, il est inévitable que, d'un instant à l'autre, le prolapsus se produise, non plus seulement au moment de la défécation, mais aussi pendant la marche et la station verticale; la tumeur serait dès lors presque continuellement au dehors, ses frottements contre la chemise l'irriteraient, la station assise serait empêchée, et l'infirmité serait aussi prononcée et aussi incommode que possible, sans compter que, d'un instant à l'autre, des phénomènes d'étranglement pourraient survenir. C'est pourquoi nous devons chercher s'il n'y a pas quelque moyen curatif capable de soustraire cette femme, encore jeune, aux ennuis qui la menacent. Nous sommes d'autant plus fondés à le chercher que, le jour où le prolapsus en sera venu à se produire avec facilité, au moindre effort et pendant la marche, ce jour-là il serait probablement impossible de trouver des moyens curatifs efficaces, et la plupart des palliatifs seraient insuffisants.

Que faire donc? Ici, je trouve dans les auteurs que je consulte des documents insuffisants ou du moins fort embrouillés. Cela tient à ce que la plupart d'entre eux ont confondu dans la même description le prolapsus non hémorrhoïdal de la muqueuse, le prolapsus hémorrhoïdal, et l'invagination. Or les moyens qui peuvent suffire pour les deux premiers, tels que l'excision des plis rayonnés de l'anus, suivant le procédé de Dupuytren, et les cautérisations diverses seraient, dans le cas actuel, absolument inefficaces.

Je ne connais, pour le prolapsus invaginé, que deux modes de traitement susceptibles de réussir : l'électrisation, et la suture entortillée après excision d'une partie du contour et par conséquent du sphincter anal. Vous voyez seulement que ces deux moyens s'adressent à l'un des éléments de la maladie, le relâchement du sphincter, mais qu'ils ne peuvent rien contre cet autre élément le relâchement des moyens d'union dans l'excavation pelvienne, et c'est peut-être parce qu'ils ne remédient pas à ce dernier qu'ils ont beaucoup de peine à réussir.

A. L'*électrisation* n'a pas été employée souvent, mais j'ai eu l'occasion de la mettre en usage à l'Hôtel-Dieu sur un adulte que j'ai traité dans le service de Roux, et en remplacement de ce professeur absent. Le malade a quitté l'hôpital, guéri. Ne l'ayant pas revu, je n'ai pas le droit d'assurer que la guérison a été définitive. Seulement l'impression que m'a laissée ce fait a été très-favorable. C'est pourquoi je suis décidé à commencer sur notre malade ce mode de traitement, en me servant de l'électro-puncture. Tous les deux jours d'abord, et au bout d'une semaine tous les jours, je traverserai la peau de l'anus avec une aiguille à acupuncture, et je la conduirai à deux centimètres environ de profondeur, de manière à la loger dans le côté droit du sphincter. J'en ferai autant pour le côté gauche. Je mettrai les deux aiguilles en communication avec les deux pôles d'une pile à courants intermittents (celle de Morin et Legendre, ou celle de Gaiffe). Je laisserai passer le courant pendant dix minutes, et je retirerai alors les aiguilles. Nous continuerons ainsi, jusqu'à ce que vingt-cinq ou trente séances aient eu lieu. De temps en temps, je pratiquerai le toucher rectal, afin de voir si le sphincter reprend de sa contractilité et de sa ridigité. Au bout du temps qui vient d'être indiqué, je cesserai l'électrisation, et je verrai quel aura été le résultat. Si le rectum ne descend plus au moment de la défécation, j'espérerai que la guérison est obtenue, mais je ne considérerai cette guérison comme définitive que s'il m'est donné de la constater plusieurs mois après la cessation du traitement. Si le rectum descend rarement, et en formant une tumeur moins considérable que celle que nous avons observée, j'en conclurai qu'une amélioration a été obtenue, j'engagerai la malade à faire le moins d'efforts possibles pour les garde-robes et à réduire promptement le prolapsus qui se serait produit. Je lui donnerai en outre, ou je lui ferai donner le conseil de ne plus se soumettre à la pédérastie, qu'elle nous a avoué avoir subie assez fréquemment dans les derniers mois qui ont précédé son entrée à l'hôpital. Si enfin je constate que l'électricité ne nous a donné ni guérison, ni amélioration, je proposerai à la malade le second mode de traitement curatif que nous avons à notre disposition.

B. Ce second mode de traitement est l'*excision* d'une partie du sphincter et de la peau de l'anus, excision suivie de la suture enchevillée, telle que l'a proposée le professeur Roux pour les déchirures du périnée après l'accouchement.

L'opération dont il s'agit n'a pas été pratiquée souvent. Alph. Robert me paraît être le premier chirurgien qui l'ait faite. C'était le 13 juillet 1839, sur une femme dont il a rapporté l'observation (1).

Roux, de son côté, a eu l'occasion de pratiquer deux fois, et à

1 Alph. Robert, *Mémoire sur un nouveau moyen de remédier à la chute du rectum.* (*Mémoires de l'Académie de médecine*, 1843, t. X, p. 88.)

peu près de la même manière, cette opération en 1842, probablement sans avoir eu connaissance du fait de Robert. Du moins dans la thèse de M. Fremy, dans laquelle sont consignées les deux observations de Roux (1), il n'est pas question du fait de Robert. Quoi qu'il en soit, les deux chirurgiens ont procédé de la même façon. Dans un premier temps, ils ont enlevé à la partie postérieure du contour anal un lambeau triangulaire comprenant la peau et une partie du sphincter. Dans un deuxième temps, ils ont réuni, au moyen de deux points de suture enchevillée, les bords de la surface sanglante. Ils ont ainsi rétréci l'ouverture de l'anus, et ont pensé avec raison que cette diminution d'étendue suffirait pour empêcher ultérieurement la descente du rectum. Un succès, au moins temporaire, a justifié ces prévisions. Pourtant il faut convenir que, dans les trois cas, les malades n'ont pas été revues assez longtemps après l'opération pour qu'on puisse être certain de la persistance du résultat.

J'ai eu moi-même une fois, mais une seule, l'occasion de pratiquer l'opération de Roux et Robert en 1868, dans cet hôpital, sur une femme atteinte d'un prolapsus invaginé très-long, qui sortait incessamment pendant la marche et la station verticale. Mais un érysipèle est venu compliquer les suites, et s'est terminé par la mort.

Nota. — Trente séances d'électricité ont été faites sur la malade, suivant le mode que j'ai indiqué plus haut. Au moment où j'écris ces lignes, soixante jours se sont écoulés depuis la trentième séance, et nous avons fait les deux observations suivantes :

1° Le sphincter est beaucoup plus serré, et ne permet plus qu'avec difficulté l'introduction du doigt;

2° Depuis dix semaines environ, la défécation s'est faite sans que le rectum descendît. Nous avons donc obtenu de l'électricité

(1) Fremy, *De la suture du périnée dans le cas de déchirure de cette partie, et comme moyen de guérison du prolapsus du rectum.* Thèse de Paris, 13 mai 1843.

un bon résultat. Se maintiendra-t-il? Je l'espère; mais le temps seul nous enseignera sur ce point.

II. *Nouveaux renseignements sur la malade qui précède. — Autre femme atteinte de prolapsus invaginé et traitée par l'électricité.* — La malade dont il vient d'être question s'est présentée de nouveau à notre consultation, six mois après son traitement. Elle nous a appris que le prolapsus ne s'était pas reproduit une seule fois, et en pratiquant le toucher rectal, j'ai senti que le sphincter avait une tonicité assez forte. Interrogée confidentiellement, cette femme nous a d'ailleurs assuré qu'elle n'avait plus subi la pédérastie. Tout en attribuant à l'électrisation la plus grande part du succès, je dois aussi faire la part de cette suppression de la cause occasionnelle.

Cette dernière réflexion m'est inspirée par les détails qui concernent une autre femme traitée en ce moment dans le service (août 1878) pour la même maladie. Elle a 25 ans, n'a jamais eu d'enfants et se plaint de sentir son fondement tomber après la défécation, et quelquefois après une course un peu longue. Je constate encore chez elle, après expulsion d'un lavement, un prolapsus invaginé long de cinq à six centimètres, et après l'avoir réduit, je peux introduire sans la moindre résistance quatre de mes doigts dans le rectum. Le sphincter est évidemment sans contraction et sans tonicité, et cependant on ne voit aucune hémorrhoïde ni interne ni externe. Nous apprenons d'ailleurs que la malade n'a pas eu dans son enfance cette procidence si fréquente de la muqueuse, qui, à la rigueur, si elle avait persisté depuis longues années, aurait pu produire la dilatation de l'anus et l'invagination.

En l'absence de toutes les causes avouables qui, comme l'accouchement et de grands efforts professionnels, auraient pu amener le relâchement des attaches pelviennes du rectum, ou qui, à la manière des hémorrhoïdes internes, auraient pu occasionner la dilatation progressive du sphincter anal, j'ai pensé à la pédérastie fréquente; et en effet l'interne du service, que j'avais prié de questionner seul la malade sur ce sujet délicat, a obtenu d'elle des renseignements qui ne nous ont laissé aucun doute sur l'intervention de cette cause dans la production de l'invagination.

J'ai dès lors fait savoir à la malade que j'avais un moyen de la guérir, l'électricité, mais que la guérison ne serait définitive qu'à la condition de renoncer tout à fait dans l'avenir à l'acte qui avait produit la maladie, curable encore aujourd'hui, mais menaçant de devenir incurable et des plus incommodes si la même cause continuait à agir.

Cette jeune femme a subi vingt séances d'électro-poncture (une chaque jour, pendant 20 jours), suivant le procédé indiqué plus haut, et aujourd'hui le prolapsus ne se reproduit plus pendant la défécation, l'anus est beaucoup plus serré, et j'ai tout lieu d'espérer une guérison définitive, si la malade suit les conseils que je lui ai donnés.

CENT QUATRIÈME LEÇON

Renversement de l'utérus simulant un polype et opéré comme tel.

Difficulté du diagnostic différentiel des polypes et du renversement utérin. — Observation dans laquelle l'erreur a été commise. — Raisons qui l'ont fait commettre : long intervalle entre la production du renversement et les premières hémorrhagies. — Sensibilité extrême de la tumeur qui a fait laisser de côté l'exploration avec l'hystéromètre. — Excision du renversement. — Mort rapide par hémorrhagie et péritonite. — Examen de quatre questions : 1° Comment s'est produit le renversement? 2° Comment se sont produites les hémorrhagies? 3° Quels eussent été les moyens d'établir correctement le diagnostic? 4° Quel eût dû être le traitement? — Indications à remplir. — Distinction entre les cas pour lesquels la temporisation est préférable et ceux pour lesquels une opération est nécessaire. — La meilleure est la section progressive et très-lente avec l'écraseur linéaire, avec l'emploi combiné du chloroforme et des injections sous-cutanées de morphine.

Messieurs,

En plusieurs occasions, je vous ai parlé du diagnostic des polypes utérins et de la facilité avec laquelle on pouvait croire à cette maladie lorsqu'il s'agissait en réalité d'une autre plus grave et dont le traitement est plus délicat et plus difficile, savoir le renversement, on dit aussi l'inversion de l'utérus.

Une occasion malheureuse s'est présentée ces jours derniers de confirmer ce que je vous ai dit sur ce sujet à propos d'autres malades chez lesquelles l'existence du polype était restée incontestable, et ce fait nouveau est trop instructif pour que j'hésite à vous le soumettre dans tous ses détails et à le fixer dans vos esprits, de manière à ce qu'il vous serve toutes les fois que, dans votre pratique, on vous adressera des malades considérées comme atteintes de polypes utérins.

Il me paraît d'autant plus utile de m'expliquer sur ce sujet, que les chirurgiens n'ont pas fait publier leurs erreurs de diagnostic et les notions qu'ils en avaient tirées, pour éviter aux autres la même erreur. Nous avons bien eu récemment, dans une revue clinique de M. Gillette (1), l'indication de deux cas observés, l'un par un chirurgien qu'il ne nomme pas, l'autre par Jobert de Lamballe. Mais je crois que si ces chirurgiens avaient eux-mêmes fait connaître leurs impressions, la pratique y aurait gagné davantage.

Il s'agit de cette jeune femme de 31 ans que vous avez vue pendant quelques jours au n° 1 de la salle Sainte-Catherine. Elle était entrée le 25 juillet 1877 et venait d'une salle de médecine, avec la mention qu'elle avait un polype pour lequel l'opération était indiquée et urgente.

Vous avez été frappés de l'anémie intense qui existait chez elle. La pâleur de son visage, la blancheur de sa peau, la décoloration de ses lèvres, de ses gencives, du palais et de ses conjonctives palpébrales étaient aussi prononcées que possible. Son pouls était dépressible et fréquent. Elle avait aisément des palpitations lorsqu'elle montait les escaliers. Cependant elle n'était sujette ni aux syncopes ni aux attaques de nerfs, et malgré son apparente faiblesse, elle avait eu jusqu'à ces derniers temps assez de force et d'énergie pour travailler, faire son ménage, marcher. Il est vrai que, malgré les pertes de sang qu'elle avait eues, son appétit s'était conservé et ses digestions étaient restées bonnes. Elle réparait donc une grande partie de ce qu'elle perdait.

Interrogée sur la cause de sa pâleur, elle nous répondit que d'abord elle n'avait jamais été colorée, et qu'ensuite elle avait perdu beaucoup de sang depuis une année. Les règles avaient commencé par être très-abondantes, mais en se montrant aux époques voulues; puis elles étaient venues plus souvent qu'à l'ordinaire, en se continuant dix, douze et quinze jours de suite, si bien que, malgré la conservation de son énergie morale et de son appétit, elle avait fini par se sentir épuisée, incapable de

(1) Gillette, *Union médicale*, 20 janvier 1875, et *Clinique chirurgicale des hôpitaux de Paris*. Paris, 1877.

continuer sa vie habituelle, et obligée d'entrer à l'hôpital. Du reste, aucune douleur n'accompagnait ces hémorrhagies, et à part la pâleur et l'affaiblissement, aucun trouble fonctionnel n'était venu les compliquer.

Questionnée sur ses antécédents, elle nous apprit qu'elle s'était toujours bien portée, qu'elle avait eu un enfant à l'âge de 21 ans (il y avait dix ans); que, depuis, elle n'était pas redevenue enceinte et n'avait pas fait de fausse couche. Notez bien cette particularité, messieurs, car elle est une des explications de l'erreur dans laquelle je suis tombé. Cette femme était accouchée il y a dix ans, et elle n'avait commencé à perdre du sang que neuf années après. L'inversion de l'utérus est tellement rare que je n'en avais pas eu d'exemple jusqu'à présent, et je me figurais, d'après la lecture des auteurs, que, dès son début, cette maladie devait donner lieu au symptôme principal, l'hémorrhagie, qui traduit sa présence. Je me suis donc trouvé éloigné, par le long intervalle de temps qui s'est écoulé entre l'accouchement et les premières métrorrhagies, de la pensée que je pouvais avoir affaire à une inversion.

En touchant la malade par le vagin, je sentis au fond de ce conduit un corps arrondi, gros comme un marron, qui sortait par l'orifice utérin; ce dernier était rempli par une portion rétrécie du même corps, et cette portion rétrécie ressemblait parfaitement au pédicule d'un polype, pédicule un peu plus gros cependant qu'il ne l'est dans beaucoup de cas. Je fis ensuite le toucher rectal, et il me sembla que je trouvais l'utérus à sa place. Par le palper hypogastrique, je ne le sentis pas nettement, et je l'attribuai à ce que la paroi abdominale avait, à cause de l'âge peu avancé et de l'unique grossesse remontant à dix ans, conservé une rigidité trop grande pour permettre la constatation dont il s'agit.

D'ailleurs l'anémie dans laquelle se trouvait notre malade, la précaution que je prends toujours en pareil cas de ne pas multiplier et prolonger trop les explorations pour éviter les chances d'une métrite et ménager le moral des malades, me prescrivaient de ne pas insister davantage. Je me proposais d'ailleurs de l'opérer prochainement, sans l'en avertir par avance, et de faire, séance tenante, toutes les explorations préalables qui me paraîtraient nécessaires pour compléter le diagnostic.

En effet, le 30 juillet, j'annonçai à la patiente que j'allais l'examiner. Je la fis mettre en travers sur son lit, et je me disposai à l'explorer d'abord, puis à enlever le polype, que je présumais exister incontestablement. J'avais l'intention, comme vous me l'avez vu faire d'autres fois, de saisir la tumeur avec une pince de Museux, de l'attirer légèrement et de conduire le long du pédicule, dans la cavité utérine, l'hystéromètre, afin de voir si cet instrument pouvait, sur un des côtés de la production, arriver à cinq ou six centimètres de profondeur.

Vous savez que les polypes ont habituellement une implantation limitée sur un des points de la cavité utérine. Lorsque l'hystéromètre arrive sur ce point, il est arrêté et ne pénètre pas à plus de deux ou trois centimètres. Mais si on le fait glisser du côté opposé, où ne se trouve plus l'obstacle apporté par l'implantion du pédicule, il entre beaucoup plus profondément, à six centimètres environ. Dans le cas où par hasard on a affaire à une inversion, l'hystéromètre est partout arrêté à une petite distance du col, et ne peut, en aucun point, pénétrer jusqu'à six centimètres dans la cavité utérine. Si j'avais fait cette exploration comme je me l'étais proposé, et comme je le fais habituellement, j'aurais été averti sans doute que les choses ne se présentaient pas de la même façon que dans les polypes ordinaires, et j'aurais été amené à faire d'autres explorations; j'aurais renouvelé le toucher rectal, et, le combinant avec le palper hypogastrique, j'aurais sans doute bien constaté que le corps de l'utérus n'était pas à sa place, peut-être même, en recourbant en avant mon doigt placé dans le rectum, aurais-je senti, par l'intermédiaire de la paroi rectale, une dépression, une sorte de cupule à la place où aurait dû, si les choses avaient été à l'état normal, se sentir le corps de l'utérus. Mes doutes se prolongeant, j'aurais ensuite placé une sonde de femme dans la vessie, et cherché, avec un doigt conduit dans le rectum, si ce doigt sentait distinctement la sonde, chose qui ne peut pas être quand le corps utérin non renversé est à sa place et sépare le rectum de la vessie. Mais la fatalité a voulu d'abord que je fusse sous l'influence d'une idée préconçue. Celle-ci résultait de ce que la malade avait été examinée dans une salle de médecine par le chef de service et son interne, et avait été considérée comme atteinte de polype utérin, et adressée en chirurgie avec ce diagnostic tout fait ; elle résultait aussi, comme je vous le disais tout à l'heure, de ce que le long temps (neuf années) écoulé entre l'accouchement et les premières hémorrhagies, éloignait de mon esprit la pensée d'un renversement.

La fatalité a voulu, de plus, qu'au moment où je venais de saisir la tumeur avec les quatre griffes de la pince de Museux, et où je l'attirais légèrement, la malade se mît à crier, à se plaindre vivement, à remuer. Je ne m'expliquais pas ces douleurs qui ne se rencontrent guère dans les opérations de polype, et je les attribuai à ce que la patiente, devenue très-impressionnable par le fait de son anémie, avait de ce côté une hyperesthésie exagérée. Cependant, notons bien cet excès de douleur : si j'avais été renseigné par des faits antérieurs, il eût éveillé des doutes sur mon diagnostic. En effet, mon collègue M. Delens, à qui je racontais le fait et qui examinait la pièce avec moi, m'a dit avoir été très-frappé, dans un cas semblable, des douleurs insolites qu'avait ressenties son opérée tout le temps que la tumeur avait été retenue et attirée par la pince de Museux. Ajoutons, en passant, que l'opération de M. Delens, faite avec l'écraseur linéaire, a été suivie de guérison et que l'examen de la partie enlevée lui a parfaitement montré qu'il s'agissait d'un renversement.

De qui précède il résulte que quand, dans une opération de polype, on constate des douleurs violentes causées par la pression de la tumeur entre les branches de la pince de Museux, il est bon de s'arrêter, d'explorer à nouveau, et de se demander si ces douleurs ne seraient pas dues à ce que c'est l'utérus en inversion et non pas un polype qui a été saisi. Pour moi, qui n'étais pas prévenu, et qui croyais avoir l'explication de l'hyperesthésie par l'anémie, je n'ai pas été guidé par cette circonstance. Au contraire, désirant supprimer le plus promptement possible les souffrances, je renonçai à mon projet d'employer l'hystéromètre, et je fis immédiatement la section avec les ciseaux courbes. Je remarquai bien que cette section continuait à être douloureuse, que le pédicule était plus gros qu'à l'ordinaire, et qu'il nécessitait l'action réitérée de l'instrument. Enfin, sentant au-dessus de l'implantation du pédicule une surface convexe que je ne trouve pas habituellement au niveau des polypes, je vis qu'il y avait là quelque chose d'insolite, et je me demandai si par hasard, et bien que j'eusse attiré avec beaucoup de ménagement, je n'aurais pas renversé la paroi utérine, qui serait ainsi devenue convexe, et si je n'avais pas fait la section de mon pédicule juste au niveau de la partie renversée.

Je dois dire qu'immédiatement après l'opération, je regardai la pièce un instant pour m'assurer que j'avais bien opéré un polype, et qu'après cet examen rapide aucun doute ne s'était éveillé dans mon esprit. La tumeur était arrondie, dure, blanchâtre comme sont habituellement les polypes fibreux; la section avait porté sur un point rétréci qui ressemblait à un pédicule épais, et au niveau duquel je ne vis pas l'ouverture et la cavité qui me semblaient devoir se présenter d'elles-mêmes quand il s'agit d'un renversement.

Vous allez voir bientôt comment un examen plus attentif et plus complet est venu modifier ultérieurement cette opinion. La malade continua à souffrir beaucoup pendant les deux ou trois heures qui suivirent l'opération, et durant ce temps elle eut trois vomissements. Lorsque l'interne la vit le soir, elle se plaignait de douleurs intolérables, avec sensation de suffocation à la base de la poitrine, et avait le pouls très-fréquent. On lui fit une injection sous-cutanée de chlorhydrate de morphine, puis on lui donna 0g05 d'extrait d'opium. Les douleurs de la poitrine se calmèrent bientôt et la malade dormit un peu la nuit.

Le lendemain matin, 31 juillet, à la visite, la patiente m'assura qu'elle se sentait bien, et qu'elle allait beaucoup mieux que la veille au soir. Elle n'avait pas perdu de sang; mais je lui trouvai le facies grippé, le ventre un peu ballonné et modérément douloureux à la pression dans toute son étendue. Le pouls était petit et à 120, la température axillaire à 39°,5; j'annonçai que, malgré l'opinion exprimée par elle, cette femme était sérieusement malade et avait une péritonite menaçante. Je badigeonnai largement le ventre et les côtés avec le collodion élastique, et je rescrivis une potion calmante.

Dans la soirée et la nuit les vomissements revinrent; le lendemain il y avait un ballonnement plus considérable, le pouls continuait à être fréquent, la péritonite se prononçait de plus en plus, sans prendre cependant la gravité menaçante des péritonites suppurées. Mais, dans la nuit du 2 au 3 août, il y eut une hémorrhagie abondante. L'interne de garde, appelé, constata un grand affaiblissement, et fit un tamponnement avec le perchlorure de fer sur des boulettes de charpie en queue de cerf-volant. L'écoulement de sang parut supprimé; la mort eut lieu néanmoins quelques heures plus tard, environ 60 heures après l'opération.

Avant de procéder à l'autopsie, je me fis représenter la pièce que j'avais enlevée comme polype, et qui avait été conservée dans l'alcool. Je la fendis de haut en bas dans son milieu, sans intéresser d'abord ce qui paraissait être le pédicule. La coupe avait l'aspect blanc et un peu fibrillaire que donne le tissu utérin, mais que donnent aussi les polypes ou myômes. Mais je reconnus bientôt que l'intérieur était creux, et que la cavité était lisse, évidemment revêtue par une séreuse; un stylet conduit de bas en haut dans cette cavité sortit sans effort par la portion rétrécie qui représentait un pédicule. Je fis remarquer de suite à ceux d'entre vous en présence de qui je faisais cet examen qu'à la rigueur on pourrait croire à un polype creux, semblable à ceux que rapporte Boyer (1) en les attribuant à Saviard, Calhaiva et à Guiot; mais qu'en tenant compte de la continuation de cette cavité jusque dans l'épaisseur du pédicule, et en songeant à la rapidité avec laquelle la péritonite s'était montrée et avait déterminé la mort, je me sentais peu disposé à accepter cette opinion. Il est vrai que je ne voyais pas à droite et à gauche de cette cavité, les trompes en relief qui, s'il s'agissait d'un renversement, devaient être descendues avec le fond de la matrice, et se trouver par conséquent, sur les côtés de la cavité représentée par la surface péritonéale de l'utérus, après son renversement et l'invagination de son fond dans le col et dans le vagin. Mais, d'un autre côté, la lésion remontant à une dizaine d'années, il était possible que les cordons en question eussent subi dans cette position anormale une diminution de calibre, sorte d'atrophie qui les eût rendus plus difficiles à reconnaître.

Les suites de l'autopsie nous ont bien obligés de nous rattacher à cette dernière explication.

En effet, après avoir constaté dans l'excavation pelvienne des caillots sanguins abondants qui provenaient certainement de la surface de section de l'utérus, et tenaient à ce qu'une hémorrhagie interne avait accompagné ou suivi l'hémorrhagie externe, nous avons trouvé dans la cavité péritonéale un épanchement séreux mélangé de flocons (environ deux verres), des arborisations rouges et des fausses membranes très-minces sur un bon nombre de circonvolutions. Nous avons enlevé la masse intestinale, et reconnu qu'à la place où devait se trouver l'utérus, il n'y avait rien qu'une plaie froncée par laquelle est sorti le doigt indicateur que j'avais porté dans le vagin. Il ne restait que trois ou quatre millimètres du corps, et les bouts coupés de chacun

(1) Boyer, *Traité des maladies chirurgicales*, t. X, p. 551, 1825, 1re édit.

des ligaments larges et ronds, ainsi que des trompes, flottaient librement dans l'excavation pelvienne.

Bref, cette femme a eu une péritonite générale partie de l'excavation; mais cette péritonite n'était pas suppurée, et peut-être, si elle était restée à ce degré, n'aurait-elle pas amené la mort, qu'il faut attribuer surtout à l'hémorrhagie abondante externe et interne qui avait eu lieu le dernier jour.

Enfin, la chose a été rendue par cette autopsie aussi évidente que possible. La tumeur que j'avais enlevée n'était pas un polype, c'était une portion considérable du corps de la matrice, et ce corps n'avait pu se présenter ainsi dans la cavité du vagin au delà de l'orifice du col qu'en se renversant.

C'était bien la maladie qui est décrite dans nos auteurs sous le même nom de renversement, et pour laquelle Velpeau a préféré celui d'inversion. Ce n'était pas une inversion complète, en ce sens que la matrice ne s'était pas renversée tout entière, ou, si vous aimez mieux, que tout le corps n'avait pas franchi l'orifice du col; c'était une inversion incomplète, telle qu'elle se présente le plus souvent, celle dans laquelle toute la cavité du col reste à sa place avec une partie du corps, les trois quarts de ce dernier s'invaginant seuls dans le premier.

Et maintenant, pour tirer tout le profit possible de ce cas malheureux, examinons les quatre questions suivantes :

Comment et à quelle époque a pu se produire ce renversement?

Pourquoi et comment a-t-il donné les hémorrhagies?

Quels eussent été les moyens d'en établir correctement le diagnostic?

Le renversement étant reconnu, quel eût dû être le traitement?

1° *Mode de production et époque du renversement.* — Si nous ne tenions compte que du moment où la malade a commencé à ressentir des malaises, ceux qui résultaient de la menstruation trop abondante, nous pourrions croire que ce renversement ne remontait pas au delà d'une année. Mais il nous faudrait alors admettre qu'il s'est produit sans une modification du tissu utérin qui aurait rendu la lésion possible. Si, en effet, vous reportez vos souvenirs vers la composition anatomique de la matrice hors l'état de gestation, vous la voyez formée d'un tissu épais, dense, très-résistant, circonscrivant une cavité assez petite, dont le col et l'orifice sont eux-mêmes trop étroits et trop rigides pour permettre la sortie d'un corps aussi volumineux que le serait le fond de l'utérus renversé. Je lis bien dans un article du Dictionnaire en 30 volumes, par Désormeaux et Dubois, que Puzos aurait présenté à l'Académie de chirurgie, en 1774, un mémoire dans lequel il disait avoir vu le renversement chez une femme vierge et chez une autre qui n'avait pas eu d'enfant depuis longtemps; mais ce travail de Puzos n'ayant pas été publié, je ne sais pas si les faits ont été observés assez exactement pour qu'on doive les admettre, et aujourd'hui nous n'acceptons la possibilité d'un renversement que quand l'utérus a été distendu et ramolli par une grossesse ou par quelque production développée dans sa cavité, telle qu'une môle, une tumeur hydatiforme, un polype même; car on a cité quelques faits, et le plus récent est celui de M. Tillaux (1), dans lesquels, en tirant sur un gros polype intra-utérin, on a amené le fond de la matrice attiré par l'implantation du pédicule. C'est à ce genre d'incident que j'ai cru moi-même avoir affaire lorsqu'au moment de la section j'ai senti une surface convexe au-dessus de ce que je croyais être l'extrémité supérieure de mon pédicule. Mais chez notre malade, nous n'avions eu, en dehors de la grossesse, aucune cause qui ait pu donner au tissu utérin le ramollissement nécessaire pour que son inversion eût lieu.

Nous avons d'ailleurs, après l'accouchement, une autre condition qui favorise le renversement: ce sont les tractions exagérées faites sur le cordon en vue de hâter la sortie du placenta, ou même, sans tractions exagérées, les efforts trop consi-

(1) *Bulletin de la Société de chirurgie*, 1875.

dérables que fait la patiente pour expulser le délivre. Je ne sais pas au juste comment les choses s'étaient passées à cet égard chez notre malade, parce que l'accouchement remontait à une époque trop éloignée pour qu'elle eût elle-même des souvenirs précis, ou qu'elle pût avoir de son entourage des renseignements positifs.

Raisonnant donc d'après la façon dont les choses se passent habituellement, nous admettrons que cette femme a eu sa matrice renversée il y a dix ans ; que, la lésion une fois produite, le tissu utérin s'est dégorgé et a repris, comme dans les cas ordinaires, sa consistance et sa dureté normales, et que le vice de conformation qui en est résulté a persisté jusqu'à ces derniers temps. En conclurons-nous qu'un renversement de la matrice soit, sur toutes les femmes qui en sont atteintes, persistant et incurable? Non, messieurs; il faut que vous sachiez bien que le renversement est réductible lorsqu'il est récent, et que la réduction s'obtient au moyen d'une propulsion douce exercée sur le fond de la matrice avec un ou deux doigts, d'où l'indication de chercher, au moment où la délivrance vient d'être terminée, s'il reste au fond du vagin une grosse tumeur arrondie dépassant les limites du col.

Il faut que vous sachiez même qu'on a rapporté des cas de réduction, sans intervention de la main du chirurgien, plusieurs mois et même plusieurs années après l'accouchement. Vous pourrez lire dans Boyer (1) deux faits de ce genre. Dans le premier, qui a été observé par Delabarre, chirurgien de Beuzeville, en Normandie, sur sa propre femme, l'accouchement avait eu lieu six mois auparavant. La lésion avait été reconnue immédiatement après la délivrance, mais on n'avait pas osé faire alors des tentatives de réduction, et celles qu'on fit longtemps après restèrent sans résultat. La malade fut tourmentée et affaiblie pendant six mois par la continuité de l'hémorrhagie, et on était loin d'espérer sa guérison, lorsqu'un accident heureux l'amena. La malade, voulant descendre de son lit pour prendre un lavement, fit un effort et tomba sur le carreau. A l'instant même elle ressentit dans le

(1) Boyer, *loc. cit.*, t. X, p. 515 (1re édit.).

ventre un mouvement extraordinaire et une douleur vive. En la touchant, Delabarre s'aperçut que la réduction de la matrice, qu'il avait tant de fois essayé de faire, venait de s'opérer.

Dans la deuxième observation, qu'on serait tenté de mettre en doute si elle n'avait été recueillie par un accoucheur des plus célèbres et des plus dignes de foi, Baudelocque, la réduction eut lieu au bout de huit ans dans une circonstance analogue. Baudelocque avait bien, quelques jours auparavant, fait des tentatives de réduction qui réussissaient à moitié, c'est-à-dire faisaient disparaître momentanément une partie de la tumeur. La veille du jour fixé pour une nouvelle tentative, la malade tomba brusquement assise sur le parquet. Une douleur aiguë se fit sentir dans le ventre, et lorsque Baudelocque examina, quelques heures après, il ne retrouva plus la tumeur, et ultérieurement il constata que la santé s'améliorait de jour en jour et que cette guérison inespérée se maintenait.

Ne croyez pas, d'après ces faits, messieurs, qu'on a le droit d'attendre du hasard des résultats semblables. Tirez-en seulement cette conclusion, que si un accident a pu, au bout d'un temps plus ou moins long, amener la disparition d'une inversion utérine, le chirurgien doit, les premiers jours, les premières semaines, les premiers mois, faire et renouveler des tentatives pour obtenir avec la main une réduction qui, si elle est possible à la suite d'une chute, semble devoir être possible également à la suite de pressions exercées avec ménagement.

2° Pourquoi et comment l'inversion a-t-elle donné les hémorrhagies abondantes et menaçantes dont cette femme a été atteinte? L'explication est aussi difficile à donner que pour beaucoup d'autres métrorrhagies, pour celles en particulier qui sont causées par les polypes utérins. Tout ce que nous pouvons en dire, c'est que la matrice, sa membrane muqueuse en particulier, a une aptitude particulière à se congestionner et à perdre son sang par la rupture de ses capillaires dilatés. Donnée par la nature dans le but physiologique de la menstruation, cette aptitude est mise en jeu dans divers états pathologiques, en particulier lorsque la muqueuse utérine est irritée par un corps fibreux qui joue le rôle de corps étranger. Eh bien! le renversement est une cause de congestion et de rupture vasculaire, soit parce qu'à l'état incomplet les deux portions de la surface muqueuse qui se trouvent mises en contact par le déplacement s'irritent réciproquement et se congestionnent par suite de cette irritation, soit parce que, le renversement étant complet, la muqueuse anormalement placée est froissée et pressée dans les mouvements du corps par la paroi vaginale, et qu'il n'en faut pas davantage pour provoquer des congestions anormales, d'autant plus faciles qu'elles sont, d'autre part, favorisées par la structure et des aptitudes physiologiques de l'organe. Seulement, si l'observation générale nous montre que l'utérus à l'état d'inversion saigne facilement, l'observation particulière de notre malade nous montre qu'il y a sur ce point des variétés individuelles trompeuses. En effet, tandis que chez toutes les femmes dont nous connaissons l'observation, la métrorrhagie s'est montrée, avec plus ou moins d'intermittences, dès le début de l'inversion, chez celle-ci elle n'a paru que neuf ans après. Pendant ces neuf années, les règles sont venues comme à l'ordinaire, et c'est seulement au bout de ce temps que l'écoulement anormal du sang a commencé, pour devenir rapidement abondant, au point d'affaiblir la malade d'une façon menaçante pour sa vie.

Je suis incapable de vous expliquer cette anomalie et de vous signaler les conditions particulières qui l'ont produite chez notre malade, et qui pourraient la produire chez d'autres. Je retiens seulement, et retenez vous-même du fait actuel cet enseignement, que, dans les cas de ce genre, il ne faut pas s'en rapporter à l'apparition tardive, après un accouchement, de la métrorrhagie, pour accepter, sans autre examen, l'opinion qu'il s'agit d'un polype.

3° Ceci me conduit à l'examen de la troisième des questions que j'ai posées tout à l'heure : quels eussent été les moyens d'établir le diagnostic? Je m'en suis expliqué déjà dans le cours de cette leçon, et je vous rappelle en peu de mots les deux lacunes que les circonstances m'ont amené à laisser dans mes explorations, au moment où j'allais opérer.

La première a été la non-introduction de l'hystéromètre. A défaut de cet instrument, on pourrait se servir d'un long et fort stylet, analogue à celui que nous avons dans nos trousses et que nous appelons la *sonde de poitrine*. J'ai suffisamment expliqué comment cette manœuvre permet, lorsqu'on a affaire à un polype, de constater d'un côté une cavité profonde de 5 à 6 centimètres et de l'autre une profondeur beaucoup moindre; de constater au contraire une cavité partout peu profonde, de 1 à 2 centimètres, suivant que le renversement est plus ou moins prononcé, lorsqu'il s'agit de cette dernière lésion. La seconde lacune a été la non-exploration par le toucher rectal combiné avec la présence d'une sonde métallique dans la vessie.

Je ne reviens pas sur le toucher vaginal combiné avec le palper hypogastrique pour chercher si le corps de l'utérus est à sa place, ou sur le toucher rectal seul fait avec la même intention, car j'avais pratiqué ces deux explorations, et leur résultat avait été nul pour les raisons que je vous ai dites.

Je vous engage beaucoup à ne jamais négliger les deux premiers de ces modes d'investigation, lorsque vous aurez à déterminer si une tumeur que vous sentez au fond du vagin est un polype ou un renversement. J'aime mieux, pour ne pas fatiguer et préoccuper la malade, que l'opération se fasse immédiatement après ces explorations, si, comme cela aura lieu le plus souvent, elles confirment l'opinion d'un polype; mais si elles vous conduisaient à l'opinion d'un renversement, il faudrait au contraire ajourner, afin d'avoir le temps de réfléchir et de choisir avec maturité le parti à prendre.

4° Le renversement étant reconnu, quel eût dû être le mode de traitement? Ce point de thérapeutique est des plus difficiles et des moins déterminés, et ce serait au besoin l'excuse de ceux auxquels il arrive d'opérer pour un renversement en croyant qu'ils opèrent pour un polype.

Ouvrez, en effet, vos livres classiques, messieurs, à l'article renversement ou inversion de la matrice. La plupart vous disent bien que, quand cette maladie en est venue à occasionner des hémorrhagies abondantes et répétées, elle épuise les femmes, laisse vivre quelquefois des années dans un état de langueur et de faiblesse qui est une véritable infirmité, et peu à peu les amène à un dépérissement chloro-anémique voisin de la mort. C'est précisément le cas dans lequel se trouvait notre malade. Mais quand il s'agit du traitement, ces mêmes auteurs, comme par exemple Boyer, Désormeaux et Dubois, Nélaton, Aran (1), entrent dans de longs détails sur la réduction, pour les cas où la maladie est récente; puis ils négligent ou signalent très-rapidement, et sans arriver à des indications positives, le traitement du renversement plus ou moins ancien et devenu irréductible. Voulez-vous savoir pourquoi ce sujet est aussi peu traité et par suite aussi obscur? C'est que d'abord on voit peu de ces renversements irréductibles, ou, quand on en voit, on ne les reconnaît pas, on les traite comme des polypes, et quelquefois, après comme avant l'opération, on ne s'aperçoit pas de l'erreur qui a été commise, ou, si l'on s'en aperçoit, on dissimule le fait dans la crainte de se compromettre. Pour ces motifs, le traitement du renversement utérin n'a été soumis jusqu'ici ni aux études ni aux discussions qui eussent permis de le régulariser.

Retenez donc d'abord de l'insuffisance de nos livres cette conclusion, qu'en effet il est très-bon de reconnaître le renversement peu de temps après l'accouchement qui en a été l'occasion; que, le mal une fois reconnu, on doit tâcher d'y porter remède; et qu'on a grande chance de réussir en introduisant deux ou trois doigts, et même, si les dimensions du vagin le permettent encore, la main tout entière, pour refouler de bas en haut et au delà du col, le fond de la matrice qui a franchi ce dernier.

(1) Aran, *Traité des maladies de l'utérus.*

Dans une note qu'il a envoyée le 3 juin 1878 à l'Académie des sciences, M. le professeur Courty, de Montpellier, a fait connaître comme moyen de réduction, l'introduction dans le vagin, d'un pessaire à air de Gariel, gonflé autant que possible. Cette innovation me paraît heureuse, et je ne manquerai pas d'y recourir le cas échéant.

Mais jusqu'à quelle époque les tentatives de réduction, soit avec la main, soit avec le pessaire à air, peuvent-elles nous permettre de réduire? Ceci est encore indéterminé, parce que les faits manquent. Je présume qu'on peut réduire tant que l'utérus a conservé de la mollesse et que le col ne s'est pas trop rétréci, c'est-à-dire pendant une période de quinze à trente jours après la délivrance. Malheureusement il est tout à fait exceptionnel que les accoucheurs et les chirurgiens aient l'occasion d'agir à cette époque; en effet, si la lésion n'a pas été constatée immédiatement après l'accouchement, rien ne fait présumer son existence. et le sang que perd la malade est attribué aux suites de couche. D'ailleurs par le fait seul du repos que garde la malade, ce sang n'est pas très-abondant, et l'on n'est pas mis sur la voie. Pendant les premiers mois ou les premières années qui suivent, c'est la même chose. La malade croit qu'elle a des règles trop fortes et ne consulte pas, ou, si elle consulte, le médecin ne la touche pas et la traite comme atteinte d'une métrorrhagie essentielle après les couches. Ce n'est que très-tard, quand le tissu utérin a repris sa rigidité, qui l'empêcherait de se retourner sous l'influence des pressions, quand le col s'est rétréci, est devenu lui-même trop rigide et surtout trop étroit pour laisser passer un corps dont les dimensions dépassent de beaucoup les siennes; c'est alors, dis-je, que se pose, si le diagnostic est fait, la question de la réduction. Certainement les faits de Delabarre et de Baudelocque autorisent à croire, comme je vous l'ai fait pressentir plus haut, que la réduction, dans ces conditions, n'est pas impossible. Je ne serais donc pas éloigné de la tenter et de vous la conseiller le cas échéant; mais on n'a d'autre ressource que le doigt indicateur, ou la pression avec un tampon de coton conduit à travers le spéculum au moyen de la longue pince utérine, ou le pessaire à air. Mais, d'une part, le tissu est très-résistant et il faudrait beaucoup de force pour le retourner; d'autre part, ce tissu est sensible, facile à enflammer, et à cause de cela il ne faut ni trop prolonger ni multiplier les manœuvres. Vous voyez donc qu'il est permis, qu'il est indiqué même, quand on est appelé tardivement, de tenter la réduction, mais qu'on doit s'attendre à échouer.

Que faire alors? Faut-il procéder de suite à une excision de la tumeur? Mais vous voyez les difficultés; si déjà, comme je l'ai montré plus haut, l'ablation des polypes par la ligature ou l'excision, ablation qui cependant se fait sans ouvrir la cavité péritonéale, expose la vie des malades, à plus forte raison en sera-t-il de même après une opération qui ouvrira nécessairement le péritoine, en même temps qu'elle entamera dans toute son épaisseur le tissu utérin si facile à enflammer gravement.

Certainement on pourrait tenter d'abord les moyens médicaux et les topiques, en vue d'arrêter ou d'amoindrir les hémorrhagies, seul symptôme inquiétant. Dans ce but, on conseillerait des exercices très-limités, le repos au lit quand le flux sanguin est trop abondant, la modération dans les rapprochements sexuels, en faisant comprendre au mari que, dans les conditions actuelles, une nouvelle grossesse est impossible; l'usage à l'intérieur de l'eau de Tisserant, de l'eau de Léchelle, de l'eau de Pagliari, en un mot, tous les médicaments hémostatiques connus. Quand l'écoulement est très-abondant, ou qu'il a duré un bon nombre de jours, en même temps que je tiendrais la malade au lit, je ferais un tamponnement avec les boulettes de charpie en queue de cerf-volant imbibées de la solution très-étendue de perchlorure de fer. A l'aide de ces moyens, surtout si en même temps les fonctions digestives restaient bonnes et permettaient à la malade de réparer, on pourrait certainement arrêter les progrès de la chloro-anémie et prolonger l'existence; mais ce ne seraient là que des palliatifs, et la patiente, en somme, vivrait dans un état d'infirmité, loin de toute occupation fatigante et de toutes les distractions. Admissible encore pour une personne aisée et qui n'a pas à travailler pour vivre, une pareille condition est à peu près inacceptable pour une femme qui est obligée de travailler, ne fût-ce qu'à l'entretien de son ménage.

Je me demande si, en touchant de temps à autre, tous les huit ou dix jours, la surface de la muqueuse utérine qui proémine dans le vagin, avec un pinceau imbibé de perchlorure de fer à 30°, et mettant ensuite une boulette de charpie sèche, on n'arriverait pas à changer les conditions physiologiques de cette membrane, à diminuer le nombre ou le calibre de ses capillaires, à rendre les congestions plus difficiles ou plus faibles. Je me demande même si on n'arriverait pas à ce résultat au moyen de cautérisations légères avec le fer rouge. Je sens bien qu'il faudrait beaucoup de ménagements, car la métrite interne provoquée par cette opération se propagerait peut-être au tissu utérin, à ses veines, au péritoine, et pourrait avoir de la gravité. Mais vous me permettrez de faire observer que nous sommes ici sur un terrain inconnu; nous ne savons pas si les attouchements astringents et les cautérisations modérées sur la muqueuse, renversée et saillante dans le vagin auraient les mêmes suites fâcheuses que s'ils étaient faits sur la muqueuse restée en place. En somme, cette situation de la muqueuse, si elle laisse subsister la tendance congestive, modifie peut-être les autres aptitudes pathologiques. Le sujet vaut la peine d'être étudié, et je le signale à l'attention des chirurgiens en leur posant ce problème : un renversement irréductible de l'utérus étant donné, chercher les moyens de diminuer ou de supprimer les conditions anatomiques favorables à l'hémorrhagie, ou, si vous aimez mieux, provoquer, par le changement de ces conditions anatomiques, une ménopause anticipée.

Mais si, comme c'était le cas sur notre malade, la vie est tellement menacée qu'il faille intervenir promptement, si d'ailleurs la position sociale de la patiente ne lui permet pas de vivre sans travailler ou sans fatiguer, ou si enfin les palliatifs ont été essayés inutilement, il faut bien songer à un traitement chirurgical.

Je ne vous conseille pas l'ablation avec les ciseaux, telle que je la pratique habituellement pour les polypes, et que je l'ai pratiquée à tort sur notre malade. Car vous avez à craindre les suites de l'ouverture du péritoine, c'est-à-dire la péritonite traumatique et exposée; vous avez de plus à craindre, comme vous le montre notre observation, une hémorrhagie interne et externe d'autant plus difficile à arrêter que la surface de la plaie est tournée du côté du ventre et par conséquent n'est pas accessible aux moyens hémostatiques locaux.

L'indication en pareil cas est de pratiquer l'ablation en fermant le péritoine, réunissant les surfaces sanglantes et diminuant ainsi les chances de la péritonite exposée et celles de l'hémorrhagie. Pour cela il faut chercher un procédé qui, agissant à la façon de l'entérotome de Dupuytren pour l'anus contre nature, amène l'union par inflammation adhésive des deux surfaces opposées du péritoine utérin, en même temps qu'il procure peu à peu la destruction du pédicule et la chute de la tumeur.

Le seul moyen d'y satisfaire, non pas d'une façon certaine, mais avec probabilité de succès, c'est une constriction progressive faite très-lentement. On a conseillé la ligature ordinaire avec le serre-nœud de Desault ou celui de de Græfe. Mais il faudrait que la ligature fût très-plate et composée de quatre fils de soie bien cirés, parallèlement placés les uns à côté des autres; en effet, un lien aplati divise moins vite les tissus qu'un lien arrondi. Or n'oubliez pas que, pour obtenir le résultat désiré, savoir l'adhérence solide des surfaces péritonéales de la matrice avant la chute de la tumeur, il importe de couper lentement. Le fil une fois placé autour du pédicule avec les deux instruments de Desault, la canule porte-nœud et la pince porte-nœud, on engagerait les deux chefs de ce fil dans le serre-nœud de de Græfe, et on serrerait assez pour que le fil tienne. Puis, les jours suivants, on serrerait un peu plus, mais lentement. Le Dr Barlett, chirurgien américain qui a recommandé la constriction lente (1), a fait un seul tour de vis toutes les vingt-quatre heures : la chute de la tumeur a eu lieu le vingt-cinquième jour, et le résultat a été bon. Je craindrais que ce procédé eût dans bien des cas de la peine à réussir ; voici pourquoi : le fil doit glisser facilement sur la surface onctueuse de la muqueuse utérine ; pour qu'il ne glissât pas, il faudrait, dès le premier jour, le serrer fortement. Or, chez la plupart des femmes, cette constriction serait très-douloureuse (2) ; on serait obligé de ne pas la pousser très-loin ou de la diminuer, d'où il résulterait que le fil ne tiendrait pas. C'est pourquoi je donne la préférence à l'écraseur linéaire courbe de Chassaignac. Les petites aspérités que présente la chaîne, en s'implantant dans le tissu utérin après une constriction modérée, permettraient à l'instrument de ne pas se déplacer. D'ailleurs l'écraseur linéaire est combiné de façon à augmenter très-lentement la constriction. En faisant marcher la bascule quatre fois au plus par jour, il n'en faudrait pas davantage pour arriver à la section progressive qui donnerait la chute de la tumeur au bout de 25 à 30 jours. Je propose donc comme moyen de traitement opératoire du renversement, dans les circonstances où l'on est obligé d'y recourir, la section progressive et lente avec l'écraseur linéaire courbe de Chassaignac laissé en place, et serré trois ou quatre fois par vingt-quatre heures.

Ne nous dissimulons pas que ce procédé aura l'inconvénient d'être douloureux pendant les premières journées, c'est-à-dire jusqu'à ce que la muqueuse ait été coupée dans toute son épaisseur. Pour y remédier, je n'hésiterais pas à recourir largement aux narcotiques, comme l'a fait Barlett, dont j'ai cité tout à

(1) *Union médicale*, 3e série, t. XXII, p. 102, année 1876.

(2) Velpeau cite bien dans sa *Clinique chirurgicale*, tome III, p. 480, le cas d'une malade qui n'a presque rien senti au moment de la première constriction et qui n'a commencé à souffrir que deux heures après. Il en conclut qu'il ne faut pas considérer comme un caractère absolu la sensibilité externe du renversement. Mais ce fait de Velpeau est exceptionnel. Dans la plupart des autres faits connus, la matrice renversée est, comme je l'ai dit plus haut très-sensible, au contact des corps extérieurs.

l'heure l'observation. Mais, au lieu d'employer seulement l'injection morphinée, je combinerais celle-ci avec l'inhalation quotidienne du chloroforme. En effet, lorsqu'on injecte sous la peau deux centigrammes de chlorhydrate de morphine à une personne bien endormie par le chloroforme, on obtient un sommeil tranquille et une absence de douleurs pendant quatre ou cinq heures de suite. On profiterait du réveil pour donner à la malade quelques aliments, du bouillon ou du lait, et si elle avait des vomissements ou un dégoût prononcé, on donnerait un ou deux lavements alimentaires composés de 100 grammes de bouillon avec un jaune d'œuf.

Si, après le premier réveil, les douleurs étaient encore très-vives, je donnerais de nouveau le cloroforme, et, le sommeil une fois obtenu, je ferais une seconde injection sous-cutanée de 2 centigr. de chlorhydrate de morphine. Je recommencerais deux ou trois fois de la même façon, jusqu'à ce que, la section étant assez avancée, les douleurs fussent supprimées ou tout au moins notablement amoindries.

Ne nous dissimulons pas non plus que, par cela même qu'une forte irritation est portée sur le tissu utérin, l'opération que je propose peut occasionner une métrite purulente, et que cette métrite, en se propageant au péritoine, peut donner la péritonite purulente : celle-ci, déjà grave par elle-même, le serait encore plus si, l'inflammation devenant suppurative au niveau de la constriction, l'adhésion et par suite l'occlusion de la plaie utérine se trouvaient empêchées. Ici j'ai à conseiller un moyen préventif qui me paraît avoir donné de bons résultats après l'ovariotomie et la herniotomie, c'est le badigeonnage abondant et souvent répété du ventre en avant, sur les côtés, et, dans la mesure du possible, en arrière, avec le collodion. Quant au traitement curatif de la péritonite déclarée, je n'ai rien à en dire de particulier.

Dans la note dont j'ai parlé plus haut, M. Courty a proposé l'emploi de la ligature élastique pour les cas où le pessaire Gariel aurait échoué. C'est encore un moyen de constriction lente : serait-il facile à placer? serait-il moins douloureux? la question est à étudier. Pour ce qui est du procédé mixte d'excision et de ligature conseillé par Velpeau (1), je ne vous le conseille pas. L'observation même de cet éminent chirurgien démontre son insuffisance. Car, l'excision une fois pratiquée, le fil a glissé, la constriction a été imparfaite, et le contact étroit des deux surfaces péritonéales, auquel je tiens beaucoup, et dont Velpeau ne paraissait pas se préoccuper, n'a plus eu lieu.

Du reste Velpeau insistait déjà sur la possibilité d'abandonner à eux-mêmes un certain nombre de renversements, ceux qui n'occasionnaient pas d'hémorrhagies compromettantes pour la vie. Seulement il n'insistait pas, comme je l'ai fait, sur les moyens à employer pour diminuer les tendances hémorrhagiques de la muqueuse, et sur les obstacles résultant, pour la temporisation, des conditions sociales de la malade. Sous ce rapport, je crois vous avoir soumis, dans toute leur vérité, les données du problème difficile posé à la thérapeutique par cette grave maladie, et, en vous donnant les solutions que permet l'état présent de la chirurgie, vous avoir montré la voie dans laquelle il convient de marcher pour les perfectionner.

(1) *Leçons orales de cliniq. chirurgicale*, t. III, p. 445.

TITRE QUATORZIÈME

TUMEURS

CENT-CINQUIÈME LEÇON

Généralités sur les tumeurs et sur leur traitement.

Considérations générales. — Difficulté de définir les tumeurs. — Difficulté de les classer. — Intervention de l'histologie immédiate et consécutive. — Nécessité d'adopter une classification clinique. — Distinction des tumeurs en : kystiques, solides bénignes et solides malignes.

Messieurs,

Il est assez difficile de donner une définition satisfaisante du mot tumeur. En le prenant dans son acception la plus rigoureuse, il voudrait dire toute affection qui donne à la région dans laquelle elle se développe une augmentation appréciable de volume. Mais un si grand nombre de maladies présentent cette condition, qu'il faudrait à chaque instant prononcer le nom de tumeur, et que celui-ci, à force d'être employé, finirait par ne plus rien signifier de précis. L'usage en a, d'ailleurs, restreint l'emploi; mais il n'a pas tellement indiqué la ligne de démarcation entre ce qui est tumeur et ce qui ne l'est pas, qu'il soit possible de trouver la définition rigoureuse que je cherche.

Cependant, en reportant mes souvenirs vers les cas dans lesquels presque tout le monde emploie le mot tumeur, et analysant ce qu'on veut plus particulièrement exprimer quand on s'en sert dans la clinique, je trouve qu'en général on cherche à indiquer l'une des deux choses que voici : ou bien une saillie anormale sur la nature intime de laquelle on n'est pas entièrement fixé, ou bien une saillie anormale qu'on n'espère pas voir disparaître spontanément ou après l'emploi des médicaments, et dont le malade ne peut être débarrassé que par une intervention chirurgicale. Dans certains cas, les deux idées sont exprimées par le mot tumeur. D'autres fois, on n'a l'intention d'en exprimer qu'une seule.

Quelques exemples vous aideront à mieux comprendre ce qui précède et les difficultés dont je viens de vous parler. Quand un malade se présente à nous avec un abcès chaud, un phlegmon diffus, un furoncle, un anthrax, nous savons bien de quoi il s'agit, nous ne doutons pas qu'à la rigueur la guérison spontanée serait possible et que, si nous intervenons, c'est pour rendre cette guérison moins lente et moins difforme. Dès lors, nous ne sentons pas le besoin de dire qu'il s'agit d'une tumeur. Qu'au contraire une saillie fluctuante, sans rougeur, chaleur ni douleur, se présente, nous avons plusieurs incertitudes qui ne nous permettent pas d'établir d'emblée le diagnostic : d'abord s'agit-il bien d'une collection liquide, ou n'aurions-nous pas affaire à une fausse fluctuation? Ensuite, si c'est réellement du liquide, celui-ci est-il du sang, de la sérosité ou autre chose encore? Nous ne pouvons pas toujours nous prononcer de suite et employer, pour exprimer notre opinion sur la nature du mal, une expression qui indique irrévocablement ce dont il s'agit. Nous disons alors que c'est une tumeur à contenu liquide ou enkystée.

S'agit-il d'une saillie anormale évidemment solide; si nous ne pouvons apprécier rigoureusement tous ses caractères, comme, par exemple, lorsque nous avons affaire à l'une de ces productions qu'on appelle aujourd'hui sarcomes, myxomes; si nous devons conserver des doutes sur sa marche ultérieure et son degré de malignité; si nous sommes convaincus d'ailleurs que l'ablation ou la destruction par les caustiques est indispensable pour en débarrasser le patient, nous disons d'abord que c'est une tumeur, et nous ajoutons un adjectif qui indique la présomption vers laquelle nous inclinons sur ses caractères anatomiques et cliniques. Si plus tard, après l'ablation, l'examen à l'œil nu et au microscope nous permet d'avoir une opinion plus tranchée, nous pouvons changer de dénomination, et dire qu'il s'agissait d'un sarcome, d'un myxome, d'un cancer squirrheux ou encéphaloïde. Avons-nous affaire encore à une saillie que nous sommes autorisés à croire susceptible de résolution ou de guérison après suppuration, surtout en faisant intervenir un traitement spécial, comme lorsqu'il s'agit des tumeurs syphilitiques, et les caractères cependant ne sont-ils pas tellement nets que nous puissions supprimer tous les doutes sur ces deux points, nous sommes encore entraînés à dire que c'est une tumeur et à ajouter qu'elle est probablement gommeuse et syphilitique. Si nous étions parfaitement sûrs de notre diagnostic, nous affirmerions de suite que c'est une gomme; mais cette certitude ne nous étant fournie que par la marche ultérieure de la maladie, nous ne nous prononçons pas définitivement, et nous n'abandonnons le mot de tumeur, auquel n'était pas attachée positivement cette fois l'idée d'une intervention chirurgicale, que quand la marche ultérieure nous a fixés sur l'exactitude de nos présomptions.

En un mot, messieurs, dans l'usage habituel de la clinique, une tumeur est un gonflement dont la guérison nécessite souvent les instruments ou les caustiques, ou bien sur la composition de laquelle nous ne pouvons pas être parfaitement fixés avant une étude anatomique complète, et dont le pronostic, douteux avant cette étude, reste encore quelquefois douteux après. Il exprime, si vous voulez, une lacune dans nos connaissances, l'impossibilité en l'état actuel de la clinique, de faire à travers la peau le diagnostic anatomique complet de certaines productions pathologiques, la nécessité de terminer ce diagnostic après l'ablation, et, dans quelques cas, une incertitude sur la gravité du mal, même après ce complément d'exploration.

Vous comprendrez dès lors que l'emploi de ce mot *tumeur* ne peut pas être assujetti à des limites précises ni à des règles invariables. Ceux-là s'en serviront plus souvent qui ont moins d'habitude de l'analyse clinique et anatomique, et, à cause de cela, restent dans un doute plus grand aussi bien après qu'avant l'ablation de la partie malade. Ceux-là en auront moins souvent besoin qui seront plus familiarisés avec toutes ces études; mais il restera toujours pour un certain nombre de ces derniers des cas dans lesquels les obscurités antérieures et consécutives à l'ablation devront être dissimulées par une expression, et c'est celle de tumeur qui se présentera à leur bouche.

Vous comprenez également qu'il est impossible aujourd'hui, d'après cette signification mal définie et un peu variable suivant les chirurgiens, de présenter une classification des tumeurs qui satisfasse tout le monde. Si nous faisons cette classification avec les données seules de la clinique, nous ne satisferons pas les anatomistes, car en étudiant avec leurs moyens d'investigation les maladies comprises dans un même groupe clinique, ils trouveront des différences capitales qu'ils regretteront de ne pas voir suffisamment indiquées dans la classification. Si nous la faisons au contraire avec les données fournies par l'anatomie, nous ne satisferons pas les cliniciens pour deux raisons : d'abord, parce qu'ils ne pourront pas toujours distinguer sur le vivant, et à travers la peau, les caractères différentiels indiqués par les descriptions faites d'après l'inspection macroscopique et microscopique, ensuite parce que cette inspection obligera quelquefois à placer les unes à côté des autres des tumeurs essentiellement différentes par leur marche clinique, leur pronostic et leur traitement, par exemple les verrues et l'épithélioma, les gommes et le sarcome.

C'est pour ces motifs que vous trouvez tant de divergences parmi les auteurs qui ont essayé de faire une classification des tumeurs, les uns s'étant laissé guider surtout par les caractères cliniques, les autres par les caractères anatomiques.

Nous avons pu espérer un instant que l'histologie mettrait un terme à ces embarras, en ajoutant aux caractères cliniques et anatomiques jusque-là connus des caractères microscopiques qui confirmeraient les uns et les autres. Les premiers efforts de Lebert (1) à Paris ont eu pour but de nous conduire à ce résultat, en nous indiquant des éléments particuliers et spécifiques pour les tumeurs de mauvaise nature, éléments qui étaient sans analogue dans l'organisation normale, et au contraire des éléments semblables à ceux de l'état normal dans les tumeurs non cancéreuses ou bénignes. Mais d'autres recherches, et notamment celles de Muller, ont montré qu'il n'y avait pas de tumeurs pourvues d'éléments cellulaires sans analogue dans l'organisme, et que ceux qu'on avait pris pour tels n'étaient autre chose que des éléments se retrouvant dans la période embryonnaire de l'homme et des animaux, et les travaux modernes, dont les plus importants, en France, sont ceux de MM. Cornil et Ranvier (2), se sont appliqués à distinguer les tumeurs en celles qui ont des éléments embryonnaires et celles qui ont des éléments semblables à ceux d'un organisme complet. Il se trouve bien, en effet, que les cellules dites embryonnaires se rencontrent surtout dans quelques-unes des mauvaises tumeurs que nous appelons encore des cancers; mais, d'une part, on voit quelquefois des produits bénins pourvus de cellules embryonnaires, et, d'autre part, parmi les tumeurs qui renferment des éléments non embryonnaires, il en est, comme un grand nombre d'épithéliomas, qui sont des cancers pour les cliniciens, d'autres, et ce sont les plus nombreuses, qui n'en sont point.

Aujourd'hui donc nous n'avons pas de caractères histologiques spéciaux pour séparer les tumeurs cancéreuses de celles qui ne le sont pas; nous avons seulement des connaissances sur l'analogie des éléments histologiques des tumeurs avec ceux des tissus

(1) Lebert, *Physiologie pathologique*. Paris, 1845. — *Traité d'anatomie pathologique*. Paris, 1855-1861.

(2) Cornil et Ranvier, *Manuel d'histoire pathologique*. Paris, 1869. — Voy. aussi Rindfleisch, *Traité d'histologie pathologique*, traduit par Fr. Gross. Paris, 1873.

complétement formés de l'organisme. Ces connaissances peuvent servir de base à une classification anatomique rigoureuse; mais elles ne sauraient être utilisées pour une classification clinique. En effet, une classification clinique doit être telle que nous puissions nous servir, pour le diagnostic et avant l'ablation de la tumeur, des termes mêmes de cette classification. Dans beaucoup de cas la chose serait impossible, parce que les caractères physiques que nous constatons à travers la peau n'ont pas des connexions assez étroites avec les caractères histologiques pour que nous soyons autorisés à conclure des premiers aux seconds. Ensuite, l'étude microscopique faite immédiatement après l'ablation, cette étude, que vous m'entendez quelquefois appeler l'histologie immédiate des tumeurs, ne donne, bien souvent, que des résultats incomplets. Les notions définitives ne sont obtenues qu'après des macérations prolongées pendant plusieurs semaines dans les acides picrique, chromique ou autres. C'est ce que j'appelle l'étude histologique consécutive. Or la classification des tumeurs doit fournir à la clinique des catégories qu'elle puisse utiliser avant l'ablation, ou tout au moins immédiatement après. La détermination tardive que donne l'histologie bien faite ne peut être que complémentaire. Or il nous faut la possibilité d'une détermination avant l'ablation, quitte à modifier cette détermination, après que la tumeur a été enlevée, conformément aux résultats de l'investigation microscopique immédiate.

De ce qui précède je conclus qu'il n'y a pas, dans l'état actuel de la chirurgie, de classification qui réponde rigoureusement à la double exigence de la pratique et de la science anatomique. Ne vous étonnez donc pas de m'en voir adopter une qui, tout en nous permettant de compléter et même de rectifier notre diagnostic, après coup, par l'histologie, soit applicable avant l'ablation, et réponde aux idées qui nous préoccupent inévitablement lorsque nous sommes en présence d'un malade. D'abord je laisse de côté les tumeurs inflammatoires, parce que leurs symptômes et leur marche sont suffisamment indiqués par les mots phlegmon, abcès, furoncle, etc., et qu'elles ne nous laissent, à aucune période de leur évolution, des doutes sur la nature intime du mal, doutes que, dans le langage ordinaire, même sans s'en rendre bien compte, les chirurgiens veulent exprimer, lorsqu'ils parlent des tumeurs.

Vous me verrez donc, toutes les fois que nous serons en présence d'un gonflement non inflammatoire, chercher d'abord si ce gonflement est formé par une accumulation de liquide, sans produit solide autre que l'enveloppe circonscrivant cette accumulation, ou s'il est formé par une substance solide, c'est-à-dire par un tissu plus ou moins analogue aux tissus normaux de notre économie. Une préoccupation principale me dirigera dans cette première recherche, celle de me fixer le mieux possible sur la question de savoir si la tumeur est de mauvaise nature, c'est-à-dire appartient à la catégorie de celles qui, par leur aptitude à récidiver sur place et au loin, et leur coïncidence avec une tendance plus ou moins éloignée à la cachexie, sont l'indice d'une détérioration grave de la santé. Je serai à peu près fixé sur ce point lorsque je constaterai positivement une tumeur enkystée. Car, à part quelque cas dans lesquels la surface interne d'un kyste devient le siége d'un épithélioma, et où, dès lors, la tumeur est mixte, les collections liquides n'appartiennent pas à cette catégorie et font partie des tumeurs dites bénignes. Si, au contraire, je reconnais que la tumeur est solide, je me préoccuperai encore de la même question, et je chercherai, d'après les phénomènes constatés, si elle est certainement bénigne ou certainement maligne, ou d'un caractère douteux à ces points de vue, et j'invoquerai, pour arriver à cette détermination, tous les signes physiques et fonctionnels, et ceux qui seront fournis par l'âge et la rapidité plus ou moins grande de l'évolution.

Vous entendrez critiquer par quelques anatomo-pathologistes cette préoccupation que je mets en tête de mes recherches sur le malade, et que je mettrais volontiers en tête d'une classification des tumeurs. Mais, quelque fondées que soient les objections si l'on se place sur le terrain de la science pure, elles ne peuvent pas, pour le moment, changer des habitudes qui nous ont été données par la nécessité où nons sommes de chercher ce qu'il y a de plus important pour nos malades et pour leur traitement. Ces objections ne seraient acceptables que si, d'un part, nous pouvions reconnaître à coup sûr à travers la peau la composition anatomique d'une tumeur, et si, d'autre part, la connaissance de cette composition nous conduisait à une certitude sur la marche ultérieure de la maladie. Or je vous ai déjà dit qu'il était loin d'en être ainsi, et que, dans l'état actuel de la chirurgie clinique, nous étions obligés de nous préoccuper toujours de la question de bénignité ou de malignité, et d'interpréter, pour arriver à une solution tantôt complète, tantôt incomplète du problème, tous les documents que met à notre disposition l'étude clinique faite avant l'ablation de la tumeur, quitte à modifier ou à compléter ultérieurement notre opinion.

Ainsi donc, habituez-vous, toutes les fois que nous nous trouverons en présence d'une maladie que je croirai devoir caractériser par ce mot de tumeur, à me voir chercher d'abord si elle est enkystée ou solide, et, dans les cas où elle sera solide, si elle est bénigne ou si elle est maligne, c'est-à-dire cancéreuse. Je n'entre pas dans de plus grands détails aujourd'hui, me réservant de m'expliquer davantage sur ce sujet lorsque les faits se rapportant à ces trois catégories se présenteront à notre observation.

CENT SIXIÈME LEÇON

Tumeurs enkystées. — Hydatides.

I. Considérations préliminaires sur les tumeurs hydatiques. — II. Kyste hydatique suppuré de l'avant-bras. — Diagnostic difficile. — Ponction exploratrice. — Issue d'un liquide citrin et albumineux, qui fait croire à un kyste séreux. — Deuxième ponction sans issue de liquide. — Inflammation suppurative. — Grande incision. — Sortie de membranes hydatiques. — C'était donc un kyste hydatique insolite par son contenu séreux. — Mort par infection purulente. — III. Kyste hydatique suppuré de la cuisse droite. — La tumeur fluctuante sous-aponévrotique est constatée dans la convalescence d'une fièvre typhoïde. — Elle est prise pour un abcès chaud ordinaire. — L'incision donne issue à une grande quantité d'hydatides. — Guérison. — IV. Deux autres kystes suppurés des membres. — V. Kyste hydatique sublingual, également suppuré. — Le diagnostic n'est établi qu'après l'incision. — VI. Kyste hydatique non suppuré de la cuisse. — Frémissement hydatique. — Ponction simple. — Motifs à l'appui de ce mode de traitement.

Clinique du 10 mars 1870.

Messieurs,

I. *Considérations préliminaires.* — Les kystes hydatiques, une des productions pathologiques les plus curieuses que nous rencontrions dans l'organisme, comprend deux ordres d'études, les unes macroscopiques, les autres microscopiques.

Les premières sont celles qui intéressent particulièrement la clinique. Elles se réduisent à ceci : cavité limitée par le tissu de la région malade, lequel tissu s'est organisé en membrane limitante (adventice); dans cette cavité, une grande vésicule contenant un liquide transparent, non albumineux le plus souvent, et un nombre plus ou moins considérable d'autres vésicules sphériques libres, contenant elles-mêmes un liquide transparent comme de l'eau de roche. Il est généralement admis que ces vésicules secondaires sont nées par bourgeonnement de la grande vésicule (vésicule mère) qui double la membrane adventice.

Les secondes sont celles qui intéressent surtout l'histoire naturelle. Elles nous apprennent qu'à la face interne des vésicules précédentes sont attachés souvent des produits organiques longs de 0^{mm},2, larges de 0^{mm},1, pourvus d'une double couronne de crochets, tantôt rentrée, tantôt saillante ; ces crochets, au nombre de 44 au plus, ont une longueur de 0^{mm},02 à 0^{mm},022. Ces produits sont en nombre assez considérable et paraissent venir encore par bourgeonnement de la face interne des vésicules précédentes qui ont pris des caractères particuliers (vésicule germinative). Ces productions, appelées échinocoques, par Rudolphi, sont considérées par cet auteur comme des animalcules ou entozoaires de la section des ténias, ou téniadés ; et ce qui justifie cette manière de voir, c'est que, d'après les études et les expériences de Van Beneden, les échinocoques, avec les vésicules qui les produisent et les entourent, sont dues à l'introduction dans l'organisme humain, par les voies digestives, d'œufs ou de germes provenant d'une variété de ver intestinal spécial au chien, variété qu'on a étudiée chez cet animal sous le nom de *tœnia à échinocoques.*

Pendant longtemps les chirurgiens n'ont eu sur ce sujet que les études macroscopiques. Jusqu'à Laënnec ils n'avaient pas d'opinion spéciale et d'explication sur cette singulière variété de kystes composés de vésicules contenues les unes dans les autres.

Laënnec (1), trouvant une certaine analogie entre les grandes vésicules dont il s'agit et les petites placées à l'extrémité du ver vésiculaire que venait de décrire Rudolphi en 1801, sous le nom de cysticerque ; Laënnec, dis-je, a considéré ces grandes vésicules comme des animaux, mais des animaux sans tête, et leur a donné le nom d'acéphalocystes. Mais ce fut lorsque Bremser (2) de Vienne et Livois (3) en France eurent fait connaître l'associa-

(1) Laënnec, *Mémoire sur les vers vésiculaires et particulièrement sur ceux qui se trouvent dans le corps humain* (*Bulletin* n° 10 *de la Faculté de médecine*, en 1805).

(2) Bremser, *Notice sur l'echinococus hominis* (*Journal complémentaire*, Paris, 1821, t. XI).

(3) Livois, *Recherches sur les échinocoques de l'homme et des animaux*, thèse de Paris, 1843.

tion fréquente chez l'homme et la parenté des vésicules de Laënnec avec l'échinocoque, que l'animalité de la tumeur hydatique fut plus admissible.

Aujourd'hui la question d'origine et de nature serait très-simple, si les choses se présentaient toujours comme je viens de vous l'indiquer, c'est-à-dire si dans tous les cas on trouvait les échinocoques entiers, ou tout au moins leurs crochets sur les parois et dans le liquide des vésicules. Mais il est loin d'en être toujours ainsi, et voilà pourquoi nos auteurs modernes, MM. Davaine (1) et Robin (2), sont obligés d'admettre qu'il y a deux ordres de vésicules hydatiques, les unes fertiles, c'est-à-dire produisant des échinocoques, les autres stériles, c'est-à-dire n'en produisant pas.

Or, quand l'hydatide est stérile et que la production n'a plus que les grands caractères que Laënnec avait si bien étudiés à l'œil nu pour ses acéphalocystes, est-on encore fondé à dire que ce sont des animaux, des vers, en un mot des organismes vivants à la façon des autres entozoaires? M. Davaine ne paraît pas en douter, puisque dans son article pathologique il parle souvent, en l'appliquant aux poches stériles comme aux autres, de la vie et de la mort des hydatides. Je vois là, au point de vue de la zoologie, une difficulté qui n'est pas résolue. Je comprends que, d'après son origine et ses caractères microscopiques, l'échinocoque soit un animal, et je comprends que les vésicules et le liquide soient là pour servir au développement et à la nutrition de cet animal. Mais je comprends moins que la vésicule elle-même, qui n'a ni cellules, ni fibres, ni arrangement de la matière organique, soit aussi un animal, à la façon dont l'avait compris Laënnec.

Tout en appelant sur ce point délicat l'attention des investigateurs, je dois vous faire deux remarques. La première, c'est que, pour la clinique, il importe peu en définitive que les échinocoques existent ou n'existent pas dans les tumeurs hydatiques.

(1) Davaine, *Traité des entozoaires*. 2e édition, Paris, 1878.
(2) Robin, art. HYDATIDE du *Dictionnaire* de Robin et Littré. 14e édition, 1878.

Ce qui est capital, c'est l'existence de kystes volumineux remplis d'autres kystes et d'un liquide transparent. La seconde, c'est que pendant longtemps ces vésicules multipliées restent dans le même état, en subissant un accroissement de plus en plus grand. Mais à un certain moment elles se mêlent à de la graisse ou à du pus, ce qui imprime à la production une physionomie nouvelle. Or, comme à cette période les membranes hydatiques, surtout si l'air pénètre, s'altèrent et se putréfient aisément dans la poche même où elles ont pris naissance, nous nous défendons définitivement de l'idée qu'il y a eu une première phase pendant laquelle les hydatides (je veux dire les vésicules macroscopiques) étaient vivantes, et une seconde pendant laquelle elles sont mortes. J'ai cru ces considérations préalables, sur quelques-unes desquelles j'aurai l'occasion de revenir, nécessaires pour vous faire comprendre ce qu'il y a d'intéressant, de spécial, de difficile et de grave dans les observations de kystes hydatiques, soit des membres, soit du foie, que j'aurai l'occasion de vous montrer.

J'ai tenu d'ailleurs à faire cesser l'obscurité qui résulte pour la pratique de la lecture des auteurs qui sont entre vos mains. La plupart, se laissant guider par la zoologie et les connaissances fournies sur ce sujet par le microscope, confondent dans une même description et l'animalcule microscopique et la vésicule qui lui sert quelquefois de support. Or cet animalcule n'a aucune importance dans la clinique ; ce sont les vésicules seulement, celles qui se voient à l'œil nu, dont la chirurgie doit s'occuper, et c'est l'agglomération de ces vésicules, sans nous arrêter autrement à la présence ou à l'absence des échinocoques, qui mérite une étude spéciale. Je ferai d'abord cette étude pour quelques tumeurs hydatiques des membres. Plus tard je m'occuperai de celles du foie.

II. *Kyste hydatique suppuré de l'avant-bras droit.* — Au numéro 18 est couché un garçon de 25 ans qui nous présente une tumeur considérable siégeant à la partie antérieure de l'avant-bras droit. Cette tumeur, qui s'est développée depuis six à huit mois et sans souffrance, ne paraît pas sous-cutanée. Elle est située assez profondément, et bridée par les muscles superficiels de l'avant-bras. Ce qui le prouve, c'est que, si l'on examine la région pendant que le malade contracte ses fléchisseurs, on sent moins distinctement la tumeur que lorsqu'on prend soin de fléchir la main sur l'avant-bras et celui-ci sur le bras, en recommandant au patient de ne rien contracter; si on palpe alors la tumeur, on la trouve très-nettement fluctuante, ce qui porte à croire qu'elle est formée en grande partie, sinon en totalité, par du liquide.

Ce premier point étant déterminé, je n'avais à hésiter qu'entre un kyste ou un abcès froid. Ce pouvait être un kyste hydatique, mais c'est en vain que j'ai recherché le frémissement à la pression et à la percussion, phénomène qui n'est pas constant sans doute, mais dont l'absence, jointe à cette considération que les kystes hydatiques sont rares dans le jeune âge, pouvait éloigner l'idée qu'il s'agissait de cette affection. Était-ce un abcès froid symptomatique d'une lésion du squelette? Le malade n'a jamais eu dans cette région les douleurs qui indiquent une maladie des os. Sa bonne constitution et l'absence complète d'antécédents scrofuleux nous empêchent également de croire à un abcès froid idiopathique. Je me suis demandé si ce n'était pas une de ces collections séreuses consécutives à un épanchement de sang qui ont été décrites par Velpeau sous le nom de *tumeurs hématiques;* mais notre sujet n'a jamais reçu en cet endroit le moindre coup qui puisse expliquer la présence d'une tumeur de cette nature. Est-ce un kyste séreux simple? La chose est très-probable; cependant il ne m'était pas possible de me prononcer avant d'avoir vu le liquide, et la ponction seule me paraissait capable de trancher la question. Vous le voyez, nous nous trouvions en présence d'un de ces cas dans lesquels, un diagnostic précis étant tout d'abord impossible, nous employons volontiers le mot de tumeur; et comme celle-ci présentait une fluctuation non douteuse, j'ai dit qu'il s'agissait d'une tumeur liquide, probablement enkystée.

Pour déterminer la nature du kyste, j'ai fait une ponction exploratrice, et vous avez vu s'écouler un jet de liquide citrin qui, traité par l'acide nitrique et la chaleur, s'est coagulé. J'en ai conclu que ce liquide était albumineux et que, par conséquent, il s'agissait d'un kyste séreux. Mais où et comment s'est développé ce kyste? Il n'y a pas à ce niveau de bourse synoviale qui ait pu en être le siége; c'est donc probablement dans le tissu cellulaire qu'il s'est produit, et sans cause appréciable. Il s'agirait là d'un cas tout à fait insolite; car les kystes séreux des membres sont très-rares. Je n'en ai pas observé d'exemple à l'avant-bras, mais j'en ai vu deux sous-aponévrotiques, comme celui-ci, sur le membre inférieur, l'un à la cuisse, l'autre à la jambe.

Ce kyste ne disparaîtra pas de lui-même : il est trop volumineux pour que nous espérions la résorption du liquide au moyen du vésicatoire et de la compression; il faudra donc intervenir. L'indication principale serait d'éviter la suppuration; car l'inflammation suppurative, dans une poche aussi étendue et aussi profonde que celle-ci, ne serait pas sans danger.

A ce propos, j'ai à vous rappeler une règle générale que vous m'entendrez indiquer souvent à l'occasion du traitement des tumeurs enkystées, et dont j'ai eu l'occasion de vous entretenir dernièrement à propos de l'hématocèle, laquelle, tout en se développant dans une cavité naturelle, n'en est pas moins une variété de kyste.

Cette règle est de chercher la guérison en provoquant une inflammation adhésive ou plastique, et, dans les cas où la nature du kyste ne s'y prête pas, de même que dans ceux où la tentative faite a échoué une ou deux fois, de ne pas ouvrir largement la poche, avant que la suppuration l'ait envahie, ou qu'au moins elle ait été provoquée dans les couches tégumentaires par l'application préalable d'un caustique. Ce n'est pas que l'inflammation suppurative consécutive à une incision ne puisse conduire à la guérison; mais c'est qu'elle peut prendre de la gravité, et qu'on n'est pas maître de l'en empêcher. Ceci est vrai surtout pour les kystes profonds développés soit dans les interstices musculaires, soit dans les parenchymes placés au voisinage d'organes importants. L'inflammation suppurative, si elle se développe avant la communication de la cavité avec l'extérieur, est habituellement moins grave que dans les cas où elle arrive après cette communication, et l'incision pratiquée alors pour donner issue au pus est plus rarement suivie des accidents septicémiques de la fièvre traumatique.

Guidé par cette pensée, je me propose d'essayer la guérison de ce kyste au moyen de l'inflammation adhésive produite par une injection iodée au tiers. Je n'ouvrirai la poche que dans le cas possible où l'inflammation provoquée aurait dépassé, malgré moi, les limites de l'adhésive et serait devenue suppurative. Je ferai donc venir le malade à l'amphithéâtre après-demain. Je ponctionnerai le kyste avec un trois-quarts à hydrocèle, puis si, comme j'ai tout lieu de le penser, le diagnostic se confirme, et si l'écoulement se fait bien, je pousserai avec une seringue le liquide iodé que je laisserai séjourner cinq minutes.

Clinique du 15 mars 1870.

Messieurs, nous avons fait dans la dernière séance la ponction du kyste de l'avant-bras dont je vous avais parlé. Mais, quand la canule du trocart eut été enfoncée, il sortit à peine quelques gouttes de liquide. J'introduisis un stylet pour désobstruer la canule, dans le cas où elle aurait été bouchée par quelque flocon de matière plastique, je changeai l'instrument de position, je le portai à droite et à gauche, je l'enfonçai un peu plus; mais rien n'y fit : je ne pus obtenir aucun liquide, et cependant je sentais bien que mon trocart se mouvait dans une grande cavité. Enfin, après quelques minutes de tentatives inutiles, je dus le retirer : c'est alors que je trouvai à l'extrémité de la canule un petit lambeau membraneux flottant qui en oblitérait la cavité. Ce lambeau n'avait pas l'apparence fibrineuse. Il était grisâtre et homogène, stratifié comme sont les enveloppes hydatiques. J'avoue cependant que je ne m'arrêtai pas à l'idée d'une tumeur hydatique, à cause de la couleur citrine et de la nature albumineuse du liquide.

Comme j'avais tourmenté un peu la tumeur, je ne voulus pas faire immédiatement une deuxième ponction, et j'appliquai sur la piqûre une petite bandelette de toile collodionnée, me réservant de faire une nouvelle tentative d'évacuation quand l'irritation déterminée par cette ponction inutile aurait disparu. Le lendemain, la tumeur était un peu chaude et douloureuse. Hier, ces symptômes d'inflammation commençante avaient disparu, et j'espérais que la suppuration serait évitée. Mais ce matin, à la visite, j'ai trouvé le malade très-souffrant; il avait eu des douleurs toute la nuit; la tumeur était rouge et très-chaude. Ces symptômes me faisaient craindre la suppuration; en effet, je pratiquai une nouvelle ponction avec l'aspirateur Dieulafoy, et je fis sortir un pus très-fétide.

Le kyste avait donc suppuré, et très-rapidement, après la deuxième ponction. En présence de cet état de choses, il n'y avait plus lieu de songer à l'injection iodée, il fallait ouvrir la poche, et l'indication était d'autant plus pressante que l'abcès était fétide. J'ai donc endormi le malade avec le chloroforme, et j'ai fait sur la partie antérieure de la tumeur une incision de cinq centimètres. J'ai traversé l'aponévrose et un interstice musculaire avant d'arriver dans le foyer, d'où vous avez vu s'échapper une notable quantité de pus. A mon grand étonnement, ce pus a entraîné avec lui beaucoup de pellicules blanchâtres analogues à celles qui avaient obstrué la canule de mon trocart. Leur présence ne permet pas de douter qu'il s'agit d'un kyste hydatique suppuré. Mais les résultats de la première ponction avaient dû m'éloigner de ce diagnostic; car, dans les kystes hydatiques non encore suppurés, la règle est que le liquide soit transparent et non pas citrin, et qu'il ne renferme pas d'albumine. M. Davaine, dans son remarquable traité des entozoaires chez l'homme et chez les animaux, parle bien des transformations graisseuses ou autres que peuvent subir les hydatides après leur mort; il signale pour les kystes du foie une coloration particulière due au mélange de la bile avec le liquide de la poche; mais, dans la région à laquelle nous avons affaire ici, on ne peut faire intervenir la bile pour expliquer la coloration citrine que nous avons observée. Non-seulement je n'ai pas conservé le souvenir d'avoir vu de cas analogue, mais je n'en ai trouvé nulle part l'exemple d'un kyste hydatique à contenu citrin et albumineux.

Clinique du 11 mai 1870.

Messieurs, vous vous rappelez que le jeune homme atteint de kyste hydatique tout à fait insolite de l'avant-bras avait été opéré le 15 mars. Je vous avais montré, ce jour-là, après les avoir tenues quelque temps dans l'eau, les pellicules grises, transparentes, homogènes, friables, à couches stratifiées non vasculaires, tout à fait semblables à de l'albumine coagulée. Je vous avais dit que ces pellicules ne pouvaient pas être considérées comme autre chose que comme l'enveloppe des échinocoques renfermés dans les tumeurs hydatiques, telles que nous les observons sur l'homme vivant. Je dois ajouter que l'examen microscopique d'un certain nombre de ces pellicules et du liquide purulent a été fait, mais qu'on n'a trouvé que des globules de pus, sans mélange de crochets caractéristiques des échinocoques. Cela ne m'a pas empêché de maintenir mon dernier diagnostic de tumeur hydatique, attendu que, dans les cas où la suppuration envahit les kystes de ce genre, les échinocoques peuvent disparaître, leurs débris décomposés se mélanger avec le pus, et cesser d'être reconnaissables. Les pellicules membraneuses étaient tellement caractérisées que nous n'avons pu conserver aucun doute sur leur nature, et conséquemment sur la forme très-insolite de tumeur hydatique à laquelle nous avons eu affaire.

Mais si ce cas a été remarquable par la difficulté du diagnostic, il l'est aussi par les suites malheureuses dont vous avez été témoins, et que je résumerai en peu de mots.

Les jours qui ont suivi l'opération, le malade a continué à avoir beaucoup de fièvre, et une suppuration fétide dans un foyer immense où, malgré l'étendue de l'incision, la présence d'un tube à drainage en anse et les lavages réitérés avec l'eau phéniquée, le pus stagnait et croupissait toujours. Du 25 mars au 9 avril, la santé a été gravement compromise par un érysipèle de tout le membre supérieur, durant lequel le pouls a varié de 100 à 120, et la température s'est élevée le soir plusieurs fois à 40 degrés. Le malade a guéri de cet érysipèle; mais il a continué à être épuisé par une suppuration abondante et très-fétide. Le 17 avril, il a été pris d'un grand frisson qui a été le début d'une infection purulente des plus prononcées, et celle-ci s'est terminée par la mort le 9 mai. Nous avons fait l'autopsie ce matin, et nous n'avons trouvé d'abcès métastatiques que dans le foie. Mais ils y étaient nombreux, et quelques-uns étaient très-volumineux.

Nous avons donc eu sur ce jeune homme l'exemple d'un kyste hydatique à liquide citrin et albumineux, qui a suppuré et est devenu le point de départ d'une infection purulente. Mais je ne veux pas en finir avec cette observation sans me demander devant vous si l'erreur inévitable de diagnostic dont je vous ai entretenus a pu contribuer à la terminaison funeste. Je crains qu'elle n'y ait contribué en effet dans une certaine mesure. Voici comment : d'abord ce malade, par cela même qu'il avait une affection rare, a été beaucoup examiné. Sa tumeur a été palpée et pressée par un grand nombre de personnes. Or si, après la première ponction, j'avais trouvé un liquide transparent qui m'eût averti de la présence des hydatides, j'aurais immédiatement recommandé que toutes ces explorations fussent supprimées. Je sais, en effet, que la suppuration aiguë des tumeurs de ce genre est souvent grave, et que les pressions réitérées peuvent contribuer à la faire naître. Ensuite, si j'avais, dès le premier jour, reconnu la tumeur hydatique, je l'aurais vidée le plus complétement possible, et je n'aurais pas fait une seconde ponction à si courte échéance. Il se peut que ces deux opérations très-rapprochées aient contribué, en même temps que les pressions réitérées, au développement de l'inflammation suppurative grave. J'aurais sans doute fait ce que je fais pour les kystes hydatiques du foie, et pour d'autres dont je vous parlerai à l'occasion. Je me serais contenté du traitement palliatif par les ponctions successives, aussi éloignées les unes des autres que l'aurait permis la reproduction plus ou moins rapide du liquide. Peut-être à la longue la tumeur serait-elle passée à l'état graisseux, et le malade aurait-il pu vivre avec cette transformation, sans en être gêné. Puis, dans le cas où, sans avoir rien fait pour la provoquer, si ce n'est la ponction nécessitée par le volume excessif et trop gênant de la tumeur, dans le cas, dis-je, où la suppuration serait survenue, j'aurais ouvert largement, comme je l'ai fait ; mais peut-être le malade se fût-il trouvé alors dans de meilleures conditions pour supporter les suites de l'ouverture.

II. *Kyste hydatique suppuré de la cuisse droite.* — Nous avons, messieurs, depuis quelques jours, au n° 1 de la salle Sainte-Vierge, un malade qui vous offre un nouvel exemple de kyste hydatique suppuré, mais chez lequel, cette fois, la suppuration s'est établie spontanément, sans aucune cause traumatique, et dans des conditions également insolites.

C'est encore un jeune homme. Il a 20 ans, et avait été jusque-là d'une très-bonne santé, lorsque, le 24 avril 1872, il fut obligé de venir dans cet hôpital pour une fièvre typhoïde dont il fut traité par mon collègue M. Blachez. Il entrait en convalescence le 15 mai, lorsqu'il s'aperçut d'un gonflement douloureux à la partie supérieure et interne de la cuisse droite. Les jours suivants, il vit ce gonflement augmenter avec une intensité plus grande des douleurs, qu'il compare à des élancements. Cependant il ne perdit pas le sommeil et l'appétit, et n'eut pas la fièvre violente qui nous avait frappés chez le jeune homme observé par nous en 1870, et qui eut une suppuration grave dans une tumeur hydatique de l'avant-bras droit.

Admis dans mon service le 3 juin, ce malade a été examiné pour la première fois le 4. J'ai trouvé dans la région indiquée une tumeur plus grosse que le poing, arrondie, tendue et résistante, sans rougeur et presque sans chaleur à la peau, très-modérément douloureuse à la pression. J'ai de suite cherché la fluctuation; je n'en ai pas trouvé de superficielle, c'est-à-dire qu'en plaçant l'index de l'une de mes mains sur la peau, sans appuyer beaucoup, et pressant légèrement avec l'autre index, je n'ai pas senti d'impulsion communiquée au premier, comme cela aurait eu lieu si j'avais eu affaire à une collection liquide dans les couches sous-cutanées. J'ai cherché alors la fluctuation profonde; pour cela j'ai placé trois doigts à la partie inférieure de la tumeur, j'ai appuyé de manière à refouler sensiblement les parties, et j'ai maintenu les doigts dans cette position. Puis avec trois doigts de l'autre main, j'ai exercé sur la partie supérieure de la tumeur une pression prolongée. J'ai alors très-nettement senti que mes premiers doigts, tenus immobiles, étaient refoulés. J'ai fait l'exploration en sens inverse, c'est-à-dire en tenant immobile la main qui se trouvait en haut et pressant avec la main placée au bas de la tumeur; j'ai encore senti la fluctuation. L'examen a été répété de la même manière avec les mains placées, l'une en avant, l'autre en arrière, et j'ai trouvé de même la fluctuation. Celle-ci ne me paraissant pas douteuse, j'ai pensé de suite à une collection liquide profonde, intermusculaire, et je me suis demandé quelle pouvait être cette collection.

J'ai pensé d'abord à un épanchement de sang; mais ce ne pouvait être un épanchement spontané, car la tumeur était plus volumineuse que ne sont les foyers sanguins de cette espèce; de plus, le malade n'avait ni purpura, ni ecchymoses, ni gonflement et saignement des gencives, et d'ailleurs, bien que convalescent d'une fièvre typhoïde, il n'offrait pas l'épuisement et la cachexie de cette période du scorbut dans laquelle on voit quelquefois se former des épanchements de sang intermusculaires un peu considérables.

Je songeai dès lors à un abcès. Comme la tumeur se trouvait

dans une région où nous voyons quelquefois proéminer les abcès symptomatiques de la carie vertébrale, qu'on nomme *migrateurs* ou *par congestion*, j'ai interrogé le malade pour savoir s'il n'avait pas depuis longtemps une douleur sur le trajet de la colonne vertébrale; j'ai cherché s'il y avait saillie anormale d'une apophyse épineuse indiquant un commencement de gibbosité. J'ai placé une main tout entière sur la tumeur et j'ai fait tousser le patient pour voir si cette main recevait une impulsion par du liquide venant de la fosse iliaque; j'ai cherché si la fluctuation pouvait être sentie de cette fosse iliaque à la cuisse, et réciproquement. Le résultat de toutes ces investigations a été négatif. D'ailleurs, quoique subaigus, les phénomènes inflammatoires avaient été et se trouvaient encore trop prononcés par un abcès migrateur, qui est, comme vous savez, l'abcès froid par excellence.

Si c'était à un abcès que nous avions affaire, c'était donc un abcès profond consécutif à un phlegmon subaigu intermusculaire. Mais comme cette forme d'abcès, tout en se rencontrant quelquefois dans la convalescence des fièvres typhoïdes, est assez rare, je songeai aux autres collections liquides. L'idée d'un kyste séreux se présenta; je vous ai dit que j'en avais observé un très-curieux à l'hôpital Saint-Antoine, en 1847, sur la jambe gauche d'une femme que j'ai traitée avec succès par l'injection iodée. Mais un kyste pareil ne pouvait pas être récent. Or, interrogé à plusieurs reprises sur la question de savoir s'il n'avait pas eu sa tumeur longtemps avant la fièvre typhoïde, ce malade a toujours répondu qu'il ne s'était aperçu de rien avant l'époque indiquée plus haut, c'est-à-dire avant le 25 mai dernier. Dans cette condition, je n'étais pas autorisé à m'arrêter longtemps à l'idée d'un kyste séreux.

J'ai pensé également à un kyste hydatique. Je n'avais pas trouvé le frémissement, bien que je l'eusse cherché au moyen de la percussion faite sur le doigt médius pendant que les quatre autres embrassaient la tumeur, et au moyen des pressions simples. Je ne l'avais pas plus trouvé que sur le jeune homme au kyste de l'avant-bras. Il est vrai qu'il ne faut pas compter beaucoup sur ce signe pour établir le diagnostic d'un kyste hydatique, parce qu'il manque très-habituellement. Ce qui m'éloignait encore de l'idée d'une tumeur de ce genre, c'était le commémoratif donné par le patient sur le développement récent de son mal. Il n'est pas ordinaire qu'une tumeur hydatique prenne un accroissement aussi rapide. La chose est possible peut-être, mais elle n'est pas connue et admise en chirurgie. L'accroissement lent et progressif est un caractère habituel de ces sortes de productions.

Vous voyez, messieurs, que l'interprétation logique des explorations faites sur ce malade était celle-ci : phlegmon intermusculaire suppuré et à forme subaiguë, dans la convalescence d'une fièvre typhoïde. Mais comme il s'agissait d'une variété insolite, je conservai la dénomination de tumeur fluctuante probablement suppurée, jusqu'au moment où le diagnostic deviendrait plus positif.

Comme le malade souffrait, et que la tumeur grossissait incessamment, j'avais besoin de m'éclairer avant de déterminer les indications thérapeutiques.

Dans ce but, j'ai fait, le surlendemain 5 juin, une ponction exploratrice qui, au besoin, devait être évacuatrice. Cette ponction fut pratiquée avec le modèle moyen des aiguilles creuses de M. Dieulafoy, et l'aspiration fut faite à l'aide du flacon, préalablement privé d'air, qu'a proposé M. Potain. Aussitôt la piqûre faite, nous avons vu tomber dans le vase environ deux cuillerées de pus. Puis le liquide a cessé de couler : j'ai fait quelques pressions modérées ; il n'a pas coulé davantage, et cependant la tumeur restait très-remplie et très-fluctuante. Je retirai dès lors la canule et je fermai la piqûre avec une bandelette de linge collodionné ; puis je soufflai dans la canule pour voir si elle était obstruée, et j'en vis sortir, en effet, une pellicule grisâtre et homogène, tout à fait semblable à celle qui avait obstrué la canule chez le malade de 1870. Versant alors dans un verre le pus du flacon, nous avons reconnu la présence de pellicules nombreuses, exactement semblables les unes aux autres, qui ressemblaient à du blanc d'œuf coagulé et avaient tous les caractères des membranes hydatiques. A ma grande surprise, j'ai donc reconnu qu'il s'agissait encore d'un kyste hydatique. C'était, si vous voulez, un abcès comme j'en avais eu la présomption. Mais cet abcès, au lieu d'être phlegmoneux, était consécutif à une tumeur hydatique spontanément suppurée; et comme le sujet, interrogé de nouveau sur ce point, a persisté à nous dire qu'il ne s'était jamais connu de tumeur à la cuisse avant ces derniers jours, j'ai pensé qu'il s'agissait ou d'un kyste hydatique ancien, qui était resté ignoré du malade à cause de son indolence, ou d'un kyste récent à développement très-rapide et suppuré peu de temps après son début.

Quoi qu'il en soit, vous avez là, messieurs, un nouvel exemple des difficultés que présente le diagnostic des tumeurs de ce genre, et des erreurs inévitables dont elles sont l'occasion.

Après avoir constaté cet abcès hydatique profond, je dus porter un pronostic grave. Car les collections purulentes intermusculaires de la cuisse sont toujours sérieuses; et le souvenir de ce qui s'était passé chez le jeune homme au kyste hydatique de l'avant-bras me faisait craindre l'érysipèle et l'infection purulente. Voulant tout faire pour soustraire le malade à ces deux complications, j'essayai si, par hasard, une évacuation complète du pus, en laissant les débris d'hydatides en place, pourrait amener le résultat qu'on observe parfois après la ponction des poches hydatiques non suppurée, savoir la transformation graisseuse et la cessation de la sécrétion dans la poche principale. Dans ce but, j'employai la ponction et l'aspiration, suivant le procédé de M. J. Guérin (1). J'espérais que le trocart plat, bien plus volumineux que ceux de M. Dieulafoy (2), ne serait pas bouché si vite. Mais aussitôt que j'eus commencé l'aspiration avec la seringue, je sentis une résis-

(1) J. Guérin, *Nouvelle Note sur le traitement des plaies par l'occlusion pneumatique Bull. de l'Acad. de méd.*, 9 août 1870, t. XXXV, p. 699).
(2) Dieulafoy, *Bull. de l'Acad. de méd.*, t. XXXIV, p. 1016.

tance qui m'avertit que la canule était encore obstruée. Je retirai donc cette canule sans avoir vidé la poche.

Les jours suivants, la tumeur devint un peu douloureuse et chaude à la pression. Mais le malade ne fut pris ni de frisson ni de fièvre. Enfin, le 15 juin, voyant que l'abcès augmentait toujours, ne doutant pas qu'il s'ouvrirait bientôt spontanément, et que sans doute l'ouverture serait trop étroite pour une aussi large cavité, je fis, après avoir endormi le malade avec le chloroforme, une longue incision qui donna issue à beaucoup de pus, à un certain nombre de poches non ouvertes, et à une immense quantité de membranes grises et uniformes, résultant évidemment de la déchirure des hydatides. J'ai ensuite rompu avec un doigt les fibres celluleuses qui cloisonnaient la poche, de manière à en faire une cavité unique, et j'ai pratiqué sur la partie postérieure du foyer une contre-ouverture par laquelle j'ai fait passer un tube à drainage ; puis j'ai rempli la cavité de ouate, j'ai roulé de la ouate autour de la cuisse, et j'ai complété le pansement avec une bande roulée. Cet appareil ouaté n'a pas été touché pendant quatre jours ; au bout de ce temps, durant lequel le malade n'a pas eu la moindre fièvre, j'ai renouvelé le pansement, j'ai fait des injections phéniquées dans la poche et par le drain. Douze jours se sont écoulés depuis l'opération, et nous n'avons vu survenir aucun accident. J'espère donc que, plus heureux que le précédent, ce malade guérira.

(La guérison a eu lieu en effet, mais au bout de trois mois, pendant lesquels il y a bien eu de temps en temps de la fièvre. J'ai continué les lavages à l'eau phéniquée et l'emploi des toniques pour empêcher l'épuisement et l'hecticité. J'ai eu, de plus, à lutter, pendant une ou deux semaines, contre une contraction des fléchisseurs de la jambe qui, si je l'avais abandonnée à elle-même, aurait pu devenir une rétraction et nous donner une flexion permanente de cette jambe. Pour cela, j'ai redressé tout simplement le membre avec mes mains, et je l'ai placé dans une gouttière en fil de fer, dans laquelle il a été maintenu au moyen du coussin, de l'attelle antérieure et des liens bouclés, comme nous le faisons dans le traitement des fractures de la cuisse.)

III. *Deux autres kystes suppurés des membres.* — Les deux faits qui précèdent nous permettent de poser cette question : comment la suppuration se produit-elle dans les kystes hydatiques? Est-ce qu'elle est fournie par les membranes anhistes, aussi bien par celles des petites poches secondaires que par celle de la poche principale qui représente l'hydatide mère? La chose n'est pas probable; car ces membranes sont trop dépourvues de vaisseaux sanguins et d'organisation pour posséder l'aptitude à la suppuration qui, d'après les notions de la pathologie, suppose une modification particulière des vaisseaux et du sang de la partie enflammée. Ce serait donc alors la membrane adventice dont la phlegmasie amènerait le pus, et alors pourquoi cette phlegmasie arrive-t-elle? comment le pus est-il versé dans la cavité principale? La membrane anhiste qui doublait l'adventice s'est-elle donc rompue avant l'inflammation suppurative, et ne serait-ce pas sa rupture qui aurait causé cette dernière, en changeant la manière d'être de la tumeur et les conditions de nutrition des hydatides? ou bien est-ce l'inflammation de la membrane adventice et sa suppuration qui a causé le décollement et le refoulement, peut-être la rupture de la membrane hydatique mère?

Et enfin, quand le pus se trouve mêlé avec la graisse, ou même quand la graisse se forme sans pus, comment cela arrive-t-il? Est-ce que les poches hydatiques, avec leurs échinocoques, subissent d'elles-mêmes la transformation, ou bien celle-ci résulte-t-elle d'une sécrétion de la membrane adventice? Ces questions sur lesquelles je reviendrai tout à l'heure à propos du traitement des tumeurs hydatiques non suppurées n'ont pas été étudiées par les anatomo-pathologistes; leur solution du reste est des plus difficiles. J'ai été amené à les poser par les observations qui précèdent, mais si je ne puis les éclaircir entièrement, je suis en mesure au moins de vous faire comprendre ce qu'il y a de spécial et de grave dans la suppuration des kystes hydatiques. En laissant de côté les accidents de voisinage spéciaux à ceux des grandes cavités et notamment à ceux du foie, j'appelle votre attention sur les détails cliniques suivants : 1° les kystes hydatiques suppurés sont presque toujours fort étendus, parce qu'ils n'arrivent à suppuration qu'après avoir subi un accroissement assez considérable; 2° ceux des membres ont en même temps une certaine profondeur, parce qu'ils prennent habituellement naissance au-dessous de l'aponévrose principale et se développent dans les interstices musculaires avant de devenir purulents; 3° quand ils suppurent, les membranes hydatiques, dont le liquide s'altère, perdent leur mode de vitalité et leurs échinocoques, si elles en avaient; elles meurent, s'il est permis de s'exprimer ainsi, se désagrégent, et alors le foyer purulent est mélangé de matières organiques altérées, sortes de corps étrangers qui entretiennent l'inflammation, et qui, devenant facilement putrides au moindre contact de l'air, peut-être même sans ce contact, exposent le patient à toutes les variétés de la septicémie.

D'où ces conséquences cliniques, que s'il est en présence d'un kyste hydatique non suppuré, le chirurgien doit faire tout son possible pour éviter cette suppuration et pour faciliter la transformation graisseuse, qui est l'un des moyens de guérison. Si, au contraire, il a reconnu la suppuration, il doit ouvrir largement, et faire les lavages réitérés et le traitement général qui peuvent mettre le patient à l'abri des infections.

Dans le premier des deux faits dont j'ai parlé plus haut, le kyste n'a suppuré qu'après la ponction exploratrice; mais deux circonstances faisaient prévoir qu'il en était menacé, d'abord la présence du liquide citrin, ensuite l'occlusion de la canule par des parcelles membraneuses. Que signifiaient ces deux choses ? La première signifiait que l'hydatide mère était déchirée et que, sur une certaine étendue au moins, la poche avait pour paroi la membrane adventice, laquelle seule était apte à fournir du liquide séro-albumineux, les membranes anhistes ne donnant que du liquide transparent non albumineux. Or, quand un dérangement pareil s'est fait dans un kyste hydatique, les vésicules commencent à s'altérer, à devenir corps étrangers, et peuvent d'un moment à l'autre irriter dans le sens de la suppuration la membrane adventice, qui ne leur fournit plus le produit nécessaire à leur vitalité régulière.

La seconde signifiait qu'un certain nombre des poches hydatiques s'était désagrégé et morcelé. Notez bien ceci, messieurs : quand une tumeur hydatique est dans ses conditions naturelles, toutes les poches sont intactes, le liquide transparent s'échappe en abondance par la canule, et vous n'avez pas trop à craindre la suppuration consécutive. Mais lorsque la canule est obstruée par des parcelles membraneuses, cela indique une dissociation et une modification de vitalité que je n'ose pas appeler la mort des hydatides, mais qui les rend phlogogènes pour les parties vasculaires voisines, c'est-à-dire pour la membrane adventice. Vous avez vu en outre que, malgré les précautions prises, la poche immense et profonde est devenue le point de départ d'une infection purulente.

Les choses se sont passées plus simplement après la suppuration consécutive à une fièvre typhoïde, dont notre deuxième malade nous a fourni l'exemple.

Voici maintenant un *troisième* cas dans lequel, après un début semblable à celui de notre premier malade (obstruction de la canule, ponction inutile, suppuration consécutive), une large ouverture a été faite par précaution au moyen du caustique de Vienne et du fer rouge. La guérison a eu lieu sans accident.

Il s'agissait d'une femme de 21 ans qui s'était aperçue deux ans auparavant d'une petite saillie anormale et indolente de la fesse droite. Lorsqu'elle entra dans le service (salle Sainte-Catherine, n° 3), le 13 mars 1877, elle avait une grosse tumeur arrondie, présentant 17 à 18 centimètres en longueur et 20 centimètres dans le sens transversal. Cette tumeur, manifestement placée au-dessous du grand fessier, offrait de la résistance, de la tension et même une fluctuation profonde. Il fallait choisir entre un sarcome mou, un lipome mou, un épanchement séreux ou sanguin enkysté, un kyste hydatique. La ponction exploratrice était indispensable pour juger définitivement la question et décider le traitement.

Une première piqûre, suivie d'aspiration, faite avec l'un des trois-quarts les plus fins de l'appareil Dieulafoy, ne donna issue à aucun liquide; mais en retirant la canule nous y trouvâmes quelques pellicules qui, évidemment, avaient obstrué son calibre. Une seconde ponction donna issue à une cuillerée à bouche environ de liquide opaque et puriforme, et il fut encore évident que l'écoulement avait été arrêté par des membranes obstruant l'instrument

Remarquez bien cette obstruction; elle avait pour cause une dissociation des hydatides, et si déjà la suppuration n'avait pas été réalisée, elle se serait certainement réalisée plus tard. Ici le diagnostic n'a pas été établi par la transparence et la fluidité du liquide. Il ne l'a pas été non plus par l'examen microscopique, car on n'a trouvé ni les couronnes de crochets ni les crochets libres que l'on trouve dans certains cas d'hydatides non suppurées. A supposer, en effet, que des échinocoques aient existé dans le principe, il est probable que la suppuration les avait fait disparaître. Notre diagnostic a été établi surtout par l'étude de la matière qui obstruait la canule. Ce n'était ni un caillot sanguin, ni une substance fibrino-albumineuse semblable à celle qui forme les grumeaux des abcès froids, ni la matière caséeuse des abcès tuberculeux. C'étaient des pellicules que nous avons reconnues en les faisant flotter dans l'eau : elles étaient minces, transparentes, sans vaisseaux, formées de couches superposées, comparables à du blanc d'œuf cuit, et ne ressemblaient à rien autre qu'à des membranes hydatiques. Nous savions non-seulement que nous avions affaire à une tumeur hydatique sans échinocoques, mais que cette tumeur était en suppuration. En effet, l'examen microscopique, en même temps qu'il nous a fait connaître l'absence des crochets, nous a permis de constater

beaucoup de leucocytes et très-peu de globules graisseux.
Du reste, le lendemain et le surlendemain les phénomènes inflammatoires, qui avaient été jusque-là modérés et à peu près larvés, prirent plus d'intensité. Il me parut que la collection purulente tendait à s'ouvrir, et pensant qu'elle ne le ferait pas d'une façon avantageuse, que, notamment, l'orifice spontané serait trop petit pour laisser sortir le pus fétide et les membranes altérées, je crus devoir pratiquer une large incision. Mais comme nous étions dans la saison des érysipèles, je fis d'abord une application de caustique de Vienne le 17 mars; puis le 22, après avoir endormi la malade avec le chloroforme, j'incisai l'eschare cutanée avec le bistouri, et les parties profondes, notamment le grand fessier, avec le petit couteau du thermo-cautère Paquelin. Nous vîmes sortir par l'ouverture, qui avait dix centimètres de longueur, une grande quantité de pus notablement fétide, des membranes hydatiques abondantes provenant évidemment de vésicules rompues, et un nombre assez considérable de vésicules encore closes, contenant non pas du pus, comme la grande cavité, mais le liquide transparent propre aux hydatides. Du reste, nulle part aucune trace de crochets et par conséquent d'échinocoques.

Je n'insiste pas sur les détails relatifs aux phénomènes consécutifs. Ils ont été simples, malgré la profondeur et l'étendue de la plaie, qui s'est couverte partout de bourgeons charnus de bonne nature. Le traitement a consisté en injections faites matin et soir avec de l'eau phéniquée et en pansements avec la tarlatane imbibée de notre solution phéniquée à 1/100. Lorsque cette femme nous a quittés (le 27 avril), il ne restait qu'une plaie superficielle longue de cinq à six centimètres et large de quatre, et j'ai su depuis que la cicatrisation s'était achevée assez rapidement.

Mon *quatrième* malade atteint de tumeur hydatique d'un membre est cet homme de 38 ans que vous avez vu si souvent dans nos salles, où il est entré pour la première fois en avril 1877, et qui aujourd'hui, 15 août 1878, vient encore nous consulter de temps à autre, parce que sa guérison n'est pas faite. Vous vous rappelez que chez lui la tumeur suppurée occupait la cuisse gauche où elle était sous-aponévrotique et intermusculaire, qu'elle avait été ponctionnée en 1873 par M. Périer, qui avait vu sortir un liquide transparent comme de l'eau de roche, et par suite n'avait pas douté de l'existence d'un kyste hydatique.

Comme nous étions encore dans la saison des érysipèles, je lui ai fait, après une ponction exploratrice préalable, le 11 avril 1877, la même opération que j'avais pratiquée peu de temps avant à la malade précédente, c'est-à-dire l'application du caustique de Vienne pour fermer tous les vaisseaux de la peau, puis l'incision de l'eschare avec le bistouri et l'incision des parties profondes avec le couteau Paquelin. Les résultats immédiats ont été les mêmes que sur la femme : issue de pus fétide et de membranes hydatiques, la plupart déchirées.

Mais les phénomènes ultérieurs ont été moins bons, en ce sens qu'à diverses reprises le malade a eu des poussées inflammatoires qui se sont terminées par suppuration, et ont nécessité de nouvelles incisions et du drainage. Bref, j'ai dû reconnaître au bout de quelques mois que le fémur était volumineux, hyperostosé, nécrosé, et aujourd'hui encore, plus de deux ans après la première opération, il reste à la partie postérieure de la cuisse une fistule qui conduit le stylet sur une portion dénudée assez étendue. Je n'y sens pas de séquestre mobile, mais il y en aura certainement plus tard.

Conséquemment nous avons eu chez ce malade un kyste hydatique suppuré, dont l'inflammation a gagné par voisinage le périoste et l'os, et amené la complication d'une nécrose de longue durée.

IV. *Kyste hydatique sublingual* (*grenouillette hydatique*). — A l'occasion des faits précédents, je rappellerai un autre exemple de kyste hydatique suppuré, dont le siége était encore plus insolite, et dont le diagnostic n'a été éclairé que par l'ouverture de la tumeur. Il a été observé dans mon service en avril 1869, et a été publié en détail par M. le docteur Maurice Laugier (1). En voici le résumé :

Le malade, âgé de 61 ans, avait depuis six mois une tumeur du plancher de la bouche, qui avait été considérée comme une grenouillette ordinaire et traitée, deux mois après son début, par un séton filiforme laissé quatre jours en place. Une inflammation très-vive avait eu lieu ; les ouvertures s'étaient fermées assez rapidement après l'ablation du fil, mais la tumeur s'était reproduite et avait acquis des dimensions qui la rendaient fort gênante. Par son siége et son volume, elle ressemblait à la grenouillette. Elle avait seulement une paroi plus dure. Je l'ai traitée, comme je le fais pour la grenouillette ordinaire, par l'incision et l'excision, et nous avons vu s'en échapper du pus et un seul corps arrondi gros comme une petite noix, dont la paroi était constituée par une membrane amorphe, transparente, régulièrement stratifiée et tremblotante. Le contenu ressemblait à du pus graisseux et blanchâtre, et nous avons pu, à l'examen microscopique, y reconnaître des crochets d'échinocoques et des échinocoques entiers. Il s'agissait donc encore d'un kyste hydatique suppuré. Seulement nous avions affaire à une poche solitaire, tandis que dans la plupart des cas, et notamment dans ceux que je vous ai précédemment cités, il s'agissait de poches multiples dans un kyste unique, et quelquefois de poches multiples dans plusieurs kystes différents.

M. Maurice Laugier n'a trouvé, dans les annales de la science, aucun autre exemple de kyste hydatique sublingual.

V. *Kyste hydatique superficiel et non suppuré de la cuisse droite, avec frémissement hydatique.* — Messieurs, le malade qui est couché au n° 44 de la salle Sainte-Vierge (avril 1869) est un homme de 68 ans, amaigri, faible et plus usé encore que son âge ne le comporte. Nous ne lui trouvons cependant pas de maladie organique, et il est entré pour une tumeur, assez peu gênante, d'ailleurs située à la partie antérieure de la cuisse. Cette

(1) M. Laugier, *Archives générales de médecine*, VIe série, t. XVIII, p. 112.

tumeur, dont il s'est aperçu depuis quelques mois, est grosse comme un œuf de poule environ, allongée de haut en bas, molle et fluctuante. Nous reconnaissons que la fluctuation est superficielle, parce que nous la percevons au moyen d'une pression légère et de la percussion rapide, et que le doigt, sans appuyer beaucoup, sent l'ondulation très-près de la peau. En pressant la tumeur, et surtout en la percutant, j'ai senti à diverses reprises, et j'ai fait sentir à plusieurs d'entre vous un frottement particulier, difficile à décrire, qui diffère de la crépitation osseuse et de la crépitation emphysémateuse, et qui a quelque analogie avec le froissement de l'amidon ou celui de la neige sous les doigts. Quoique une sensation de ce genre puisse, à la rigueur, être donnée par des grumeaux fibrineux contenus dans un abcès froid du genre de ceux que vous m'avez quelquefois entendu désigner sous le nom d'abcès grumeleux, j'ai pensé cependant qu'il s'agissait bien ici du frémissement hydatique, ce symptôme dont on parle dans toutes les descriptions, mais que nous trouvons si rarement sur les malades. Ce qui m'autorisait à admettre cette opinion, c'est que la tumeur n'avait jamais été douloureuse, et que la sensation était un peu différente de celle que m'ont donnée les abcès grumeleux.

J'ai donc admis que nous avions affaire ici à un kyste hydatique superficiel, et que ce kyste n'était pas suppuré.

Quel traitement devions-nous faire à ce malade?

Messieurs, j'ai rejeté tout d'abord l'incision simple, car il est probable que cette incision eût été suivie de suppuration. Or, je vous l'ai déjà dit, nous ne sommes jamais sûrs, lorsque l'inflammation suppurative apparaît dans une cavité qui vient d'être mise en communication avec l'air extérieur, que cette inflammation ne se compliquera pas ou d'érysipèle, ou de septicémie, et nous en sommes moins sûrs quand il s'agit d'hydatides que quand il s'agit de toute autre tumeur kystique. L'ouverture d'une cavité déjà en suppuration est toujours moins grave que celle d'une cavité qui n'a pas encore suppuré au moment où on l'ouvre, et qui, par le fait même de cette ouverture, est destinée à la suppuration.

Pour la même raison, je ne suis pas disposé non plus à recourir à l'injection iodée; car si celle-ci provoque souvent, dans les kystes séreux et synoviaux, une inflammation qui reste plastique ou adhésive, il n'en est pas de même pour les kystes hydatiques. Elle y provoque aisément l'inflammation suppurative, à laquelle ils sont très-prédisposés, et pour le développement de laquelle toutes les irritations deviennent des causes occasionnelles. Je sais bien que cette inflammation suppurative, survenant alors après une simple ponction et sans communication de la poche avec l'air, serait probablement moins intense et moins grave que si elle arrivait après l'incision. Mais, néanmoins, j'en crains encore les conséquences. Elle devient facilement putride et par suite infectante, probablement parce que la membrane d'enveloppe, celle qu'on appelle l'hydatide mère, et qui double la paroi kystique adventice, est privée de vaisseaux, incapable de granuler, et doit être éliminée pour que les bourgeons charnus se dévoloppent aux dépens de cette paroi adventice sous-jacente. Or, même avant l'ouverture des foyers purulents, il n'est pas impossible que la membrane mère, de même que celle qui limite chacune des hydatides contenues, éprouve l'altération putride, et si cela n'a pas eu lieu avant, cela arrive après l'ouverture, tôt ou tard inévitable, du foyer, et après sa mise en communication avec l'air. Pour ces motifs, je crains la suppuration des kystes hydatiques, et autant que possible je ne veux rien faire qui puisse la provoquer.

Je n'avais donc plus à choisir, pour notre malade, qu'entre la temporisation et la ponction simple. Je n'ai pas adopté la première, parce que le kyste est déjà gros et paraît disposé à augmenter encore. Or, plus le volume s'accroît, plus l'inflammation suppurative est imminente, et plus, si elle survient, elle a d'intensité et de gravité. A mon sens, il vaut mieux recourir à la ponction simple, et y revenir de temps en temps, en se proposant le but suivant : amener, sans inflammation grave, le kyste hydatique à l'état graisseux et à la suppression de la sécrétion qui entoure les hydatides libres. Lisez le livre de M. Davaine (1), et vous verrez que c'est ainsi que guérissent spontanément les tumeurs hydatiques.

Vous vous rappelez que le kyste hydatique se compose de deux parties principales : 1° une cavité plus ou moins grande, dont la surface interne est tapissée par deux membranes, l'une cellulaire et vasculaire ou adventice, l'autre spéciale ou anhiste Tant que le kyste est petit, la membrane anhiste tapisse toute la surface interne de l'adventice ; mais lorsqu'il est arrivé à des proportions plus grandes, cette membrane anhiste, qui n'est pas suffisamment extensible, peut s'être déchirée par places et ne plus revêtir qu'une partie du kyste (1) ; 2° un contenu formé tout à la fois par le liquide de la première poche et par les poches nouvelles plus ou moins nombreuses qui y ont pris naissance, et qui toutes sont composées de la même enveloppe transparente albuminoïde et non vascularisée, et du même liquide transparent, dans lequel on trouve assez souvent au microscope des cristaux d'hématoïdine, des échinocoques et des crochets d'échinocoques. La vie et par conséquent la tendance à l'accroissement sont entretenues dans ces parties par les liquides et surtout par celui du kyste principal. Or, quand le liquide vient à disparaître, les kystes secondaires vivent mal. Quelquefois ils se vident dans la poche principale où la résorption se fait, et les membranes ratatinées se pressent les unes contre les autres ; d'autres fois ces membranes passent elles-mêmes à l'état graisseux, ou se ratatinent et s'amoindrissent dans l'amas de graisse qu'a fourni la membrane adventice. Vous savez que nous ne sommes pas fixés sur le mode de formation de cette graisse dans les kystes hyda-

(1) C'est peut-être ainsi que s'explique la coloration citrine du liquide dont j'ai parlé à la page 138. Il se peut que, chez ce malade, l'hydatide mère ait été déchirée de bonne heure, ou se soit décollée de la surface interne du kyste, dont la paroi, constituée aux dépens des parties molles de l'avant-bras, aura fourni du liquide séreux.

tiques. Mais peu importe : la poche transformée n'est plus une tumeur vivante et qui tend à s'accroître ; c'est une tumeur régressive et graisseuse qui ne s'accroît pas et même peut diminuer par résorption, d'où cette conclusion que les kystes hydatiques guérissent de deux façons : ou bien par la suppuration de la poche principale avec altération putride plus ou moins prononcée et expulsion de toutes les membranes anhistes, et par la formation d'une membrane granuleuse qui se comporte de la même façon que celle des abcès ; ou bien par la disparition du liquide dans la poche ou dans les poches principales, le passage du reste à l'état graisseux, puis le retrait et la diminution du volume de la tumeur kystique.

Nos moyens de traitement doivent donc viser l'un de ces deux buts. Je vous ai dit pourquoi je reculais devant le premier, quitte à l'accepter s'il se présente, et à me conformer aux indications thérapeutiques qu'il fait naître. C'est au second que je donne, et qu'il faut, dans tous les cas de ce genre, donner la préférence.

Les ponctions simples et réitérées satisferont à l'indication. En soustrayant le liquide de la poche principale, l'instrument semble mettre la tumeur dans des conditions favorables à la transformation graisseuse. Le résultat n'est pas toujours obtenu du premier coup, et nous ne pouvons pas savoir à l'avance le nombre de ponctions qui seront nécessaires pour le donner. Mais il suffit que la guérison soit possible par ce moyen pour que nous devions le tenter, parce que la tentative n'expose pas la vie du malade dans la plupart des cas. Je sais bien que, chez certains sujets, la ponction simple suffit pour amener l'inflammation suppurative. Mais le résultat a moins de chances de se produire lorsque le patient est tenu au repos après l'opération, et lorsqu'on ne l'a pas soumis à des explorations multipliées qui auraient pu déchirer un certain nombre de vésicules, et, en les déchirant, préparer ce mode de terminaison. En tout cas, si la suppuration arrive, elle n'est pas inévitablement mortelle, et nous pouvons aider à la guérison en favorisant, par des incisions suffisamment larges et multipliées, ainsi que par des lavages fréquents, l'issue des membranes hydatiques altérées et du pus fétide.

J'ai donc recommandé que le malade ne fût pas trop examiné. Je l'ai laissé reposer deux jours, en tenant sa tumeur enveloppée dans un bandage ouaté; puis, ayant constaté de nouveau qu'aucun phénomène inflammatoire n'était survenu, j'ai plongé dans la tumeur le petit trocart explorateur des trousses. Vous avez vu s'échapper environ 120 grammes d'un liquide transparent comme de l'eau de roche, dans lequel l'examen au microscope nous a fait reconnaître des crochets libres, des couronnes de crochets et des cristaux d'hématoïdine. Vous avez pu remarquer que la canule ne s'était pas obstruée pendant l'opération, ce qui nous a fait penser que nous n'étions pas dans un kyste enflammé et préparé à la suppuration. Vous vous rappelez en effet que, dans les cas d'inflammation tendant à devenir suppurative, les membranes hydatiques s'altèrent et se dissocient, et ce sont les lambeaux résultant de leur dissociation qui viennent oblitérer la canule. Lorsque l'inflammation n'existe pas, la dissociation n'a pas lieu, et la poche ne renferme pas les pellicules qui peuvent s'engager dans l'instrument et l'oblitérer.

L'évacuation une fois faite, j'ai senti, avec la main, une masse pâteuse remplissant encore la cavité, et qui sans aucun doute était formée par les poches hydatiques contenues, celles dont je désire obtenir le passage à l'état graisseux. Mais vous avez vu que je me suis abstenu d'une longue exploration, et qu'après avoir mis du collodion sur la piqûre, j'ai placé un bandage roulé très-peu compressif, me proposant surtout de soustraire la tumeur à des pressions exploratrices qui auraient pu déterminer la suppuration.

Le malade va nous quitter dans quelques jours. Je pense que le liquide se reproduira, et qu'une nouvelle ponction sera nécessaire dans quelques mois.

CENT SEPTIÈME LEÇON

Kyste hydatique du foie.

Tumeur profonde et fluctuante de l'hypochondre droit. — Présomption pour une poche hydatique du foie. — Précautions et ménagements pour éviter la suppuration. — Choix à faire entre la temporisation et l'intervention. — L'incision par le procédé de Récamier n'est bonne que pour les cas où le kyste est déjà suppuré. — La ponction simple, répétée de temps en temps, est préférable pour les kystes non suppurés. — Elle est tantôt palliative, tantôt curative.

MESSIEURS,

La malade qui est entrée au n° 4 de la salle Sainte-Catherine est tourmentée par un gonflement de l'hypochondre droit qui, sans la faire beaucoup souffrir, la gêne, et surtout paraît lui occasionner des digestions un peu laborieuses. En palpant le côté malade, vous avez senti, au-dessous du bord des fausses côtes, une tension élastique qui n'existe pas à l'état normal et qui ne se rencontre pas du côté opposé. En plaçant les deux mains à une certaine distance l'une de l'autre et faisant la pression prolongée dont je vous ai parlé déjà, je crois avoir senti une fluctuation profonde un peu douteuse, qui m'a fait croire à l'existence d'une collection liquide. En faisant la percussion digitale, j'ai trouvé une matité prononcée, mais je n'ai pas senti le frémissement hydatique.

Cependant, comme il n'y avait jamais eu du côté du foie de symptômes fonctionnels pouvant indiquer soit une hépatite terminée par suppuration, soit une accumulation de bile dans la vésicule, soit un abcès consécutif à une péritonite partielle ; comme, d'autre part, la position évidemment profonde du foyer rénitent et fluctuant ne permettait pas de penser qu'il fût placé dans l'épaisseur de la paroi abdominale, je ne pouvais pas croire à autre chose qu'à une collection liquide occupant le foie, et du moment où la santé générale ne s'était pas altérée pendant le développement de cette collection, c'était un motif de plus pour penser, malgré l'absence de signes pathognomoniques, à une tumeur hydatique, laquelle tumeur n'avait pas encore suppuré.

D'après ce diagnostic, et en vue d'éloigner toutes les causes de suppuration, j'ai demandé que la malade fût examinée avec discrétion et ménagement, me réservant de l'observer moi-même quelques jours, et de l'examiner à nouveau avant de prendre un parti.

Mes observations ultérieures m'ont confirmé dans la pensée que j'avais bien affaire à un kyste hydatique, à cause de la fluctuation profonde, que j'ai sentie un peu mieux, et à cause de l'impossibilité d'expliquer autrement l'apparition et le développement d'une tumeur fluctuante du foie, sans altération de la santé générale. La ponction d'ailleurs devait décider en dernier ressort la question.

Je discutai, comme il faut le faire dans tous les cas de ce genre, le problème de la temporisation ou de l'intervention. Vous savez, messieurs, que l'intervention, si prudente et si réservée qu'elle soit, expose, dans une certaine mesure, à la suppuration; vous savez que la suppuration des grands kystes hydatiques a des dangers, et j'ajoute que, quand il s'agit du foie, ces dangers sont augmentés par la présence du péritoine, qui peut s'enflammer gravement, soit par l'effusion, dans sa cavité, du liquide contenu dans le kyste, soit par la propagation d'une inflammation intense développée dans ce dernier. C'est pourquoi il vaut mieux, sur certains sujets, temporiser; cela est préférable, par exemple, lorsque le kyste est encore peu volumineux, que le diagnostic laisse des doutes, et que les symptômes fonctionnels restent nuls ou peu accusés. Ce n'est pas tout à fait le cas ici. La tumeur est assez volumineuse, le diagnostic n'est guère douteux, et la malade éprouve une certaine gêne causée sans doute par la distension de la poche et la compression qu'elle exerce sur les organes voisins. Dans cet état de choses, en temporisant nous exposerions la malade aux dangers d'une rupture du kyste et de l'effusion de son contenu dans la cavité péritonéale. Nous l'exposerions de plus à un autre danger qu'ont signalé les observateurs modernes, et surtout M. Davaine, celui du trouble de la santé auquel pourrait donner lieu la suppression d'une partie du tissu hépatique par la compression qu'exercerait sur lui la tumeur, si on la laissait arriver à des proportions trop considérables.

Pour ces motifs, l'intervention me paraît bien indiquée. Seulement elle doit être aussi simple que possible, afin de ne pas exposer la malade à la péritonite et à la suppuration du kyste.

Aussi je n'ai pas songé à l'opération qui tout d'abord semble la seule acceptable, comme étant la plus susceptible de conduire à une guérison radicale : je veux parler de la méthode de Récamier, consistant à cautériser, couche par couche, la paroi abdominale, de façon à amener des adhérences entre le péritoine de cette paroi et la poche, pour ouvrir ensuite cette dernière à l'époque où l'on est en droit d'espérer que des adhérences sont établies. Certes cette méthode est ingénieusement et heureusement combinée pour éviter que le liquide de la poche hydatique s'épanche dans la séreuse abdominale ; mais elle ne peut donner la guérison que par le développement de l'inflammation suppurative et des granulations, après expulsion de la membrane anhiste tapissant la surface interne de la tumeur. Or nous avons toujours à craindre, outre la péritonite, la putridité résultant et de l'altération des membranes hydatiques au contact de l'air, et du séjour, difficile à éviter, du pus dans une cavité spacieuse dont l'ouverture est toujours un peu étroite relativement aux dimensions de cette cavité. Il y a donc là deux dangers possibles : la septicémie, et l'extension, de proche en proche, de la phlegmasie au péritoine, à travers le parenchyme plus ou moins aminci du foie.

Pour ces raisons, je rejette absolument le procédé de Récamier, c'est-à-dire la grande incision, lorsque les kystes hydatiques du foie ne sont pas encore suppurés. Je sais qu'il a donné quelques succès brillants, mais je sais aussi qu'il a donné un bon nombre de morts. Je n'ai pas de statistique personnelle, puisque je ne l'ai pas employé moi-même. Je ne puis produire de statistiques empruntées à d'autres, parce que les faits malheureux n'ont pas été publiés; mais je suis certain d'avoir entendu quelquefois parler de kystes hépatiques non suppurés qui, traités de cette façon dans divers hôpitaux, s'étaient terminés par une péritonite grave ou une infection purulente, et ces résultats sont tellement en rapport avec ce que je connais du danger de la suppuration des kystes hydatiques, que je n'hésite pas à les accepter et à les invoquer contre la doctrine thérapeutique qui proposerait l'emploi immédiat de la méthode Récamier pour les kystes non encore suppurés.

Mon opinion change lorsque la tumeur est déjà en suppuration. Que celle-ci soit survenue spontanément ou qu'elle ait été consécutive à une ou plusieurs ponctions simples, ou à une injection iodée, il est évident que du moment où le pus existe et où sa présence est démontrée par le résultat de la dernière ponction, il faut lui donner une issue à l'extérieur, sous peine de le voir s'épancher dans le péritoine, et il est certain qu'alors l'opération de Récamier est ce qu'il y a de plus sûr. Je l'ai employée il y a quelques années dans un cas de ce genre. Le kyste hépatique avait suppuré spontanément; nous en avions été avertis par une première ponction exploratrice, et nous convînmes, le professeur Gubler, qui traitait aussi le malade, et moi, que l'abcès hydatique serait ouvert après une série de cautérisations, avec la pâte de Vienne, destinées à faire naître des adhérences entre le kyste et la paroi abdominale. Je n'insiste pas sur les détails et sur le soin que nous avons pris, consécutivement, de laver souvent l'intérieur de la poche avec de l'eau phéniquée ou iodée. Il me suffira de vous dire que le plus beau succès a été obtenu, et que le malade, jeune homme de 24 ans, est resté, pendant plus de deux ans, fort bien portant.

Malheureusement d'autres kystes hydatiques se sont produits ultérieurement. L'un d'eux a suppuré; le patient a refusé obstinément une nouvelle opération, et il est mort de péritonite aiguë due très-probablement à une effusion dans le péritoine du liquide de l'une des deux tumeurs qu'il portait.

Et puisque je suis amené à vous parler de cette opération de Récamier, je dois vous dire que nos livres de chirurgie sont fort incomplets sur son mode d'exécution. L'on ne dit pas combien il faut de cautérisations, et surtout combien il faut de jours pour obtenir, entre la paroi du kyste et celle de l'abdomen, des adhérences assez solides et assez étendues pour que la poche puisse être ouverte avec sécurité. Doit-on attendre huit jours, dix jours, quinze, vingt jours et plus avant de plonger le bistouri? Vaut-il mieux ne pas inciser du tout, et cautériser jusqu'à ce que l'eschare comprenant la paroi kystique se détache et ouvre ainsi la cavité? Ce serait peut-être le plus sûr, mais il y a souvent urgence. Quand la poche est très-distendue, elle peut d'un instant à l'autre s'ouvrir dans le péritoine, pendant les quatre ou cinq semaines qui seraient peut-être nécessaires pour arriver au résultat dont je parle; d'un autre côté la cavité est, comme je vous l'ai dit, presque toujours remplie de matières putrides, et leur résorption, pendant un temps aussi long, peut conduire le malade à une hecticité voisine de la cachexie mortelle.

Quant à moi, j'ai eu une fois, en 1877, l'occasion d'étudier sur le cadavre les effets de la cautérisation progressive de Récamier. Ce n'était pas pour un kyste du foie, c'était pour un kyste suppuré de l'ovaire. J'avais fait six applications de caustique de Vienne dans une étendue de six à sept centimètres en longueur, en mettant un intervalle de cinq à six jours entre les cautérisations. Ma malade succomba d'hecticité au trentième jour, avant que la poche eût été ouverte. J'ai constaté que l'eschare ne comprenait pas la paroi kystique, mais que celle-ci adhérait très-solidement à la paroi abdominale dans une étendue de plus de trois centimètres au delà du contour de l'eschare cutanée. J'en ai conclu que, dans les cas tant soit peu urgents, il n'était pas nécessaire d'attendre aussi longtemps, et que surtout on pouvait, sans escharifier la paroi kystique elle-même, ouvrir sûrement et au milieu d'adhérences solides au bout de dix à quinze jours.

Voici d'ailleurs comment j'ai procédé dans un cas tout récent de kyste hydatique suppuré du lobe gauche du foie. Dans une première séance, j'ai escharifié la peau, j'ai fendu l'eschare et j'ai escharifié de suite le tissu cellulaire sous-cutané. Dans une deuxième séance faite le lendemain, j'ai encore incisé l'eschare de la veille et j'ai cautérisé (toujours avec le caustique de Vienne) la couche aponévrotique et musculaire superficielle; puis j'ai attendu 48 heures, dans la pensée que l'inflammation partie de cette troisième cautérisation allait déjà se propager au péritoine et commencer la péritonite adhésive que je cherchais à obtenir. Dans une troisième séance qui a eu lieu le quatrième jour, j'ai fait, après section de l'eschare, une nouvelle application de caustique de Vienne. Le sixième jour j'en ai fait une autre; puis, comme nous approchions du kyste et du péritoine, j'ai laissé de nouveau deux jours d'intervalle, et j'ai fait le huitième jour une cinquième séance de cautérisation, toujours en incisant préalablement l'eschare. Le dixième jour, je sentais au fond de la plaie une tension qui indiquait la présence de la poche très près de là. Mais les adhérences étaient-elles établies suffisamment? Je n'en étais pas sûr, et cependant il ne fallait pas perdre de temps, car la tumeur se distendait toujours et la malade était fatiguée par la fièvre de suppuration intra-kystique. Dans l'espoir de compléter les adhérences, si par hasard elles n'étaient pas encore suffisantes, j'ai plongé un trois-quarts à hydrocèle, j'ai cru sentir le défaut de résistance seulement à deux ou trois millimètres au-delà du fond de ma brûlure, et j'ai laissé à demeure la canule qui, obstruée par les pellicules hydatiques, ne laissait rien entrer ni sortir, et qui pouvait, agissant comme un corps étranger, compléter la péritonite adhésive. Pour plus de sureté enfin j'ai appliqué une nouvelle couche de caustique de Vienne, que j'ai, comme les autres fois, laissée cinq à six minutes en place. Enfin, le lendemain, onzième jour depuis la première cautérisation et après six applications de plus en plus profondes de caustique, j'ai incisé couche par couche ma dernière escarre, j'ai porté à diverses reprises un stylet et une sonde cannelée pour voir si je trouvais une cavité libre qui eût été celle du péritoine non fermée par des adhérences. J'ai continué à inciser doucement, bientôt j'ai vu s'écouler le pus très-fétide et les membranes hydatiques, et j'ai donné à mon incision trois centimètres d'étendue. La malade n'a pas eu de péritonite aiguë, et certainement les adhérences que j'avais cherché à établir étaient obtenues le onzième jour, c'est-à-dire après dix jours accomplis depuis le début de l'opération. Au moment où j'écris ces lignes (20 septembre 1878) je n'ai pas eu besoin d'agrandir l'incision par en haut et par en bas, comme j'avais pensé que la chose serait nécessaire. Grâce aux injections phéniquées à 1/200e et au séjour d'un tube à drainage en U, la fétidité a promptement disparu, le kyste s'est vite resserré, et la malade est en assez bon état pour que je puisse espérer une guérison prochaine.

Je crois donc pouvoir établir qu'après six ou sept cautérisations faites en incisant l'eschare chaque fois, on peut, dans l'espace de dix à douze jours, obtenir les adhérences. Le mieux, si rien ne pressait, serait d'aller jusqu'au quinzième jour. Je reconnais d'ailleurs que la difficulté est d'être bien certain, quand on se dispose à inciser, que la cavité péritonéale ne va pas être ouverte. On a vu les subterfuges auxquels j'avais eu recours, savoir le placement à demeure d'une canule pendant 24 heures, et les recherches avec un stylet. Pourrait-on faire mieux que cela, toujours en supposant qu'on ait des motifs pour ne pas prolonger plus de dix ou douze jours les chances de mort par rupture ou par hecticité galopante ? Mon collègue M. Tillaux m'a dit que, dans deux cas de ce genre, il avait, comme dernier temps de l'opération, plongé dans le kyste une longue flèche de chlorure de zinc, dans l'espoir de compléter les adhérences qui avaient été commencées par le caustique de Vienne. En effet, au bout de trois jours, cette dernière eschare, en tombant, ouvrait le kyste et laissait échapper son contenu, sans qu'aucun symptôme de péritonite ait fait croire un instant à l'effusion d'une partie du contenu dans la cavité péritonéale.

Pour en revenir à notre malade, je ne songerais donc à la méthode Récamier que si la ponction démontrait, ce qui n'est pas du tout probable, une suppuration du kyste.

Mais n'y aurait-il pas lieu de songer à l'injection iodée? Pas davantage pour le moment. Ce moyen est trop irritant. Il a provoqué parfois la suppuration du kyste, et quand néanmoins la guérison a été obtenue, on s'est cru autorisé à en conclure que le moyen avait été bon. Mais soyez sûrs qu'il n'a réussi qu'après avoir fait naître des dangers, et que ces dangers, dans bien des faits qui n'ont pas été publiés, se sont terminés par la mort. Vous ne devez pas exposer volontairement à la suppuration et à toutes ses conséquences, une cavité de ce genre, dans laquelle se trouvent des matières organiques faciles à putréfier au contact de l'air, et difficiles à expulser à cause de la situation profonde du foyer, cavité pour laquelle il y a d'ailleurs obligation de ménager le nombre et l'étendue des incisions à cause du péritoine, et même de faire avec beaucoup de prudence les lavages consécutifs, dans la crainte encore d'enflammer ce dernier.

En un mot, je ne vois pas d'autre traitement pour cette femme, dans le moment actuel, que la ponction simple avec une aiguille fine. Notez bien que cette ponction sera non pas exploratrice, mais évacuatrice. On a parlé souvent, pour les kystes du foie, comme pour ceux des autres régions, de ponctions exploratrices consistant à faire une piqûre avec un trois-quarts fin, à regarder si du liquide s'écoulait, et, après avoir vu s'en échapper une petite quantité, à retirer la canule en laissant le kyste rempli. Cette manière de faire aurait le grand inconvénient de laisser du liquide dans la poche, et ce liquide pourrait, le jour même de l'opération, tomber dans la cavité péritonéale, et amener une péritonite promptement mortelle. On n'a pas publié tous les faits de ce genre; mais vous pourrez en lire un très-probant, qui a été rapporté en 1859 par M. Moissenet (1). Donc ce n'est pas une ponction simplement exploratrice que je vais faire à la malade, ce sera une ponction évacuatrice et thérapeutique, c'est-à-dire que je la ferai avec l'intention et l'espoir d'obtenir ou du moins de commencer la guérison. Mais expliquons-nous sur ce point. On a été longtemps disposé à croire qu'il en était du kyste hydatique comme de bien d'autres, et surtout comme de l'hydrocèle, c'est-à-dire que la ponction simple devait être suivie d'un prompt retour du liquide, et qu'elle ne constituait qu'un palliatif très-temporaire.

Gardez-vous de cette assimilation, et reportez vos souvenirs vers les détails dans lesquels je suis entré à l'occasion du malade affecté de kyste hydatique de la cuisse (page 155). La ponction simple peut, comme je vous l'ai dit, agir en provoquant la guérison par un mécanisme analogue à celui suivant lequel a lieu quelquefois la guérison spontanée. D'abord elle supprime le liquide de la poche principale, et celui de quelques-unes des poches incluses qui ont été touchées par l'instrument; puis l'évacuation permet la rétraction du kyste, la mort des autres vésicules hydatiques, leur affaissement après rupture et effusion de leur contenu dans la poche principale déjà rétractée, où il peut se résorber, le mélange de ces restes d'hydatides avec une matière grasse sécrétée par la membrane adventice, et bref la substitution d'une tumeur athéromateuse ratatinée, indolente, non susceptible d'accroissement, à la tumeur volumineuse et incessamment croissante que formaient les hydatides vivantes. Je répète ici que cette transformation, si bien étudiée et formulée par Bremser et M. Davaine, doit aujourd'hui servir de guide à la thérapeutique. Chercher à la provoquer, en imitation d'un procédé que la nature emploie, c'est faire courir à

(1) Moissenet, *Gazette des hôpitaux*, 1859, p. 161.

notre malade la bonne chance de la guérir par la voie la moins dangereuse, qui est celle de la non-suppuration.

Je voudrais pouvoir confirmer par beaucoup de faits probants cette opinion que la ponction simple faite une seule ou plusieurs fois a réussi par le procédé anatomo-physiologique dont je viens de parler, c'est-à-dire que je voudrais pouvoir vous montrer des kystes athéromateux, stationnaires depuis plusieurs années, sur des sujets qui auraient été traités longtemps auparavant de kystes hydatiques du foie par les ponctions plus ou moins réitérées. Mais je possède peu de faits de ce genre, et je ne pense pas que les annales de la science en renferment beaucoup.

En effet, le précepte que je formule devant vous en ce moment n'avait pas été, jusqu'à ces dernières années, posé d'une façon assez précise pour que le traitement ait été compris souvent de cette manière, et surtout pour que l'occasion se soit présentée de faire les autopsies consécutives et tardives qui seules jugeraient bien la question du mode de guérison.

Je n'ai, en somme, pour appuyer mes propositions, que deux ordres de faits : 1° ceux de sujets vivants qui ont été guéris par les ponctions, mais dont on n'a pas fait l'autopsie ; 2° ceux de sujets morts sur lesquels on a trouvé le kyste athéromateux, sans qu'on ait su si la transformation avait été spontanée ou si elle avait été provoquée par des ponctions.

Parmi les faits du premier ordre, je citerai ceux qui ont été rapportés par Cruveilhier (1), Cadet de Gassicourt (2), Boinet (3), Robert (4), Lenoir (5). Parmi les faits du second ordre se trouvent tous ceux qui ont été rassemblés par M. Davaine. Cer-

(1) Cruveilhier, *Dictionnaire de médecine et de chirurgie pratiques*, art. Acéphalocystes. Paris, 1829, t. I, p. 193.

(2) Cadet de Gassicourt, thèses de Paris, 1856.

(3) Boinet, *Bulletin de la Société de chirurgie*, t. VIII, 1858, et *Revue de thérapeutique médico-chirurgicale*.

(4) Robert, *Bulletin de la Société de chirurgie*, t. VIII, 1858, p 470.

(5) Lenoir, *Bulletin de la Société de chirurgie*, t. VIII, 1858.

tainement, je suis autorisé, en attendant que des faits plus nouveaux et plus nombreux se produisent, à croire que, dans les cas où la ponction a été suivie de guérison, les résultats ont été les mêmes que sur les sujets dont les autopsies ont eu lieu, avec absence de commémoratifs; car je comprends difficilement que les choses se passent d'une autre manière. Je ne crois pas que les poches hydatides puissent être résorbées. Elles doivent rester flétries dans le kyste; et si elles ne provoquent pas, à la manière de corps étrangers, l'inflammation suppurative, c'est sans doute parce qu'elles se trouvent entourées de la matière grasse, qui les sépare du tissu hépatique et n'irrite pas autant ce dernier (1).

(Voici d'ailleurs les résultats actuels de ma propre pratique sur cette question du traitement des hydatides non suppurées du foie par les ponctions simples suivies de suppuration. J'en ai en ce moment sept (1878) cinq en traitement, trois femmes et deux hommes, outre deux malades (femmes) que j'avais sous les yeux de 1870 à 1872, et dont je parle plus loin, malades que j'ai perdues de vue, et que je présume guéries (2).

L'une des trois femmes a subi la ponction six fois depuis le 16 octobre 1875 jusqu'au 27 février 1878. Aucune des opérations n'a été suivie d'accident, et dans les intervalles, qui varient de quatre à six mois, la malade se porte bien. Nous avons trouvé aux deux dernières ponctions un liquide verdâtre albumineux, au lieu du liquide transparent que nous avions eu les premières fois. Ce liquide, dont la couleur s'explique certainement par de la matière biliaire, me fait supposer que la membrane adventive et l'hydatide mère manquent dans une certaine étendue, et qu'à

(1) Depuis que cette leçon a été faite (c'était en 1871), M. Dieulafoy a publié dans la *Gazette des hôpitaux* (juin et juillet 1872) une série d'articles sur le traitement des kystes et abcès du foie par l'aspiration, articles dans lesquels il formule, comme moi, le but à atteindre par ce mode de traitement, savoir la transformation athéromateuse du kyste, sans suppuration.

(2) Le lecteur voudra bien remarquer que les six alinéas compris dans la parenthèse (page 171 à 173) font partie d'une leçon du 20 juillet 1878, laquelle a été intercalée dans la leçon de la première édition.

ce niveau la paroi est constituée par le tissu hépatique mis à nu. Que doit faire présager cette particularité, qui est peu connue et qui n'a pas été beaucoup étudiée? Indique-t-elle un obstacle à la transformation athéromateuse que je cherche à obtenir? Doit-elle faire croire que la suppuration est inévitable tôt ou tard? Je ne sais, mais je me propose de continuer les ponctions tant que je ne verrai pas venir cette suppuration.

Une autre femme a subi la ponction deux fois (le 2 juillet 1874 et le 13 juillet 1875). Je ne l'ai plus revue depuis trois ans, malgré la recommandation que je lui avais faite de venir de temps à autre. Est-elle guérie, est-elle morte? Je ne puis le savoir.

Une troisième a été opérée une seule fois (le 12 juillet 1876), je ne l'ai pas revue non plus.

Quant aux deux hommes, il en est un qui habite la ville et auquel j'ai fait jusqu'à présent une seule ponction. C'était en avril 1877. J'ai de temps en temps de ses nouvelles, et je sais qu'il se porte bien. Mais je dois attendre encore avant de décider qu'il a été guéri par cette unique ponction.

Enfin mon dernier malade me paraît être guéri après avoir subi une seule fois la ponction. Cet homme a présenté une particularité que j'ai rencontrée sur une des femmes dont je parlais tout à l'heure : c'est un ictère dans le cours de sa maladie et avant la ponction. Celle-ci a été pratiquée le 10 novembre 1876. Depuis ce temps la santé est restée bonne, mais le malade a été pris en juillet 1878 d'un malaise, avec courbature, embarras gastrique, érythème noueux aux deux jambes. Pensant que cette indisposition se rattachait à la maladie du foie, il est rentré dans mon service le 17 juillet 1878, et y est resté jusqu'au 15 août. Je n'ai pas trouvé dans la région épigastrique, la saillie bombée, la tension, la fluctuation profonde que j'avais constatées la première fois. En un mot, il n'y a aucune apparence de tumeur. Seulement la percussion fait constater une matité plus considérable qu'à l'état normal, ayant de haut en bas 13 à 15 centimètres. Cette matité me paraît donnée par le foie et la massse athéromateuse qui a sans doute remplacé le kyste hydatique. Est-ce une guérison définitive? Le liquide hydatique peut-il revenir? La suppuration est-elle encore possible? Il faudrait plus de temps pour juger ces questions. Mais mon impression a été que la maladie récente n'avait aucun rapport avec l'ancienne tumeur, et que, selon toute probabilité, celle-ci était et resterait guérie.)

Voici donc comment sera traitée notre malade actuelle. Je lui ferai une ponction avec le trois-quarts capillaire de l'appareil Dieulafoy; j'aspirerai le liquide avec la seringue, dans laquelle le vide préalable aura été fait; je viderai cette seringue, et je recommencerai l'aspiration autant de fois que cela sera nécessité par la quantité du liquide. J'aurai soin de n'exercer aucune pression sur la tumeur, sous prétexte de favoriser l'évacuation, pour laquelle l'aspiration sera parfaitement suffisante. Lorsque le liquide ne viendra plus, je retirerai la canule, je placerai un linge collodionné sur l'ouverture, je mettrai une couche de ouate et un bandage de corps, et je tiendrai la malade au lit, couchée sur le dos, pendant trois jours au moins. Ces précautions, toutes minutieuses qu'elles paraissent, sont destinées à garantir la malade contre la péritonite. Car, si étroite que soit la canule, si rapide que doive être la cicatrisation de la piqûre faite à la poche, si complète que nous ayons voulu faire l'évacuation, il pourrait bien rester un peu de liquide, et au moindre mouvement ce liquide pourrait s'échapper dans le péritoine.

Si la malade n'a pas de péritonite consécutive, et si son kyste ne suppure pas, je la laisserai partir dans quelques jours, et je l'engagerai à revenir nous voir lorsqu'elle s'apercevra que son côté grossit de nouveau. Quelques-uns d'entre vous ont pu voir, l'an dernier, une malade que je traite de cette façon depuis deux ans, et à laquelle j'ai fait la troisième ponction sans aucun accident. J'en ai montré, cette année même, une autre à laquelle j'ai fait la deuxième ponction six mois après la première. Chez toutes deux la santé reste bonne; j'évite la suppuration et l'extension du kyste, et j'attends des ponctions successives une guérison radicale, sans pouvoir être certain que je l'obtiendrai, et sans savoir, pour le cas où je l'obtiendrais, combien de ponctions seront nécessaires. Dans quelques-uns des faits que j'ai rappelés tout à l'heure, la guérison paraît avoir eu lieu après une seule ponction; dans d'autres il en a fallu deux, trois et quatre; dans d'autres encore la suppuration a fini par avoir lieu. Si donc nous pouvons suivre cette malade, nous répéterons la ponction simple aussi souvent que le liquide se reproduira, et si, un jour ou l'autre, les phénomènes locaux et généraux, et la sortie du pus par la canule m'avertissent que le kyste a suppuré, j'aurai recours au procédé de Récamier (incision après cautérisations couche par couche avec le caustique de Vienne, et plus tard lavages réitérés). J'ai, pour les kystes hydatiques suppurés du foie, plus de confiance dans cette opération que dans la continuation des ponctions réitérées et dans les injections iodées.

La ponction a été faite le 27 juin 1871; elle a donné issue à environ sept cents grammes d'un liquide transparent comme de l'eau de roche, non albumineux; ce liquide contenait un certain nombre de crochets et même de couronnes de crochets appartenant évidemment à des échinocoques. Nous avons eu ceci d'insolite, mais qui a déjà été noté par d'autres observateurs, que le liquide sorti à la fin de l'opération avait une couleur verdâtre, que j'ai attribuée au mélange d'un peu de bile avec lui. Il est possible, mais je ne puis l'affirmer positivement, que cette particularité ait été due cette fois à la lésion du tissu hépatique par la canule du trois-quarts et non à la cause indiquée page 171.

Je soupçonne fort, d'après l'étendue de la poche, indiquée par la grande quantité du liquide, que les hydatides y sont très-nombreuses, et que la guérison n'aura pas lieu après une seule ponction. Il est à craindre même qu'un jour ou l'autre la suppuration arrive.

Quoi qu'il en soit, la malade n'a eu cette fois aucun accident; elle est restée au lit pendant trois jours, et a pu quitter l'hôpital, assez bien portante, le 3 juillet.

CENT HUITIÈME LEÇON

Kyste synovial hydropique de la gaîne des fléchisseurs de la main.

Deux malades atteints d'hydropisie de la bourse synoviale des fléchisseurs. — Sur l'un des deux, il y a crépitation donnée par des grains fibrineux hordéiformes ou riziformes. — Discussion sur les moyens de traitement. — La plupart conduisent, soit par l'inflammation adhésive ou plastique, soit par l'inflammation suppurative, à la guérison, avec des adhérences qui limitent les mouvements des doigts. — La ponction palliative est préférable, parce qu'elle laisse persister ces mouvements.

MESSIEURS,

Dans mes précédentes leçons sur certains kystes, j'ai appelé votre attention sur les dangers de la suppuration, surtout dans les cas où celle-ci est consécutive à l'ouverture artificielle de la poche, et sur la nécessité de donner la préférence aux moyens thérapeutiques qui ont le plus de chance d'éviter cette terminaison.

Voici deux cas d'une autre variété de kystes, pour lesquels non-seulement la suppuration, mais aussi l'inflammation simplement subaiguë, adhésive ou plastique, est dangereuse, et pour lesquels, à cause de cela, il faut savoir nous résigner à un traitement purement palliatif par la ponction.

Il s'agit de deux hommes âgés de vingt-deux et de quarante ans, se présentant à nous, l'un pour la première et l'autre pour la troisième fois. Tous deux ont un gonflement au niveau de la face palmaire du poignet droit. Ce gonflement est survenu lentement, sans douleur, et s'est accompagné d'une gêne de plus en plus prononcée dans les mouvements des doigts, dont l'extension complète est devenue impossible, et qui n'arrivent pas non plus à une flexion entière. Les malades peuvent bien encore saisir et tenir les objets, mais ils ne peuvent porter des fardeaux aussi lourds ni faire des efforts aussi considérables qu'autrefois. Ils craignent que cette gêne augmente, et viennent nous demander à être mis en état de se servir de leur main.

Les symptômes et le diagnostic sont faciles chez tous deux; vous observez, sans rougeur ni chaleur, ni douleur concomitantes, un gonflement qui remonte à deux ou trois travers de doigt au-dessus de l'interligne radio-carpien; il se prolonge, en y faisant cependant une saillie un peu moins considérable, sur la face palmaire de la main, à la même distance au-dessous de l'interligne en question. La saillie est moins prononcée au niveau du ligament annulaire antérieur du carpe, qu'au-dessus et au-dessous de lui. En plaçant une main sur la tumeur de l'avant-bras, l'autre sur celle de la main, et exerçant une pression prolongée avec l'une d'elles, pendant que la seconde reste immobile, j'ai senti nettement la fluctuation profonde. Sur le plus âgé des malades, celui qui vient pour la troisième fois dans le service, la manœuvre ne m'a fait percevoir aucune autre sensation; sur le plus jeune, elle m'a permis de sentir une crépitation particulière, sorte de froissement qui n'est pas perçu par la percussion comme celui que nous connaissons sous le nom de frémissement hydatique, mais qui se sent très-bien quand le liquide est déplacé par une pression prolongée.

Il n'y a pas à douter ici d'une collection liquide. Je vous faisais voir dernièrement à la consultation une malade portant dans les mêmes régions un gonflement qui était semblable pour le volume et la forme, mais qui en même temps était mollasse, pâteux, et ne donnait en aucun point, et de quelque manière que l'exploration fût faite, la sensation de fluctuation. Je vous ai dit qu'il s'agissait d'une synovite fongueuse de la bourse synoviale des fléchisseurs, maladie essentiellement lente et rebelle; mais ici nous n'avons pas le même empâtement, et nous avons une fluctuation des plus évidentes. Nous pourrions croire à un abcès froid ou à un kyste hydatique, si nous n'étions pas amenés à une autre opinion par la connaissance d'une grande bourse synoviale qui existe dans cette région et dont les maladies ne sont pas rares. Cette bourse est celle qui, placée entre la face postérieure des tendons fléchisseurs et la partie antérieure du squelette radio-carpien, envoie des prolongements à chacun des tendons fléchisseurs pour faciliter leurs glissements. Le gonflement a bien la position et la forme qui appartiennent à cette synoviale, et la topographie ne permet pas de douter qu'il s'agit d'un épanchement dans la bourse en question. Le liquide est purement synovial, peut-être mélangé de sang chez l'un des malades; chez l'autre, il est mêlé avec ces petits fragments fibrineux que nous désignons aujourd'hui sous les noms de grains riziformes ou hordéiformes, à cause de leur ressemblance avec des grains de riz ou de blé, et qu'à une certaine époque on a considérés à tort comme une variété d'hydatides. Ce sont ces grains qui donnent la crépitation particulière dont je vous ai parlé.

J'hésite à désigner cette maladie sous le nom de synovite, parce que si, comme cela est probable, l'épanchement est consécutif à une inflammation lente et sourde, la chose n'a pas été jusqu'ici démontrée par des faits anatomiques probants, et les symptômes ne l'indiquent pas d'une façon positive. Il y aurait lieu, en tout cas, d'établir une comparaison avec l'hydarthrose, qui est une arthrite hydropique, et de dire qu'il s'agit ici d'une synovite tendineuse hydropique. Par sa lenteur, sa résistance aux traitements employés, et la présence d'une membrane bien limitée autour de l'épanchement, cette affection appartient plutôt à la catégorie des kystes. Seulement elle constitue un kyste à paroi préexistante, au lieu d'un kyste à paroi de nouvelle formation. Je l'ai nommée kyste synovial hydropique, pour la distinguer de ces kystes développés sur un appendice de synoviale articulaire, qu'on nommait autrefois *ganglions*, et que j'ai appelés, à cause de leur mode de formation, *kystes folliculaires* (1).

(1) Gosselin, *Mémoire sur les kystes synoviaux de la main et du poignet* (*Mémoires de l'Académie de médecine*, 1852, tome XVI, p. 367).

Pour ces deux sujets, messieurs, le pronostic est fâcheux ; car de deux choses l'une : ou bien l'épanchement et la tumeur guériront, mais les malades perdront en totalité ou en très-grande partie le mouvement et l'usage de leurs doigts ; ou bien ils conserveront leur épanchement indéfiniment, et avec lui l'infirmité qui résulte de l'insuffisance de force dans la main.

Peut-être n'est-il pas impossible de les guérir, en leur rendant la liberté des doigts. Mais j'en doute. En tout cas, je n'en ai pas vu, jusqu'à présent, d'exemple positif, et tous les malades que j'ai eu l'occasion de suivre ont eu l'une ou l'autre des deux terminaisons que je vous indiquais tout à l'heure.

Pourquoi donc ce pronostic fâcheux ? C'est qu'il y a, dans cette maladie, deux choses à considérer : 1° l'épanchement lui-même, conséquence de cette modification nutritive particulière que nous pouvons expliquer par une synovite obscure ou larvée ; 2° la gêne des glissements tendineux, avec tendance à la rétraction, qui accompagne l'épanchement. Ce dernier, quand il devient considérable, est sans doute une des causes de la gêne, mais il faut aussi faire une certaine part à l'altération également mal connue des prolongements de la synoviale, qui engaînent chacun des tendons. Je vous ai dit, dans d'autres occasions, que ces prolongements, quand ils deviennent malades, non-seulement ne permettent plus les glissements, mais provoquent, par un mécanisme difficile à expliquer, la rétraction des tendons et des muscles. Le résultat est certainement moins prononcé sur nos deux malades, chez lesquels l'inflammation est très-lente, que sur ceux (1) chez lesquels la synovite était aiguë et suppurante ; mais il n'en existe pas moins, et vous allez voir qu'il ne faut pas perdre de vue cette tendance à la rétraction et à la rigidité des tendons fléchisseurs qui accompagne les synovites tendineuses de cette région.

Traitement. — Que ferons-nous à ces malades ? Si je consulte les auteurs, j'y trouve indiqués un certain nombre de moyens de

(1) Voy. tom. IIe, pages 233 et 24.

traitement : les vésicatoires, la compression, la ponction simple, la ponction suivie de compression, l'injection iodée, les incisions, les sétons multiples, le drainage. Or, parmi ces moyens, les uns ne provoquent pas la suppuration, ou, s'ils la font naître, c'est contrairement aux intentions du chirurgien ; les autres l'occasionnent inévitablement. Au nombre de ces derniers se trouvent les incisions, le séton et le drainage. Je les rejette d'une manière absolue. Ici encore je ne veux pas de l'inflammation suppurative ; si elle arrive malgré moi, je traiterai les malades en conséquence ; mais, de même que pour l'hématocèle et les kystes hydatiques, je regarderais comme une faute de la provoquer à dessein. Ce n'est pas que l'inflammation suppurative ne soit un moyen de guérison de l'épanchement. Je reconnais même que, du moment où le malade n'en meurt pas, elle amène, après granulation, des adhérences entre les surfaces opposées du kyste, et met ainsi, plus sûrement que toute autre opération à l'abri du retour de l'hydropisie. Mais la suppuration nous offre les inconvénients suivants :

1° Elle peut prendre une intensité trop grande, s'accompagner d'une fièvre violente analogue à celle de la fièvre traumatique, se propager de la synoviale au tissu cellulaire profond de la main et de l'avant-bras, et donner ces phlegmons graves dont j'ai eu l'occasion de vous entretenir plusieurs fois (tom. 2e, p. 233.). Il n'est pas impossible, comme vous le savez, que ces suppurations profondes se terminent par l'infection purulente et la mort. Si elles ne prennent pas cette gravité, elles laissent du moins après elles l'impotence du membre que vous connaissez.

2° En supposant que l'inflammation se circonscrive à la cavité synoviale, elle laisse souvent à sa suite des fistules de longue durée. Mais l'inconvénient principal, que ces fistules aient eu lieu ou non, ce sont les adhérences que les granulations finissent par établir, non-seulement entre les surfaces opposées de la poche qu'elles oblitèrent, mais aussi entre les divers tendons. Pendant qu'elles s'établissent, ces derniers se rétractent davantage, amènent les doigts dans une flexion incorrigible, et finissent par ne pouvoir plus glisser les uns sur les autres. Le malade est donc guéri de son kyste hydropique; mais il est condamné à l'infirmité de la main en griffe dont je vous ai parlé, et à la perte des mouvements des doigts. Ce résultat est pire, soyez-en sûrs, que la maladie primitive par laquelle les doigts sont affaiblis, sans doute, mais enfin ne sont pas condamnés à l'impuissance absolue.

Je sais que quelques malades ont eu, à la suite des incisions, du séton et du drainage, une synovite suppurante peu grave, que d'autres ont conservé après la guérison un peu plus de mouvement que je ne viens de l'indiquer. Mais ce sont des faits exceptionnels sur lesquels vous ne devez pas compter.

Je donne sans hésitation la préférence aux moyens qui ne provoquent pas la suppuration. Je suis obligé seulement de reconnaître qu'ils conduisent très-rarement à la guérison définitive, et qu'ils n'empêchent pas l'hydropisie de persister ou de se reproduire. C'est un malheur, sans doute, mais un malheur inévitable. Il faut accepter, puisque la chose est ainsi, qu'un kyste synovial des fléchisseurs de la main est, dans le plus grand nombre des cas, une infirmité, et ne pas oublier que cette infirmité est moins grande lorsque le kyste n'a pas suppuré que quand il a suppuré.

Mais, dira-t-on sans doute, pourquoi ne pas recourir à l'injection iodée, qui, le plus souvent, ne provoque pas la suppuration, et, par conséquent, semble devoir supprimer la sécrétion anormale sans exposer à aucune suite fâcheuse? Je rejette également ce moyen pour deux motifs : d'abord parce qu'il a encore quelques chances de provoquer l'inflammation suppurative que nous avons tant d'intérêt à éviter; ensuite parce qu'il fait naître au moins une inflammation subaiguë, adhésive et plastique, dont la conséquence à peu près inévitable est une rétraction des tendons et une diminution de leurs glissements. Je sais bien que ces résultats sont donnés par la maladie elle-même, lorsqu'elle reste non guérie, et qu'elle est simplement palliée; mais ils ne sont donnés que très-lentement, après de longues années, tandis que l'injection iodée les produit immédiatement. Si cette dernière guérit, c'est donc en amenant beaucoup plus tôt l'infirmité complète qui est la terminaison tôt ou tard inévitable de la maladie.

D'après cet exposé, nous devons nous en tenir, si nous ne voulons pas aggraver la situation des sujets, aux moyens non opératoires : vésicatoires et compression, ou au moyen opératoire le plus simple, la ponction suivie de compression.

Le second malade, celui que je vois pour la troisième fois, a été, dans le principe, soumis au traitement par le vésicatoire et la compression. Mais, le kyste n'ayant pas diminué et ayant toujours augmenté, j'en suis venu à la ponction. Celle-ci a été pratiquée deux fois avec le trois-quarts explorateur. Chaque fois, le malade a éprouvé un soulagement et une diminution de la gêne des mouvements; mais le liquide s'est reproduit; aujourd'hui les doigts ne sont pas beaucoup plus gênés qu'ils ne l'étaient lors de la première ponction, et ils le sont certainement beaucoup moins qu'ils ne le seraient si, l'épanchement ayant disparu, des rétractions et des adhérences s'étaient établies à la suite des opérations dont cette disparition aurait été la conséquence.

L'autre malade a un kyste trop volumineux et trop gênant pour que je puisse espérer quelque chose du vésicatoire et de la compression. Il y a, comme chez le précédent, indication d'évacuer le liquide, afin de diminuer la gêne qu'il occasionne. Si nous étions servis par un hasard très-heureux, peut-être la récidive n'aurait-elle pas lieu. Malheureusement, je ne puis compter sur un pareil résultat. Il est probable que l'épanchement se reproduira et que, par suite de la synovite très-lente qui l'occasionne, les rétractions continueront à se faire. Mais je vous répète que cette conséquence d'une synovite très-chronique, avec retour de l'épanchement, est préférable à celle de la synovite aiguë ou subaiguë qui serait provoquée par les incisions et l'injection iodée.

Je ferai donc à ces deux malades une opération palliative, la ponction avec un trois-quarts très-fin, et je retirerai le liquide au moyen de l'aspiration avec l'appareil Potain. La présence des grains hordéiformes sur l'un des sujets ne modifiera pas le traitement. J'aurai soin, pendant l'évacuation, de ne faire aucune pression, je tiendrai la canule aussi immobile que possible, pour ne produire, avec son extrémité, aucune lésion irritante. Lorsque l'évacuation sera terminée, je fermerai soigneusement la petite plaie avec une bandelette collodionnée, afin d'obtenir le plus promptement possible la cicatrisation, et je placerai autour du membre un bandage ouaté modérément serré. J'engagerai les malades à ne pas se servir de leur main et à la garder en écharpe pendant quatre jours. De cette façon, je pense éviter non-seulement une inflammation suppurative, mais même une inflammation adhésive, et laisser la synoviale dans l'état de synovite obscure et lente dans lequel elle se trouve et auquel j'ai le regret de ne pouvoir remédier. Je conseillerai enfin à ces deux hommes de porter habituellement la nuit un bandage compressif destiné à retarder le plus possible le retour de l'épanchement, et je les engagerai à revenir pour une nouvelle ponction, lorsque celui-ci se sera reproduit. Si, un jour ou l'autre, la ponction est suivie d'une inflammation vive qui se termine par suppuration, alors j'aurai recours aux incisions multipliées et au drainage, qui, pour le moment, sont formellement contre-indiqués.

CENT NEUVIÈME LEÇON

Kystes du corps thyroïde (goître enkysté).

Kyste thyroïdien. — Son diagnostic. — Ses terminaisons possibles, et son pronostic, s'il est abandonné à lui-même. — Traitement. — L'indication principale est d'éviter la suppuration. — L'injection iodée est le meilleur moyen. — S'il y a récidive, ponction simple répétée de temps à autre.

Clinique du 12 mars 1870.

MESSIEURS,

Au numéro 26 de la salle Sainte-Catherine est couchée depuis quelques jours une jeune fille de 20 ans bien constituée et assez forte, qui est venue se faire traiter d'une tumeur de la partie antérieure et latérale du cou. Cette tumeur est connue de la malade depuis environ deux ans; elle avait, au moment où on l'a vue pour la première fois, le volume d'une noix, était absolument indolente et n'occasionnait aucune gêne. Elle s'est développée d'abord lentement; mais depuis quatre ou cinq mois, elle a pris un développement plus grand. La malade alla consulter M. le docteur Rémond, qui prescrivit des badigeonnages avec la teinture d'iode, et dix à quinze gouttes de cette même teinture à boire dans une cuillerée de vin de Bordeaux. Mais voyant, au bout de cinq semaines, qu'aucune diminution n'avait eu lieu, elle demanda, sur le conseil de M. Rémond, mes soins à l'hôpital.

La santé générale est très-bonne. La tumeur, située sur la partie latérale droite du cou, est arrondie, lisse à sa surface, grosse comme un petit œuf de poule; elle s'étend, de haut en bas, du cartilage thyroïde à la clavicule, et transversalement de la ligne médiane au sterno-mastoïdien, dont elle longe le bord antérieur en haut et la face interne en bas. En la touchant, nous la trouvons un peu consistante et élastique. En la pressant légèrement avec deux doigts, nous n'y sentons pas d'abord de fluctuation. Mais en la pressant un peu fortement et d'une façon continue, comme nous le faisons pour chercher la fluctuation profonde, il nous semble bien que nous la sentons. Nous conservons pourtant quelque incertitude; car, la tumeur montant et descendant avec le larynx et la trachée, il est difficile de la fixer assez longtemps pour bien apprécier la sensation; et comme, d'autre part, je ne peux lui faire prendre aucun point d'appui sur les parties profondes, à cause de la compression de la trachée, j'ai de la peine à porter la pression au degré nécessaire pour déplacer le liquide, s'il y en a. Attendez-vous à rencontrer ces difficultés dans l'exploration des tumeurs de ce genre. Mais, en en tenant compte, je crois pouvoir vous dire que la sensation que j'ai eue, rapprochée de la tension et de la résistance, me font croire à une collection de liquide dans une enveloppe séparée de la peau par une épaisseur d'au moins un centimètre.

J'ai tenu à savoir si cette collection, qui se trouve au niveau du lobe droit du corps thyroïde, appartient à cet organe ou aux parties extérieures. La situation profonde du liquide présumé est déjà favorable à sa présence dans l'épaisseur du corps thyroïde; d'autre part, les kystes sont bien plus fréquents dans cet organe que dans le tissu cellulaire et les ganglions lympathiques ambiants. Mais le seul moyen pathognomonique d'établir cette partie du diagnostic consiste à rechercher si la grosseur se déplace notablement pendant la déglutition. Les tumeurs du corps thyroïde, par suite des connexions étroites de cet organe avec la trachée, montent en même temps qu'elle; celles qui appartiennent à d'autres parties ne montent pas. J'ai donc engagé la malade à avaler sa salive, et j'ai regardé si la saillie anormale se mouvait avec le larynx. Il m'a bien paru en effet qu'elle montait sensiblement. J'ai conseillé ensuite d'avaler pendant que j'essayais de fixer la tumeur par en haut avec une main. J'ai senti cette main soulevée aussitôt que la déglutition s'est faite.

Pour plus de certitude, j'ai demandé un verre d'eau et j'ai engagé la malade à boire, sans s'arrêter, plusieurs gorgées. J'ai pu alors apprécier encore mieux, avec les yeux et avec les mains, les mouvements d'ascension. Ainsi donc nul doute; nous avons affaire à une tumeur du corps thyroïde, et il est probable que cette tumeur est, au moins en partie, liquide. Je dis *en partie*, car il arrive souvent que des kystes thyroïdiens coïncident avec un certain degré d'hypertrophie de l'organe, et cette hypertrophie ne peut être bien appréciée qu'après l'évacuation du liquide.

De notre examen il résulte que je n'ai pas à discuter longtemps devant vous le diagnostic. Du moment où il s'agit d'une tumeur thyroïdienne, je n'aurais qu'à chercher si cette tumeur est hypertrophique simple, hypertrophique et artérielle du genre de celles qu'on a nommées goîtres anévrysmatiques, cancéreuse ou kystique.

Je ne crois pas à l'hypertrophie qui constituerait un goître simple, parce que la tumeur n'est pas ancienne et s'est accrue bien plus vite que ne le fait habituellement le goître. Ellle est unilatérale, tandis que le goître hypertrophique est le plus souvent bilatéral. Enfin, elle offre de la tension et de la rénitence, tandis que le goître est habituellement mollasse.

Il s'agit encore moins du goître dit anévrysmatique, parce que je n'ai senti aucune pulsation, et je n'ai entendu avec le stéthoscope aucun bruit. J'ai bien trouvé par moments, lorsque je refoulais la tumeur vers la carotide, un soulèvement isochrone aux pulsations du cœur, mais j'ai senti que ce soulèvement n'était pas produit par des pulsations intrinsèques du corps thyroïde, et il m'a suffi de faire fléchir la tête en avant pour voir disparaître les soulèvements. Dans cette attitude, en effet, la tumeur s'éloignait de la carotide, et celle-ci ne lui transmettait plus rien.

Je ne crois pas non plus au cancer, parce que cette variété de tumeur est très-rare, qu'elle s'accroît plus rapidement que ne l'a fait celle-ci, qu'elle amène assez vite une compression de la trachée dont nous n'observons pas ici les conséquences, et qu'enfin elle donne à la santé générale une altération qui n'existe pas non plus.

Me fondant sur les motifs qui précèdent, et d'autre part sur l'existence d'une fluctuation presque certaine, je suis donc autorisé à admettre un kyste thyroïdien, ou goître kystique, avec un peu plus ou un peu moins d'hypertrophie, que je ne puis constater en ce moment. Le diagnostic sera définitivement établi par la ponction, qui, suivant mes habitudes, sera thérapeutique en même temps qu'exploratrice, si mes prévisions relativement à l'existence d'une collection liquide se réalisent.

Faut-il pousser plus loin la recherche du diagnostic, et me demander de quelle nature est le liquide? Non, car ce sujet n'a pas d'importance pour le traitement, et la question ne peut jamais être résolue complétement avant qu'on ait vu ce liquide. Il peut être ou complétement séreux ou d'une consistance analogue à celle de la synovie. Seulement, comme l'expérience nous a appris que très-souvent, surtout chez les femmes, sur lesquelles, pour le dire en passant, le goître kystique est bien plus commun que chez l'homme, que très-souvent, dis-je, le liquide renferme du sang ou de la matière colorante plus ou moins modifiée qui lui donne une couleur rouge clair, rouge foncé, brune, semblable à celle du chocolat ou du café noir, il m'est permis de présumer qu'il s'agit d'une de ces variétés. Mais aucun signe ne peut me faire reconnaître positivement à laquelle nous avons affaire, et je vous répète que cela n'a pas d'importance pour le pronostic et le traitement.

Je ne crois pas non plus que le kyste soit suppuré. A la grande rigueur, sa surface interne aurait pu fournir du pus au lieu de sérosité, ou du pus mélangé avec elle. Mais ce n'est pas probable, parce que le pus ne vient guère sans phénomènes inflammatoires, et que notre malade n'en a jamais présenté. L'important est qu'il n'y a pas eu dans ce kyste une inflammation suppurante aiguë, qui aurait substitué une espèce d'abcès chaud au kyste préalablement existant. Nous avons eu, dans le cours de l'année 1870, un cas de ce genre, dont quelques-uns d'entre vous ont sans doute conservé le souvenir. Il s'agissait d'un jeune homme de 21 ans, qui portait une tumeur thyroïdienne depuis l'âge de 17 ans, et chez lequel cette tumeur, sans cause connue, était devenue très-chaude et très-douloureuse, en même temps qu'un grand mouvement fébrile avait eu lieu. La ponction, faite avec l'explorateur Dieulafoy, donna issue à une notable quantité de pus, et, chose remarquable, a paru suffire pour procurer une guérison complète. En tout cas, notre malade n'a rien de pareil, et conséquemment n'est point exposée aux fistules de longue durée que nous voyons quelquefois à la suite des kystes suppurés du corps thyroïde.

Il est cependant un point du diagnostic bon à signaler, en passant, pour ceux d'entre vous qui n'ont pas encore observé des faits de ce genre. Il en est des kystes thyroïdiens comme des goîtres parenchymateux ou hypertrophiques. Les uns arrivent à de grandes proportions sans comprimer d'une façon gênante la trachée-artère et sans produire la suffocation. Les autres, bien plus rares, compriment de bonne heure la trachée et gênent la respiration, surtout dans l'action de marcher et de monter les escaliers. Ils sont alors beaucoup plus incommodes et peuvent finir par devenir dangereux. Or notre malade n'ayant présenté jusqu'ici aucun symptôme de ce genre, est dans la catégorie, de beaucoup la plus nombreuse, celle des sujets chez lesquels le goître kystique n'est pas suffocant.

Marche, terminaison et pronostic. — En raisonnant, jusqu'à confirmation du fait par la ponction, d'après l'opinion qu'il s'agit d'un kyste thyroïdien, que deviendrait-il si nous n'y faisions rien, et si nous l'abandonnions à lui-même? D'abord il ne guérirait pas spontanément. Ces kystes sont, en général, enveloppés d'une paroi épaisse qui, tout en se distendant peu à peu, ne s'amincit pas assez pour permettre au liquide d'arriver sous la peau. Il est donc probable que la tumeur augmenterait insensiblement et produirait une difformité de plus en plus choquante. A la rigueur une inflammation suppurative pourrait s'y développer spontanément, comme cela a eu lieu sur le jeune homme dont je parlais tout à l'heure. Cette inflammation, d'après quelques faits dont j'ai été témoin, à la suite d'opérations entreprises pour des kystes non encore suppurés, altérerait bien un peu la santé, pourrait s'accompagner momentanément de dyspnée et de toux, par compression ou inflammation de voisinage de la trachée. Mais il n'est pas probable qu'elle donnerait lieu consécutivement à l'infection purulente; du moins je n'en ai pas vu d'exemple jusqu'à présent. Le danger principal de cette suppuration, si la chirurgie n'intervenait pas, et peut-être même alors qu'elle interviendrait, serait dans la formation de fistules et la longue durée de l'écoulement purulent, soit à cause de la nature particulière de la membrane interne, qui ne se prête pas volontiers à l'occlusion après granulations, soit à cause des mouvements fréquents du larynx et de la trachée pour la déglutition, mouvements qui arrêteraient le travail cicatriciel.

Un dernier inconvénient pourrait résulter de l'accroissement incessant de la tumeur. Ce serait la compression de la trachée et le passage de la maladie à l'état de goître suffocant. La clinique nous présente, sous ce rapport, des variétés inexplicables. Certains goîtres kystiques prennent assez vite, comme certains goîtres parenchymateux, la forme suffocante, parce que de bonne heure ils se développent vers les parties profondes plus que vers les parties superficielles. D'autres ne prennent à cette forme qu'après une augmentation de volume considérable, augmentation par suite de laquelle les parties profondes arrivent à se développer du côté de la trachée-artère, à la comprimer et à diminuer son calibre.

Traitement. — Il est donc indiqué, tant pour remédier à la difformité actuelle que pour empêcher un accroissement qui augmenterait cette difformité et pourrait conduire à la suffocation, de faire disparaître la tumeur.

Pour cela, nous n'avons à notre disposition aucun traitement intérieur. Je vous ai dit qu'on avait employé pour notre malade la teinture d'iode *intus et extra*. Mais ces moyens, qui peuvent avoir de l'utilité pour les goîtres parenchymateux, n'ont aucune influence sur les goîtres kystiques.

J'ai à choisir, comme pour les autres kystes, entre des opérations qui conduisent inévitablement à la suppuration, et d'autres avec lesquelles nous l'évitons, ou du moins nous cherchons à l'éviter.

Je laisse encore de côté les premières, non pas que la suppuration expose ici aux mêmes accidents que celle des kystes hydatiques et celle des kystes synoviaux hydropiques, mais parce qu'elle donne lieu à des fistules de longue durée, et à des cicatrices toujours désagréables dans cette région chez une femme. D'un autre côté, bien que l'inflammation suppurative de ces sortes de kystes ne soit pas absolument grave, elle peut cependant se propager à la trachée et au larynx, et donner lieu à des phénomènes qui ne laissent pas que d'être préoccupants. J'ai soigné à l'hôpital Cochin, en 1854, une jeune fille de seize ans à laquelle j'avais fait, pour un kyste du lobe gauche du corps thyroïde, une injection de teinture d'iode. Je n'avais l'intention d'amener qu'une inflammation plastique ou simplement modificatrice. Mais, contrairement à mon désir, la phlegmasie devint intense, très-fébrile, et se termina par un abcès. Avant que ce dernier fût bien formé, et alors que la malade était en pleine fièvre de suppuration, il survint de la toux et une gène de la déglutition qui me firent craindre une laryngo-trachéite et le passage de la laryngite à la forme connue sous le nom d'œdème de la glotte ou laryngite phlegmoneuse. Fort heureusement les choses n'en arrivèrent pas là. Nous vîmes cesser la toux aussitôt que l'abcès thyroïdien fut formé et que je l'eus ouvert largement. La malade n'a pas eu de fistule consécutive, et en a été quitte pour une cicatrice de quatre centimètres au cou.

Je ne songe donc pas un seul moment, dans la crainte de la suppuration, à faire ici une incision, ni à mettre un séton, comme l'avait conseillé Maunoir à l'époque où il décrivait cette maladie sous le nom d'hydrocèle du cou. Je n'adopte pas non plus l'ouverture de la poche au moyen des cautérisations, couche par couche, avec la pâte de Vienne. Il va sans dire que je songe encore moins à l'ablation du lobe droit du corps thyroïde, opération dont les suites seraient plus dangereuses que la suppuration de la cavité kystique.

Je donne sans hésiter la préférence à l'injection iodée, et je me propose, comme dans le traitement de l'hydrocèle et dans celui de tous les kystes, un des deux résultats suivants : ou une inflammation plastique suivie de l'occlusion de la cavité, ou une inflammation qui, sans amener l'occlusion ou en n'en produisant qu'une fort incomplète, sera suivie d'une modification particulière en vertu de laquelle la surface interne cessera de sécréter, de telle sorte qu'il restera une cavité contenant encore un peu de liquide, mais restant indéfiniment stationnaire.

J'ai traité par l'injection iodée (au tiers) quinze malades atteints de kyste thyroïdien, et voici les résultats que j'ai obtenus. Six d'entre eux m'ont paru solidement guéris, mais ont conservé une petite tumeur que j'ai attribuée à une légère hypertrophie concomitante du corps thyroïde. Trois ont gardé une tumeur qui m'a semblé fluctuante, mais qui a cessé de s'accroître, et qui n'a pas nécessité de traitement ultérieur. Deux ont présenté une tumeur semblable, pour laquelle j'ai eu recours consécutivement à une ponction simple sans injection. Deux, qui avaient un kyste volumineux, ont eu une récidive assez complète pour que j'aie cru devoir faire une seconde injection, mais avec le vin chaud, au lieu de teinture d'iode. L'une des malades a guéri, l'autre a eu une suppuration qui a nécessité deux grandes incisions et le drainage. Enfin les deux dernières malades ont eu, après l'injection iodée, une inflammation suppurative. Une d'entre d'elles, celle de l'hôpital Cochin, a guéri, comme je vous le disais tout à l'heure ; l'autre, c'était une dame de la ville, a été opérée en 1869 et a conservé, malgré l'étendue que j'avais donnée aux deux incisions, une fistule pendant dix-huit à vingt mois.

Vous voyez donc que l'injection iodée ne réussit pas pour les kystes thyroïdiens aussi souvent que pour l'hydrocèle et les kystes synoviaux sous-cutanés ou hygromas. Elle est, dans une notable proportion, suivie de récidive, et quelquefois elle est suivie de suppuration. Est-ce une raison pour rejeter ce mode de traitement? Non, messieurs, je lui donne, et je vous engage à lui donner toujours la préférence, parce qu'il réussit dans environ la moitié des cas, et qu'il n'occasionne qu'exceptionnellement des accidents. Tout autre que vous mettriez en usage donnerait peut-être des succès définitifs plus nombreux, mais il exposerait la santé et même la vie par l'inflammation suppurative trop intense qu'il provoquerait inévitablement.

En adoptant l'injection iodée, il faut donc s'attendre à la possibilité de l'une des conséquences dont je viens de parler, et savoir quelle devra être, dans le cas où elles se produiraient, la règle de conduite.

Supposons d'abord que notre malade, après avoir supporté les suites de l'opération, ait une apparence de récidive. J'attendrai longtemps, au moins deux mois, avant de décider qu'il s'agit bien de cette récidive, attendu que, d'une part, la portion hypertrophique concomitante du corps thyroïde pourrait s'être enflammée et avoir produit un gonflement susceptible de résolution, et que, d'autre part, la phlegmasie provoquée par la teinture d'iode produit un épanchement nouveau qui souvent se résorbe, mais dont la résorption est quelquefois lente à s'accomplir. Il faut donc attendre environ deux mois avant d'être bien sûr qu'il y a de la fluctuation, et que cette fluctuation est donnée par un liquide non susceptible de se résorber. Si au bout de ce temps, et à plus forte raison plus tard, je constate, à n'en pas douter, un retour du kyste à son état primitif, ou même une augmentation de volume, j'essayerai une seconde injection iodée. J'ai déjà dit que, deux fois, pour une récidive de ce genre, j'avais fait l'injection vineuse, et que, dans un des cas, il y avait eu suppuration. J'aimerais mieux, pour ce motif, revenir à l'injection iodée, qui est un peu moins excitante; seulement je mettrais moitié de teinture d'iode et moitié d'eau, et si, après cette seconde injection, il y avait encore récidive, je me contenterais de la ponction simple faite aussi souvent que le nécessiterait la distension nouvelle de la poche. Vous voyez qu'ici, comme pour les kystes hydatiques et les kystes synoviaux des fléchisseurs, je préfère la ponction palliative, laquelle d'ailleurs un jour ou l'autre peut se trouver curative, à tout autre procédé pouvant amener la suppuration. Je trouve que la santé aurait plus à souffrir de ce dernier que du retour, habituellement assez lent, de la maladie, laquelle, en définitive, est plus incommode que dangereuse.

Et si, contrairement à mes intentions, l'inflammation suppurative avait lieu, je n'hésiterais pas alors à faire une large ouverture et des lavages réitérés. Si une fistule se trouvait établie avant que la poche se fût suffisamment resserrée, j'agrandirais de temps à autre cette ouverture avec le bistouri ou avec la laminaire, je ferais des injections de teinture d'iode très-étendue d'eau. Je porterais de temps à autre, dans le trajet et dans la poche, un crayon d'azotate d'argent. Je m'attendrais néanmoins à une très-longue durée de ces fistules.

Clinique du 14 mars 1870.

Messieurs, la malade atteinte de kyste thyroïdien a subi avant-hier, à la fin de la leçon, la ponction dont je vous avais parlé. Vous avez pu remarquer que cette petite opération s'est composée d'un premier temps consistant à faire une piqûre à la peau avec la pointe d'un bistouri, puis d'un second temps pour l'introduction du petit trois-quarts de la trousse à travers cette ouverture et ensuite dans la cavité kystique. Pourquoi cette précaution d'ouvrir le tégument avec un bistouri? C'est parce que, la tumeur n'ayant pas de point d'appui en arrière et la peau étant difficile à bien tendre, à moins d'appuyer fortement et de comprimer la trachée, le trois-quarts eût traversé difficilement cette peau. Il aurait fallu le pousser avec force et, en le faisant entrer brusquement, l'exposer à atteindre la paroi opposée du kyste et, à blesser quelques-uns de ses vaisseaux, d'où l'épanchement sanguin dont je vais parler tout à l'heure.

Le trois-quarts une fois entré, j'ai retiré la canule, et il s'est écoulé environ 500 grammes d'un liquide foncé ayant la couleur du café noir, dans lequel nous avons trouvé, au microscope, une notable quantité de globules sanguins. J'ai ensuite poussé dans la poche, à quatre ou cinq reprises différentes, de l'eau tiède, afin de la laver et d'entraîner les portions fibrineuses qui pouvaient s'y trouver. Puis j'ai injecté le mélange iodé au tiers, et je l'ai laissé séjourner cinq minutes.

Nous n'avons pas été témoins d'une particularité qui se rencontre quelquefois dans cette opération. Je veux parler d'un écoulement de sang par la canule et de la distension de la poche par ce liquide, au moment où l'on retire l'instrument. Cette particularité, si vous la rencontrez un jour, ne doit ni vous étonner ni vous inquiéter; elle est due, selon toute probabilité, à la lésion de quelques-uns des vaisseaux qui se distribuent dans le corps thyroïde sur la paroi opposée à celle par laquelle le trois-quarts a pénétré. Vous savez que les vaisseaux de cet organe sont abondants, et quelquefois très-volumineux. Il suffit que quelques-uns soient ouverts au niveau de la paroi kystique pour qu'un épanchement sanguin se fasse dans la poche. C'est pour éviter une lésion de ce genre par la pointe entrant brusquement, que j'ai fait avec le bistouri l'ouverture préalable de la peau. Mais la lésion que la pointe n'a pas occasionnée aurait pu être produite aussi par l'extrémité de la canule, au moment où l'évacuation a permis à la paroi de se mettre en contact avec elle.

Si cet incident avait eu lieu, il ne m'aurait pas empêché de faire l'injection iodée. Seulement, comme le liquide se serait affaibli en se mélangeant avec le sang, j'aurais renouvelé deux ou trois fois l'injection, en la laissant séjourner quatre minutes chaque fois. Si ensuite, après la dernière injection, le kyste s'était rempli de sang, je ne m'en serais pas autrement préoccupé. J'aurais fermé la petite plaie et fait une compression modérée sur la tumeur. Dans trois cas de ce genre dont j'ai été témoin, aucun inconvénient ultérieur n'a été la conséquence de cet épanchement, que M. Michaux de Louvain a décrit sous le nom d'*hématocèle du cou*, et dont il a fait une complication beaucoup plus sérieuse qu'elle ne l'est en réalité. Le sang s'est résorbé, le kyste est revenu sur lui-même peu à peu, et la guérison a eu lieu. Je comprendrais qu'une récidive se produisît en pareille circonstance. Tout ce que je puis dire, c'est qu'elle n'est pas arrivée sur les malades que j'ai observés.

CENT DIXIÈME LEÇON

Fistule sous-hyoïdienne consécutive à un kyste du cou.

I. Considérations sur les fistules consécutives à la suppuration des kystes thyroïdiens. — II. Autre variété de kyste. — Il s'agit de celle que Boyer a décrite, et dont Nélaton a placé le siége dans les glandules salivaires de la base de la langue. — La tumeur proémine au-dessous de l'os hyoïde. — Incision. — Persistance d'une fistule de longue durée et peut-être incurable.

Messieurs,

Je vous ai plusieurs fois signalé la possibilité de fistules du cou après la suppuration des kystes thyroïdiens. Je n'ai pas eu l'occasion de vous en montrer d'exemple, mais j'aurais pu vous en citer quelques-uns, et notamment celui d'une dame de 26 ans que j'ai opérée par l'injection iodée d'un kyste de ce genre un peu suffocant, et chez laquelle une suppuration consécutive est intervenue. Pendant plus de vingt mois, et malgré les soins dont j'ai parlé plus haut, l'une des ouvertures que j'avais dû pratiquer était restée fistuleuse, se fermant de temps en temps pendant quelques jours, et se rouvrant ensuite pour donner issue à du pus séreux qui s'était accumulé dans la poche revenue sur elle-même et non oblitérée.

J'aurais pu vous citer encore l'observation d'un jeune homme de 23 ans, dont j'ai fait l'autopsie à l'hôpital Cochin en octobre 1859. Chez lui, la fistule datait de deux ans, et paraissait avoir été consécutive à un kyste enflammé spontanément, suppuré, ouvert avec le bistouri, et qui n'avait pas reçu de soins chirurgicaux très-assidus. La fistule ne se fermait jamais ; elle laissait passer beaucoup de pus fétide mélangé de gaz, en même temps que les parois du kyste prenaient une épaisseur et une dureté considérables. Lorsque le malade est entré dans mon service, il avait un amaigrissement considérable et une fièvre qui indiquaient une hecticité très-avancée; la fistule, qui était étroite, laissait échapper, avec du pus fétide, une telle quantité de gaz, que je me suis demandé si par hasard une communication ne s'était pas établie avec la trachée. Mais, comme il n'y avait pas de toux, j'ai abandonné cette idée. J'ai d'ailleurs fait de suite une large incision, et, à partir de ce moment, je n'ai plus vu sortir de gaz. Seulement j'ai retiré, avec des pinces, sept à huit concrétions calcaires grosses comme des pois, et j'ai senti avec mon doigt que la surface interne du kyste était très-dure. Malgré cette incision, qui a été pratiquée le 24 septembre, malgré les lavages réitérés faits les jours suivants avec une seringue chargée de teinture d'iode très-affaiblie, les forces n'ont pu se relever, et le malade succombait le 11 octobre, après une diarrhée cholériforme qui avait achevé de l'épuiser. A l'autopsie, j'ai trouvé, dans le lobe gauche du corps thyroïde, une cavité de trois à quatre centimètres de hauteur et de deux et demi de largeur; elle était en effet sans aucune communication avec la trachée qui se trouvait seulement déviée à droite; elle contenait encore du pus fétide; sa surface interne était lisse, pâle et sans granulations. Cette surface appartenait à une membrane épaisse de plus d'un centimètre, confondue par sa face externe avec le tissu du corps thyroïde; elle était formée par un tissu très-dense, fibro-cartilagineux dans la plus grande partie de son épaisseur, et infiltrée çà et là de plaques calcaires analogues à celles que j'avais trouvées libres dans la poche.

Ces diverses conditions mettaient le kyste dans l'impossibilité de revenir sur lui-même et auraient fait sans aucun doute obstacle à la guérison, tant qu'on n'aurait pas détaché la membrane interne. Mais comme cette opération n'eût été exécutable qu'en enlevant, avec la poche, une partie considérable du corps thyroïde, et en disséquant la trachée-artère et le larynx dans une assez grande étendue; comme, d'autre part, il y avait une adhérence assez considérable à l'artère carotide primitive, la manœuvre eût été fort dangereuse et eût exposé le malade à des hémorrhagies, à la phlébite suppurée et à l'infection purulente. Je n'ai, du reste, pas eu à examiner la question, parce qu'au moment où le malade a été apporté, il était dans un état de cachexie qui éloignait toute idée d'opération. J'ai voulu vous signaler ce fait, bien qu'il soit exceptionnel, pour vous démontrer à nouveau la nécessité de soigner par les injections désinfectantes, par quelques cautérisations et par l'agrandissement des ouvertures de temps à autre, les fistules consécutives aux kystes thyroïdiens suppurés.

II. — Je vous fais voir aujourd'hui (7 janvier 1872) une autre fistule du cou dont le point de départ a encore été un kyste, non pas thyroïdien, mais thyréo-hyoïdien.

La malade, âgée de 45 ans, est venue dans le service et a occupé le lit n° 23 de la salle Sainte-Catherine le 7 septembre 1870, pour être traitée d'une tumeur arrondie, grosse comme une noisette, indolente, tendue et fluctuante, qu'elle portait à la partie supérieure et sur la ligne médiane du cou, au-dessous de l'os hyoïde, entre lui et le bord supérieur du cartilage thyroïde. Les signes ressemblaient à ceux de la maladie qui a été décrite pour la première fois par Boyer sous le nom de tumeur enkystée du cou, et dont il plaçait le siége, sans donner d'explication sur son origine, entre l'os hyoïde et le cartilage thyroïde, derrière le muscle thyréo-hyoïdien. Il me semblait pourtant que la tumeur était un peu trop médiane pour occuper la position indiquée par Boyer. Après lui, Nélaton est celui qui a le mieux étudié cette variété singulière de kyste, dont il a signalé la situation sur la ligne médiane, et dont il a surtout indiqué l'origine dans les cryptes muqueux de l'espace glosso-épiglottique (1). Vous vous rappelez, messieurs, que la muqueuse buccale, en se portant de la base de la langue sur la surface antérieure de l'épiglotte, forme trois replis antéro-postérieurs, un médian et deux laté-

(1) Nélaton, *Éléments de pathologie chirurgicale*, t. III, p. 383.

raux, et que, de chaque côté, ces replis limitent une dépression plus ou moins prononcée suivant que la langue est plus ou moins tirée en avant. Au niveau de ces replis et de ces dépressions se trouvent les glandules glosso-épiglottiques, que Nélaton n'a pas données comme positivement salivaires, mais que, d'après le fait actuel, je considère comme telles. Quoi qu'il en soit, Nélaton assimile la tumeur formée par l'oblitération du goulot de ces glandules et par l'accumulation du liquide dans leur intérieur, à la grenouillette; il pense qu'une fois produite, la tumeur résultant de cette accumulation peut traverser la membrane thyréo-hyoïdienne éraillée et venir faire saillie sous la peau de la région. C'est pourquoi il donne à ces kystes, qu'on avait appelés aussi *kystes de Boyer*, le nom de *grenouillettes sous-hyoïdiennes*.

C'était la première fois que j'étais appelé à traiter une tumeur de ce genre. Je savais que Boyer et Nélaton avaient signalé comme un des caractères de ces kystes la persistance de fistules interminables après leur ouverture. Cependant je n'étais pas assez fixé sur leur origine et leur nature pour accepter sans appel et sans examen cette opinion. Je ne comprenais pas trop la fistule, si la tumeur enkystée avait pris naissance dans le tissu conjonctif placé derrière le muscle thyréo-hyoïdien, comme Boyer avait paru le croire. Si même elle avait pris naissance, soit dans une bourse synoviale non constante, mais possible, indiquée par Malgaigne derrière le même muscle thyréo-hyoïdien, soit dans l'extrémité supérieure très-prolongée de la pyramide de Lalouette, extrémité que M. Verneuil (1) a signalée comme une des origines possibles de ces kystes, je ne concevais guère encore la possibilité de fistules consécutives. Car comment comprendre que des poches de ce genre, une fois incisées et suppurées, ne s'oblitèrent pas? Que la chose ait lieu quelquefois, cela se conçoit, mais qu'elle ait lieu toujours, c'est ce que j'avais de la peine

(1) Verneuil, *Recherches anatomiques pour servir à l'histoire des kystes de la partie supérieure et médiane du cou* (*Arch. génér. de médecine*, 5e série, tome Ier).

à admettre. Certainement, si l'opinion de Nélaton sur la pathogénie de ces kystes m'eût été démontrée juste, j'aurais cru davantage à la probabilité d'une fistule consécutive. Mais cette opinion, jusque-là, n'avait été prouvée ni par l'anatomie ni par la clinique, et comme il y avait autant de motifs pour accepter celles qu'avaient développées Malgaigne et M. Verneuil sur l'origine dans une bourse synoviale accidentelle ou dans la pyramide de Lalouette, je me laissai aller à la pensée que je n'avais pas trop à craindre la fistule dont il s'agit, et je pratiquai l'opération suivante.

Je fis, après avoir bien fixé la tumeur, une incision verticale d'environ un centimètre; il s'écoula un liquide visqueux, semblable à du blanc d'œuf, mais un peu coloré en jaune. Je vidai la tumeur le mieux possible, en la soumettant à des pressions dans tous les sens; puis je cautérisai sa surface interne avec le crayon d'azotate d'argent. J'ai choisi cette opération, parce qu'elle m'a paru plus simple et moins dangereuse que l'extirpation. Celle-ci, en effet, eût nécessité une incision et une dissection; de plus, la partie profonde paraissait adhérer à la membrane hyo-thyroïdienne, et il était possible que la dissection nécessitât la lésion de cette membrane et l'ouverture du pharynx. L'incision suivie de cautérisation était plus simple et me paraissait susceptible de donner la guérison, surtout si nous prenions soin de revenir souvent à la cautérisation et de la faire même avec plus d'énergie que la première fois, dans le cas où la cicatrisation ne serait pas assez rapide.

Et voici ce qui est arrivé. Depuis plus de deux ans que l'opération a été faite, l'incision ne s'est pas fermée ou s'est fermée pendant quelques jours pour se rouvrir ensuite. J'avais cependant répété plusieurs fois la cautérisation avec l'azotate d'argent pendant les premiers temps; voyant, au bout de trois mois, que l'ouverture n'était pas fermée, j'ai conduit, à trois reprises différentes, dans la cavité, pour en mieux toucher la surface interne, une allumette trempée dans le beurre d'antimoine. Une autre fois j'ai cautérisé avec l'acide sulfurique de Nordhausen, plus tard avec l'acide azotique mono-hydraté. Malgré tout cela, la fistule n'a pas guéri. Elle s'est bien fermée de temps à autre, je le répète, mais la petite cavité qui persistait au-dessus d'elle ne tardait pas à se remplir, la cicatrice à se rouvrir et à laisser échapper une nouvelle quantité de liquide.

J'ai fait venir aujourd'hui à l'hôpital cette femme qui, depuis sa première opération, avait pris l'habitude de venir me consulter chez moi. J'ai tenu à vous faire constater trois détails instructifs :

1° Quand on introduit un stylet fin par l'ouverture fistuleuse sous-hyoïdienne, on le conduit de bas en haut assez loin et jusque derrière l'os hyoïde.

2° Le liquide qui sort par cette fistule n'est pas du pus ; c'est une matière albumineuse et visqueuse, semblable à celle qui s'est échappée le jour de l'incision. Vous voyez que ce n'est pas du pus ; il n'y en a eu que les jours qui suivaient les cautérisations ; mais peu de temps après, l'écoulement est redevenu visqueux, c'est-à-dire semblable à celui que fournissent les glandules salivaires du plancher de la bouche.

3° Enfin, et c'est là le point capital, l'écoulement qui se fait par cette fistule est très-peu abondant et à peu près insignifiant pendant toute la journée ; mais il devient très-notable au moment des repas. Je viens de faire manger un morceau de pain à la malade, et vous avez constaté que, pendant la mastication et la déglutition, la petite fistule laissait échapper un peu de ce liquide visqueux, qu'on ne voit pas s'écouler ainsi à tout autre moment. J'ai déjà fait plusieurs fois l'expérience, et elle m'a donné toujours le même résultat.

De cette dernière particularité, je conclus messieurs, que le kyste dont j'ai fait l'ouverture il y a deux ans, avait bien l'origine indiquée par Nélaton, et appartenait à la catégorie des grenouillettes. Il n'y a aucune raison pour qu'une simple bourse synoviale, ou une poche développée dans le prolongement du corps thyroïde qui forme la pyramide de Lalouette, continue aussi opiniâtrément à sécréter un liquide visqueux et à le fournir spécialement pendant la mastication. Ce phénomène se conçoit, au contraire, fort bien, si l'on admet l'origine du kyste dans une glandule salivaire qui ne perd pas pour cela ses caractères physiologiques, et qui n'est pas assez atteinte par la cautérisation, dans ses parties profondes, pour que ses caractères anatomiques et physiologiques soient modifiés.

Est-ce à dire qu'il faut considérer cette fistule comme définitive et absolument incurable? Non, messieurs, j'espère qu'en revenant encore de temps à autre à la cautérisation, soit à travers une incision faite en vue d'agrandir l'orifice, et en tâchant de conduire le pinceau étroit ou l'allumette chargée de caustique jusqu'au voisinage de la muqueuse bucco-pharyngée, nous finirons par amener des granulations sur la surface interne de la poche et, par suite, l'oblitération. Mais il n'en est pas moins vrai que je ne suis pas sûr du tout d'arriver à ce résultat, et que la malade pourrait bien avoir la fistule interminable dont ont parlé Boyer et Nélaton. Remarquez pourtant que cette fistule est d'autant moins gênante qu'elle est très-étroite, qu'elle reste souvent fermée trois ou quatre jours, et, que, même ouverte, elle suinte seulement à l'heure du repas, chose que la malade dissimule aisément avec une cravate.

Mais n'avons-nous pas à tirer, du fait dont je viens de parler, quelque conclusion pour la thérapeutique des tumeurs de ce genre? J'en tirerais volontiers celle-ci, savoir que notre malade, dont le kyste était peu volumineux, peu gênant et n'occasionnait qu'une légère difformité, aurait pu le garder encore quelque temps, et que la temporisation eût été préférable. Mais dans le cas où la tumeur aurait pris un accroissement tel que la difformité fût très-grande et même que la déglutition fût gênée, on pourrait essayer l'injection iodée après lavages réitérés. Seulement, je pense qu'on ne réussirait pas; car si, en essayant de provoquer l'inflammation suppurative par la cautérisation, nous n'arrivons pas à l'occlusion de la poche, comment espérer cette occlusion par une inflammation simple, comme celle que provoque habituellement l'injection iodée? Pour moi, il vaudrait mieux choisir de suite une opération qui serait suivie de suppuration. Or ce ne pourrait être que l'extirpation ou l'ouverture suivie de cautérisations, qu'on répéterait un grand nombre de fois. L'extirpation serait préférable sans aucun doute, si l'on pouvait avoir la certitude d'enlever toute la cavité sécrétante, et notamment la portion qui confine à la muqueuse bucco-pharyngée, sans provoquer une inflammation trop vive. Je ne suis pas renseigné sur ces points, parce que les faits me manquent. J'avoue cependant qu'en pareil cas, maintenant que je suis fixé par le fait actuel sur l'origine glandulo-salivaire du kyste de Boyer, j'essayerais cette extirpation, mais sans avoir la certitude complète que je soustrairais le malade aux ennuis de la fistule consécutive.

CENT ONZIÈME LEÇON

Kyste congénital du cou.

L'étude des kystes congénitaux du cou est de date récente. — Travaux de Hawkins en 1839. — Vernher en 1843. — Lorain en 1853. — Giraldès et Broca en 1859. — Thèses de MM. Virlet, P. Boucher et L.-F. Guérin (Paris, 1854, 1868, 1876). — Deux variétés : *dermoïdes, séreux.* — Il n'est question ici que de ces derniers. — Description de la tumeur sur notre malade. — Le kyste était-il composé ou multiple ou multiloculaire? Ce diagnostic était impossible avant l'évacuation. — Ponction aspiratrice. — Liquide sanguinolent. — Après sa sortie, on sent trois autres tumeurs plus petites (kystes inclus). — Récidive quelques mois après. — Que faire? la ponction répétée, qui a donné deux succès (Hawkins et Devalz) et qui, si elle ne réussit pas, conduit sans danger à un âge où la suppuration peut être risquée. — Six ponctions successives dans l'espace de deux ans. — Après la sixième, inflammation suppurative. — Deux incisions, drainage. — Suppuration ultérieure de l'un des kystes inclus. — Nouveau drainage. —Un peu plus tard, ouverture d'un troisième foyer. — Guérison après une série d'accidents très-menaçants. — Résumé sur le traitement des kystes congénitaux du cou.

30 juillet 1877.

MESSIEURS,

Je vous présente pour la dernière fois, j'espère, un enfant âgé actuellement de près de trois ans, que j'ai traité pendant deux années, et à propos duquel je vous ai de nouveau et à plusieurs reprises parlé du danger des interventions chirurgicales avec le bistouri pour des kystes qui n'étaient pas encore en suppuration.

L'observation a été assez intéressante et instructive pour que je la résume aujourd'hui, et que je la fasse servir à la question, encore imparfaitement traitée, dans nos livres, du traitement de la maladie à laquelle nous avons eu affaire.

Voici ce que je disais en novembre 1875 de cet enfant et de sa maladie dans une leçon qui a été publiée alors par M. le docteur Alb. Bergeron (1), et que je reproduis en y ajoutant quelques

(1) *France médicale*, 27 novembre 1875.

commentaires tirés de la publication de divers travaux récents.

Je viens, disais-je alors, d'opérer devant vous un petit enfant de onze mois qui portait au côté droit du cou, entre le bord de la mâchoire et la clavicule, une tumeur volumineuse, molle et très-nettement fluctuante. J'ai fait la ponction de cette tumeur; j'ai retiré, par le procédé de l'aspiration (avec l'appareil Potain), la plus grande partie du liquide qu'elle renfermait. J'avais fait préparer de la teinture d'iode, mais je ne m'en suis pas servi. Or je tiens à vous expliquer pourquoi je me suis abstenu et à vous entretenir de la maladie intéressante et grave que porte ce petit malade.

Il s'agissait, vous me l'avez entendu dire toutes les fois que cet enfant nous a été présenté, d'un kyste congénital du cou, affection dont l'histoire est de date récente. Jusqu'en 1839, rien de spécial n'avait été écrit sur ce genre de maladie, et les auteurs en avaient compris la description dans celle des autres tumeurs enkystées de la région cervicale. Mais il y a entre la tumeur dont nous allons nous occuper et les kystes plus ou moins analogues, ces deux caractères distinctifs, que la première est congénitale, tandis que les autres surviennent après la naissance, et que la première paraît se développer primitivement dans le tissu cellulaire de la région sus-hyoïdienne pour s'étendre de là aux régions voisines, tandis que les autres occupent la partie sus-hyoïdienne et se développent de préférence dans le corps thyroïde.

Je le répète, ce fut en 1839 qu'apparut pour la première fois la dénomination générique de *kyste congénital du cou*, et c'est par un chirurgien anglais, Hawkins, qu'elle a été introduite dans notre science (1). En même temps qu'il les fit bien connaître, ce chirurgien eut le mérite d'insister sur le danger des grandes opérations chirurgicales qu'on pourrait être tenté de faire pour ces sortes de tumeurs.

Quelques années après le travail de Hawkins vint celui de

(1) *Medico-chirurgical Transactions*, janvier 1840, et *Gaz. méd. de Paris*, 1840, p. 166.

Vernher de Giessen, qui en 1843 publia de nouveaux faits et confirma les notions publiées par l'auteur anglais.

Nous devons à Nélaton et à son élève Lorain (1) le premier travail qui ait été publié en France sur cette question, puis à MM. J. Roux (2), Giraldès et Broca (3), de nouveaux documents cliniques. Tous les faits qui se sont produits dans les hôpitaux de Paris ont ensuite été relatés successivement dans trois thèses importantes soutenues à la faculté de Paris par M. Virlet en 1854, M. P. Boucher de Corbeil en 1868 (le 31 juillet) et M.-L. F. Guérin (10 août 1876).

Une première particularité ressort de tous les faits publiés, c'est qu'au point de vue pathogénique les kystes congénitaux ont deux origines et par suite deux variétés distinctes. Les uns sont, comme nous le disons aujourd'hui, dermoïdes, c'est-à-dire formés par une aberration du développement, en vertu de laquelle les deux côtés de l'une des fentes branchiales correspondant à ce qui doit être plus tard cette région, s'infléchissent et se réunissent par la surface qui aurait dû plus tard être cutanée. De là résulte que derrière le point d'occlusion de la fente persiste une cavité dont le fond se complète par une condensation du tissu conjonctif, et que cette cavité, dont la paroi est presque partout formée par la surface épidermique de la peau, se remplit des produits de la sécrétion de cette dernière : matière sébacée, cellules épithéliales, poils, substances non coulantes et qui ne peuvent sortir par la canule d'un trois-quarts.

Les autres ont un mode d'origine que nous ne connaissons pas bien; mais nous savons 1° qu'ils ont une paroi formée par du tissu conjonctif, avec un revêtement épithélial qui, dans le fait communiqué par M. Campenon à M. Guérin (4), était composé de cellules polygonales inégales; 2° que leur contenu est habituel-

(1) Lorain, *Comptes rendus de la Société de biologie*, 1853, t. Ier.

(2) Jules Roux, *Bull. de l'Acad. de méd.*, 1853.

(3) Giraldès et Broca, *Communication à la Société de chirurgie*, 1859, *Bulletin*, t. X, p. 223 et suiv.

(4) Thèse citée, p. 28.

lement liquide et facile à évacuer par la canule du trois-quarts. De ces deux variétés, la première (kyste dermoïde) a été bien plus rarement observée que la seconde ; je n'ai pas eu l'occasion d'en voir moi-même ni de vous en montrer. Je vous renvoie donc pour son étude au seul ouvrage classique dans lequel vous en trouverez la description, celui de M. Duplay (1), et je m'occuperai exclusivement de la deuxième variété, celle des *kystes séreux* et *séro-sanguins*, à laquelle appartenait le fait que nous avons observé ensemble depuis deux ans. Cette variété, quoique peu commune encore, est cependant celle qu'on a rencontrée le plus souvent.

De cette même étude résulte une seconde particularité importante que M. P. Boucher a bien mise en relief dans sa thèse, c'est que les kystes congénitaux séreux sont tantôt uniloculaires et simples, tantôt multiples et composés.

Retraçons maintenant brièvement les détails que nous avons observés sur notre petit malade. Il était, la pemière fois que nous l'avons vu, bien constitué et même vigoureux. Sa mère nous apprit que, quinze ou vingt jours après sa naissance, elle s'était aperçue d'une petite tumeur située à droite, au-dessous de la mâchoire. Cette tumeur s'était développée peu à peu sans douleurs, et avait atteint le volume relativement considérable que nous lui voyions alors, celui d'une grosse orange. Elle était molle, peu tendue, peu élastique, et cependant très-évidemment fluctuante, comme le serait une poche à paroi mince, très-rapprochée de la peau et moins remplie, par conséquent moins distendue que ne l'aurait permis sa capacité. En refoulant le liquide dans tous les sens avec mes deux mains, je n'avais senti dans la poche rien de particulier, et j'aurais pu en conclure qu'elle était uniloculaire et sans complication. Mais les travaux que je rappelais en commençant m'avaient appris que, le plus souvent, les kystes congénitaux ont dans leur cavité même d'autres kystes plus petits, tantôt adhérents à leur surface interne, tantôt libres. Ce sont ces kystes inclus qui forment

(1) *Traité de pathologie externe*, t. V.

la variété à laquelle je donne le nom de *kystes composés*. Ils m'avaient appris aussi qu'à côté du kyste principal on en trouvait quelquefois un, deux ou trois autres, dont l'ensemble formait un *kyste multiple* — et que, d'autres fois, au lieu d'une poche unique ou principale, on trouvait une cavité composée de loges multipliées et communiquant entre elles, ce qui contitue la variété *multiloculaire*. M. Duplay en a fait représenter un beau spécimen dans son article sur ce sujet.

J'eus donc à me demander à laquelle de ces variétés j'avais affaire sur notre enfant. Les signes physiques m'autorisaient à croire à l'existence d'un kyste uniloculaire ; mais j'ai dû ajourner mon diagnostic définitif jusqu'au moment où, l'évacuation ayant été faite par la ponction, je pourrais faire l'exploration nécessaire pour savoir au juste s'il y avait ou s'il n'y avait pas des kystes inclus dans la poche principale et en apparence unique dont je constatais la présence, ou s'il n'y en avait pas quelque autre non inclus et collatéral.

Dans le doute qui me restait, j'avais fait préparer une injection iodée au tiers, décidé à m'en servir si j'acquérais la conviction que j'étais en présence d'un kyste uniloculaire et simple ; à ne pas m'en servir au contraire si je reconnaissais l'existence d'autres kystes, et par conséquent d'une tumeur composée ou multiple qui, d'une part, eût peut-être eu facilement l'inflammation suppurative, ou qui, si elle n'avait pris que l'inflammation non suppurative, ne l'aurait certainement pas prise au degré suffisant pour amener la guérison des kystes plus petits sur ajoutés au principal.

Je tenais surtout à éviter la suppuration, qui, à cet âge et dans une pareille région, pouvait, en se développant, s'accompagner de phénomènes généraux graves, et, après s'être développée, donner lieu à une septicémie dangereuse. Je me disais bien que, comme pour tant d'autres kystes, la grande incision, après suppuration établie, serait moins grave que l'incision d'emblée faite en vue de provoquer la guérison par suppuration et granulation ; mais je me disais aussi qu'un enfant si jeune (onze mois) ne supporterait pas bien l'inflammation suppurative, même dans une poche encore fermée, et que, si pareille terminaison devait avoir lieu, il valait mieux que ce fût à un âge un peu plus avancé et alors que la constitution aurait plus de résistance.

C'est du reste parce que voulais éviter toute chance possible d'inflammation de ce genre que vous m'avez vu donner la préférence au trois-quarts capillaire et à la ponction aspiratrice. Ce procédé a l'avantage, vous le savez, d'éviter les pressions prolongées avec la main, qui sont quelquefois nécessaires quand on emploie la ponction sans aspiration.

Nous avons retiré par l'opération une grande quantité (environ 200 grammes) de liquide bien coulant, rouge, manifestement formé d'un mélange de sérosité et de sang, et qui contenait une notable quantité d'albumine.

La présence du sang est bonne à signaler, car je doute qu'elle ait été observée jusqu'à présent dans les kystes congénitaux uniloculaires. Lorain, au contraire, en a parlé comme d'un caractère propre aux kystes composés, et il l'expliquait par le frottement des kystes inclus les uns contre les autres et contre la paroi principale au moment de l'accouchement.

C'était une raison de plus pour chercher, après la sortie du liquide, si la tumeur n'était pas composée et multiple. En effet, en refoulant la peau, j'ai senti nettement, et à une assez grande profondeur, au moins trois autres tumeurs grosses comme des billes de petite et de moyenne dimension, l'une en arrière, une autre en avant et la troisième entre les deux. Celle-ci était plus éloignée du bord maxillaire que les autres. Je n'ai trouvé aucune d'elles assez mobile pour être certain qu'elles étaient libres dans la grande cavité kystique. D'autre part, elles étaient trop profondes et trop résistantes pour que j'aie pu y sentir de la fluctuation. Étaient-ce d'autres kystes inclus dans le premier? Je l'ai pensé, car c'est ce qu'on a rencontré le plus souvent dans les cas de ce genre.

En présence de ce résultat, je pensai que l'injection iodée provoquerait peut-être une inflammation trop violente, je retirai le trois-quarts et je recouvris la piqûre d'un petit carré de linge collodionné. Aucun accident ne survint, et l'enfant me fut ramené au bout de deux mois, le 15 janvier 1876. Le liquide s'était reproduit, et la tumeur avait repris à peu de chose près les mêmes dimensions. Elle occupait toujours le côté droit des régions sus et sous-hyoïdienne, sans se prolonger sur la joue ni la région parotidienne, comme dans le cas de Hawkins, ni du côté de l'aisselle, comme dans le fait très-remarquable de M. le Dr Devalz, de Bordeaux (1). L'enfant d'ailleurs continuait à se porter très-bien, à téter et à ne présenter aucune gêne de la respiration.

En somme, il n'y avait pas d'indication urgente, puisque aucune grande fonction n'était troublée par cette maladie. Mais il fallait cependant agir pour s'opposer à l'accroissement indéfini de la tumeur, qui non-seulement serait devenue de plus en plus difforme, mais aurait fini peut-être par comprimer l'œsophage et la trachée et causer de la dysphagie et de la dyspnée. D'ailleurs que pouvions-nous attendre d'une temporisation prolongée? La guérison spontanée du kyste; mais sans déclarer la chose impossible, je n'en connais pas d'exemple. On cite bien un cas de Vernher dans lequel cette guérison aurait eu lieu par l'ouverture spontanée en arrosoir du kyste, la persistance de fistules pendant longtemps, et bref la cicatrisation définitive. Mais ce cas est évidemment exceptionnel, et tous les autres faits publiés m'autorisaient à croire qu'abandonnée à elle-même, la tumeur ne disparaîtrait pas et ne pourrait que s'accroître. Alors que faire? J'avais relu, depuis la première ponction, les documents que je possédais sur ce sujet, et j'avais su que les grandes tentatives chirurgicales (ablation, large incision) avaient amené des morts promptes. Le cas de Nélaton rapporté par Lorain et celui de M. Broca, communiqué à la Société de chirurgie en 1859 (2), en étaient des exemples.

(1) Devalz, *Bulletin de la Société de chirurgie* de Paris (1876, t. II, de la 2e série, p. 762).

(2) *Bulletin de la Société de chirurgie*, 1859, t. X, p. 223.

Tout me faisait penser d'ailleurs, comme je vous l'ai déjà dit, que la provocation de l'inflammation suppurative à ciel ouvert sur une enfant de cet âge était ce qu'il y avait de plus dangereux.

J'avais donc à choisir, comme la première fois, entre la ponction simple et la ponction suivie d'injection iodée. Je craignais encore que celle-ci, en provoquant l'inflammation suppurative, ne soumît cet enfant à une trop rude épreuve. En donnant la préférence à la ponction simple répétée aussi souvent qu'il le faudrait j'ai pensé que si cette opération devait un jour ou l'autre être suivie de l'inflammation en question, ce serait peut-être à une époque où le malade, devenu plus âgé, aurait assez de force pour y résister. J'avais d'ailleurs une arrière-pensée : la ponction simple plusieurs fois renouvelée ne pouvait-elle pas amener un jour la guérison, comme vous savez que cela a lieu quelquefois pour les kystes hydatiques? Je n'avais qu'un seul fait pour justifier cette espérance. C'était celui de Hawkins. Ce chirurgien nous apprend en effet que les poches, qui étaient multiples sur son petit malade, furent ponctionnées de temps en temps, pendant une année ; au bout de ce temps il ne restait plus qu'un tiers environ du volume primitif de la tumeur, et ce tiers paraissait formé par de la graisse seulement. L'enfant, qui avait comme le nôtre huit mois au début du traitement, fut perdu de vue pendant plusieurs années ; mais la dernière fois qu'on l'examina, il ne restait plus rien de sa tumeur.

Depuis, j'ai pris connaissance du fait de M. Devalz, si remarquable par le volume de la tumeur, qui allait du pavillon de l'oreille gauche et du bord maxillaire jusqu'à la ligne médiane en avant, jusqu'à la clavicule en bas, et qui se prolongeait derrière cet os jusqu'à l'aisselle gauche. Le chirurgien pratiqua, à huit jours d'intervalle, deux ponctions qui donnèrent issue à un liquide sanguin très-chargé de cholestérine. L'enfant a été revu un mois après, et il n'y avait plus trace de la tumeur ni de son prolongement. Seulement on sentait une dureté allongée et profonde à l'endroit où l'on avait trouvé, après les ponctions, des concrétions arrondies qui paraissent avoir été d'autres kystes plus petits inclus dans le grand. Ces concrétions, que je présume kystiques, ont-elles ultérieurement disparu par résorption ou bien ont-elles persisté? Se sont-elles au contraire accrues? On peut conserver des doutes sur ces points. Il semble au moins que la poche principale, dont le contenu était du sang presque pur avec de la cholestérine, a disparu, probablement par un accolement spontané de ses faces opposées, après les deux évacuations.

Enfin, tout en laissant de côté l'injection iodée, qui me paraissait avoir l'inconvénient d'exposer à une inflammation trop intense un enfant aussi jeune, je réservais, dans ma pensée, ce moyen comme une ressource pour le cas où, les ponctions successives n'ayant pas amené la guérison d'une façon ou de l'autre, le malade fût arrivé à un âge auquel les mêmes précautions n'auraient plus été nécessaires. Je ne connaissais pas à ce moment deux faits de MM. Fano et Tillaux et un troisième qui m'a été communiqué par mon ami le docteur Thibierge, dans lesquels une ou deux injections iodées, pour des kystes qui paraissent avoir été multiples, mais pour lesquels la chose cependant n'est pas aussi évidente que je le voudrais, ont amené la guérison. J'étais, au contraire, sous l'impression du fait de M. Sédillot, dans lequel une injection iodée, faite sur un enfant de six mois, donna lieu à une suppuration des plus graves (1).

Bref, je fis ce jour-là (15 janvier 1876) une seconde ponction qui donna issue à une quantité à peu près semblable de liquide moins sanguinolent, et après laquelle je sentis encore les deux tumeurs accessoires et probablement incluses dont je vous ai déjà parlé. Les choses se sont passées comme la première fois, c'est-à-dire que les phénomènes consécutifs ont encore été très-simples et que la tumeur s'est reproduite. J'ai pratiqué dans le cours de cette même année 1876, une troisième et une quatrième ponction, après lesquelles les résultats furent les mêmes. Ces ponctions étaient faites à peu près tous les quatre mois.

(1) *Union médicale*, 1860, t. V, p. 491.

Le 24 février 1877, on me ramène l'enfant, qui est pâle, amaigri, et qui paraît avoir une gêne notable de la respiration. Sa tumeur était revenue, et était arrivée assez vite à un volume plus considérable que celui qu'elle avait antérieurement. J'apprends que le petit malade venait d'avoir la scarlatine, et j'attribue à cette cause, plutôt qu'à une compression du larynx ou de la trachée, la dyspnée légère que nous constatons. Quoi qu'il en soit, je fais une cinquième ponction, toujours avec le trois-quarts capillaire et l'aspirateur Potain. Je n'obtiens guère que 150 grammes de liquide, mais je constate que deux des lobes concomitants restent très-volumineux. Ce sont eux probablement qui, en s'accroissant, avaient donné l'augmentation générale de volume dont j'avais été frappé avant la ponction.

Le liquide n'était plus sanguin. Il était jaune citrin, non filant, albumineux. Mais, examiné au microscope, il contenait quelques leucocytes.

Le 10 mai 1877, moins de trois mois après la dernière opération, l'enfant, alors âgé de 2 ans 1/2, nous était amené de nouveau. Il ne se ressentait plus de sa scarlatine et, quoique encore un peu pâle, il avait repris un état général meilleur. Mais sa tumeur était plus grosse que la dernière fois, la peau chaude et un peu rouge. Je fis la sixième ponction et je retirai cette fois un liquide assez trouble et assez épais pour que je n'eusse pas le moindre doute sur le mélange du pus avec la sérosité.

Bref, le kyste, après la cinquième ponction et peut-être sous l'influence de l'affaiblissement causé par la scarlatine, avait été pris d'une inflammation suppurative qui, d'abord lente et sourde, était devenue très-intense depuis quelques jours.

Quarante-huit heures après, le 12 mai, la chose était encore plus évidente; le pus ne sortait que très-peu par l'ouverture du trois-quarts. Il distendait la poche, au niveau de laquelle la peau était chaude, rouge, douloureuse au moindre contact. Je fis immédiatement deux incisions d'environ un centimètre chacune, l'une en dehors et l'autre en dedans, sur les confins de la tumeur, et je passai un gros drain, dont je réunis les deux extrémités au moyen d'un fil. Il s'écoula une très-grande quantité de pus presque pur.

Je prescrivis des cataplasmes et des injections par le drain avec de l'eau phéniquée au millième. Il fut d'ailleurs convenu que ces soins seraient surveillés et au besoin exécutés par le médecin habituel de la famille, l'enfant ne pouvant pas rester dans mon service d'adultes, et ses parents tenant d'ailleurs à le soigner chez eux.

Le 20 mai, le petit malade m'était présenté, et je constatais que le drain fonctionnait très-bien, que le pus ne s'accumulait et ne croupissait pas, que l'appétit revenait et qu'il n'y avait pas de fièvre. Mais je sentais encore les tumeurs accessoires qui ne s'étaient pas vidées ni affaissées.

Le 25 mai, une bronchite était venue compliquer la situation, et le malade était transporté à la campagne.

Mais de nouveaux accidents inflammatoires s'étant montrés le 28, on était obligé de faire revenir l'enfant le 29, et de me l'amener le 30. Ce jour-là je constatai que le tube à drainage fonctionnait bien, mais que l'une des bosselures anciennes était devenue chaude et fluctuante ; je l'incisai, j'en fis sortir une énorme quantité de pus, et j'expliquai cette collection nouvelle, indépendante de la première, par la suppuration récente de l'un des kystes inclus que j'avais toujours constatés. Comme ce nouveau foyer avait une assez grande étendue, je fis une seconde ouverture, et j'y plaçai un tube à drainage qui se trouva parallèle au premier, chacun d'eux étant évidemment dans une cavité différente.

L'enfant se remit encore, mais pour être repris de nouveaux accidents inflammatoires quinze jours après. En effet, on me le ramenait le 15 juin avec le côté droit du cou rouge, chaud, œdématié, une nouvelle collection fluctuante au niveau du bord maxillaire et beaucoup de fièvre. Il était évident qu'un troisième kyste avait suppuré et que l'inflammation, très-aiguë, s'était propagée à la peau et au tissu cellulaire sous-cutané. Mais, chose remarquable, une propagation analogue s'était faite du côté du plancher de la bouche. La muqueuse y était soulevée par un gros boursouflement œdémateux qui repoussait la langue en haut. La respiration était gênée, l'enfant pâle et abattu. Je craignis que cet œdème sous-muqueux gagnât la langue, l'épiglotte et les replis aryténo-épiglottiques. C'est pourquoi je me hâtai de faire, avec la pointe d'un bistouri, de nombreuses scarifications sur le plancher buccal. Elles donnèrent issue à du sang, mais pas à du pus. J'ouvris l'abcès sous-maxillaire et je recommandai la continuation des cataplasmes et des injections de guimauve par les deux drains qui étaient toujours en place.

Cette poussée inflammatoire a été la dernière. Vous avez pu revoir l'enfant le 25 juin 1877, et apprendre de sa mère qu'après les dernières opérations, son état s'était promptement amélioré; la suffocation, le gonflement du plancher, celui du cou avaient disparu. L'état général était bon.

Vous l'avez vu encore le 11 juillet, puis le 15, jour où, voyant que les drains ne fournissaient presque plus de pus, je les ai retirés, et j'ai prescrit des pansements à la glycérine.

Enfin, aujourd'hui 30 juillet, tout est cicatrisé; la tumeur est effacée; il ne reste plus que deux ou trois points indurés, qui ne sont pas assez mous pour être des kystes, et qui sont dus sans doute à quelque épaississement de nature plastique et susceptible de résolution sur le trajet des tubes à drainage. En somme, nous pouvons considérer aujourd'hui cet enfant comme guéri, après une suppuration qui, à diverses reprises, a mis ses jours en danger.

Et voici maintenant les souvenirs que doivent vous laisser et ce fait lui-même et les commentaires qu'il m'a fourni l'occasion de développer devant vous.

1° Il y a deux variétés de kystes congénitaux du cou : les *dermoïdes*, qui paraissent dus à un dérangement dans le développement de l'embryon; les *séreux* et *séro-sanguins*, dont nous ne connaissons pas l'origine et le mode de formation.

2° Ces derniers, les seuls sur lesquels j'ai appelé votre attention, puisque c'était un exemple de ceux-là que nous avions sou les yeux, sont tantôt uniloculaires, tantôt et plus souvent multiples ou composés.

3° Il ne faut pas compter sur leur disparition spontanée, et ils ne peuvent guérir qu'après une inflammation adhésive ou une inflammation suppurative.

4° On ne pourrait espérer la première qu'après une injection de teinture d'iode; mais, celle-ci dépassant souvent chez les nouveau-nés les bornes de l'inflammation adhésive, il faut s'attendre, si on l'emploie, au développement de l'inflammation suppurative, à laquelle ces sortes de kystes semblent assez prédisposés.

5° Chez le nouveau-né, cette inflammation suppurative est toujours dangereuse ; c'est pourquoi il ne faut, pendant les premières années, songer à aucun traitement qui puisse la provoquer : l'injection iodée, la grande incision, et à plus forte raison l'ablation ou l'excision, doivent être rejetées.

6° Le meilleur mode de traitement, pendant les deux ou trois premières années, est la ponction aspiratrice faite aussi souvent que le nécessite le retour plus ou moins prompt du liquide.

7° Si, à un moment donné, et sans que le chirurgien l'ait voulu, la ponction simple est suivie de suppuration, comme dans notre cas, il vaut mieux faire le drainage qu'une seule grande ouverture, et pratiquer ultérieurement les incisions qui pourraient être nécessitées par la formation de nouvelles collections purulentes.

8° Si, vers l'âge de trois ou quatre ans, le kyste n'avait pas suppuré, et que l'enfant parût assez vigoureux pour supporter les chances de l'inflammation suppurative, on tenterait l'injection iodée, qui, à la rigueur, peut réussir par l'inflammation adhésive comme dans les cas de MM. Fano et Tillaux(1), et qui, si elle don-

(1) Les deux observations de MM. Fano et Tillaux sont consignées dans la thèse de M. le docteur F. Guérin (Paris, 1876, n° 392).

nait la suppuration, amènerait au traitement par le drainage.

9° La grande incision de la poche non encore suppurée ne serait faite que si, le kyste étant composé de loges trop multipliées, il ne diminuait pas sous l'influence des ponctions et tendait même à prendre de l'accroissement. En pareil cas cependant, j'aimerais mieux inciser sur une longue eschare établie préalablement avec le caustique de Vienne.

CENT DOUZIÈME LEÇON

Hygroma sous-deltoïdien (1).

Tumeur fluctuante au niveau et au-dessous de l'acromion. — Diagnostic. — Hésitation entre un abcès froid et un kyste. — Ponction exploratrice. — Elle démontre l'existence d'un kyste dont le siége ne peut être que la bourse synoviale sous-deltoïdienne. — Traitement et guérison par l'injection iodée.

MESSIEURS,

Vous avez tous pu voir, couché au numéro 17 de la salle Sainte-Vierge, un jeune homme qui sort aujourd'hui, et qui nous a permis d'observer, pendant son court séjour à l'hôpital, une lésion peu commune dont je viens vous entretenir quelques instants.

Il est âgé de 17 ans. Sa santé avait toujours été bonne, lorsque, il y a une dizaine de jours, il s'aperçut d'un gonflement insolite dans la région de l'épaule gauche. Cette tumeur le gênant considérablement, il se décida à entrer à l'hôpital.

En l'examinant, on constate une déformation évidente de l'épaule: le creux sous-claviculaire est moins prononcé qu'à l'état normal; à la partie externe et antérieure, au niveau de l'extrémité externe de la clavicule, on voit une tumeur arrondie, grosse comme la moitié d'une orange, un peu molle, très-sensiblement fluctuante dans tous les sens, mais sans changement de couleur à la peau, sans douleur spontanée. Si l'on presse cette tumeur, on la voit s'affaisser un peu, comme si elle n'était pas aussi distendue qu'elle pourrait l'être; mais cet affaissement n'est pas as-

(1) Je reproduis d'après l'*Union médicale* de 1869, t. XXXIX, et avec quelques changements dans le texte, cette leçon que M. le docteur Gontier fils y avait publiée, après m'en avoir soumis la rédaction.

sez considérable pour que l'on doive croire le liquide refoulé dans une région très-profonde. En exerçant une pression un peu forte, on sent quelquefois rouler sous les doigts de petits corps arrondis qui donnent une sensation de crépitation peu nette, et permettent de croire à la présence de grumeaux, de grains hordéiformes; néanmoins, cette sensation n'est pas toujours très-distincte.

Lorsque le malade élève le bras, si l'on applique en même temps la main sur l'épaule, on sent le gonflement durcir et devenir très-dense pendant toute la durée de la contraction. On voit en même temps se dessiner sous la peau les fibres du deltoïde avec les sillons qui les séparent, ce qui montre que la tumeur est sous-jacente au muscle.

Ce jeune homme est cultivateur. Régulièrement, une fois par semaine, il va porter à la ville des paniers assez lourds qu'il pose sur son épaule gauche, et qu'il soutient de la main droite passée au-dessus de la tête. Bien qu'il ait joui jusqu'ici d'une excellente santé, il porte l'empreinte d'un tempérament lymphatique. Il ne sait pas au juste à quelle époque se rapporte l'apparition de sa tumeur : il ne s'en est aperçu qu'il y a une dizaine de jours. Voulant soulever un fardeau, il sentit que son bras gauche ne pouvait s'élever ni se porter en dehors aussi facilement que le droit; mais, du reste, il n'éprouvait en ce moment aucune douleur, et la tumeur avait déjà le même volume qu'aujourd'hui. Il est donc probable qu'elle est ancienne, et qu'il s'en est aperçu par hasard, lorsque le développement est devenu un peu considérable.

A quelle sorte de production avons-nous affaire ici? Et d'abord nous pouvons éliminer les encéphaloïdes, les lipomes, les fibro-plastiques : nous avons là, en effet, une sensation de fluctuation très-évidente qui existe rarement dans les tumeurs que nous venons de nommer, à une époque aussi rapprochée de leur début. Les antécédents et l'état général du sujet nous font d'ailleurs repousser cette idée. De plus, les tumeurs dont je parle ne se développent pas avec une aussi grande rapidité.

Les productions solides étant écartées, restent les tumeurs liquides. Celles-ci sont nombreuses; elles peuvent être constituées par du pus, du sang, de la sérosité pure ou sanguinolente, c'est-à-dire que nous pouvons hésiter, dans le cas actuel, entre un abcès, un épanchement sanguin, un épanchement séreux, un kyste hydatique.

Nous ne nous arrêtons pas aux abcès chauds. Quant aux abcès froids, la plupart des symptômes qui les caractérisent existent ici, moins la souffrance : toutefois, comme l'on rencontre des abcès froids qui se sont développés sans aucune douleur, ce ne serait pas là une raison absolue pour rejeter l'existence de cette maladie.

S'agit-il d'un épanchement sanguin? Ce dernier est ordinairement le résultat d'une violence traumatique un peu intense. Or, dans le cas actuel, le malade n'a pas fait de chute, n'a pas reçu de coup. Nous aurions donc là un épanchement spontané, mais ce serait un cas bien insolite; car ces sortes d'épanchements ne viennent guère que chez les scorbutiques ou les hémophiliques. Or notre malade n'est ni dans l'une ni dans l'autre de ces conditions.

Quant au kyste hydatique, vous savez que nous ne pouvons jamais l'admettre qu'après la ponction et la constatation d'un liquide transparent et non albumineux, dans les cas où, comme dans celui-ci, nous ne trouvons pas le frémissement hydatique au moyen de la percussion et de la pression.

Reste l'épanchement de synovie; nous y arrivons par voie d'exclusion : il y a, en effet, beaucoup de probabilités pour une collection séro-synoviale, peut-être un peu sanguinolente. Il se trouve, en effet, dans cette région, une séreuse destinée à faciliter les glissements de la capsule scapulo-humérale sur la voûte acromio-coracoïdienne. C'est la bourse sous-acromio-deltoïdienne, laquelle tapisse en haut et en bas les parties que je viens de nommer, et en dehors la face profonde du deltoïde. Elle n'existe pas toujours; mais elle est remplacée alors par un tissu conjonctif très-lâche pouvant, sous l'influence de frottements réitérés (ce qui a été le cas ici), donner naissance à une bourse séreuse accidentelle.

Il est donc probable qu'il s'agit ici d'un kyste ayant pour paroi une bourse synoviale normale ou peut-être une bourse accidentelle. Ce kyste, bien qu'il soit un peu plus profond, est du genre de ceux qui se développent dans les bourses synoviales sous-cutanées, et auxquels nous donnons le nom d'hygromas; à cause de cela, nous pouvons l'appeler hygroma profond sous-deltoïdien. Cependant la question de diagnostic ne sera définitivement jugée que par la ponction exploratrice, laquelle, d'après les préceptes que je vous ai donnés, sera en même temps évacuatrice, et constituera au besoin le premier temps du traitement.

Quels sont maintenant les moyens que la thérapeutique met à notre disposition pour débarrasser le malade de cette tumeur? Ici, il nous reste encore un point de diagnostic à éclaircir. S'agit-il en effet d'un hygroma aigu, c'est-à-dire d'une synovite récente qui pourrait se terminer rapidement par la résorption du liquide épanché, sans intervention chirurgicale? Nous pourrions peut-être hésiter un instant, si nous nous en rapportions complétement au dire du malade, et si nous admettions que la tumeur s'est développée en une douzaine de jours. Mais, si elle avait acquis le volume que nous lui voyons en un temps aussi court, l'épanchement ne se serait pas fait sans un peu de douleur que le malade n'accuse pas. Il est probable que la collection est beaucoup plus ancienne, qu'elle s'est accrue très-lentement, sans occasionner d'abord aucune gêne, et que, parvenue au point où nous la trouvons aujourd'hui, elle ne pourrait disparaître par les moyens ordinaires, tels que les vésicatoires et la compression.

Les moyens extérieurs devant être inutiles, il nous faut donc recourir à un traitement chirurgical. Mais nous avons à craindre une inflammation qui pourrait se propager aux régions avoisinantes, et peut être à l'articulation. Aussi, pour éviter un pareil accident, aurons-nous recours au traitement préconisé par Velpeau, c'est-à-dire à l'injection de teinture d'iode, que nous mélangerons d'une certaine quantité d'eau (moitié environ), de façon à provoquer une inflammation non suppurative, mais simplement adhésive ou plastique, cette inflammation ne pouvant pas avoir ici les inconvénients que je vous ai signalés pour les cas dans lesquels la synoviale est tendineuse, comme celle des doigts.

Toutefois, si ce procédé a réussi dans le traitement des hygromas sous-cutanés, je n'ai pas, dans ma propre pratique, d'exemple qui puisse m'éclairer pour le cas actuel. Il s'agit, en effet, d'une variété assez rare de kyste, que je n'ai pas encore vue, et dont je ne connais, pour le moment, qu'un autre exemple. Il est relaté par Alph. Robert (1); la tumeur, analogue à la nôtre, s'était développée aussi chez un jeune sujet, et on l'a guérie par une ponction et une injection de teinture d'iode au tiers.

L'opération résolue, j'ai fait un pli à la peau au niveau de la partie externe et antérieure de l'épaule, et j'ai enfoncé un petit trocart explorateur un peu au-dessous de l'acromion. Le liquide sortit difficilement, parce que la canule se trouvait obstruée par des grains hordéiformes que je fus obligé de refouler avec la tige pointue; mais même alors il ne coula que goutte à goutte. Il sortit environ 40 grammes d'un liquide roussâtre contenant quelques grains hordéiformes. Une fois la sérosité évacuée, en appliquant la main sur la tumeur, nous avons senti la crépitation que l'on avait obtenue la veille, mais d'une façon plus obscure.

J'ai fait ensuite pénétrer dans la poche une petite quantité de teinture d'iode mélangée avec moitié d'eau. L'injection est restée cinq minutes; j'eus soin de comprimer légèrement la tumeur dans tous les points où elle était accessible, pour qu'aucune partie de la poche ne restât en dehors de l'action du liquide. Pendant ce temps, le malade n'éprouva aucune douleur et ressentit seulement quelques picotements. Pour rendre le succès plus certain, j'ai ajouté la compression à l'injection iodée : j'ai fait cette compression à l'aide de quelques pièces de linge et d'amadou ;

(1) Alph. Robert, *Conférences de clinique chirurgicale*. Paris, 1860.

puis le membre a été maintenu dans l'immobilité avec une écharpe.

Le lendemain et les jours suivants, le malade alla bien, et, au bout de cinq à six jours, la tumeur avait diminué un peu de volume. Dans l'espoir d'en activer la disparition, j'ai appliqué des linges imbibés de chlorhydrate d'ammoniaque, en même temps que l'on continuait la compression. Le mieux alla en augmentant, et, le 7 juillet 1869, lorsque ce jeune homme sortit de l'hôpital, la fluctuation avait complétement disparu, la tumeur avait diminué et, en la pressant, on percevait encore très-distinctement une crépitation analogue à celle que l'on obtiendrait en écrasant entre ses doigts des fragments d'amidon.

N. B. Ce malade est revenu nous voir à la fin de juillet ; il n'offrait plus alors aucune espèce de tumeur; les mouvements étaient libres : il nous a paru complétement guéri.

CENT TREIZIÈME LEÇON

Kystes et kysto-adénomes de la mamelle.

Difficulté de traitement des kystes mammaires. — Notions imparfaites données sur ce sujet par Velpeau. — Histoire d'une malade qui a été traitée longtemps dans le service. — Première entrée en mars 1870. — Diagnostic d'un kyste. — Réserve provisoire sur la coïncidence d'une tumeur solide. — Discussion : 1° sur la nature du liquide. — Rejet de l'abcès chaud, de l'abcès froid, du kyste hydatique, de l'épanchement sanguin. — 2° Sur la nature du kyste : A. d'après les documents bibliographiques, ceux fournis par les chirurgiens et ceux fournis par les histologistes. — B. d'après les documents cliniques. — Choix à faire entre trois opinions : dilatation d'un canal galactophore normal. — Rétention dans les canalicules glandulaires d'un adénome. — Kyste lacunaire ou hygromateux. — Présomption, mais non certitude en faveur de la deuxième opinion. — 3° Sur la coexistence d'une tumeur solide avec le kyste. — Conclusion en faveur d'un kysto-adénome. — Première ponction suivie de lavage, et d'injection iodée. Récidive. — Deuxième entrée en septembre 1870. — Seconde injection iodée. Nouvelle récidive. — Troisième entrée, 6 décembre 1871. — Injection de vin chaud. Nouvelles récidives. — Deux ponctions simples en 1872, puis ponction suivie d'injection minime d'alcool. — Suppuration consécutive. — Large incision. — Guérison.

MESSIEURS,

Nous avons reçu aujourd'hui la visite d'une femme que nous soignons depuis longtemps, et qui nous paraît guérie après un long traitement ou plutôt après des tentatives variées de traitement qui ont duré plus de deux années.

Il s'agissait pourtant d'une maladie assez simple, si nous consultons nos auteurs : un kyste de la mamelle. Eh bien! je n'hésite pas à me mettre en désaccord avec les livres, en vous disant que les kystes mammaires sont très-difficiles à guérir, quand on se soucie de la vie des malades et qu'on tient à ne pas la compromettre. Je ne parle pas des kystes multiples ou en grappe que l'on voit rarement, et dont Velpeau (1) a donné une relation inté-

(1) Velpeau, *Traité des maladies du sein.*

ressante, d'après une pièce qui avait été préparée par Jarjavay.

Je veux parler des kystes uniloculaires, ou très-peu alvéolaires, et aussi bien de ceux qui sont essentiels que de ceux qui accompagnent un gonflement partiel plus ou moins dur et quelquefois plus ou moins suspect de la mamelle. Cette dernière distinction a été très-bien établie par Velpeau ; mais il n'avait pas suffisamment montré que la deuxième variété, celle qui est mixte ou, comme je l'appellerai bientôt, adéno-kystique, est de beaucoup la plus fréquente, et il avait un peu trop légèrement, à mon avis, résolu la question du traitement opératoire de ces sortes de tumeurs, de même qu'il n'avait pas bien vu non plus celle du traitement des kystes essentiels.

Voici, en résumé, l'opinion de Velpeau sur la question thérapeutique : quand le kyste est essentiel (sans tumeur mammaire correspondante), l'injection iodée est ce qu'il y a de mieux à faire. Quand, au contraire, il y a une tumeur solide concomitante, le kyste n'est plus qu'accessoire, c'est la tumeur solide qui est la chose principale, et l'extirpation par le bistouri est le seul traitement qui convienne.

Velpeau, évidemment, n'avait pas vu un assez grand nombre de ces faits qui, en somme, sont rares, et il n'avait pas tenu suffisamment compte des insuccès, qui, d'après ce que j'ai observé, devaient être fréquents. Je possède aujourd'hui treize observations de kystes mammaires uniloculaires que j'ai traités moi-même, et je suis autorisé à vous dire que Velpeau ne connaissait pas ou laissait dans l'ombre les trois points importants que voici :

1° L'injection iodée échoue très-souvent.

2° L'extirpation par le bistouri expose dans une notable proportion, dont le maître ne se préoccupait pas assez, à la mort par érysipèle.

3° Dans un certain nombre de cas, c'est la tumeur solide qui est accessoire, et on peut la faire disparaître en traitant le kyste seul.

Choisir un traitement qui guérisse sans exposer à la mort, tel est ici, comme pour bien d'autres maladies, le problème à résoudre. La solution se trouve, selon moi, dans l'application du précepte que j'ai développé déjà à l'occasion d'autres kystes, ceux du corps thyroïde (p. 190), ceux du foie (p. 168) et l'hématocèle, tome II, page 664, ne faire intervenir le bistouri, soit pour une incision, soit une ablation, que quand le kyste est déjà en suppuration; et si la suppuration n'arrive pas, l'attendre ou se servir des caustiques.

Il faut quelquefois beaucoup de temps et de tâtonnements pour arriver à un résultat. La preuve vous en est donnée par la malade dont je vais vous rappeler sommairement l'histoire, en ajoutant au fur et à mesure les commentaires nécessaires pour vous initier à cette question assez complexe des kystes mammaires.

Lors de sa première entrée à l'hôpital qui a eu lieu le 24 mars 1870, cette femme, âgée de 43 ans et qui était grasse, forte et pleine de santé, avait au sein droit une tumeur grosse à peu près comme un œuf de dinde, dont elle s'était aperçue par hasard, deux ans auparavant, et qui, le jour où elle l'a remarquée, était déjà assez grosse. Cette tumeur était proéminente vers sa partie moyenne, étalée, mal circonscrite, et confondue avec le tissu mammaire à sa périphérie. Il y avait sous la peau de la tension, de l'élasticité et une sensation assez nette de fluctuation. Lorsque j'embrassais la périphérie de la tumeur avec une main, pendant que l'autre appuyait doucement sur la partie centrale, je pouvais renvoyer le flot de l'une à l'autre. Mais je sentais parfaitement que ce flot arrivait plus près de la peau et par conséquent de ma main, au niveau de la périphérie, qu'au niveau du centre. Je vous ai fait observer à ce moment que la présence d'un liquide n'était pas douteuse, à cause de la tension et de l'élasticité qui coïncidaient avec la fluctuation. Je vous ai dit aussi que certaines tumeurs molles de la mamelle donnaient une fausse fluctuation, mais qui se distinguait de la vraie par l'absence des deux autres symptômes physiques dont je viens de parler. J'ai ajouté que, cependant, il n'y avait pas là un caractère absolu, parce que certains kystes incomplétement remplis donnaient la fluctuation sans offrir la tension, et que certaines tumeurs sarcomateuses ou encéphaloïdes pouvaient offrir une consistance telle que les deux caractères se trouvassent mélangés.

La tumeur était d'ailleurs habituellement indolente. Elle devenait seulement un peu sensible aux époques menstruelles, et la malade croyait s'apercevoir qu'il se faisait alors une légère augmentation de volume. Mais cette augmentation avait-elle lieu dans le kyste présumé, par l'arrivée d'une quantité un peu plus grande de liquide, ou tenait-elle à la congestion légère qui se fait chez beaucoup de femmes dans toute la mamelle pendant les règles? Je n'ai pu le savoir positivement. Quoi qu'il en soit, les douleurs dont il s'agit étaient très-supportables, et ce n'était pas à cause d'elles que cette femme venait nous consulter; c'était à cause de la gêne et de la difformité qu'occasionnait le volume du sein; c'était surtout à cause de l'inquiétude que ce volume faisait naître dans son esprit pour l'avenir.

J'ai discuté devant vous, à ce moment, le diagnostic. Tout en faisant mes réserves jusqu'au résultat qui devait être donné par la ponction exploratrice, j'ai admis d'abord que nous avions affaire à une collection de liquide, et partant de là j'ai examiné deux points importants : 1° la nature du liquide et de l'enveloppe qui le circonscrivait; 2° la question de savoir si ce liquide formait seul la tumeur, ou s'il ne coïncidait pas avec une production solide qui devrait nous faire admettre une tumeur mixte.

I. — *Relativement au liquide*, j'étais certain d'une chose, c'est qu'il n'était pas purulent. En effet la maladie datait de trois années environ, et cela excluait tout à fait l'idée d'un phlegmon sous-cutané. D'autre part, cette femme n'avait pas eu d'enfants depuis neuf ans. Elle n'en avait eu qu'un, et ne l'avait pas nourri. Après son accouchement, elle n'avait eu ni inflammation ni abcès mammaire. Elle n'était donc pas, depuis ce temps, dans les conditions qui favorisent le développement des abcès parenchymateux de la mamelle; d'ailleurs, s'il s'était agi d'une collection purulente, elle eût été froide, à cause de son ancienneté et de la lenteur de son développement. Or les abcès froids idiopathiques de la mamelle sont excessivement rares ; je n'en ai pas vu d'exemple, pour mon compte, et bien que les anatomo-pathologistes aient décrit les tubercules de cet organe, je n'ai pas rencontré jusqu'ici d'abcès froid qui ait été positivement consécutif au ramollissement et à la fonte de tubercules. Je ne nie pas la possibilité du fait, je dis seulement que je ne l'ai pas vu, et qu'il est certainement très-rare (1).

A la rigueur le liquide pouvait être purulent et retenu dans une enveloppe fibro-cellulaire de nouvelle formation ; ce pouvait être, en un mot, un kyste primitivement séreux, puis suppuré ;

(1) Depuis l'époque où cette partie de la leçon a été rédigée (1874), nous avons eu dans les salles, en 1875, deux femmes chez lesquelles j'ai fortement présumé un abcès tuberculeux de la mamelle. La première est une jeune fille de vingt-cinq ans, qui attribuait l'origine du gonflement lent et douloureux de son sein gauche à un coup assez léger, le choc d'une brosse avec laquelle elle nettoyait un soulier. L'abcès avait mis plusieurs mois à se former et se trouvait fistuleux lorsque la malade est entrée à l'hôpital. J'ai essayé pendant quelques semaines la compression, mais je n'ai pas réussi ; la fistule a persisté avec une induration circonvoisine assez étendue, et avec un trajet profond de 4 à 5 centimètres qui pénétrait évidemment dans le parenchyme mammaire. La malade est sortie, puis est rentrée au bout de quelques mois avec la même fistule et une excavation devenue plus spacieuse à la suite d'une poussée inflammatoire qui avait eu lieu, sans cause connue, peu de temps auparavant. Cette fois, j'ai endormi la malade et placé deux drains en croix. J'ai fait par les tubes des injections d'abord avec de l'eau simple, puis avec de l'eau légèrement iodée. J'ai laissé les drains six semaines en place. La cicatrisation définitive des quatre orifices a été très-lente, mais elle s'est faite, et j'ai revu l'année suivante cette jeune fille, paraissant complétement et solidement guérie.

J'ai cru chez elle à un abcès tuberculeux provoqué, le tubercule existant depuis assez longtemps sans doute, par une cause traumatique bien légère qui à elle seule n'aurait pas produit un pareil résultat. Mais j'ai deux raisons pour avoir des doutes : la première, c'est que la malade m'a toujours paru avoir une bonne santé, et ne pas être sous le coup de la diathèse tuberculeuse ; la seconde, c'est que, ne l'ayant vue qu'assez longtemps après l'établissement de la fistule, j'ai dû me demander si, par hasard, la cause traumatique n'avait pas amené la suppuration dans un kyste préexistant.

Quant à la deuxième malade, elle s'est présentée avec une fistule située au-dessous du sein gauche. Celle-ci avait été précédée d'un abcès froid, qui s'était ouvert spontanément et qui était survenu sans cause traumatique appréciable. Son trajet était calleux et conduisait le stylet à trois ou quatre centimètres dans un endroit qui me paraissait bien être la partie postérieure du parenchyme mammaire. Je n'a mais la malade n'avait pas eu depuis un certain temps les phénomènes inflammatoire qui annoncent la formation du pus. Si par hasard il s'était agi d'un kyste suppuré, c'eût donc été un de ces cas dans lesquels la suppuration se fait sourdement et d'une façon en quelque sorte larvée, ce qui ne permet pas d'en établir le diagnostic.

Je n'ai pas dû songer davantage à une collection sanguine, puisque cette femme n'accusait aucune violence antérieure qui aurait pu avoir donné naissance à un épanchement de sang, et que d'ailleurs les épanchements de ce genre dans la région mammaire sont rares. Je me suis demandé, comme nous devons le faire toutes les fois que nous sommes en présence de tumeurs insolites à contenu liquide, si par hasard il ne s'agirait pas d'une collection hydatique; mais n'ayant pas trouvé le frémissement, je n'ai pu non plus admettre cette maladie, au moins jusqu'à ce qu'une ponction exploratrice fût venue démontrer l'existence d'un liquide transparent et non albumineux.

En procédant par élimination, j'étais donc amené à vous dire qu'il s'agissait là sans doute d'un kyste mammaire, c'est-à-dire d'une tumeur pourvue d'une enveloppe propre, avec un contenu liquide. Mais à quelle variété de liquide et d'enveloppe, et par suite à quelle variété de kyste avions-nous affaire? Ici, messieurs, la question devenait plus embarrassante, parce que je me trouvais, pour y répondre, en présence de documents bibliographiques avec lesquels ne concordent pas les documents cliniques. Consultons un moment les uns et les autres, et voyons ce qu'ils nous apprennent et ce qu'ils nous laissent ignorer.

A. *Documents bibliographiques.* Je vois dans ces documents,

jamais pu sentir de dénudation osseuse, et je n'hésiterais pas à croire que je me suis trouvé en présence d'un abcès tuberculeux fistuleux de la mamelle, si je n'étais pas obligé de me rappeler que bien souvent la carie costale a des trajets sinueux, même à travers la mamelle, qui ne permettent pas de faire arriver le stylet sur l'os malade. Du reste, cette femme a fini par guérir comme la précédente, mais sans drainage et par la simple compression, sans que nous ayons eu d'esquille; ce sont autant d'arguments en faveur d'un abcès tuberculeux.

depuis A. Cooper, qui le premier me paraît avoir donné une notion des kystes de la mamelle sous le nom impropre de maladie hydatique de cet organe, jusqu'aux deux travaux les plus récents, celui de M. Cadiat (1) et celui de MM. Labbé et Coyne (2); je vois, dis-je, que, parmi les auteurs, les uns, préoccupés surtout des caractères macroscopiques applicables à la clinique, ont insisté sur les différences tirées de la consistance du liquide (séreux, séro-sanguin, graisseux, laiteux) ou du nombre des poches (kystes uniloculaires et multiloculaires); les autres, plus préoccupés des caractères histologiques et de l'histogénie du kyste que de ses caractères cliniques, ont cherché surtout comment se formait le contenu. Cherchant avec les premiers quelle pouvait être la consistance du liquide et le nombre des poches kystiques, je vous ai dit que je ne serais éclairé qu'après avoir fait une ponction et avoir vu ce qui s'écoulerait.

Ne devais-je pas chercher au moins à laquelle des classifications établies par les anatomo-histologistes modernes appartenait le kyste en présence duquel nous nous trouvions? L'embarras était plus grand; car parmi ces classifications j'en trouvais d'assez variées, dont les unes étaient obscures, les autres contestables, et la plupart difficilement applicables à l'étude clinique. Vous pouvez vous renseigner à cet égard dans l'ouvrage de MM. Labbé et Coyne. Je me suis donc contenté de vous signaler les deux formes principales indiquées par nos auteurs, et dont la connaissance préalable a réellement quelque utilité dans la pratique.

1° La première est celle dans laquelle le kyste est attribué à la dilatation d'un ou de plusieurs canaux galactophores, par l'accumulation du liquide dans leur intérieur. Indiquée d'abord par Brodie et Velpeau, puis par Birkett, Paget, Lebert, MM. Broca et Verneuil, cette origine des kystes mammaires est admise aujourd'hui par tout le monde, et elle vous fait comprendre pourquoi le liquide est si souvent épais et gras. C'est parce qu'il con-

(1) Cadiat, *Etude sur l'anatomie normale et les tumeurs du sein*. Paris, 1875.
(2) Labbé et Coyne, *Traité des tumeurs du sein*. Paris, 1878.

tient, en plus ou moins grande proportion, les matières qui entrent dans la composition du lait. Mais il y a dans cette opinion deux nuances : l'une suppose que la distension porte sur les grands canaux galactophores normaux, et, cherchant pourquoi cette distension a lieu, elle est obligée d'admettre d'abord une sécrétion anormale en dehors de la lactation par la glande saine, et en outre un obstacle à la sortie du liquide par les orifices du mamelon. Cet obstacle serait apporté, d'après Labbé et Coyne, par un resserrement cicatriciel du conduit distendu. Je doute que ces dernières explications aient été rigoureusement constatées, et mes doutes sont justifiés par la seconde nuance que je vous ai annoncée, c'est celle qu'a décrite M. Cadiat. Les recherches de cet anatomiste l'ont amené en effet à cette opinion que les kystes mammaires doivent leur origine à l'accumulation du produit de sécrétion, non pas dans les grands canaux galactophores normaux, mais dans des canalicules anormaux provenant de culs-de-sac glandulaires et de lobules de nouvelle formation. L'accumulation du liquide se comprend sans autre explication que celle-ci : les canalicules en question ne communiquent pas avec les galactophores normaux, et n'ont pas par eux-mêmes de continuation jusqu'à l'extérieur ; ils sont fermés des deux côtés. Je suis très-disposé à croire que M. Cadiat est dans le vrai, non-seulement parce que je le sais observateur très-consciencieux, mais aussi parce que je comprends mieux cette sécrétion anormale dans des glandules qui sont anormales elles-mêmes, et parce que sa théorie explique mieux que toute autre, ainsi que je vais vous l'indiquer tout à l'heure, la coïncidence d'une tumeur solide avec le kyste.

2° La deuxième forme, établie d'après le mode d'origine, est celle dans laquelle le kyste aurait pour paroi le tissu cellulaire plus ou moins épaissi et transformé en poche, des interstices lobulaires normaux de la mamelle. Indiquée par MM. Lebert et Broca (1) sous le nom de kystes lacuneux, par MM. Verneuil et Massot (2)

(1) Broca, *Traité des tumeurs.*
(2) Massot, *Sur les hygrômas*, thèses de Paris, 1854.

sous celui de kystes hygromateux, cette variété différerait de la précédente en ce qu'au lieu de renfermer un liquide épais et plus ou moins semblable au lait, elle renfermerait un liquide séreux, et en ce qu'au lieu d'avoir un revêtement épithélial complet, elle n'en aurait qu'un imparfait, et même, d'après M. Broca, n'en aurait pas du tout. J'ajoute que, dans cette variété, la coïncidence d'une tumeur solide avec la poche liquide ne serait pas aussi constante que dans l'autre.

B. *Documents cliniques.* — Je voudrais pouvoir vous assurer, messieurs, que la distinctiou des kystes en deux catégories principales (glandulaires et cellulaires ou lacuneux) est parfaitement démontrée. Or je me permets de trouver qu'à cet égard les anatomo-pathologistes sont restés incomplets. Il ont vu des kystes dont le contenu n'était pas le même, et je suis très-disposé à croire que c'est pour expliquer la présence du liquide épais, dans certains cas, et du liquide clair ou séreux dans les autres, qu'ils ont été amenés à cette interprétation incontestablement rationnelle. La clinique va-t-elle nous éclairer sur ce point, et surtout nous fournir des moyens de diagnostic entre les deux variétés? Nullement, messieurs ; elle nous offre trop peu de faits positifs pour que je sois autorisé à vous dire : oui, la distinction est fondée, parce que dans l'une des variétés la maladie marche, après ou sans traitement, de telle manière, et dans l'autre variété de telle autre manière. Mais il n'en est pas ainsi ; la clinique nous montre des kystes à contenu gras et d'autres à contenu séreux, des kystes uni et multiloculaires, des kystes avec ou sans la tumeur solide concomitante ; mais la marche de la maladie jusqu'à présent n'a pas démontré des différences qui fussent en rapport avec le mode d'origine ; et notez bien que les auteurs qui ont établi ces divisions et plusieurs autres que j'ai passées sous silence, ne les ont faites qu'au point de vue de l'anatomie pathologique. MM. Labbé et Coyne eux-mêmes, après avoir consacré de longues pages à l'étude anatomique, n'en tirent aucun parti quand ils arrivent à la pathologie et au traitement. Là, en les lisant (page 527), on ne se douterait pas que, dans un grand nombre des pages précédentes (de 137 à 225, ils se sont tant préoccupés, en s'appuyant sur leurs recherches personnelles et sur celles de leurs prédécesseurs, des variétés d'origine des kystes mammaires.

Voyons donc, si en les appliquant à notre malade, j'avais à tirer des documents qui précèdent quelques données pour mon diagnostic anatomique et clinique. Je n'en tirai pas, messieurs, de données positives et d'une utilité absolue pour le traitement, je n'en tirai que des présomptions, et ces présomptions, j'ai dû vous les signaler, parce qu'elles pourront vous diriger dans l'avenir, et préparer les études qui sont nécessaires pour élucider cette question.

Avions-nous donc affaire, chez notre malade, à un kyste par dilatation d'un canal galactophore normal oblitéré, à un kyste par dilatation des canalicules glandulaires d'un adénome, à un kyste lacunaire ou hygromateux ? Il y avait présomption pour la seconde opinion, à cause de la présence très-problable d'un adénome concomitant. Peut-être faudrait-il en venir à la dernière, si l'évacuation nous montrait un liquide séreux non épais, et nous prouvait que l'adénome n'existe pas ; par conséquent nous ne pouvions encore attendre quelques lumières que de l'exploration faite après la ponction.

Maintenant, y aurait-il eu une grande utilité à établir à l'avance ce diagnostic : kyste glandulaire, canaliculaire ou lacuneux ? Théoriquement, voici ma réponse : Si tous les kystes étaient susceptibles de guérir par l'injection iodée, ou même par la ponction simple, en provoquant l'inflammation adhésive, la distinction n'aurait aucun intérêt. Mais il y a, je vous le démontrerai amplement, beaucoup de kystes mammaires qui non-seulement ne guérissent pas de cette façon, mais qui même arrivent très-difficilement à l'inflammation suppurative, et il semble que quelques-uns, très-peu, soient susceptibles de guérir par les moyens simples. N'est-il pas probable que les premiers sont des kystes glandulaires et canaliculaires contenant un liquide épais, les seconds des kystes lacuneux contenant un liquide séreux? Vous voyez alors l'intérêt que présenterait ce complément du diagnostic au point de vue du pronostic et du traitement. Mais je ne puis en ce moment que poser la question, j'y reviendrai quand je vous parlerai des résultats fournis par l'observation ultérieure de notre malade. A l'avance je vous préviens seulement que nous ne pourrons pas être complétement renseignés.

II. — Relativement à la questio nde savoir si avec la collection liquide ne coïncidait pas une tumeur solide, comme cela arrive souvent dans les cas de ce genre, je vous ai dit que je sentais profondément une masse dure avec laquelle se trouvait confondue la partie fluctuante de la tumeur. Mais la sensation n'était pas assez nette pour que je pusse être sûr qu'il s'agissait plutôt d'une production solide concomitante que de la portion profonde, épaisse et indurée de la partie kystique elle-même. Si, cependant c'était, comme la chose me paraissait plus que probable, une partie concrète coïncidant avec le kyste, de quelle nature était cette partie concrète? Je réservai l'examen de la question pour le moment où la ponction exploratrice m'aurait éclairé définitivement sur ce dernier point.

Pour le *traitement*, je me décidai de suite à mettre en pratique le précepte général que vous m'avez entendu formuler à propos d'autres collections liquides non purulentes, celui de faire dans la même séance une ponction tout à la fois exploratrice et thérapeutique, c'est-à-dire de faire servir, s'il y avait écoulement de liquide, l'ouverture donnée par la ponction à une injection de teinture d'iode, dans l'espérance de provoquer une guérison par inflammation adhésive. Je fis donc, le 26 mars 1870, une ponction avec le trois-quarts à hydrocèle, et je vis sortir par la canule un liquide un peu épais, noirâtre, plus foncé que celui que j'avais vu sortir par le mamelon. La quantité était d'environ quarante grammes, moindre que je n'avais supposé, mais suffisante cependant pour me prouver que je n'avais pas été trompé par la sensation de fluctuation. Quant à la partie profonde, celle qui m'avait paru solide, elle resta ce qu'elle était, grosse comme une petite pomme d'api, ne se vidant pas par la pression, continuant à n'être pas fluctuante, et je fus dès lors certain qu'il s'agissait d'une masse solide. Le diagnostic était donc complété, dans ce sens que je savais avoir affaire à une de ces tumeurs mixtes, moitié kystiques, moitié solides, comme le sont très-souvent les kystes de la mamelle. Il en est, en effet, de ceux-ci comme des thyroïdiens : ils sont rarement isolés, presque toujours ils ont au-devant ou autour d'eux une masse concrète formée par un développement anormal de l'organe aux dépens duquel s'est fait le kyste. Seulement le produit solide était-il ici, comme il l'est habituellement au corps thyroïde, bénin, et formé par quelque chose d'analogue à une hypertrophie? La mamelle étant un organe dans lequel le cancer se développe souvent, et certains cancers s'accompagnant de kystes, j'avais à me demander si nous étions en présence d'une masse solide bénigne ou d'un cancer. Tout en faisant mes réserves, je vous ai dit qu'il fallait provisoirement opter pour une tumeur bénigne, hypertrophique, et plus ou moins mélangée de tissu fibreux, du genre de celles auxquelles Velpeau a donné le nom d'*adénoïdes* et M. Broca celui d'*adénomes;* qu'il s'agissait par conséquent d'un kyste-adénome. En effet, l'expérience m'a appris que, dans le cancer de la mamelle, lequel est habituellement squirrheux, la coïncidence des kystes est rare, parce qu'il n'est pas dans les aptitudes du squirrhe de permettre le développement d'un kyste dans son voisinage. Ce pouvait être, à la rigueur, un cancer encéphaloïde, ou sarcome malin, variété qui s'accompagne plus souvent de kyste que la précédente. Mais je n'ai pas voulu tout d'abord admettre l'encéphaloïde pour les raisons suivantes :

1° Parce qu'en général celui-ci se développe plus rapidement. Notez, en effet, que la malade s'était aperçue de sa tumeur deux ans seulement auparavant, et qu'à cette époque le volume était très-notable, circonstance qui permet de croire que la lésion avait débuté longtemps avant, une ou deux années peut-être, ce qui nous donnait quatre ans d'existence pour la tumeur au moment où j'ai opéré; or l'encéphaloïde, qui est, vous le savez, une néoplasie très-vasculaire, arrive ordinairement dans cet espace de temps, à des proportions bien plus grandes, au volume par exemple des deux poings, d'une tête de fœtus à terme et même plus. Ici, au contraire, les deux portions réunies (solide et liquide) représentaient à peine le volume d'une pomme de reinette ordinaire;

2° Parce que, dans les cas de cancer encéphaloïde accompagné de kyste, on voit ordinairement une notable prédominance de la partie solide sur la partie liquid , tellement notable même que les kystes ne font pas saillie sous la peau, ne sont pas perçus à l'aide de la fluctuation et ne sont reconnus qu'au moment où l'on fend la tumeur après l'ablation. De plus, les kystes sont très-souvent multiples. Ici, nous n'avions pas une prédominance marquée de la partie solide, le kyste se sentait très-bien sous la peau et il paraissait unique. Ce sont les caractères que j'ai observés sur les tumeurs mixtes que nous appelons des kysto-adénomes; il m'est même arrivé de trouver une prédominance encore plus notable que dans le fait actuel de la portion kystique sur la portion adénoïde;

3° Parce que nous n'avions pas de ganglions axillaires ni sous-claviculaires tuméfiés ;

4° Parce que la peau glissait partout sur la tumeur, c'est-à-dire ne lui adhérait en aucun point;

5° Parce que, dans les faits qu'il m'a été donné d'observer, j'ai constaté la nature habituellement bénigne de ces tumeurs solides qui accompagnent des kystes solitaires plus volumineux qu'elles. Je ne nie pas la coïncidence possible d'un kyste avec un encéphaloïde ayant par exception une marche lente. Mais quand le kyste est notablement volumineux, quand il est facilement appréciable sous la peau à l'aide de la fluctuation, le caractère bénin de la tumeur solide est ce qu'il y a de plus habituel, et c'est celui que j'étais autorisé à admettre après les investigations faites sur notre malade. Cette opinion du reste est celle à laquelle ont été conduits les auteurs modernes. Nous avons en France deux ouvrages récents dans lesquels cette question de la coïncidence des kystes mammaires qu'une production solide a été traitée. Ce sont ceux de M. Cadiat et de MM. Labbé et Coyne que j'ai déjà cités. Or le premier non-seulement admet que les tumeurs solides concomitantes sont bénignes, mais même que le développement du kyste est une conséquence du développement de la partie solide.

Reprenant, avec les documents que lui fournit l'histologie, la question des adénomes, M. Cadiat montre que Velpeau a été dans le vrai lorsqu'il a décrit sous le nom d'adénoïdes des tumeurs solides de nouvelle formation ayant des analogies de structure avec la glande normale, et que Lebert a complété les recherches de Velpeau en montrant dans les adénomes des culs-de-sac glandulaires plus ou moins mélangés de tissu fibreux. Cadiat, sur un certain nombre de pièces, a vu l'adénome presque naissant commencer par des culs-de-sac glandulaires, et il a vu dans ces culs-de-sac encore très-petits des accumulations de liquide graisseux plus ou moins analogue à du lait. Puis sur des tumeurs plus anciennes et plus volumineuses, il a trouvé le kyste ou les kystes bien développés, avec un accroissement plus ou moins considérable de l'adénome primitif; et comme il n'a trouvé ces glandes anormales en communication ni avec les canaux galactophores normaux, ni avec de grands canaux galactophores de nouvelle formation, il en a conclu que les kystes résultent de la distension, par l'accumulation forcée du produit sécrété, dans l'intérieur de canalicules glandulaires accidentels. J'adopte l'opinion de M. Cadiat, et je la complète en disant que, quand le liquide est peu abondant, il n'y a qu'adénome; mais quand il devient très-abondant, il produit le kyste, et on comprend ainsi que le volume proportionnel de la partie liquide et de la partie solide de la tumeur varie suivant que l'adénome a une fonction sécrétoire plus ou moins développée. Tantôt, et le plus souvent, cette fonction est nulle ou insignifiante, comme elle l'est dans la mamelle normale en dehors de la gestation; alors on n'a qu'un adénome. Tantôt elle est très-prononcée et on a le kysto-adénome. Vous voyez d'ailleurs comment M. Cadiat est amené par ses recherches à nous dire que les kystes mammaires ont une seule origine et en quelque sorte une seule variété, la distension non pas des canaux galactophores normaux, mais de canalicules accidentels liés à la formation des adénomes.

Quant à MM. Labbé et Coyne, ils décrivent, ainsi que je l'ai dit plus haut, plusieurs variétés d'origine pour les kystes glandulaires, et il ne ressort pas de leur anatomie pathologique la conséquence forcée de la coïncidence avec une tumeur solide. Mais leur pensée est plus explicite à cet égard dans leur description pathologique; il est évident que, pour eux, la tumeur solide qui accompagne les kystes est habituellement de nature bénigne.

Reprenons maintenant les suites de l'opération chez notre malade.

J'avais décidé à l'avance que si je trouvais du liquide, je ferais une injection iodée. Mais comme ce liquide était assez consistant, j'ai pensé qu'il pouvait en être resté une portion accolée à la paroi, et dans l'espoir de le détacher, j'ai fait avec la seringue une première, puis une seconde injection détersive avec de l'eau chaude. J'ai poussé ensuite de la teinture d'iode du Codex mélangée avec moitié d'eau, que j'ai laissée séjourner un peu plus de quatre minutes dans la poche. Après quoi la canule a été retirée, la petite piqûre a été recouverte d'un carré de linge enduit de collodion; une couche de ouate, deux compresses et un bandage de corps un peu serré ont complété le pansement. Il est bon de dire que, tout le temps que le liquide iodé a séjourné dans le kyste, la malade n'a pas accusé la moindre douleur.

Il en a été de même dans la journée et les jours suivants. Nous n'avons pas vu de fièvre. Le 30 mars, trois jours après l'opération, la piqûre était cicatrisée; la mamelle n'était ni chaude ni gonflée, le kyste ne s'était pas rempli, et l'on continuait à sentir, avec son même volume, la tumeur solide dont j'ai parlé plus haut.

En somme, l'inflammation consécutive n'a pas été assez intense pour qu'il y eût à craindre la suppuration de la poche. L'avait-elle été assez pour qu'elle eût pris la forme adhésive nécessaire à l'agglutination des surfaces opposées du kyste? On pouvait croire que non; car habituellement l'inflammation adhésive suffisante est modérément douloureuse et suivie d'un épanchement liquide dont la résorption a lieu avant que l'oblitération se réalise. Ici nous n'avions eu ni douleur, ni liquide appréciable. Nous avons donc laissé à l'avenir le soin de nous éclairer sur ce point, comme sur la solution définitive de la nature de la portion solide provisoirement présumée adénoïde. La malade, se trouvant très-bien, a désiré retourner chez elle le 30 mars. J'ai dû la prévenir seulement que son kyste ne serait peut-être pas guéri définitivement, et qu'elle ferait bien de venir de temps en temps nous voir.

Elle est revenue en effet le 27 septembre 1870. Conformément à nos prévisions, le kyste s'était reproduit. J'ai fait le 3 octobre une nouvelle ponction. Le liquide était à peu près le même que la première fois, moins consistant et moins coloré cependant. Sa quantité était plus grande (environ 100 grammes), la tumeur solide concomitante était à peu près la même. Cette fois j'ai fait, après lavage, une injection de teinture d'iode aux 3/4 avec 1/4 d'eau. Les phénomènes consécutifs ont été aussi simples que la première fois, et j'ai pensé que la guérison ne serait pas encore obtenue. Je m'en étonnais un peu. Car, étant disposé à appliquer aux kystes du sein les connaissances que nous avons sur le traitement de bien d'autres collections liquides par l'injection de teinture d'iode, je présumais que les choses devaient se passer ici comme pour l'hydrocèle, l'hygroma, les kystes thyroïdiens. Le traitement des kystes mammaires avait d'ailleurs été traité dans nos livres par des auteurs qui n'avaient pas vu un assez grand nombre de ces cas pour savoir et nous apprendre que les kystes du sein sont plus rebelles que bien d'autres aux injections irritantes. Le fait actuel et un certain nombre d'autres que je vous citerai bientôt m'ont éclairé. Mais à ce moment je marchais en aveugle, et j'attendais que l'expérience m'instruisît. Vous verrez tout à l'heure qu'aujourd'hui je suis beaucoup mieux renseigné.

Après cette seconde injection iodée, la récidive eut lieu de nouveau, et lorsque la malade rentra, un an après, dans le service, le 6 septembre 1871, elle avait une tumeur sensiblement plus volumineuse que les deux premières fois. Je pratiquai une troisième ponction, et je fis deux remarques; la première, c'est que le liquide était plus abondant (j'en retirai 200 grammes) et qu'il était de couleur chocolat. La seconde, c'est que la tumeur solide concomitante avait très-notablement diminué de volume et se trouvait réduite à une lame un peu dure sur laquelle reposait le kyste. Il y avait donc eu résorption d'une partie de la tumeur solide qui accompagnait la poche, et j'avais eu raison de ne pas croire à un cancer. Cette fois, visant encore à l'indication de guérir le kyste sans le faire suppurer, c'est-à-dire par l'inflammation adhésive, je fis, après cinq lavages avec de l'eau tiède, deux injections successives de vin chaud. La première était restée trois minutes, la seconde, un peu plus chaude, quatre minutes. Les phénomènes consécutifs ont encore été des plus modérés, et la malade nous a quittés cinq jours après, le 11 décembre, sans que nous ayons encore beaucoup d'espoir de la voir guérie. En effet elle revint nous voir deux fois dans le cours de l'hiver 1872; chaque fois elle nous apprit que sa tumeur avait reparu, n'était pas douloureuse et ne devenait gênante que quand elle était notablement remplie et distendue. Je m'en tins alors aux ponctions simples, qui donnaient toujours issue à un liquide épais et brunâtre, et me permettaient de constater à nouveau que la tumeur solide, dont j'avais été si préoccupé la première fois, était réduite à très-peu de chose, et par conséquent n'aurait pas de gravité. Je savais que d'autres chirurgiens, à ma place, auraient proposé l'ablation; mais cette tumeur, je le répète, n'était pas fort incommode, et j'avais le souvenir d'un cas cité par Velpeau (1), dans lequel l'ablation avait été suivie d'un érysipèle mortel, et de deux autres tirés de ma propre pratique, à mes débuts, et dans lesquels, croyant à une tumeur solide probablement cancéreuse, avec une portion kystique insignifiante, j'avais suivi le conseil du maître et vu

(1) Velpeau, *loc. cit.*

venir, après l'extirpation, un érysipèle qui avait également emporté les malades. J'étais préoccupé non-seulement de ces faits, mais aussi des érysipèles, au nombre de 21, que j'avais recueillis et notés moi-même après l'ablation, avec le bistouri, de tumeurs solides du sein.

Je pris donc le parti de m'en tenir pour cette femme aux ponctions palliatives, et de ne faire intervenir le bistouri que s'il était démontré, un jour ou l'autre, que la ponction avait été suivie d'une inflammation purulente. Ces deux ponctions débarrassèrent la malade de la gêne qu'occasionnait la distension de son kyste, mais n'empêchèrent pas une reproduction dans l'espace de quelques semaines.

Lorsqu'elle revint me voir pour la sixième fois, le 18 mai 1872, j'ai cependant essayé autre chose. C'était le moment où M. Monod père venait de conseiller le traitement de l'hydrocèle par la substitution, dans la poche, d'un gramme d'alcool à une quantité à peu près égale de liquide retiré. Bien que les conditions fussent différentes, puisqu'il ne s'agissait pas ici d'une séreuse et que le liquide continuait à être un peu visqueux et chocolat, je fis la ponction avec le trois-quarts explorateur des trousses, je ne laissai sortir que très-peu de liquide, j'injectai un gramme d'alcool, et la malade retourna de suite chez elle, comme elle l'avait fait après les deux ponctions précédentes. Cette fois des accidents inflammatoires sérieux se développèrent. Le sein gonfla, devint le siége de douleurs vives, la peau rougit, la fièvre s'alluma, et la patiente fut obligée de rester trois jours au lit. Puis elle se fit transporter à l'hôpital le 27 mai, et le 28 je constatai, avec persistance d'un peu de fièvre, une plaque érysipélateuse sur le sein avec quelques phlyctènes et trois eschares de petites dimensions. C'était un érysipèle gangréneux très-circonscrit accompagnant une inflammation suppurative du kyste. Mais les symptômes généraux avaient été et restaient bien plus modérés que ne le sont habituellement ceux de l'érysipèle après ablation avec l'instrument tranchant, et d'ailleurs cet érysipèle n'avait aucune tendance à prendre la forme ambulante. Le 30 mai, nous voyons sortir, à la chute de l'eschare, un liquide roussâtre, manifestement purulent en même temps que sanguinolent.

Les jours suivants, le liquide que la pression fait sortir est de plus en plus purulent. Dès lors nul doute, je me trouve en présence d'un kyste suppuré, et je puis l'ouvrir sans exposer la patiente aux conséquences de l'inflammation grave que j'aurais provoquée, si j'avais incisé, avec l'intention de faire suppurer, à l'époque où le contenu était simplement visqueux et sanguinolent.

Le 4 juin 1872 j'endors la malade, je fais une large incision, je vide le kyste de tout le pus qu'il contient, je mets quelques boulettes de charpie sèche dans sa cavité, une couche de ouate et un bandage de corps par-dessus, et je laisse ce pansement sans y toucher pendant quatre jours.

L'état général est resté bon, le pansement a été renouvelé le 9 juin, puis tous les jours suivants; et fait avec de la charpie imbibée d'eau phéniquée à 1/100. Le 14 juin, la malade, qui continue à ne pas aimer les séjours prolongés à l'hôpital, se trouve en trop bon état pour rester davantage, et retourne chez elle en voie de guérison, avec sa cavité kystique partout granuleuse, suppurant modérément et déjà bien rétrécie. Elle reviendra de temps en temps, et je suis sûr qu'elle nous montrera bientôt une cicatrice solide et une guérison définitive.

Je reviens, en terminant, sur la partie solide qui avait, dans le principe, accompagné la tumeur kystique, et dont nous n'avions plus retrouvé, à nos dernières explorations, que des traces insignifiantes. Le jour où la grande incision a été faite, nous avions vu sortir avec le pus quelques grains ou lobules charnus, gros comme des grains de groseille; mais nous n'avions pas plus senti que les autres fois la masse solide, qui était si prononcée au début. Ces grains étaient-ils des restes de la tumeur en question, qui, après s'être résorbée en grande partie, serait devenue libre dans la cavité du kyste? Je crois plutôt que nous avions affaire à ces petites productions encore bénignes, formées quelquefois de culs-de-sac glandulaires, et plus souvent de cellules plus ou moins arrondies ou fusiformes, qui appartiennent aux cysto-sarcomes, tels que les décrit M. Cadiat. En effet, sur le dessin histologique que nous a donné M. Crosnier, élève du service, nous avons vu de petites cellules, les unes arrondies, les autres polygonales, les autres fusiformes, avec des noyaux libres, en un mot les caractères propres à la tumeur que Lebert appelait fibro-plastique, que Cornil et Ranvier nomment sarcome, et que Coyne et Labbé considèrent comme sarcome bénin. Quant à moi, en tenant compte de la diminution de volume qui s'est opérée, et en continuant à croire que cette tumeur solide a été, dans le principe, adénoïde, je n'hésiterais pas à considérer ces grains ou bourgeons comme a des restes d'une tumeur solide bénigne qui s'est effacée peu à peu à mesure que le kyste a diminué et peut-être sous l'inflence de deux injections qui ont été faites au début du traitement.

CENT QUATORZIÈME LEÇON

Kystes oléagineux et butyreux de la mamelle. — Considérations sur le traitement des kystes mammaires.

I. Kyste lacto-oléagineux. — Résumé d'un fait observé en 1874. — Ponction, issue d'un liquide gras, mélange de lait et d'huile (lacto-oléagineux), injection iodée. — Inflammation consécutive très-modérée. — La malade est perdue de vue. II. Observation d'un kyste bytureux. — Pas d'adénome concomitant. — Traitement par la cautérisation superficielle avec le caustique de Vienne et profonde avec le chlorure de zinc. — Cautérisation ultérieure de bourgeons rebelles. — III. Exposé sommaire des autres cas de kystes mammaires observés par l'auteur. — Sur quatre opérés par ablation, deux se sont terminés par un érysipèle mortel. — Sept ont été traités par l'injection iodée; cinq insuccès, deux succès douteux : un par la cautérisation d'emblée. — Résultats du traitement, après l'insuccès de la teinture d'iode. — Impossibilité d'obtenir la suppuration et la guérison avec le drainage, sur deux malades. — Résorption de l'adénome et diminution progressive du kyste par les injections répétées de teinture d'iode sur une autre. — Enseignements fournis par les observations de l'auteur. — Traitement variable suivant les cas. — L'injection iodée inutile le plus souvent, mais non dangereuse, doi être essayée d'abord. — Cautérisation ensuite. — Point de drainage. — L'ablation est la méthode exceptionnelle.

MESSIEURS,

Quand, il y a quelque temps, j'ai eu l'occasion de vous parler d'un kyste de la mamelle dont le traitement avait été long et difficile, parce que je ne voulais pas pratiquer une grande opération tant que la tumeur n'aurait pas suppuré, j'ai appelé votre attention sur les difficultés de traitement, et sur la manière dont il était possible de les résoudre.

L'année dernière, le 16 mai 1874, j'ai eu l'occasion de revenir sur ce sujet, non plus à propos d'un kyste séro-sanguin, ni même d'un kyste séreux, mais à propos d'un kyste contenant un liquide épais semblable, par sa consistance et sa couleur, à de l'huile, qu'à cause de cela, et bien qu'il contînt un certain nombre de leucocytes, j'avais appelé *kyste oléagineux*.

Le fait nouveau que vous venez d'observer a quelque analogie avec le précédent, en ce que la matière contenue était encore graisseuse; mais il en diffère en ce que cette matière était non coulante et ressemblait à du beurre très-mou plutôt qu'à de l'huile. C'est pourquoi je l'ai nommé kyste butyreux.

J'ai l'intention, à propos de ce dernier cas, de revenir sur le traitement, en vous exposant tous les résultats de ma propre pratique et les mettant en regard des enseignements que nous ont donnés les auteurs sur la thérapeutique des kystes mammaires; mais il ne sera pas inutile de vous rappeler d'abord le cas de 1874, parce qu'il vous intéressera non-seulement comme document dans la question thérapeutique, mais aussi comme une variété rare qui vient à l'appui de certaines recherches anatomo-pathologiques modernes.

I. *Kyste lacto-oléagineux* (*résumé du fait de* 1874).— La malade, âgée de 30 ans, était entrée au n° 6 de la salle Sainte-Catherine, quinze mois après la fin de l'allaitement du seul enfant qu'elle ait eu. Elle présentait un gonflement très-notable de la mamelle droite et un autre moins prononcé de la gauche.

Je ne m'occupai d'abord que du côté droit. Chose remarquable! cette femme assurait n'avoir remarqué et connu ce gonflement que depuis vingt jours; mais il datait sans aucun doute de plus longtemps, car il avait un volume trop considérable pour être aussi récent. C'était l'absence de douleurs qui avait empêché la malade de s'en apercevoir.

A la partie antérieure et externe de cette mamelle se trouvait comme surajoutée une tumeur arrondie, qui avait bien le volume d'une orange de moyenne grosseur, qui n'était ni chaude, ni rouge, ni irrégulière à sa surface. La peau glissait facilement sur elle, et n'offrait pas l'aspect peau d'orange. Très-fluctuante en avant et au centre, elle était plus dure à la périphérie, et par conséquent, semblait mixte, c'est-à-dire composée, comme dans le cas de 1870 (page 225), de deux parties: l'une kystique et uniloculaire, l'autre solide, et je présumai que cette dernière devait être bénigne, adénoïde, peut-être même inflammatoire et susceptible de résolution comme dans le fait que je viens de rappeler.

Après avoir discuté les moyens thérapeutiques, je résolus de faire d'abord la ponction et l'injection iodée. Je savais, d'après l'expérience acquise par le fait de 1870, que le succès n'était pas certain; mais j'étais décidé à continuer ensuite les ponctions palliatives, si la malade voulait bien s'en contenter, jusqu'à ce que la suppuration intervenue me déterminât à recourir soit à la grande incision, soit à la cautérisation.

La première ponction fut donc pratiquée le 15 mai 1874, avec le trois-quarts explorateur. Le liquide qui s'écoula d'abord était jaunâtre, crémeux, et tellement épais qu'il sortait avec beaucoup de peine par le tube étroit dont je m'étais servi. Il fallait exercer de fortes pressions pour lui donner écoulement. Craignant que ces pressions, si je les continuais jusqu'à la fin, ne fissent naître une inflammation trop intense, je m'en tins là, et je retirai la canule. Nous vîmes aussitôt s'écouler en abondance, par la petite ouverture de la peau, un liquide différent du premier. Celui-ci ressemblait à une crème colorée en gris, ou, si vous aimez mieux, à du pus un peu plus blanc qu'à l'ordinaire. Il contenait même quelques lencocytes, et était formé surtout par de la graisse liquide. L'autre qui, était moins épais, plus coulant, et plus abondant, était encore de la matière grasse, mais qui ressemblait tout à fait à de l'huile; si bien que j'ai donné à ce kyste le nom de kyste oléagineux. Si je voulais tenir compte de la nature du premier liquide qui se rapprochait plus du lait que de l'huile, je pourrais dire: *kyste lacto-oléagineux*.

Revenant sur la question d'anatomie et de physiologie pathologique, je vous fais remarquer aujourd'hui que d'après la nature du liquide, ce kyste devait appartenir à la catégorie de ceux qui se développent dans des canaux ou des canalicules galactophores. Car il est difficile d'admettre qu'un contenu aussi épais, et ayant par sa matière grasse une certain analogie avec le lait, provienne du tissu cellulaire et non pas de canalicules sécréteurs ou excréteurs, appartenant à la glande normale ou formés accidentellement. Je ne reviens pas longuement sur ce que je vous ai déjà dit à cet égard (pages 230 et suiv.).

Quant à rechercher laquelle des opinions, kyste par rétention dans un canal galactophore normal, ou par accumulation dans des canalicules glandulaires de nouvelle formation, doit être admise, je crois inutile de le faire : d'abord parce que le problème est insoluble, au moins pour la clinique, ensuite parce que la distinction, dans le fait actuel, n'a pas d'importance. Dans l'un, comme dans l'autre cas, en effet, le contenu du kyste est plus ou moins visqueux et le contenant a pour surface interne une membrane tégumentaire de l'ordre des muqueuses, dont la vitalité n'est pas aussi facilement modifiable par les injections irritantes que celle des séreuses, et dont il est bien difficile de supprimer l'aptitude sécrétante. C'est ce que va nous démontrer de plus en plus l'étude que nous poursuivons en ce moment.

Quoi qu'il en soit, la petite ouverture qui laissait passer le liquide oléagineux sur notre malade se ferma le jour même, sans qu'il fût survenu de travail inflammatoire appréciable, et la poche, qui, en somme, s'était très-peu vidée, reprit bientôt son volume primitif. C'est pourquoi, le 19 mai, poursuivant toujours mon idée de l'injection iodée, je plongeai dans le kyste le trois-quarts à robinet de l'hydrocèle. Cette fois, sans aucune pression, nous vîmes s'écouler encore successivement deux liquides d'aspect différent : le premier épais, visqueux, d'aspect crémeux pâle ou purulent ; le second plus coulant, oléagineux et mélangé de quelques grumeaux et filaments blancs qui ressemblaient à du lait. La quantité des deux liquides réunis était de 80 grammes.

J'ai injecté trois seringuées d'eau tiède, en vue de bien nettoyer la poche, et j'ai remarqué, tout le monde a remarqué autour de moi, qu'à chaque injection le liquide sortait par un des orifices, un seul et toujours le même, du mamelon. Ce serait peut-être un argument en faveur de l'opinion que le kyste, cette fois, était dû à la dilatation d'un canal galactophore normal agrandi et incomplétement oblitéré.

Les suites de l'opération ont été très-simples. La phlegmasie consécutive est restée tellement modérée que je crois bien qu'elle n'a pas suffi pour amener des adhérences ou tout au moins une modification de la vitalité capable de supprimer la sécrétion anormale. La malade nous a quittés le 27 mai, et j'ai l'extrême regret de n'avoir pas eu de ses nouvelles et de n'avoir pu la retrouver.

Il me reste à compléter les études cliniques que nous avons faites sur elle par l'examen des trois points suivants :

1° Quelle opinion nous est restée après la ponction, relativement à la coïncidence d'une tumeur solide? Exactement la même que pour la malade de 1872. Après l'évacuation du liquide, j'ai senti une masse dure qui doublait certainement le kyste en arrière et sur une partie de son contour, et je suis resté convaincu que cette masse appartenait encore à la catégorie des *adénoïdes*.

2° Quels étaient les caractères chimiques de la substance lacto-oléagineuse que nous avons retirée du kyste? Je dois faire observer d'abord que, dans le verre dans lequel le liquide avait été recueilli après la deuxième ponction, la partie oléagineuse est montée à la surface, et s'y est figée très-promptement, bien que la température ne fût pas froide. La couche inférieure, celle qui était d'aspect crémeux et puriforme, contenait de la graisse et des globules qui ressemblaient à des leucocytes; mais je n'ai pas pu, malgré ces derniers, considérer le liquide comme du pus véritable, à cause de l'abondance de la graisse et de son mélange avec un liquide huileux. Elle renfermait en outre une notable quantité de matière albuminoïde provenant du sérum, pas de sucre de lait, ni de caséine, d'après les recherches qui ont été faites par M. Daremberg.

Je transcris du reste ici la note qui m'a été remise par ce dernier :

« Ce liquide est rendu trouble par des globules blancs et » rouges et des granulations graisseuses. Il est alcalin.

» A la partie supérieure se trouve une masse oléagineuse figée par le refroidissement. Cette masse est composée d'oléine, de margarine, de stéarine. On n'y trouve pas de traces appréciables de butyrine. »

3° De quelle nature était la tumeur de la mamelle gauche? Je l'ai ponctionnée le 25 mai. Il s'en est écoulé un liquide en tout semblable au précédent, qui a donné, par le repos, une couche oléagineuse figée à la partie supérieure du verre. C'était une matière grasse de composition semblable à celle du kyste gauche. Seulement nous n'y avons pas trouvé les globules ayant l'apparence de leucocytes.

II. *Kyste butyreux.* — J'arrive maintenant au fait que nous avons sous les yeux. La malade, âgée de 44 ans, nous est entrée le 22 janvier 1875 (salle Sainte-Catherine, n° 9). Mère de quatre enfants, elle a eu en outre des fausses couches à la suite desquelles est survenue une métrorrhagie rebelle dont je l'ai traitée à diverses reprises pendant plusieurs années. Elle prétend avoir reçu un coup sur le sein droit il y a quinze mois, et s'être aperçue il y a cinq mois d'un gonflement très-limité qui avait alors le volume d'un haricot. L'augmentation s'est faite peu à peu, sans douleur, et la première fois que nous l'avons vue, le 23 janvier, la tumeur était un peu plus grosse qu'un œuf de pigeon, dont il avait d'ailleurs la forme ellipsoïde. Elle était assez loin de la peau, dans le parenchyme mammaire, à trois centimètres au-dessus du mamelon, sans adhérences avec les parties voisines, très-fluctuante et rénitente à sa partie antérieure.

Le 25 janvier, j'ai fait une ponction avec un trois-quarts gros comme une plume de corbeau. Mais rien n'a coulé; j'ai pu seulement, par la pression, faire sortir une matière grasse d'apparence butyreuse qui, au microscope, ne contenait que des cellules graisseuses en abondance. Impossible, bien entendu, de vider la poche et de faire une injection iodée. Point d'inflammation sérieuse après la ponction.

Comme la malade désirait vivement être débarrassée de cette tumeur qui lui faisait craindre un cancer, je ne songeai ni à l'extirpation, qui eût exposé à l'érysipèle, dans la saison où nous étions surtout, ni à l'incision simple, en vue de provoquer l'inflammation suppurative; car, ainsi que je vous l'ai dit souvent, ce mode de traitement des kystes expose autant et peut-être plus que l'extirpation à l'érysipèle. J'avais le choix entre deux moyens : attendre l'inflammation suppurative, et pratiquer alors l'incision, ou bien la provoquer de suite par la cautérisation simultanée de la peau et de la surface interne du kyste.

En présence du désir exprimé par la malade, j'adoptai le second de ces moyens.

Le 1er février, j'ai fait sur la peau qui recouvrait la tumeur une application de caustique de Vienne, suivant une longueur de quatre centimètres et une largeur d'un centimètre et demi. Le 2 février, j'ai incisé et excisé l'eschare et fait une nouvelle application du même caustique. Le 3, j'en ai fait autant; j'ai constaté que le kyste était ouvert, et j'en ai fait sortir tout l'amas butyreux, puis j'ai placé dans la cavité, sans les enfoncer, trois flèches de chlorure de zinc et je les ai maintenues en place avec de la charpie.

Le 4, tenant à ne pas laisser agir mon caustique trop profondément, j'ai retiré la charpie et examiné l'effet produit. J'ai vu que toute la surface interne du kyste s'était changée en une eschare sèche et blanche; j'ai enlevé avec une pince mes flèches, qui nécessairement s'étaient ramollies, et j'ai mis de la charpie sèche au fond de la poche.

Le 5 et le 6 février, nous avons eu un mouvement fébrile modéré (pouls à 108, température axillaire à 38°), un gonflement douloureux du sein, avec une rougeur diffuse semblable à celle que nous voyons souvent après l'emploi des flèches caustiques dans le traitement du cancer, et qui n'est pas devenue érysipélateuse.

Le 13 février, la fièvre avait cessé depuis deux jours. L'eschare intérieure s'était éliminée, ainsi que l'extérieure; l'une et l'autre avaient été remplacées par des bourgeons charnus, et une suppuration franche était établie. Vers la partie supérieure de la plaie, un de ces bourgeons était gros comme une noisette, je l'excise et je fais pénétrer dans sa base trois petits trochisques de chlorure de zinc, ayant la forme de grains d'avoine.

Le 16 février, la nouvelle eschare était éliminée, mais le 1er mars je retrouvais à cette même place, sur le bord supérieur de la plaie en grande partie cicatrisée, de nouveaux bourgeons suspects qui depuis quelques jours avaient résisté à l'action du nitrate d'argent. Je fais une nouvelle application de trois trochisques grains d'avoine. L'eschare est tombée le 6, et aujourd'hui 18 mars, la plaie paraissant en bonne voie de cicatrisation, j'accède au désir de la malade qui demande vivement à partir. Je dois dire que nous avons encore, à la place qui a été deux fois cautérisée avec les petits trochisques, quelques bourgeons charnus exubérants, beaucoup plus petits que les premières fois, mais qui me préoccupent encore. J'ai bien engagé la malade à revenir nous voir de temps en temps. J'ai maintenant à fixer votre attention sur trois points de l'histoire de cette maladie.

1° Le kyste auquel nous avions affaire ici m'a paru n'être pas mélangé d'adénome comme dans les autres cas dont je vous ai parlé jusqu'à présent.

J'attribue encore son origine à la dilatation d'un canal galactophore normal ou anormal; seulement le produit de sécrétion ou contenu, au lieu d'être et séreux ou séro-sanguin, ou bien d'être oléagineux et graisseux comme dans le fait de la page 244, était mou, non coulant et ressemblait à du beurre. On comprend ces variétés dans le produit de sécrétion, puisque l'organe aux dépens duquel se forme le kyste est destiné à fournir une matière plus ou moins grasse, le lait. Seulement il est impossible d'expliquer en vertu de quelles modifications le produit se trouve être tantôt de la sérosité peu chargée de graisse, tantôt de l'huile, tantôt de la matière butyreuse ou caséeuse.

2° L'impossibilité de donner écoulement à la matière contenue dans ce kyste ne nous permettait pas de mettre en question la ponction simple, ni l'injection iodée ou vineuse. Il fallait ou ne rien faire, ou enlever la tumeur, ou l'attaquer par les caustiques.

Dans les faits de ce genre, on peut s'en tenir à la temporisation, je l'ai déjà dit. Mais il peut arriver qu'on soit pressé par les malades comme nous l'avons été ici, et que le désir de tranquilliser leur esprit nous oblige à intervenir.

J'ai déjà dit les motifs qui, en pareil cas, m'éloignent d'une opération avec le bistouri tant qu'il n'y a pas encore de suppuration réalisée. Du moment où je ne pouvais pas compter sur la provocation de cette suppuration intrakystique par les ponctions successives ou par les injections, j'ai pris le parti d'ouvrir la tumeur, en la faisant suppurer progressivement et couche par couche, avec le caustique de Vienne pour les couches extérieures, avec le chlorure de zinc pour la surface interne. Je suis arrivé ainsi, sans que la malade ait couru de dangers, et surtout sans qu'elle ait eu d'érysipèle, à obtenir la suppuration et les granulations intérieures au moyen desquelles l'oblitération de la poche s'est effectuée. Dans bien d'autres cas, cette méthode sera la meilleure, et elle sera presque toujours préférable à l'emploi du bistouri d'emblée, parce qu'elle expose beaucoup moins à l'érysipèle.

3° Que faut-il penser de ces bourgeons rebelles que j'ai dû cautériser deux fois avec les trochisques au chlorure de zinc, et qui semblaient répulluler encore au moment où la malade nous a quittés? Je n'ai pas d'opinion bien arrêtée sur cet incident. J'espère que les bourgeons dont il s'agit n'étaient pas épithéliomateux ni cancéreux. Mais il me faudrait savoir ce qui est advenu ultérieurement pour juger la question. Je remarque seulement que dans une observation de kyste butyreux rapportée par Velpeau (1), le

(1) Velpeau. *Traité des maladies du sein.* Paris, 1858. 2e Edition.

même phénomène s'est présenté. Velpeau a craint le développement d'une tumeur maligne, mais cette crainte ne s'était pas réalisée non plus au moment où il a perdu de vue la malade. Est-ce que par hasard, sur cet organe si exposé aux tumeurs malignes, les excitations et l'inflammation suppurative auraient pour effet de superposer une tumeur de ce genre à une maladie qui, jusqu'à la fin du traitement, aurait eu le caractère bénin? Il faudrait toujours que la prédisposition existât; mais cette prédisposition y étant, on comprend que les choses puissent se passer de cette façon. Ici, puisque nous ne savons pas au juste ce qui est advenu ultérieurement, nous pouvons abréger les commentaires, pathogéniques.

III. *Exposé sommaire de mes autres observations de kystes du sein au point de vue surtout du traitement.* — Il résulte de tout ce que j'ai dit précédemment trois choses capitales : la première, que les kystes du sein n'ont pas toujours le même contenu ; la seconde, qu'ils s'accompagnent parfois d'une tumeur solide qui me paraît être habituellement de l'adénome, mais qui cependant, d'après la disparition qui s'est faite sur la malade de la page 241, pourraient bien être, au moins dans quelques cas, une mammite chronique susceptible de se terminer par résolution; la troisième, que nos auteurs n'ont pas établi d'une manière précise le traitement de cette maladie. Ils nous proposent bien l'injection iodée ou l'extirpation. Or vous avez vu que l'injection iodée ne réussit pas toujours ; je puis même vous dire aujourd'hui qu'elle ne réussit presque jamais. D'autre part, je vous ai donné la raison péremptoire, la possibilité d'un érysipèle mortel, qui doit faire réfléchir beaucoup le chirurgien avant qu'il se décide à l'ablation.

Jusqu'à présent je ne vous ai pas donné d'autre précepte que celui-ci : rejetez le bistouri, j'entends le bistouri seul et sans l'assistance des caustiques, si vous tenez à ne pas compromettre les jours de vos malades. Mais en réalité, quel conseil ai-je à vous donner pour le traitement? Avant d'essayer une réponse, je vais consulter tous les faits tirés de ma propre pratique, et vous verrez quel enseignement nous en tirerons. Je trouve dans mes notes et observations 13 cas de kystes mammaires dont j'ai eu à diriger le traitement. Je comprends dans ces treize cas ceux, au nombre de trois, dont je vous ai parlé déjà (pages 236 et suiv.).

Dans quatre de ces treize cas, j'ai fait l'ablation avec le bistouri; mais ce n'était pas en vertu d'une opinion arrêtée sur la supériorité de ce mode de traitement que je m'étais décidé. Dans les trois premiers, en effet, j'étais au début de ma carrière; je n'avais pas trouvé dans les leçons et les ouvrages de mes maîtres une description suffisante de cette maladie; je ne connaissais pas la coïncidence habituelle des kystes avec des productions bénignes, la possibilité de faire disparaître ces dernières ou d'arrêter leurs progrès. Me trouvant donc en face de tumeurs en partie solides, en partie liquides, dont le volume gênait et inquiétait les malades, j'ai suivi la pratique ordinaire à cette époque: j'ai enlevé le mal en le circonscrivant par deux incisions semi-elliptiques, et j'ai pansé à plat avec du cérat et de la charpie, comme nous le faisions alors, sans employer ni l'acide phénique, ni l'alcool (c'était de 1847 à 1857). Deux de ces malades, bien qu'opérées en ville, à Paris et dans de bonnes conditions hygiéniques, sont mortes d'érysipèle, et leurs observations m'ont laissé ce souvenir, dont votre génération profitera, que s'il y a des procédés moins compromettants pour les kystes mammaires, c'est à ceux-là qu'il faut donner la préférence, fussent-ils plus lents à agir, fussent-ils même simplement palliatifs. La troisième, qui a été opérée loin de Paris, à Montgeron, a très-bien guéri.

Quant à la quatrième, je l'ai opérée en connaissance de cause, c'est-à-dire sachant bien qu'elle avait un kyste et une tumeur solide datant de six années. Mais, d'une part, cette dernière prenait un volume de plus en plus considérable, et je craignais que sa nature ne fût maligne; d'autre part, j'avais fait deux fois la ponction suivie d'injection iodée, deux fois la ponction simple, et le kyste, qui était lui-même très-volumineux, se reproduisait toujours rapidement. Je donnais des soins à la malade, qui était âgée de 56 à 58 ans, conjointement avec M. le professeur Hardy. Pendant deux ans nous avions lutté pour éviter l'ablation avec le bistouri; mais le kyste devenait de plus en plus ample, car nous retirions à chacune des ponctions 600 à 800 grammes d'un liquide qui était séreux citrin et très-albumineux; la tumeur solide concomitante devenait énorme : son poids après l'opération, le liquide étant évacué, était de plus de 4 kilogr. Bref, cette tumeur devenait tellement incommode et même douloureuse que nous avons dû proposer l'ablation. C'était en décembre 1873 (1). J'étais fixé par mes études des années précédentes sur l'innocuité des caustiques comparés à l'instrument tranchant pour ces sortes d'opérations; mais le volume de la tumeur était tel ici, que la douleur occasionnée par les flèches serait devenue un danger et qu'il eût fallu faire une plaie très-étendue, puisque avec les caustiques nous détruisons bien plus de peau qu'avec l'instrument tranchant. Dans ces conditions, il n'y avait pas d'autre parti à prendre que d'enlever avec le bistouri. Nous étions, il est vrai, en décembre. Mais je ne voyais pas d'érysipèle à Paris en ce moment, et mes statistiques m'ont appris que ce mois, surtout dans la pratique particulière, est un des moins défavorables. Bref, l'opération a eu un plein succès sous tous les rapports. En effet, je n'étais pas sans inquiétude sur la nature de la tumeur solide concomitante, à cause de la rapidité et de la ténacité avec laquelle elle se développait. L'examen microscopique montra beaucoup de noyaux isolés, des cellules fusiformes et des culs-de-sac glandulaires, comme sur la tumeur dont M. Crosnier m'a remis le dessin (voy. p. 242). A l'œil nu, il y avait peu de vaisseaux, point de suc cancéreux, une trame d'apparence fibreuse, mais un peu molle. Les caractères histologiques étaient ceux de l'adénome fibreux ou fibro-plastique, et en même temps ceux des néoplasies qu'on nous décrit aujourd'hui comme des sarcomes, dénomination vague sous le rapport du pronostic, parce qu'il y a sarcome bénin et sarcome malin. Bref, après l'examen de la pièce,

(1) L'observation et la pièce ont été communiquées à la *Société anatomique*, par M. Albert Robin, en décembre 1873 (voy. *Bulletin*, 3e série, t. VII, p. 817).

nous savions que ce n'était pas un cancer franc, à récidive inévitable et prompte. Mais nous restions dans le doute entre un sarcome malin et un de ces adéno-fibromes bénins que je sais aujourd'hui coïncider souvent avec les grands kystes. Ce qui s'est passé depuis quatre ans m'a rassuré. Il n'y a pas eu de récidive, et la malade, que j'ai revue plusieurs fois, que M. Hardy voit de son côté assez souvent, n'a eu qu'à se louer de l'opération. Il reste bien une dureté au-dessus de la cicatrice, mais elle provient d'un reste de la tumeur solide que j'avais laissé pour ne pas donner trop d'étendue à la plaie, et qui a plutôt diminué qu'augmenté : cette circonstance est un document de plus en faveur de la bénignité.

Résultats des injections iodées. — A. Huit de mes malades ont été soumises à l'injection iodée; sur six d'entre elles l'échec a été complet, après une seule, deux ou trois tentatives; la septième a été perdue de vue très-promptement et je ne connais pas le résultat; chez la huitième, la récidive n'a pas encore eu lieu. Mais l'opération est récente, elle a été faite en avril 1877, sur une malade de la ville soignée habituellement par M. le Dr Radou. Jusqu'à présent (1er septembre 1878), mon confrère m'assure qu'il n'y a pas apparence de retour. Je dois dire que dans ce cas le kyste était petit, avait à peine le volume d'une noix, contenait un liquide citrin et très-coulant, et n'était pas accompagné de la tumeur solide. Ces conditions m'ont fait penser à l'existence d'un kyste lacuneux. En tout cas, elles sont favorables et peuvent faire espérer que la guérison se maintiendra.

De mes deux dernières malades, l'une, celle qui avait le kyste butyreux, n'a pas été traitée par l'injection iodée, parce que le contenu, trop épais, ne s'est pas écoulé. La dernière est une dame de Périgueux que j'ai vue avec M. le Dr Lacombe père en 1874. Comme le kyste était encore peu volumineux et sans adénome concomitant, et comme je savais que l'injection iodée échoue souvent, je proposai la ponction simple. Celle-ci a été faite il y a trois ans. Le liquide était peu abondant et séreux. Chose remarquable ! il ne s'est pas reproduit jusqu'à présent et la malade paraît guérie, ce qui pourtant ne sera bien jugé qu'ultérieurement. Je résume ces faits dans le tableau suivant :

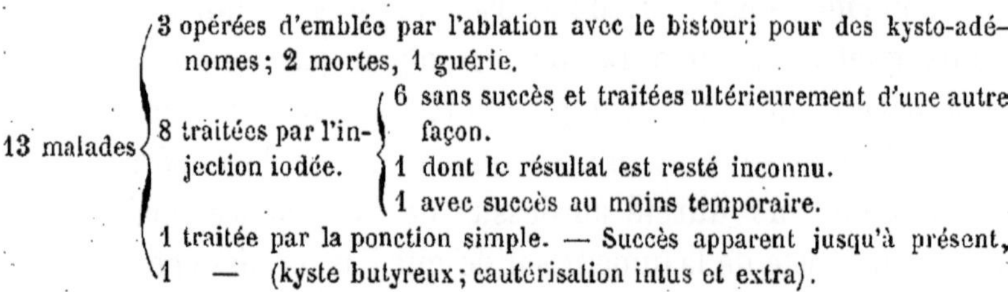

13 malades	3 opérées d'emblée par l'ablation avec le bistouri pour des kysto-adénomes ; 2 mortes, 1 guérie.	
	8 traitées par l'injection iodée.	6 sans succès et traitées ultérieurement d'une autre façon.
		1 dont le résultat est resté inconnu.
		1 avec succès au moins temporaire.
	1 traitée par la ponction simple. — Succès apparent jusqu'à présent,	
	1 — (kyste butyreux ; cautérisation intus et extra).	

B. Voyons maintenant quel a été le traitement ultérieur sur les six malades chez lesquelles l'insuccès de la teinture d'iode a été démontré promptement, c'est-à-dire par la reproduction du kyste dans l'espace de quelques mois. Notez qu'elles avaient toutes l'adénome concomitant, et que si, dans deux des cas, le liquide a été épais et de couleur de chocolat, ou oléagineux, dans les quatre autres il a été séreux pur (2 fois) ou séro-sanguin (2 fois). Je me suis déjà expliqué sur deux de ces malades, celle à qui j'ai fait l'ablation consécutive (page 254), et celle sur laquelle, l'injection iodée ayant échoué, ainsi que l'injection de vin chaud, j'ai fait l'injection minime d'alcool, qui a été suivie d'inflammation suppurative et de guérison après une large incision (page 236).

Voyons donc ce qui est advenu pour les quatre autres ; sur chacune d'elles le traitement a été varié et les suites fort intéressantes, et même inattendues.

Je les prends par ordre chronologique. La première est une dame, Mme L., qui a 43 ans aujourd'hui, mais qui en avait trente lorsque j'ai commencé à la soigner en 1864. Je lui ai fait deux fois, à 3 mois d'intervalle, l'injection iodée. Récidive. Je lui ai fait ensuite trois ponctions simples suivies encore de récidive. Il est bien entendu que les piqûres se cicatrisaient rapidement. Lasse de ne pas guérir, et ennuyée par ce kyste, qui était séreux, mais gros comme une mandarine, avec très-peu d'adénome, elle me demanda de lui faire autre chose, en mettant pour condition que ce ne fût pas l'ablation du sein. Ne connaissant pas encore bien la résistance de ces kystes à la suppuration, j'ai pensé que j'obtiendrais cette dernière avec le drainage, et j'ai traversé le kyste avec deux drains en croix. Ces drains sont restés huit mois en place. Je les changeais de temps en temps, je faisais des injections fréquentes avec l'eau iodée. Mais, chose qui m'a vivement surpris, mon kyste ne s'est pas enflammé et n'a jamais donné de pus. Les drains laissaient passer continuellement de la sérosité citrine. J'en ai retiré un au bout de six mois, l'autre au bout de huit, et j'ai attendu. Ceci se passait en 1868; mais, depuis neuf années, les ouvertures des drains se sont fermées et rouvertes alternativement, et la malade a conservé, tantôt une, tantôt deux fistules qui n'ont pas cessé de donner de la sérosité citrine et jamais de pus. En somme la poche a subsisté et sa surface interne n'a pas pris l'inflammation suppurative ni la granulation. Bref, la malade n'est pas guérie, porte continuellement des linges qui reçoivent le liquide, et rouvre sa fistule avec la tête d'une épingle quand par hasard cette fistule tend à se fermer, et qu'une distension légère du kyste, dont la paroi est devenue rigide et inextensible, occasionne un peu de souffrance; mais cet inconvénient étant très-supportable, l'adénome étant lui-même resté peu volumineux, la patiente s'est habituée à cet état de choses, et a refusé obstinément la proposition que je lui fais de temps en temps d'en finir, non pas avec le bistouri, mais avec les flèches caustiques au chlorure de zinc.

Ma deuxième malade ressemble à la précédente par la persistance de fistules qui n'ont jamais donné de pus. Agée aujourd'hui de 35 ans, elle est en traitement depuis 1874. Après une tentative infructueuse de ligature, elle a été soumise à une première ponction par le professeur Dolbeau, le 4 août 1875. Récidive prompte. Application d'un tube à drainage par le même chirurgien en décembre 1875. Pas de suppuration; écoulement incessant de sérosité sanguinolente. Au bout de trois mois et demi, remplacement du drain par un simple fil qui reste un mois. Bientôt après, occlusion des deux ouvertures et distension nouvelle assez douloureuse du kyste. Dolbeau fait en 1876 six ponctions simples; chaque fois il retire un verre de sérosité sanguinolente; chaque fois l'ouverture se ferme et la poche se remplit de nouveau en devenant très-gênante, lorsque la distension est notable. Mais la suppuration que Dolbeau cherchait et attendait ne vient toujours pas. De guerre lasse, il replace un drain assez volumineux le 17 novembre 1876. Cette femme vient me consulter après la mort de Dolbeau, d'abord en mai, puis en août 1877. Elle a toujours son drain. Une sérosité abondante teinte de sang et quelquefois du sang pur s'écoule par les ouvertures. La malade change cinq à six fois par jour les linges dont elle est obligée de se garnir; à part cet inconvénient, elle ne souffre jamais, parce que, dit-elle, il n'y a plus de distension; à aucun moment elle n'a vu les orifices du drain fournir du pus; moi-même, en pressant le sein, je ne fais sortir que de la sérosité sanguinolente. La cavité, explorée avec un stylet, me paraît réduite aujourd'hui à de très-petites dimensions. Elle est entourée de tous côtés par une masse dure qui a la consistance fibreuse. Est-ce une néoplasie de l'ordre des adénomes ? Est-ce au contraire un produit de mastite chronique? Je ne puis décider la question. En tout cas, l'absence d'adhérences à la peau, le bon état général, l'intégrité des ganglions axillaires, et, je puis dire aussi, la résistance à la suppuration, me font rejeter absolument l'idée de cancer.

A sa dernière visite, le 29 août 1877, cette dame venait surtout me prier de changer son drain, qu'elle portait, toujours le même, depuis plus de huit mois. Incidemment elle me demandait ce que je serais d'avis de faire. Bien que l'état général soit bon, et qu'elle ait de l'appétit et de bonnes digestions, elle croit cependant que cet écoulement continuel de sang la fatigue, surtout au moment de ses règles. D'un autre côté, elle est veuve, mère de famille, et obligée de s'occuper beaucoup pour élever ses enfants. Elle aime mieux garder son mal que subir une opération qui la retiendrait au lit ou même à la chambre, encore moins un traitement qui pourrait compromettre sa vie.

Je lui ai répondu que je l'engageais à garder son drain encore quelques mois, dans l'espoir qu'il finirait peut-être par provoquer l'inflammation suppurative; qu'alors, en réunissant par une incision les deux ouvertures, qui ne sont pas à plus de trois centimètres l'une de l'autre, on arriverait sans doute promptement et sans danger à la guérison. J'ai ajouté que, si la suppuration continuait à manquer, et si la fatigue provenant de l'écoulement sanguin persistait ou augmentait, je proposerais la cautérisation intérieure et extérieure avec les flèches au chlorure de zinc. Je n'ai pas dissimulé à la patiente que tôt ou tard elle serait obligée, pour en finir et ne pas garder une infirmité désagréable à son âge, d'en venir à cette opération, et je lui ai dit les motifs pour lesquels les caustiques étaient, en pareil cas, infiniment préférables au bistouri.

L. — Mme La..., âgée de 46 ans, bien portante habituellement, est venue me consulter pour la première fois en novembre 1874 pour une tumeur du sein gauche que je considérai de suite comme un kysto-adénome; la portion solide était d'au moins deux tiers plus grosse que la portion liquide. Je fis d'abord une ponction, qui donna de la sérosité citrine légèrement poisseuse, et je poussai de suite une injection iodée au tiers. Aucune réaction inflammatoire. Reproduction très-rapide de la sérosité. Craignant que la tumeur solide arrivât à des proportions considérables, je décidai la malade à se laisser traiter de suite par les caustiques. Je fis, le 19 février 1875, l'application de la pâte de Vienne sur la peau, j'ouvris l'eschare sur huit points de sa périphérie, et je fis pénétrer par chacun d'eux une flèche caustique aplatie de chlorure de zinc, semblable à celles dont je me sers souvent, à l'imitation de Maisonneuve, pour le traitement des tumeurs solides de la mamelle. J'ai combiné cette introduction de façon à faire passer chacune des flèches dans la poche kystique, et en même temps dans la portion voisine de l'adénome; l'eschare, en tombant, a emporté une partie seulement de l'adénome et la portion principale du kyste. Il est resté une belle surface granuleuse; néanmoins la cicatrisation a été très-lente, et sa lenteur a tenu à ce que, sur deux points, il sortait toujours de la sérosité. Celle-ci m'a paru provenir évidemment de prolongements canaliculaires ou alvéolaires de la poche principale. J'ai dû attaquer ces prolongements, qui n'étaient pas envahis par la suppuration, comme le reste de la plaie, avec des trochisques de chlorure de zinc en grain d'avoine placés à quatre reprises différentes. La guérison a fini par être obtenue, mais après quatorze mois de traitement.

— Ma dernière malade est encore une femme du monde qui a aujourd'hui la soixantaine, que je soigne depuis plus de quatre ans, et que j'amènerai prochainement, j'espère, à une entière guérison, par un traitement lent, mais absolument inoffensif.

Chose curieuse! cette dame a été opérée deux fois par Nélaton à quatre années d'intervalle, il y a maintenant quinze et dix-neuf ans, pour des tumeurs du sein droit. De quelle nature étaient ces tumeurs? La conservation de la bonne santé, et les caractères absolument bénins de la tumeur que je vois sur le même sein depuis quatre années, me permettent de ne pas hésiter. Elle a été opérée pour des adénomes, et il s'en est produit un troisième sur un point de la mamelle différent de ceux qu'occupaient les premiers. Ceux-ci étaient en dehors; la tumeur d'aujourd'hui est en dedans et au-dessous du mamelon. Inutile d'insister sur les explorations qui m'ont fait reconnaître, comme chez plusieurs des malades précédentes, un kysto-adénome du volume d'une mandarine, avec proportion à peu près égale de la portion solide et de la portion liquide. La malade avait consulté Dolbeau, qui lui proposait d'enlever la tumeur avec le bistouri comme l'avait fait Nélaton. Mais, à la deuxième opération de ce dernier, elle avait eu un érysipèle dont elle avait failli mourir. Elle redoutait beaucoup cette complication, et demandait avec instance un traitement moins compromettant. Elle m'assura d'ailleurs que, depuis deux années que cette nouvelle tumeur avait apparu, ses progrès avaient été ralentis et même son volume un peu amoindri après deux saisons passées aux eaux bromo-iodurées de Kreuznach.

Ce dernier renseignement pouvait sans doute être erroné. Pourtant j'y prêtai une certaine attention, parce que j'ai, dans quelques cas, reconnu que ces eaux et celles de Salins (Jura), employées en bains, exercent une influence résolutive sur certaines tumeurs du sein, notamment sur celles qui ne sont pas cancéreuses, et dont le volume est dû à l'addition de produits inflammatoires plastiques et non encore organisés au tissu fibreux impropre à la résorption. L'adénome est dans ce cas. Il se compose, outre le néoplasme glandulaire, qui est peut-être susceptible lui-même de se résorber à son début, de quelques produits inflammatoires concomitants pour lesquels les eaux bromo-iodurées ne sont pas sans influence.

Je fis une ponction simple le 8 octobre 1873, je retirai environ 40 grammes de liquide séreux, citrin, notablement albumineux. Point de phénomènes consécutifs. La malade fut mise à l'usage de $0^{gr},50$ d'iodure de potassium par jour, ce qui fut continué environ deux mois.

Reproduction un peu lente du liquide. Ponction et injection iodée au tiers en avril 1874. Point de réaction inflammatoire. La malade se lève et mène sa vie habituelle, le jour de l'opération et les jours suivants; pendant l'été, elle voyage et va passer six semaines à Kreuznach. A son retour, elle me montre sa tumeur, dont la partie solide me paraît avoir un peu diminué, et dont la partie liquide est peu distendue. Comme cette affection n'occasionne ni douleur ni gêne, qu'elle montre une certaine tendance à la résolution, comme d'ailleurs la malade a passé la ménopause, et qu'ainsi elle n'est plus sujette aux congestions menstruelles des seins, lesquelles, si faibles qu'elles soient, peuvent contribuer à entretenir le travail d'accroissement des kysto-adénomes, nous convenons d'attendre.

En juillet 1875, la portion liquide s'était accrue, la portion solide paraissait stationnaire. Je fais une nouvelle ponction suivie d'injection iodée (moitié), que je laisse séjourner 4 à 5 minutes, comme la première fois. Aucun phénomène inflammatoire consécutif. Quelque temps après, la malade part à Kreuznach. A son retour, la tumeur solide me paraît avoir encore diminué, et le kyste est si petit que je n'y touche pas. J'engage seulement la malade à maintenir une compression sur la tumeur pour favoriser le mouvement résolutif lent qui existe incontestablement. Toute l'année 1876 se passe sans qu'il survienne une nouvelle augmentation qui nécessite la ponction, et sans que la malade croie nécessaire la saison à Kreuznach. En juin 1877, le kyste était un peu plus rempli. Je propose, dans l'espoir de le réduire encore et surtout dans la pensée que l'action locale de l'iode sur les tissus circonvoisins peut favoriser la résolution très-avancée de l'adénome ; je propose, dis-je, et je fais une troisième injection iodée avec moitié eau, que je laisse séjourner six minutes. La malade, de même que les deux autres fois, n'a aucune réaction inflammatoire, et je continue à espérer que si cette troisième injection n'empêche pas le retour du liquide, elle le retardera, et qu'en même temps elle amènera peut-être une nouvelle résolution de la tumeur solide concomitante. En somme, soit qu'il faille l'attribuer à l'âge de la malade, soit qu'il faille l'expliquer par une organisation incomplète d'origine plutôt inflammatoire que néoplasique du produit solide qui accompagnait le kyste, nous avons eu ici l'exemple incontestable d'une résolution presque complète de la partie solide, en même temps que le kyste arrivait à un volume de moins en moins considérable.

Ce n'est pas encore une guérison complète. Je ferai peut-être, si la malade y consent, une quatrième et une cinquième injection de teinture d'iode ; mais je crois ne pas me tromper en assurant que je n'aurai pas, comme dans quelques-uns des cas précédents, à proposer la cautérisation.

J'en viens maintenant à la question que j'ai posée en commençant. Quel enseignement ressort de mes faits pour la thérapeutique des kystes et des kysto-adénomes mammaires ?

A. Pour ce qui est des kystes simples, le premier enseignement est celui-ci : il ne faut pas trop compter sur l'injection iodée, probablement parce que la surface interne de ces poches est réfractaire aux inflammations de toute nature, à l'adhésive comme à la suppurative. Je n'ai que deux malades chez lesquelles ce mode de traitement ait paru réussir. Mais j'ai déjà dit que je devais conserver des doutes, puisque l'une d'elles a été perdue de vue, et que l'autre est opérée depuis trop peu de temps pour qu'une conclusion favorable puisse être tirée. Chez l'une et l'autre d'ailleurs, les phénomènes inflammatoires consécutifs ont été bien modérés, ce qui peut faire craindre un insuccès.

D'un autre côté, puisque j'ai une malade, portant, il est vrai, un très-petit kyste, qui paraît avoir été guérie par la ponction simple, il pourrait bien arriver que l'injection iodée produisît le même résultat.

En définitive, comme ce mode de traitement n'a que l'inconvénient de n'être pas assez irritant et qu'il ne fait naître aucun danger, le mieux est de l'employer d'abord, en n'y comptant pas trop, et prévenant la malade que, s'il échoue, une autre opération sera nécessaire. Je ne tiendrais pas beaucoup à l'injection iodée si, le contenu du kyste étant épais, chocolat, laiteux, oléagineux, devait être attribué à une dilatation des canaux galactophores. J'y tiendrais un peu plus si, le liquide étant séreux ou séro-sanguinolent, je pouvais présumer le kyste lacunaire ou hygromateux. Mais enfin l'expérience nous apprend que, même dans ce cas, l'injection iodée échoue plus souvent qu'elle ne réussit.

Que faire donc après l'échec bien constaté d'une première et au besoin d'une seconde injection iodée, soit qu'il s'agisse d'un kyste simple, soit qu'il s'agisse d'un kysto-adénome ? Il est des cas pour lesquels je reviendrais encore à cette petite opération. Ce sont ceux dans lesquels, la malade ayant passé la ménopause, ayant une tumeur de médiocre volume et n'étant pas trop gênée par son mal, pourrait ajouter aux effets du traitement local le traitement général par les eaux résolutives de Salins ou de Kreuznach. Mon observation de la page 260 prouve qu'on peut obtenir quelque chose de ces moyens. Je répète que, sur certaines malades, la partie solide de la tumeur est susceptible de se résorber, et que l'iode en injection peut contribuer à cette résolution, en même temps qu'il peut amoindrir peu à peu le pouvoir sécrétant du kyste. On ne réussira pas toujours, je le veux bien, mettons même qu'on réussira rarement; mais qu'importe? Le grand avantage de la teinture d'iode, en pareil cas, c'est qu'elle ne nuit pas, la réaction qu'elle occasionne étant presque nulle. N'est-il pas sage dès lors d'essayer si les effets résolutifs lents qu'elle donne quelquefois seront obtenus?

Sans doute si la malade n'est plus jeune, si son kyste est absolument indolent, si l'adénome concomitant est petit, on peut temporiser, ne rien faire, ou s'en tenir à une ponction palliative de temps en temps.

Mais supposons la malade encore jeune. Sa tumeur est assez grosse; abandonnée à elle-même, elle arriverait sans doute à des proportions qui la rendraient incommode et douloureuse, ou bien elle s'est accrue déjà, malgré une ou plusieurs injections iodées. Alors quel parti prendre? Je n'insisterai pas sur l'injection minime d'alcool, qui m'a donné une fois, page 240, l'inflammation intense et la suppuration consécutive; je présume que j'ai eu affaire à un cas exceptionnel, et que les kystes, si peu susceptibles de s'enflammer sous l'influence de la teinture d'iode, ne s'enflammeraient pas davantage après cette petite injection d'alcool. Je ne verrais pas d'inconvénient à essayer, mais je ne me sens pas autorisé par ce fait unique à conseiller formellement ce moyen. Je réserverais la grande incision pour les cas où, contrairement à ce que l'expérience m'a appris, l'injection aurait provoqué une inflammation suppurative; car dans cette région, comme dans les autres, l'ouverture, avec le bistouri, d'une poche déjà suppurée, est moins dangereuse que celle d'une poche non encore suppurée.

Bref, le procédé au quel je donnnerais la préférence, si les tentatives d'injection avaient échoué, serait la double cautérisation : celle de la peau avec le caustique de Vienne; celle de la surface interne du kyste et de la portion voisine de l'adénome avec les flèches caustiques. Cette cautérisation pourrait être faite en une seule séance, au besoin en plusieurs, si surtout au bout de quelque temps on trouvait des portions de la membrane interne, qui, s'étant trouvées épargnées par la première cautérisation et se refusant à prendre les granulations salutaires, entretiendraient indéfiniment un suintement et empêcheraient la guérison. On pourra m'objecter que je n'ai que deux succès à produire en faveur de cette méthode. Mais je n'ai pas dissimulé que, mal guidé par mes prédécesseurs, j'ai tâtonné avant d'arriver à une conclusion, et que, si je n'ai pas mis plus souvent la cautérisation en usage, c'est parce que j'ai cru avoir obtenu un bon résultat, soit de la ponction simple, soit d'une seule injection iodée, soit des injections iodées répétées; ou bien c'est parce que les malades n'ont pas voulu accepter mes propositions.

Je trouve à la cautérisation ces deux avantages : qu'elle préserve de l'érysipèle bien plus que l'opération au bistouri, et qu'elle fait disparaître, directement par la destruction, et indirectement par l'établissement d'une membrane pyogénique et granuleuse, la condition anatomique qui rend essentiellement rebelle et difficile à guérir, d'une surface ou paroi interne réfractaire, nous ne savons pourquoi, à l'inflammation par les autres moyens.

Ajoutons pour les kysto-adénomes un dernier enseignement qui ressort de nos observations. Dans la plupart des cas, la tumeur solide concomitante n'a pas besoin d'être enlevée en totalité. Si elle est de nature inflammatoire, elle disparaîtra par résolution après l'occlusion du kyste; si elle est adénoïdienne, elle pourra diminuer, en passant, après les modifications amenées par le caustique, à l'état de fibrome, ou, en tout cas, cesser de s'accroître.

Si, par exception, la tumeur était excessivement volumineuse, il faudrait bien l'enlever. Mais, confiant dans la bénignité de la néoplasie, je ne craindrais pas d'en laisser une partie, pour diminuer l'étendue de la perte de substance.

Messieurs, je tire de mes études cliniques cette conclusion que les kystes mammaires, plus rebelles que bien d'autres à l'inflammation adhésive et suppurative, mais susceptibles pourtant dans quelques cas d'être améliorés par l'injection iodée répétée, n'ont pas un traitement uniforme et tout indiqué à l'avance. Leur véritable traitement radical est la cautérisation; mais on ne doit y arriver qu'après avoir essayé inutilement les injections iodées et la compression, et s'il ne m'est possible de formuler à l'avance le traitement qui donnera la guérison, je suis en mesure du moins de vous dire ce que vous ne devez pas faire.

1° Il ne faut pas essayer le drainage, parce qu'il a grande chance de ne pas provoquer l'inflammation suppurative et de laisser des fistules interminables plus incommodes que ne serait la conservation du kyste et son traitement par les palliatifs (ponctions simples ou injections iodées longtemps répétées).

2° Il ne faut pas recourir trop vite au bistouri, parce qu'il expose à l'érysipèle et à la mort. Ceci n'est pas une condamnation absolue, c'est un avertissement. Je vous ai dit les motifs pour lesquels, sur une de nos malades, j'ai dû donner la préférence à cette opération. Mais dans les cas ordinaires, c'est-à-dire lorsque la tumeur n'est pas monstrueuse, lorsque votre malade est dans un hôpital, dans une grande ville, ou même lorsque, la malade habitant une petite localité et même la campagne, vous avez à prendre un parti dans les mois favorables à l'érysipèle (janvier, février, mars, avril et mai), défiez-vous de cette complication et choisissez les caustiques.

Note additionnelle. — Depuis que cette leçon a été rédigée, M. le Dr G. Richelot a fait paraître en juillet 1878, à l'occasion du concours pour l'agrégation, une thèse fort bien faite sur ce sujet, les *kystes mammaires*(1). Bien qu'il n'ait pu trouver dans les

(1) Richelot, *Des tumeurs kystiques de la mamelle.* Paris, 1878.

documents bibliographiques qu'il a eus à sa disposition, des opinions aussi accentuées que les miennes sur le traitement, mon jeune confrère est cependant arrivé à ces deux propositions semblables aux miennes :

1° Il est bon d'essayer d'abord, toutes les fois que le kyste n'est pas dermoïde, laiteux ou butyreux, l'injection iodée;

2° L'adénome concomitant est susceptible de s'atrophier sous l'influence de la compression.

Le lecteur a pu voir que non-seulement j'accepte les deux propositions, mais que je les complète par cet enseignement que m'a fourni l'observation clinique, savoir que l'injection iodée, même dans les cas en apparence les plus favorables, échoue très-souvent, ce qui ne doit pas empêcher de l'essayer, et que l'adénome ou la néoplasie inflammatoire qui le simule peut s'atrophier aussi sous l'influence des injections iodées et la cautérisation. Où je diffère le plus de M. Richelot et peut-être de la plupart de mes contemporains, c'est lorsque, les injections iodées ayant échoué, je donne la préférence à la cautérisation intus et extra sur l'extirpation avec le bistouri. J'ai donné ma raison principale, c'est le désir de choisir l'opération la moins compromettante. Ceux-là finiront par être de mon avis, qui auront vu mourir d'érysipèle une femme à laquelle ils auront fait l'extirpation d'un adéno-sarcome de petit ou de moyen volume.

CENT QUINZIÈME LEÇON.

Kystes maxillaires.

I. Kyste séreux de la mâchoire supérieure. — Résultats de l'exploration. — Saillie à la joue avec sensation parcheminée; saillie à la gencive avec fluctuation, par suite de la disparition de la coque osseuse en ce point. — Discussion du diagnostic anatomique. — Raisons pour rejeter l'hydropisie du sinus maxillaire. — Il s'agit de la variété uniloculaire. — Diagnostic étiologique ou pathogénie. — Le kyste ne s'est pas développé aux dépens d'une dent anormalement retenue dans la mâchoire. — L'opinion d'un kyste formé aux dépens d'une dent normalement sortie serait plus acceptable; mais ce ne peut être un kyste dit périostique. — Ce serait plutôt un kyste né dans le cordon vasculo-nerveux d'une racine. — Ce qu'il y a de plus probable, c'est un kyste non dentaire et de voisinage, consécutif à une ostéite spéciale (ostéite séreuse) causée par une racine plus ou moins altérée. — Traitement. — Il doit conduire à l'un de ces résultats: l'oblitération du kyste, ou une simple diminution avec persistance d'une fistule accidentelle qui l'empêche de se remplir. Une large incision suivie d'excision, l'introduction de charpie, et les injections conduisent à l'un ou l'autre. — Chez notre malade il restera probablement une fistule permanente. — II. Kyste volumineux de la mâchoire inférieure traité de même par l'excision et les injections. Hyperostose concomitante favorable à l'opinion d'un kyste d'origine ostéique inflammatoire.

MESSIEURS,

I. *Kyste séreux de la mâchoire supérieure à droite.* — Vous voyez venir presque tous les jours à la consultation un homme de 52 ans, que je vous ai présenté comme atteint de kyste séreux au côté droit de la mâchoire supérieure. La première fois que nous l'avons vu, il portait à la joue une tumeur arrondie, grosse comme une forte noix, qui soulevait notablement la peau, et qui, d'autre part, bombait du côté de la gencive, au niveau des deux petites molaires et de la canine. Cette tumeur, qui s'était montrée depuis plusieurs mois sans cause connue, était à peu près indolente et préoccupait le malade, parce qu'elle se développait peu à peu, et occasionnait ainsi une difformité de plus en plus visible.

Examinée en avant, du côté de la joue, elle présentait une consistance assez ferme, paraissant bien due à l'existence d'une paroi osseuse. Pourtant cette paroi, pressée un peu fortement, s'affaissait notablement, et m'a donné par instants une crépitation fine du genre de celle que donne une feuille de parchemin, et que nous connaissons en chirurgie sous le nom de crépitation parcheminée.

Au niveau de la portion gingivale, je trouvais la même consistance osseuse à la périphérie; mais sur la partie centrale et la plus proéminente de la tumeur, je sentais de la mollesse et de la fluctuation. En tenant un doigt sur ce point pendant qu'avec l'autre main je pressais sur la joue, j'ai senti encore nettement de la fluctuation. Celle-ci n'était pas obtenue lorsque, pressant avec le doigt placé dans le vestibule de la bouche, je laissais immobile celui qui était sur la joue. De ce côté la paroi, quoique un peu dépressible, était cependant trop consistante pour que le flot pût être apprécié. En un mot, mes sensations m'autorisaient à croire à une collection enfermée dans une paroi osseuse qui s'était amincie partout, mais qui s'était détruite au niveau de la gencive, là où je sentais la mollesse et la fluctuation par déplacement d'un liquide placé au-dessous de la muqueuse gingivale. Peut-être celle-ci était-elle encore doublée par le périoste; mais en tout cas la lame osseuse sous-jacente avait certainement disparu par résorption dans ce point circonscrit, tandis qu'elle subsistait dans les autres.

J'ai cherché si la tumeur se prolongeait du côté de la voûte palatine; je n'ai rien trouvé. J'ai bien regardé si l'œil droit était plus saillant que l'autre, ce qui eût pu faire croire à une propulsion de cet organe par le soulèvement de la paroi orbitaire inférieure, et si rien ne proéminait et ne gênait la respiration du côté de la fosse nasale correspondante. Le résultat de ces explorations a encore été nul. Enfin j'ai examiné les dents de la mâchoire supérieure à droite. Le malade en a perdu une qui a été arrachée pour une carie douloureuse, il y a plusieurs années. Celles qui restent ne paraissent pas malades; elles ne sont pas ébranlées, et aucune n'est douloureuse.

A quelle maladie avions-nous affaire? On aurait bien pu songer soit à un ostéosarcome mou, soit à un sarcome développé dans le sinus maxillaire et qui aurait repoussé, en l'amincissant et la détruisant sur un point, la paroi osseuse de cette cavité, sarcome mou qui aurait pu donner une sensation trompeuse de fluctuation. Je n'ai pas cru du tout à ce genre de maladie pour les raisons suivantes : quand un ostéosarcome maxillaire se développe près de la gencive et arrive au volume que nous observions ici, plusieurs dents sont habituellement ébranlées; aucune ne l'était chez notre malade. Quand il s'agit d'un sarcome développé aux dépens de la muqueuse du sinus, il proémine non-seulement en avant, mais dans les autres sens, et alors on a une saillie de la voûte palatine, plus ou moins d'exophthalmie, diminution d'étendue de la fosse nasale correspondante, gêne de la respiration de ce côté, épistaxis. J'ai déjà dit que rien de tout cela n'existait sur notre patient, et, d'autre part, la fluctuation me paraissait trop positive pour qu'il y eût des doutes sur l'existence d'un liquide.

J'ai donc admis qu'il s'agissait d'une collection liquide, et vous vous rappelez que l'ouverture faite le lendemain a pleinement démontré qu'il n'y avait pas erreur. Mais, la collection une fois admise, de quelle nature était ce liquide? Je n'ai pas songé à du sang, car le malade n'avait été exposé à aucune lésion traumatique qui aurait pu amener un épanchement de cette nature. J'aurais pu croire à du pus, mais la tumeur avait mis plusieurs mois à se développer; elle l'avait fait sans douleur, elle n'était pas au voisinage d'une carie dentaire appréciable. Ces circonstances éloignaient nécessairement l'idée d'un abcès, et m'amenaient forcément à celle d'un amas de sérosité plus ou moins épaisse, contenue dans une cavité osseuse à paroi amincie, détruite même sur le point gingival que j'ai mentionné tout à l'heure.

Mais quel pouvait être le siége et le point de départ d'une collection de ce genre? Je vous ai dit de suite qu'en considérant la région malade, le soulèvement de la joue et de la gencive, on pouvait penser à un amas de liquide dans le sinus maxillaire, c'est-à-dire à cette maladie que les auteurs du XVIIIe siècle et Boyer (1) nous ont transmise sous le nom d'hydropisie du sinus. Cependant j'ai dû vous faire observer que, dans l'affection décrite sous ce nom, toutes les parois du sinus devaient être refoulées, et non pas seulement l'antérieure, qu'en conséquence nous devrions avoir un abaissement de la paroi inférieure indiqué par une saillie de la voûte palatine, un soulèvement de la paroi supérieure indiqué par l'exophthalmie, un déjettement de la paroi externe de la fosse nasale indiqué par les symptômes dont j'ai parlé plus haut. On comprend difficilement une hydropisie du sinus causant exclusivement la proéminence de la paroi antérieure. D'ailleurs, en vue de m'éclairer sur ce point, j'avais fait sur le malade quelques explorations concernant l'ouverture du sinus dans le méat inférieur. Je l'avais engagé à incliner la tête sur l'épaule gauche, et, imprimant une secousse, j'avais demandé au patient s'il sentait quelque chose arriver dans la fosse nasale. Je lui avais fait la même question au moment où j'exerçais une pression un peu forte sur la tumeur. Le résultat a toujours été négatif, c'est-à-dire qu'aucune sensation n'avait indiqué le passage du liquide dans la cavité voisine, et que moi-même je n'avais pas vu du tout la saillie diminuer pendant ces manœuvres. Il a donc été évident que la collection ne communiquait pas avec la fosse nasale.

De là j'ai conclu l'une des deux choses suivantes : ou bien cette collection n'était pas dans le sinus, et alors je comprends parfaitement qu'elle ne se soit pas vidée dans la fosse nasale; ou bien elle était dans le sinus; mais alors l'ouverture naturelle de

(1) Boyer, *Traité des maladies chirurgicales*, 1812, t. VI, p. 139.

ce dernier devait être oblitérée. Or, il m'est impossible d'admettre que, l'orifice ayant disparu, le liquide s'amasse sans repousser également toutes les parois, et voilà pourquoi je disais tout à l'heure que la propulsion de la paroi antérieure seule ne me permettait pas d'admettre une hydropisie du sinus maxillaire.

Tenant compte d'ailleurs des faits de ce genre qui ont été observés depuis le commencement de notre siècle, j'ai été amené par les considérations qui précèdent à vous dire qu'il s'agissait ici d'un kyste développé dans l'épaisseur même de la mâchoire, kyste dont la paroi postérieure, selon toute probabilité, proéminait dans la cavité du sinus, et peut-être l'effaçait en partie.

Certainement vous avez de la peine à comprendre l'origine d'un kyste dans l'épaisseur d'un os, et vous êtes d'autant plus étonnés de ce diagnostic que vous ne nous entendez pas souvent parler de kystes développés dans d'autres os que dans les maxillaires. Ainsi, je n'ai pas eu l'occasion de voir et de vous montrer des kystes osseux sur d'autres points du squelette, tandis que le fait dont je m'occupe en ce moment est le troisième exemple de ce genre que nous voyons cette année (1878). Il y a quelques mois, j'ai opéré devant vous un autre kyste du maxillaire supérieur, et nous avons eu longtemps dans les salles un malade, dont je vous dirai quelques mots tout à l'heure, en traitement pour une maladie semblable de la mâchoire inférieure. Nous avons là, en effet, quelque chose de spécial, et je vais dans un moment vous signaler, en examinant la question de pathogénie, les travaux et les études auxquelles a donné lieu dans ces dernières années ce point difficile de pathologie.

Mais reprenons notre diagnostic anatomique. Il s'agissait, et l'ouverture que j'en ai faite ultérieurement l'a bien démontré, d'un kyste de la mâchoire supérieure. Ce kyste était-il uniloculaire ou multiloculaire? Je ne pouvais pas résoudre matériellement la question avant de l'avoir incisé. Mais comme, d'une part, la sensation positive de fluctuation était bien celle que donne une poche unique; comme, d'autre part, les kystes multiples ont été observés plus souvent à la mâchoire inférieure qu'à la supérieure, j'avais toute raison pour vous dire, dès le premier jour, que nous étions en présence d'un kyste uniloculaire, et l'examen ultérieur, après l'opération, vous a montré qu'il en était bien ainsi.

Pathogénie. — Et maintenant, à laquelle des catégories établies par les auteurs modernes d'après le mode d'origine, appartenait ce kyste? Pouvons-nous du moins, à l'aide des phénomènes cliniques, faire une détermination à cet égard? La chose est très-difficile. Essayons cependant. Pour cela je prends le travail le plus récent qui ait été publié sur ce sujet. C'est un passage d'un excellent article dû à M. le professeur Félix Guyon.

M. Félix Guyon développe avec raison cette opinion que, si les os maxillaires sont les seuls de l'économie dans lesquels nous observions des kystes, cela doit tenir à la présence et à quelque altération des dents. Puis il établit une division de ces kystes en ceux qui se développent aux dépens d'une dent non sortie et anormalement retenue dans l'épaisseur de la mâchoire (kystes dentifères), ceux qui se développent aux dépens de la racine d'une dent qui a subi son évolution complète (kystes des racines) et ceux enfin qui se développent dans l'épaisseur même de l'os, au voisinage et non plus aux dépens de la dent.

Cherchons à laquelle de ces trois variétés nous avions affaire ici. Je n'ai pas de raison pour croire à la première (dent non sortie), pas plus à la sous-variété dite *folliculaire* par M. Magitot (2), parce qu'il suppose que le kyste s'est formé avant et pendant le développement de la dent, à l'époque où elle était à l'état de follicule et non encore à l'état d'ostéide, qu'à cette autre

(1) Félix Guyon, *Dict. encycl. des sciences médicales*. Article MAXILLAIRE, 2e série, t. V.

(2) Magitot, *Essai sur la pathogénie des kystes et abcès des mâchoires*. (*Gaz. des hôpitaux*, 1869, p. 245.)

sous-variété dans laquelle le liquide se dépose et s'enkyste autour d'une dent toute formée et restée dans la mâchoire. Car cet homme a toutes ses dents; il ne lui manque de ce côté que celle qui a été arrachée pour une carie. Si son kyste s'était développé aux dépens d'une dent anormalement retenue, ce serait aux dépens d'une surnuméraire et qui ne serait pas sortie, précisément parce que les dents naturelles auraient pris toute la place du rebord alvéolo-dentaire. Mais à supposer que les choses se fussent passées de cette façon, nous ne pouvions pas le savoir avant l'ouverture de la tumeur, et je dois dire que, depuis cette ouverture, j'ai à diverses reprises porté le petit doigt dans la cavité, et je l'ai explorée le mieux possible avec mes yeux, sans y rencontrer une saillie dure que je puisse considérer comme une dent incarcérée.

Et à supposer que j'eusse trouvé cette dent anormale, aurais-je pu, appliquant à la clinique les intéressantes études de M. le professeur Broca (1) sur ce sujet, savoir si le kyste s'était produit tout à fait au début, c'est-à-dire à la période embryoplastique de la formation dentaire, ou plus tard à l'époque où la partie calcaire de l'ivoire avait commencé à se former, c'est-à-dire à la période de dentification? Dans tous les faits de ce genre, nous sommes absolument incapables, au lit des malades et d'après les phénomènes que nous observons, de dire comment les choses se sont passées, tout comme nous ne sommes pas en mesure de démontrer que c'est, comme l'admet encore M. Broca, une résorption prématurée des cellules épithéliales appartenant à l'émail, qui amène dans le follicule, avant la formation régulière de ce dernier, un vide bientôt rempli par un liquide séro-muqueux, début du kyste. Ces idées, fondées non pas sur l'observation directe des kystes à leur début, mais sur des déductions tirées de l'étude de la dentition, sont fort intéressantes sans aucun doute; mais elles n'ont ni leur démonstration ni leur application

(1) Broca, *Traité des tumeurs*, t. II, p. 35.

dans le fait actuel, et je vous le dis avec d'autant plus d'insistance que ce fait ressemble à la plupart de ceux que j'ai rencontrés et que vous rencontrerez certainement un jour. Ce qu'on voit le plus souvent en clinique, c'est ce que vous avez vu ici, c'est-à-dire un kyste se montrant chez un sujet qui n'a pas de dent incarcérée évidente, et à un âge trop avancé pour qu'on soit autorisé à dire qu'il s'est développé pendant la formation de la dent et en conséquence par le mécanisme ingénieux qu'a signalé M. Broca : d'où la conclusion que, si ce mécanisme intervient quelquefois, c'est pour les cas les plus rares, je ne crains pas de dire même pour les cas exceptionnels dans la pratique.

Mais si notre kyste ne s'était pas produit aux dépens d'une dent anormalement retenue, et si je ne me sentais pas autorisé, pour admettre cette variété, à accepter l'hypothèse d'une dent surnuméraire, pouvais-je au moins vous le donner comme un exemple de la variété décrite par M. Félix Guyon sous le nom de *kyste des racines*. Notre tumeur est au-dessus de trois dents : la première petite molaire, la canine et l'incisive latérale, dont l'évolution s'est faite normalement. On pourrait croire en effet que la racine de l'une ou l'autre de ces dents est devenue le point de départ d'un kyste; mais je n'ai malheureusement encore aucun signe physique sur lequel cette opinion puisse s'appuyer. Je n'ai absolument que des présomptions tirées de quelques-uns de nos documents bibliographiques.

Parmi ces documents, j'en trouve d'abord un auquel j'accorde une grande valeur, parce qu'il s'agit de faits anatomiques ou matériels bien constatés. Plusieurs auteurs, parmi lesquels je citerai Jourdain (1), Runge (2) et Delpech (3), ont vu, en arrachant certaines dents, un petit kyste séreux gros comme un pois ou une noisette, qui était appendu et adhérent au sommet de la racine et qui avait dilaté le fond de l'alvéole. Delpech a pensé

(1) Jourdain, *Traité des maladies de la bouche*, 1778, t. 1er.
(2) Runge, dans les thèses chirurgicales de Haller, 1750.
(3) Delpech, *Chirurgie clinique de Montpellier*, t. II, p. 79.

que ces kystes se formaient aux dépens du cordon vasculo-nerveux de la dent, et vous voyez comment cette donnée anatomique pourrait s'appliquer à notre cas et à tous ceux du même genre, qui, je le répète, sont les plus communs dans la pratique. Un petit kyste a pu prendre naissance au sommet d'une dent, distendre l'alvéole et se développer peu à peu dans l'épaisseur de la mâchoire jusqu'à acquérir le volume que nous avons vu. C'est ainsi que les choses ont été comprises par M. Forget dans sa description des kystes alvéolo-dentaires (1). Si cette explication ne peut pas être absolument démontrée sur notre sujet, elle a du moins le mérite de s'appuyer sur des faits qui ont été vus et bien observés.

Je n'en dirais pas autant d'un autre document bibliographique récent, celui de M. le docteur Magitot. Pour cet auteur, les kystes dentaires, quand ils ne remontent pas à l'époque folliculaire, se formeraient par le dépôt progressif de sérosité entre le périoste alvéolo-dentaire et la racine de la dent; ainsi produit, le kyste, dont le liquide serait incessamment fourni par la face interne du périoste alvéolo-dentaire irrité ou malade, se développerait ultérieurement dans l'épaisseur de la mâchoire.

Je comprends à la rigueur ce mode de formation, lorsque la dent s'ébranle, tombe et permet l'issue d'une certaine quantité de liquide. Mais est-il permis de l'admettre et de dire avec M. Magitot que le kyste est *périostique* dans un cas semblable au nôtre, cas ordinaire, je le répète, en matière de kystes des mâchoires? Aucune dent ne s'est ébranlée, la tumeur ne paraît avoir dilaté aucun alvéole, et vous accepteriez que le liquide s'est formé entre le périoste et la racine? Quant à moi, la chose me paraît impossible. Peut-être M. Magitot a-t-il eu quelque pièce anatomique sur laquelle on voyait un peu de liquide interposé entre la racine et le périoste alvéolo-dentaire. Mais soyez sûrs qu'il s'agissait alors d'une lésion autre que celle dont nous avons été

(1) Forget, thèses de Paris, 1840, et *Mémoires de la Société de chirurgie*, t. III, p. 229 (1852-1853).

témoins ici. Il s'agissait d'une maladie spéciale de l'alvéole et d'un mode particulier d'ébranlement des dents, mais non pas d'un kyste arrivé aux proportions que vous avez vues sur notre malade, en laissant les dents solidement implantées dans leurs alvéoles. J'aurais voulu que M. Félix Guyon, en présentant cette théorie à côté de celle de Jourdain, Runge et Delpech, montrât les différences qu'offrent entre elles ces théories, et nous dît que chacune d'elles s'appliquait à des faits d'ordre essentiellement différent, qu'en particulier les kystes périostiques de M. Magitot n'étaient pas les tumeurs dont nous avons à nous occuper en clinique sous le nom de kystes des mâchoires.

Vous le voyez donc, messieurs, jusqu'à présent nous n'avons, pour compléter notre diagnostic, dans sa partie pathogénique, qu'une opinion acceptable, mais qui n'a pas été susceptible de démonstration sur notre malade; c'est celle d'un kyste primitivement formé dans le cordon vasculo-nerveux de la dent, près du sommet de la racine, et dont l'accroissement, en se faisant du côté de la mâchoire, mais non du côté de l'alvéole, aurait laissé à la dent sa solidité.

Mais il nous reste à examiner une dernière variété, celle des kystes non dentaires qui se forment dans la mâchoire, au voisinage et non pas aux dépens des racines. Certainement il n'est pas aisé de comprendre comment et pourquoi une racine qui n'est pas malade d'une façon évidente, dont le cordon vasculo-nerveux et la pulpe n'ont que des lésions légères et indolentes, peut transmettre à la mâchoire, près de l'alvéole sans doute, mais pourtant à une certaine distance de lui, une irritation qui se traduirait par la formation et le dépôt d'un liquide séreux. Cependant nous voyons si souvent des kystes se présenter avec les caractères que nous avons vus ici, c'est-à-dire au voisinage de dents sorties depuis longtemps, peu malades, ou bien encore au voisinage de racines qui ont été privées de leur couronne par une carie destructive et sont restées à l'état de *chicots*, que j'incline beaucoup à admettre l'explication suivante :

chez certains sujets, les mâchoires éprouvent, au voisinage d'une ou de plusieurs racines plus ou moins altérées, une lésion particlière, variété d'ostéite se traduisant par la formation de la sérosité dans l'épaisseur de l'os, formation analogue à celle que j'ai décrite dans les os longs sous le nom de faux abcès (1). Cette ostéite séreuse, en effet, serait un diminutif de l'ostéite purulente que les dents produisent si fréquemment dans ces mêmes os. Quand la racine dentaire est très-altérée, elle occasionne une ostéo-périostite suppurante; quand elle est moins malade, elle fait naître dans le voisinage une irritation qui se traduit par la formation de la sérosité et une collection que nous pouvons considérer comme un faux abcès. Somme toute, en présence de ces deux documents : une maladie spéciale aux os maxillaires, et l'impossibilité de trouver l'explication du kyste par une lésion nettement appréciable, il faut bien admettre pour certains cas, et je ne crains pas d'ajouter que c'est pour le plus grand nombre, la simple lésion de voisinage dont je viens de parler.

En somme, pour en revenir à notre malade qui avait eu son kyste longtemps après la sortie régulière des dents, et un kyste dont la pathogénie ne pouvait être démontrée par aucun signe matériel, nous n'avions à choisir qu'entre deux modes de formation : un développement de ce kyste dans le cordon vasculo-nerveux d'une dent, conformément à la théorie de Delpech, ou son développement dans le voisinage d'une racine plus ou moins altérée. C'est à cette dernière opinion que je me suis rattaché pour notre malade; et je vous répète que c'est celle que vous serez obligés d'accepter pour la plupart des sujets sur lesquels vous observerez des kystes maxillaires.

Pour compléter la partie anatomique de mon diagnostic, j'ajouterai que la paroi osseuse de ce kyste était doublée sans doute d'une membrane cellulo-fibreuse plus ou moins vascularisée. Cette dernière membrane n'a pas, il est vrai, été vue

(1) Gosselin, *Mémoires sur les faux abcès des os longs* (*Bulletin de l'Académie de médecine*, 5 octobre 1875).

souvent par les anatomistes, ou si vous aimez mieux dans les autopsies. J'en admets néanmoins l'existence, parce que, dans les faits dont j'ai été témoin, j'ai parfaitement senti, avec mon doigt conduit dans la poche après l'ouverture, une surface lisse qui n'appartenait évidemment pas à l'os lui-même, et qui n'était autre qu'un revêtement membraneux de nouvelle formation. Ne vous étonnez pas, du reste, de ce revêtement membraneux qui se fait aux dépens, soit du tissu conjonctif enveloppant le cordon vasculo-nerveux de la dent, soit aux dépens de celui qui en accompagne les éléments dans les petits canaux spéciaux de la mâchoire. Ne s'en forme-t-il pas de semblables dans les faux abcès des os longs dont j'ai parlé tout à l'heure? Pour l'étude qui va suivre, cette notion a de l'intérêt.

Marche ultérieure, pronostic, terminaison. — Le diagnostic ainsi établi, j'avais à me demander ce que deviendrait cette maladie si elle était abandonnée à elle-même, et comment elle pouvait guérir. Négligée, la tumeur aurait sans doute augmenté longtemps et occasionné une difformité de plus en plus choquante, en même temps qu'une gêne de plus en plus prononcée de la mastication et de la prononciation. Il est probable qu'à un certain moment elle se serait ouverte du côté de la gencive à la suite d'une inflammation suppurative, et que l'ouverture se serait cicatrisée et ouverte un certain nombre de fois, en donnant des poussées inflammatoires. Peut-être le pus, dont l'évacuation eût été difficile par l'ouverture spontanée, probablement trop étroite, serait-il devenu fétide, ce qui eût ajouté un nouvel inconvénient et peut-être un danger de septicémie. Peut-être aussi l'inflammation, devenue trop intense, se serait-elle propagée à la mâchoire et aurait-elle amené une nécrose. La vie n'eût sans doute pas été compromise par ces divers phénomènes, mais elle eût été notablement incommodée, et il n'en fallait pas davantage pour me décider à intervenir.

Traitement. — Mais qu'y avait-il à faire? nous n'étions pas ici dans les mêmes conditions que lorsqu'il s'agit de kystes des parties molles. Reportez vos souvenirs vers nos observations de kystes thyroïdiens, mammaires et autres. Là nous avions des cavités qui pouvaient revenir sur elles-mêmes, dont les parois pouvaient, après un retrait suffisant, s'agglutiner entre elles à la suite d'une inflammation soit adhésive, soit suppurative, ou dont la surface interne pouvait être modifiée plus ou moins utilement par des injections iodées. Pour un kyste maxillaire, les conditions sont bien différentes. Sa membrane interne ne peut pas revenir sur elle-même, parce qu'elle adhère à la coque osseuse, et que celle-ci ne s'affaisse pas aisément. Le retrait peut avoir lieu encore, les faits l'ont surabondamment démontré; mais il a lieu très-lentement, et il s'arrête si le liquide, incessamment fourni par la membrane interne du kyste, ne peut pas sortir librement, et se trouve retenu dans la cavité. Le retrait dont je parle peut-il aller jusqu'au contact des surfaces opposées du kyste? Je le crois, au moins pour les cas où la tumeur est de petite dimension. J'ai en effet soigné plusieurs malades chez lesquels, au bout de huit à douze mois, la cavité, après s'être rétrécie progressivement, m'a paru s'être complétement fermée. Je suis sûr d'en avoir vu d'autres, et ceux-là avaient des kystes assez volumineux, chez lesquels la cavité après avoir beaucoup diminué, avait persisté en partie, et comme l'ouverture que j'avais établie était devenue permanente, les malades étaient débarrassés de leur tumeur, mais conservaient une fistule intra-buccale inoffensive, qui versait dans la bouche le liquide séro-muqueux fourni par les vestiges du kyste.

Nous avions donc, chez notre malade, à atteindre l'un de ces deux buts: ou l'oblitération de la cavité après retrait progressif et nécessairement lent des parois, ou l'oblitération incomplète après un retrait qui n'irait pas jusqu'au contact et à l'adhésion des surfaces opposées, mais avec établissement d'une fistule définitive. Je ne savais pas, vu l'étendue assez grande de la tumeur, si je pourrais arriver au premier de ces résultats, qui était le plus désirable; mais je savais qu'en employant les moyens qui pouvaient y conduire, j'arriverais, si j'échouais, au deuxième, qui est encore avantageux.

En tout cas, pour obtenir l'un ou l'autre de ces deux modes de guérison, l'indication capitale était d'inciser largement la tumeur, d'y provoquer une inflammation suppurative modérée, et d'empêcher le liquide d'y séjourner, car son séjour s'opposerait au retrait de la paroi osseuse et exposerait à la putridité.

Il fallait donc commencer par ouvrir. Je ne me suis pas arrêté un instant à la pensée de le faire du côté de la joue, car c'eût été un grand inconvénient que d'exposer le malade à une cicatrice apparente ou à une fistule cutanée définitive. Il allait de soi que l'incision devait être faite du côté de la bouche, sur la portion gingivale de la tumeur. Mais là j'ai dû vous rappeler une remarque sur laquelle j'ai beaucoup insisté dans l'article du *Compendium de chirurgie* (tome III, page 563) consacré aux kystes des mâchoires, et sur laquelle j'ai encore dernièrement appelé votre attention à propos des abcès vulvaires (voyez plus haut p. 3 et 4). Dans la bouche, comme dans toutes les cavités naturelles, les incisions guérissent facilement par première intention, pour peu que les bords de la membrane muqueuse soient en contact; ils ne suppurent pas et s'agglutinent promptement. Vous voyez les conséquences pour le fait actuel. Si l'incision s'était cicatrisée vite, la poche eût persisté, se fût remplie de nouveau; il eût fallu recommencer au bout de quelques jours. Pour avoir un orifice béant qui ne se ferme pas trop tôt et laisse bien écouler les liquides, ce n'est pas une incision, c'est une excision, et une excision large qu'il convient de pratiquer.

Vous avez vu ce que j'ai fait. Le malade étant assis, et ayant la tête solidement assujettie contre la poitrine d'un aide, j'ai prié un autre aide de relever la lèvre supérieure, de façon à mettre bien à découvert la portion gingivale du kyste; j'ai transpercé avec un tenaculum toute la portion molle et fluctuante, j'ai incisé avec le bistouri au-dessous du tenaculum dans l'étendue de trois centimètres environ; puis, abaissant le tenaculum, j'ai coupé au-dessus de lui avec des ciseaux courbes. J'ai fait ainsi à la gencive et à la portion gingivale du kyste une perte de substance de trois centimètres en travers et de près de deux centimètres en hauteur. Nous avons vu s'écouler un liquide jaunâtre un peu visqueux, dans lequel la présence d'une grande quantité d'albumine nous a été révélée par l'addition de l'acide nitrique. J'ai porté facilement mon indicateur dans la cavité, je l'ai trouvée très-spacieuse, je n'y ai constaté, comme je l'ai dit tout à l'heure, aucune dent, et j'ai eu par le toucher une sensation de mollesse et d'onctuosité qui m'a autorisé à croire à la présence d'une membrane cellulo-fibreuse doublant la paroi du kyste. J'ai fait ensuite une injection d'eau tiède en fermant de mon mieux l'ouverture que je venais de pratiquer, et j'ai reconnu que rien ne sortait par la fosse nasale, qu'en conséquence nous n'avions pas affaire, comme je vous l'ai déjà dit, à une hydropisie du sinus.

Puis, dans la pensée que le retrait de la paroi serait un peu moins lent si une inflammation suppurative se développait, j'ai conduit dans la cavité une série de petites boulettes de charpie en queue de cerf-volant, et j'ai engagé le malade à revenir nous voir tous les jours.

J'ai renouvelé mes tampons chaque matin pendant les six pre-jours; puis voyant que la poche suppurait suffisamment, je n'en ai plus remis, et je me suis contenté de faire tous les jours une injection d'eau tiède pour entraîner le pus et les quelques aliments qui entraient parfois dans le kyste.

Les choses ont continué ainsi pendant environ six semaines. Je faisais l'injection tous les jours, et de temps en temps je portais le petit doigt dans la cavité pour combattre la tendance au resserrement de l'ouverture que j'avais faite et pour voir dans quelle proportion le kyste se resserrait.

Puis j'ai engagé le malade à ne revenir que tous les deux jours, et, les jours où il ne viendrait pas, à faire lui-même avec une seringue ou une poche en caoutchouc l'injection détersive dont j'ai parlé.

Depuis bientôt trois mois que l'opération a été faite, l'ouverture s'était un peu rétrécie; je l'ai agrandie il y a quelques jours avec un bistouri boutonné porté alternativement à droite et à gauche, de manière à me permettre d'introduire encore le petit doigt. Je constate aujourd'hui avec ce dernier que la cavité a notablement diminué, mais que cependant les parois sont encore à une trop grande distance les unes des autres pour que je puisse compter sur une occlusion entière. Heureusement le retrait qui s'est opéré est assez grand pour que le gonflement de la joue et par conséquent la difformité aient disparu. Il est à noter que, depuis plusieurs semaines, l'injection ne ramène pas de pus et que le liquide peu abondant évacué dans la bouche par l'orifice gingival est un mucus clair, nullement fétide, dont l'arrivée reste inaperçue et par conséquent n'occasionne aucune gêne. Le malade s'est habitué à mâcher du côté gauche, et c'est pour cette raison, probablement, que les aliments entrent peu dans le kyste. D'ailleurs ceux qui y pénètrent sont facilement entraînés par les injections que l'on continue à faire tous les jours ou tous les deux jours.

Mon impression actuelle sur ce malade est donc qu'il ne guérira pas d'une façon absolue, c'est-à-dire par l'oblitération du kyste et la cicatrisation définitive de l'ouverture que je lui ai faite, mais qu'il guérira d'une façon approximative et encore satisfaisante avec persistance d'une cavité anormale non difforme, versant dans la bouche une petite quantité de liquide inoffensif. Du reste ce n'est qu'au bout d'un temps assez long, une année au moins, que nous pourrons juger définitivement cette question du mode de guérison.

II. *Kyste volumineux de la mâchoire inférieure traité par une large excision et les injections longtemps continuées.* — Le malade précédent rappelle mes souvenirs et les vôtres sur celui que nous avons eu longtemps, cette année, au n° 32 de la salle Sainte-Vierge, et que j'ai traité de la même façon que le précédent, c'est-à-dire en lui faisant une large ouverture par excision au moyen du tenaculum, du bistouri et des ciseaux courbes. Le kyste occupait le côté droit de la mâchoire inférieure au niveau des trois premières molaires. Sa paroi était osseuse partout, excepté au niveau de la gencive inférieure où nous avions, comme chez le malade de tout à l'heure, de la mollesse et de la fluctuation. Le contenu était encore un liquide séreux un peu visqueux.

Le kyste était uniloculaire, ne renfermait pas de dent appréciable dans l'épaisseur de ses parois, et il nous a été impossible d'arriver à une notion précise sur son origine et sa cause, d'appliquer en un mot avec certitude les hypothèses que nous a données sur ce sujet l'anatomie pathologique moderne. Seulement, comme il y avait au bord alvéolo-dentaire deux racines non ébranlées, restes de dents, dont la couronne avait été détruite par une carie, j'ai pensé encore à une irritation qui, partie de ces racines, avait occasionné l'ostéite indolente spéciale de voisinage, susceptible de produire quelque chose de comparable à nos faux abcès des os longs.

J'ai appelé d'ailleurs votre attention sur une légère hyperostose que présentait cette mâchoire à la jonction du corps avec la branche, hyperostose qui, de même que le kyste voisin, s'était produite peu à peu et sans douleur.

On pourrait croire que cette hyperostose a été consécutive à une ostéite hypertrophiante causée par le voisinage du kyste. Mais les deux lésions s'étant développées simultanément, et, d'autre part, l'ostéite hypertrophiante de la mâchoire étant produite quelquefois par une irritation partie des dents voisines, j'ai pu admettre que les racines, même faiblement altérées, avaient fait naître dans la mâchoire ce double effet, une ostéite interstitielle avec sécrétion séreuse sur un point, et une ostéite ou ostéo-périostite hypertrophiante sur un autre point. Cette coïncidence de l'hyperostose avec un kyste uni ou multiloculaire est plus fréquente à la mâchoire inférieure qu'à la supérieure, probablement parce que le tissu compacte plus épais de la première se prête mieux à l'ostéite hypertrophiante que le tissu beaucoup plus mince de la seconde.

J'avais remarqué et noté la coïncidence dont il s'agit dans un fait de kyste uniloculaire de la mâchoire inférieure que j'ai rapporté en 1863 dans le *Compendium de chirurgie* (1), et qui avait pris place également dans une bonne thèse de M. le docteur Duchaussoy (2). Mais à cette époque je n'en avais pas tiré la conclusion que j'en tire aujourd'hui, savoir que si l'ostéite hypertrophiante doit sans hésitation être attribuée à une irritation de l'os par les racines dentaires, cette même cause peut produire en même temps ou séparément l'ostéite séreuse et kystogénique.

(1) *Compendium de chirurgie*, t. III, p. 615.

(2) Duchaussoy, *Des kystes des mâchoires*. Concours pour l'agrégation. Paris, 1857.

CENT SEIZIÈME LEÇON.

Pseudo-kyste de la cuisse, périostite albumineuse.

Jeune homme de 19 ans. — Premier séjour à l'hôpital en décembre 1877, pour une maladie réputée rhumatismale. — Rentrée le 1er mars avec une hyperostose du fémur droit et une collection fluctuante profonde. — Diagnostic : *hyperostose* et *collection séro-albumineuse, périostite albumineuse d'Ollier*. — Traitement préalable au moyen de la compression avec un bandage ouaté, complété par la bande élastique. — Au bout de vingt jours, première ponction, puis réapplication du bandage compressif. — Discussion sur l'origine de la sérosité. — Analogies et différences avec les kystes. — On pourrait donner le nom de pseudo-kyste à la collection. — Rapprochement entre cette tumeur, les kystes maxillaires et les faux abcès des os longs. — Motifs pour ne pas employer l'injection iodée.

Nous avons reçu à diverses reprises, dans le premier semestre de cette année, et en dernier lieu le 26 juillet 1878, un jeune homme de dix-neuf ans, dont la maladie principale était une de ces ostéo-périostites que j'ai signalées comme appartenant spécialement à l'adolescence (1). Mais il y avait chez lui, consécutivement à cette ostéo-périostite, un mélange d'hyperostose et de collection séreuse analogue à celle qui remplissait les kystes

(1) Cette leçon eût été mieux placée dans le premier volume, au titre MALADIES DE L'ADOLESCENCE, et à côté des *ostéites épiphysaires*, car le malade qui en a fait le sujet était en réalité atteint d'une variété d'ostéite épiphysaire. Mais à l'époque où mon premier volume a été composé et tiré, je n'avais pas encore vu ce jeune homme, et la forme rare d'ostéite qu'il m'a présentée (périostite albumineuse d'Ollier) ne s'était pas jusque-là offerte à mon observation. C'est parce que ce malade s'est rencontré dans le service au moment où j'avais à m'occuper des kystes maxillaires et de leur pathogénie, que j'ai eu l'idée de rapprocher la collection séreuse froide que nous lui trouvions de la collection également séreuse et froide trouvée dans les mâchoires, et c'est pour ce motif que j'ai cru pouvoir grouper ici, sous le titre un peu risqué, j'en conviens, de pseudo-kyste, les considérations instructives que j'ai développées dans ma leçon sur ce jeune malade.

maxillaires, dont je vous parlais dernièrement, c'est pourquoi son observation, que je résume aujourd'hui, est intéressante à ce double point de vue : une forme particulière d'ostéite épiphysaire, et une grande collection séreuse enkystée dans les profondeurs de la cuisse.

Ce jeune homme exerce la profession assez fatigante de garçon marchand de vins et avait eu jusque-là une bonne santé, lorsque au commencement de décembre 1877, à la suite de fatigues un peu plus grandes qu'à l'ordinaire, il fut pris de douleurs d'abord modérées, puis plus intenses dans le genou droit et le bas de la cuisse correspondante. Entré à la Charité le 2 décembre 1877, dans le service de M. le professeur Hardy, il fut considéré et traité comme atteint d'une affection rhumatismale, et au bout de six semaines, il fut envoyé en convalescence à Vincennes. Le genou paraissait guéri, mais la cuisse conservait un peu de gonflement dans toute sa moitié inférieure. Le séjour à Vincennes fut de très-courte durée. Le malade ne tarda pas à s'apercevoir que la marche était empêchée par une douleur sourde mais continuelle dans cette cuisse, et il fut bientôt obligé de rentrer. On le plaça, le 1er mars, au n° 12 de notre salle Sainte-Vierge.

Vous vous rappelez qu'à ce moment-là on ne trouvait, du côté du genou, ni épanchement ni épaississement de la synoviale, et que, tout d'abord, la cuisse, dont le patient disait souffrir quand il marchait, n'offrait pas de tuméfaction appréciable à la vue, ni même à la mensuration. Cependant quand on saisissait le membre à pleines mains, on sentait que, profondément et dans une étendue de sept à huit centimètres, le fémur était un peu gonflé. La chose était surtout évidente quand on comparait au moyen de la palpation la cuisse droite et la gauche. Si, après avoir embrassé circulairement le membre pour cette exploration, on cherchait avec les deux mains la consistance et l'état anatomique des parties molles, on ne trouvait rien de particulier en avant, en dehors ni en arrière. Mais en avant et en dedans, sur le trajet du grand adducteur, j'ai senti d'abord un empâtement suspect, et bientôt après une fluctuation profonde que je percevais bien en éloignant de six centimètres au moins mes deux mains placées l'une au bas de la cuisse, l'autre au-dessus de la jonction du tiers moyen avec le tiers inférieur. Je crus voir là un foyer profond et allongé. Mais comme ce foyer était indolent, même à la pression, comme il était sans chaleur et sans rougeur, j'avais quelque peine à admettre l'existence d'un abcès, et j'ajournai le diagnostic définitif.

Il est bon de revenir sur ce point que, malgré le gonflement du fémur et la présence d'une collection, la cuisse ne paraissait tuméfiée ni à l'œil ni à la mensuration. Cela tenait à ce que les muscles avaient subi, comme c'est si habituel après les maladies un peu prolongées du squelette, une notable atrophie, et que leur diminution de volume était compensée par les deux causes d'augmentation dont je viens de parler.

Comme le malade se reposait depuis 24 heures, il ne souffrait pas et avait dans son lit toute la liberté de ses mouvements. Il était évident, en particulier, que les articulations de la hanche et du genou étaient saines, et le patient nous a répété d'ailleurs qu'il n'était gêné et ne souffrait que quand il avait marché.

Du reste l'état général était assez bon. Il n'y avait pas de fièvre, l'appétit et les digestions étaient régulières, nous n'avons remarqué que de la pâleur et un peu de faiblesse que nous avons attribuées à une anémie causée tant par les fatigues antérieures que par la maladie actuelle.

Comme l'indication principale était le repos, j'engageai ce jeune garçon à ne pas quitter son lit, je lui prescrivis des cataplasmes, du vin de quinquina, et je me réservai de l'examiner chaque jour pour arriver à un diagnostic plus précis et à la détermination des moyens qu'il conviendrait d'employer ultérieurement.

Au bout de huit jours les signes fonctionnels restaient à peu près nuls, grâce sans doute à la continuation du repos horizontal, et les signes physiques étaient les mêmes, si ce n'est que la fluctuation allongée et profonde était devenue plus évidente, et incontestable.

Je pus alors établir comme diagnostic : *hyperostose allongée et diffuse du fémur droit, consécutivement à une ostéite épiphysaire subaiguë, avec une collection profonde au côté interne de cet os.* Mais qu'était cette collection ? Ce ne pouvait être du sang, puisqu'il n'y avait pas eu de lésion traumatique. Je ne songeai tout d'abord qu'à un abcès froid ou un kyste profond ; mais comme les kystes profonds de la cuisse sont plutôt arrondis qu'allongés, et présentent en général plus de tension que nous n'en observions ici, comme, d'autre part, la maladie avait été, au début, assez douloureuse, et comme le gonflement évident du fémur démontrait une maladie de cet os, je penchai vers l'opinion d'un abcès froid symptomatique d'une ostéite et vraisemblablement d'une ostéite nécrosique. Cependant je dus me rappeler qu'il s'agissait d'un adolescent, et qu'à cette époque de la vie les ostéites suppurantes des os longs sont plus aiguës et les abcès moins froids, moins indolents que cela n'aurait eu lieu ici. Car rappelez-vous bien que toutes les pressions pour chercher la fluctuation ont été absolument sans douleur ; or, si pareille chose se rencontre quelquefois sur les abcès froids des ganglions ou sur ceux qui sont causés par la carie des os courts, elle est bien plus rare quand il s'agit d'abcès provenant des os longs chez les jeunes gens de 15 à 21 ans.

Ces considérations dirigèrent ma pensée vers une autre interprétation. Je me rappelai que M. le professeur Ollier et l'un de ses élèves, M. Poncet (1), avaient décrit sous le nom de périostite albumineuse, une maladie des os longs dont le caractère principal était l'existence, au voisinage de ces os, de collections fluctuantes formées exclusivement par de la sérosité très-visqueuse, dont la consistance était comparable à celle du blanc d'œuf. M. Ollier n'avait pas dit positivement que cette maladie rare

(1) Poncet, *De la périostite albumineuse* (*Gaz. hebdomadaire de Paris* 1874).

appartenait à l'adolescence, mais je me rappelais que les observations publiées par M. Poncet avaient été presque toutes prises sur des jeunes gens, et que, selon toute probabilité, l'affection décrite par lui devait faire partie du groupe des ostéites épiphysaires. Mais n'ayant vu jusque-là aucun fait de ce genre, j'étais guidé par mes souvenirs bibliographiques et nullement par mes souvenirs cliniques; c'est pourquoi je vous ai dit que je ne me prononçais pas tout d'abord, et que j'attendrais, pour le faire, les résultats de la ponction. Je vous annonçai que cette ponction serait exploratrice seulement si nous trouvions du pus, mais qu'elle serait en même temps thérapeutique si nous trouvions de la sérosité.

D'ailleurs, comme rien ne pressait, et comme il n'était pas impossible, si la collection était séreuse, d'en obtenir la résolution, je décidai qu'avant de faire la piqûre, j'ajouterais au repos le traitement par la compression. Celle-ci a été faite suivant un mode nouveau que j'ai mis en usage depuis une année seulement, et dont je me suis trouvé bien pour l'hydarthrose et les grands épanchements sanguins. Il consiste dans l'application d'un bandage roulé et ouaté, tel qu'on le fait habituellement, c'est-à-dire avec une bande en toile. Au bout de 24 heures, lorsque j'ai reconnu que le membre supporte bien la compression, j'enroule une bande élastique en caoutchouc vulcanisé par-dessus la bande de linge, dans la portion du membre correspondant au gonflement que je veux faire disparaître. Je ne sérre pas trop cette bande élastique le premier jour; si elle ne fait pas souffrir, et si elle ne gêne pas la circulation dans le reste du membre, je l'enlève au bout de 24 heures et, je la réapplique en serrant un peu plus. Je m'enquiers chaque jour de la sensibilité et de la chaleur des parties situées à l'extrémité du membre, et quand tout va bien, je laisse ma bande élastique une huitaine de jours, au bout desquels j'enlève tout le bandage, pour le réappliquer à nouveau si l'amélioration n'est pas suffisante. Je vous recommande beaucoup ce bandage compressif ouaté et élastique, car la bande en caoutchouc a le grand avantage de ne se relâcher jamais, et, en revenant incessamment sur elle-même à mesure que le membre diminue de volume, de maintenir la compression à un degré uniforme. Je sais que d'autres chirurgiens ont eu avant moi l'idée de faire la compression avec une bande élastique; mais ils ne se servaient pas du coton sous une bande en toile, et ils étaient par cela même beaucoup plus exposés à serrer trop. Pour éviter ce danger, je superpose ma bande élastique à un bandage ordinaire pourvu d'une notable quantité de ouate. En agissant ainsi, je ne puis avoir ni douleurs ni eschares, à moins de serrer d'une façon immodérée; d'ailleurs j'ai soin de surveiller, et je ferais enlever la bande élastique s'il était démontré que la constriction est trop forte.

Notre jeune garçon conserva une vingtaine de jours son appareil compressif ainsi appliqué. Au bout de ce temps, le 5 avril, je l'enlevai complétement, et je dus reconnaître qu'il ne s'était fait aucune diminution, que même la sensation de flot était un peu mieux accusée. Je fis dès lors une première ponction avec l'appareil aspirateur Potain, en me servant de l'aiguille de moyen calibre. Je retirai 60 grammes d'un liquide séro-sanguinolent qui était un peu visqueux, mais qui était loin d'offrir la consistance du blanc d'œuf. Il est vrai que, par la chaleur et par l'addition de l'acide nitrique, nous avons obtenu un précipité abondant d'albumine. C'était donc un liquide albumineux par sa composition. Mais il l'était à la façon de tous les autres liquides séreux des épanchements. Il ne l'était pas par ses caractères extérieurs au point d'être comparable à du blanc d'œuf, comme cela paraît avoir eu lieu dans les faits de MM. Poncet et Ollier. Examiné au microscope, ce liquide renfermait des globules sanguins, et un très-petit nombre de leucocytes analogues à ceux du pus.

En tenant compte de ces caractères et de tous les phénomènes fonctionnels et physiques dont je vous ai parlé, quelle interprétation devais-je donner à cette maladie assez insolite? Pour ce qui est de l'hyperostose, elle restait incontestable, et comme elle paraissait bien avoir été consécutive à une ostéite subaiguë qui s'était développée au niveau de la ligne épiphysaire et qui s'était accrue de bas en haut au-dessus de cette ligne, j'ai dû continuer à penser que nous avions affaire à une des ostéites de l'adolescence dont je vous ai souvent parlé (tome Ier, pages 165 et 190.) J'accorderais volontiers que cette ostéite a été en même temps d'origine rhumatismale, si le sujet avait eu, soit en même temps, soit antérieurement, des douleurs de même nature dans d'autres régions. Mais ces phénomènes antérieurs ou concomitants ayant manqué, je ne suis pas autorisé à faire intervenir l'étiologie dont il s'agit. L'ostéite serait donc survenue chez un garçon qui grandissait, et peut-être à l'occasion d'une fatigue, ou d'une contusion dont le malade n'avait pas conservé le moindre souvenir.

Mais que penser de la collection concomitante? Évidemment ce n'était pas un abcès froid; car les caractères extérieurs du pus manquaient, et les leucocytes n'étaient pas assez abondants pour me faire admettre cette variété de liquide. C'était certainement une collection de sérosité sanguinolente. Or les collections de ce genre, quand elles ne sont pas consécutives à une grande lésion traumatique, se forment habituellement dans une cavité naturelle agrandie comme celle des kystes sébacés et synoviaux, ou bien aux dépens d'une cavité accidentelle résultant de l'organisation du tissu conjonctif de la région malade, en une membrane de nouvelle formation. Dans l'un comme dans l'autre cas, le liquide est exhalé par la surface interne de la poche, et c'est parce que celle-ci n'a pas un pouvoir absorbant proportionné à son pouvoir exhalant que le produit s'amasse.

Il n'y avait pas lieu de penser, pour notre jeune homme, à un épanchement dans une cavité naturelle, puisque nous n'avions ni bourse synoviale ni bourse séreuse dans la région qu'occupat la tumeur. Mais je pouvais croire à un kyste dans une cavité accidentelle dont l'origine restait inconnue, et j'étais d'autant plus fondé à y songer que les kystes de ce genre, sans être fréquents, se voient quelquefois à la cuisse. J'en ai rencontré deux exemples, l'un sur un adulte, l'autre chez un enfant de 12 ans qui ne m'a pas paru avoir le fémur malade concurremment.

J'ai donc eu un instant la pensée que nous avions affaire ici à un kyste séro-sanguinolent accidentel (néogène de M. Broca) développé dans les interstices musculaires sans cause appréciable. Cependant je vous ai dit que nous étions en présence d'une forme allongée qui n'est pas habituelle aux kystes, et d'un autre côté, il fallait bien tenir compte de l'ostéite et de l'hyperostose qui accompagnaient cette apparence de kyste.

C'est alors que s'est présenté à mon esprit le souvenir de la périostite albumineuse. Je vous ai dit que nous avions eu là, à part la viscosité très-grande du liquide, tous les caractères de cette maladie, et nous pouvions à la rigueur nous en tenir à cette interprétation : périostite avec sécrétion de liquide séro-sanguinolent.

Mais il restait encore quelques difficultés à éclaircir. D'abord pourquoi parler seulement de périostite, quand on a sous les yeux une hyperostose aussi considérable que celle que nous observions ici? Cela voudrait-il donc dire que c'est le périoste tout seul qui a fourni la quantité de substance osseuse nécessaire pour une pareille augmentation de volume? Non, je m'en suis expliqué souvent; quand l'hyperostose s'est produite dans un os, c'est l'ostéite interstitielle du tissu compacte en même temps que la périostite qui lui a donné naissance. Notre malade a donc eu une ostéo-périostite épiphysaire; mais alors d'où vient ce liquide séro-sanguinolent? Vient-il du tissu compacte et de la face interne du périoste ou de la face externe de ce dernier, ou bien des couches musculaires voisines? Dans le premier cas, la collection aurait pu être d'abord sous-périostique, puis avoir été versée par une éraillure du périoste dans le tissu cellulaire intermusculaire. Dans le second et le troisième, la collection serait sans aucun rapport avec le tissu compacte, lequel ne serait, sur aucun point de sa surface, dépouillé de périoste, c'est-à-dire dénudé, et par conséquent ne serait pas menacé de nécrose. Je n'ai pu être renseigné sur ces points par l'étude de mon malade. J'ai bien cherché avec l'extrémité de ma canule si je sentais une dénudation ; je n'en ai pas senti, ce qui m'a permis de croire au moins que la poche n'était pas exclusivement sous-périostique. Mais il y avait peut-être sur un point circonscrit une perforation du périoste que le hasard ne m'a pas fait rencontrer pendant l'opération.

D'un autre côté, je n'étais pas guidé dans cette appréciation par le travail de M. Poncet, qui, n'ayant observé que sur des sujets vivants, n'a pu déterminer au juste si le liquide dont il faisait mention provenait de l'os lui-même, ou de la face interne du périoste, ou de la face externe de ce dernier. La seule chose importante qui ressorte de son travail, c'est que si une inflammation suppurative se développe dans la cavité, une nécrose a lieu. Cela pourrait faire croire à une participation primitive de l'os à la sécrétion anormale. Mais il n'est pas impossible non plus que l'inflammation suppurative développée dans une poche extra-périostique se propage à l'os et s'y termine par la nécrose, comme cela eu lieu sur le malade de la page 153, qui avait eu d'abord un kyste hydatique suppuré de la cuisse.

Quoi qu'il en soit, je ne devais pas, chez le sujet actuel, admettre un kyste profond indépendant de l'ostéite. D'une part, cette idée de kyste aurait entraîné celle d'une poche plus ou moins épaisse impropre par elle-même à l'absorption, ou qui tout au moins n'aurait pu reprendre cette propriété qu'à la suite d'une injection iodée ; d'autre part, cette déduction thérapeutique, le traitement du kyste supposé par l'injection irritante, eût exposé à l'inflammation suppurative et à la nécrose. Voilà pourquoi, au milieu des incertitudes qui me restaient sur l'anatomie pathologique de cette collection, je l'ai caractérisée par le mot de pseudo-kyste. J'ai voulu dire par là que la nature du liquide était celle d'un kyste, mais que, selon toute probabilité, la paroi n'était pas celle d'un kyste, que conséquemment l'absorption, sans intervention d'une injection iodée, était peut-être possible, et qu'en tout cas, à cause de l'imminence de nécrose, il fallait à tout prix éviter ce qui pouvait provoquer une inflammation suppurative. Car, je vous le fais remarquer en passant, la nécrose d'un os aussi gros que le fémur est terrible par sa longue durée (de plusieurs années) et par les poussées inflammatoires auxquelles elle donne lieu. J'ai pu affronter cette conséquence, une nécrose consécutive, lorsque j'ai traité des kystes maxillaires, parce qu'elle n'aurait pas eu les mêmes suites fâcheuses que sur le fémur, et parce que d'ailleurs l'origine de la maladie et l'âge des sujets les prédisposaient beaucoup moins à cette maladie.

C'est en tout cas le moment de rapprocher les uns des autres ces trois ordres de faits : les kystes des mâchoires au voisinage de racines dentaires plus ou moins malades, les cavités à contenu séreux des os longs, sur lesquelles j'ai appelé l'attention sous le nom de faux abcès des os (1), les collections séreuses et séro-sanguinolentes au voisinage de certaines ostéo-périostites subaiguës et non suppurantes de l'adolescence. Ce rapprochement me permet de vous dire que, parmi les formes si variées de l'ostéite et de l'ostéo-périostite, il en est une qui se caractérise par la production d'une collection séreuse soit dans l'épaisseur même des os, soit à l'extérieur, et probablement aux dépens de la face externe du périoste.

Guidé par les réflexions qui précèdent et surtout par ces deux pensées que l'adhésion des parois opposées du foyer après résorption du liquide, s'il s'en reproduisait un peu, n'était pas impossible chez notre jeune homme, et qu'avant tout il fallait empêcher la suppuration, je suis revenu, immédiatement après la ponction, au bandage compressif avec la ouate et la bande ordinaire le premier jour, avec la bande élastique surajoutée dès le lendemain.

Aucun accident n'est survenu. La compression a été bien supportée, et le patient commençait à s'ennuyer du séjour au lit et à

(1) Gosselin, *Mémoire sur les faux abcès des os longs* (*Bulletin de l'Académie de médecine*, 5 octobre 1875).

parler de sa sortie. Aussi le 18 avril, trouvant que la fluctuation était revenue, et voyant que le malade n'attendrait pas la résorption que j'espérais encore, je fis une seconde ponction avec aspiration (treize jours après la première). Je retirai encore 60 grammes de liquide sanguinolent à peine visqueux, mélangé de quelques gouttelettes huileuses dont la présence indiquait une communication du foyer avec la substance compacte du fémur. On sait en effet que les gouttes huileuses, dans les abcès voisins des os, proviennent habituellement de ces derniers, et que la graisse des parties molles n'est pas apte à en donner autant. Le même bandage compressif fut ensuite employé. Mais le 1er mai, le malade, qui continuait à ne pas souffrir, nous demande avec instance à quitter l'hopital. Comme il est revenu un peu de fluctuation, je lui fais donner la promesse qu'il portera, pour marcher, un bas et un cuissard élastiques. Mon intention était en effet de maintenir une compression qui favoriserait la résorption définitive et par suite l'oblitération du foyer.

La promesse que je demandais m'ayant été donnée, je fis faire le bas et le cuissard, et j'accordai l'exeat, en engageant le malade à revenir de temps en temps.

Il revient en effet le 2 juin, parce qu'à la suite d'une fatigue, il a été repris d'une douleur dans la cuisse, et qu'il sent le besoin de se reposer de nouveau. Je trouve la même hyperostose; quant à la collection, elle n'a pas disparu, mais elle est beaucoup moins prononcée, et c'est avec une certaine peine et avec des recherches prolongées que je parviens à sentir la fluctuation. Je prescris de nouveau le repos et la compression avec le bandage mixte ouaté et élastique. Au bout de huit jours, j'avais obtenu une nouvelle diminution de la fluctuation, et j'aurais voulu continuer le traitement jusqu'à ce que j'eusse obtenu, sans suppuration, l'occlusion de la poche séreuse voisine de l'hyperostose. Mais je ne pus convaincre ce jeune homme de l'importance qu'il y avait pour lui à guérir plus complétement, et à être débarrassé de l'imminence d'abcès, de fistules et de nécrose, et il nous quitta le 11 juin, promettant de porter toujours le bas et le cuissard élastiques.

Le 25 juillet il rentrait dans les salles pour la quatrième fois, parce qu'à la suite d'une chute sur le côté droit, sa cuisse était redevenue un peu douloureuse, et parce qu'il craignait de voir survenir l'abcès menaçant dont je lui avais tant de fois parlé pour l'engager à se ménager et à se soigner. Mais ce fut avec une grande satisfaction que je constatai, malgré cette poussée récente, l'absence de la fluctuation. Le malade va nous quitter de nouveau, après être resté seulement six jours dans la salle au n° 25 *bis*. La douleur a disparu, le gonflement du fémur persiste. Je me suis assuré chaque jour, et bien d'autres avec moi ont pu s'assurer que la fluctuation n'existait plus du tout, et qu'en conséquence, la poche que j'ai appelée *pseudo-kyste* s'était oblitérée, après résorption de ce qui était revenu de liquide consécutivement à la seconde ponction. Vous demanderez peut-être si les deux ponctions ont été d'un grand secours pour cette guérison, et si celle-ci n'aurait pas eu lieu tout aussi bien après le simple emploi du bandage compressif. Assurément on peut être de cet avis. Pourtant il n'est pas impossible qu'après chacune des évacuations, la surface interne du pseudo-kyste soit devenue le siége d'une subinflammation modificatrice qui lui ait donné une propriété plus grande d'absorption. Rappelez-vous ce que je vous ai dit souvent à propos de l'hydrocèle (tome II, page 698). Nous faisons une injection iodée. Le liquide se reproduit, et nous pratiquons une ponction itérative, après laquelle le liquide se reproduit encore, mais en petite quantité, puis se résorbe, et nous sommes autorisés à croire que la résorption a été rendue possible par la modification physiologique survenue à la suite de la deuxième opération. La même chose s'est probablement passée chez notre malade. Je reconnais aussi que les ponctions ont eu pour lui cet autre avantage de le faire consentir au repos et aux bandages compressifs qui ont été pour beaucoup dans sa guérison, et auxquels il ne se serait certainement pas soumis, s'il n'y avait pas été déterminé par la crainte d'accidents après les opérations que je lui avais pratiquées.

Et puisque j'ai fait une assimilation avec l'hydrocèle, vous pourriez m'adresser une autre question : Pourquoi n'avoir pas fait à ce jeune homme l'injection iodée? C'est parce que nous étions dans des conditions toutes particulières et, je ne crains pas de vous le répéter, mal connues. Je n'avais pas affaire à un kyste ordinaire pourvu d'une paroi séreuse, ou exclusivement fibrocellulaire. Cette paroi confinait au fémur, était même formée, dans une partie de son étendue, par le périoste et peut-être par la substance compacte dénudée. Il eût pu arriver que la teinture d'iode provoquât dans le foyer et dans le fémur une inflammation suppurative, dont une nécrose eût été la conséquence. Or je vous ai dit que c'était là ce qu'il fallait éviter avant tout. J'ai pensé que la simple ponction aspiratrice suivie d'occlusion avec le collodion, et d'un bandage ouaté pourrait amener, sans suppuration, les changements physiologiques et anatomiques favorables à la disparition définitive du liquide, et probablement à l'oblitération du foyer. C'est précisément le résultat que je crois avoir obtenu sur notre malade.

Mais si, dans un cas semblable, je voyais le liquide se reproduire toujours après cinq ou six ponctions et une compression bien faite, je tenterais volontiers l'injection iodée au tiers. Les faits me manquent pour déterminer dans quelle proportion la phlegmasie produite par cet agent amènerait la guérison sans suppuration. Il me suffit aujourd'hui d'établir que l'on peut arriver au but par des moyens plus simples, et absolument inoffensifs.

Et maintenant, comme conclusion dernière, n'oubliez pas que, dans cette variété rare d'ostéite épiphysaire que je continuerai volontiers d'appeler *ostéo-périostite albumineuse*, il ne faut pas se hâter d'ouvrir largement avec le bistouri après ou sans cautérisation préalable, parce que cette opération serait presque inévitablement suivie de suppuration et de nécrose. On ne doit comme pour les kystes hydatiques, mammaires et autres, prendre ce parti que s'il est démontré plus tard que, malgré les précautions prises pour l'empêcher, la suppuration est positivement établie. Au début, pour diriger votre thérapeutique, il faut partir de cette notion que les collections dont il s'agit au voisinage d'ostéites hypertrophiantes sont circonscrites par une enveloppe, sorte de kyste imparfait, à laquelle on peut donner ou rendre, par un traitement bien dirigé, l'aptitude à la résorption et à l'agglutination oblitérante. Je tenais à poser une dernière fois cette indication et à vous dire que nous avons pu y satisfaire, au grand profit du malade, dans le fait dont je viens de vous entretenir.

CENT DIX-SEPTIÈME LEÇON.

Kyste huileux traumatique au côté externe du genou gauche (1).

Injection iodée pour une tumeur liquide au côté externe du genou. — Issue d'une matière semblable à de l'huile. — Origine traumatique. — Analogie avec l'épanchement traumatique de sérosité décrit par Morel-Lavallée.

Messieurs,

Vous venez de me voir faire une petite opération à un jeune homme de 18 ans qui occupe le numéro 39, pour une tumeur liquide située à la partie externe du genou gauche sans aucune lésion appréciable du tibia, du fémur ni de l'articulation. Cette opération a consisté en une ponction suivie d'injection iodée, et a été exécutée de la manière suivante : dans un premier temps, j'ai fait un pli à la peau, et j'ai enfoncé le trocart à la base de ce pli, afin d'éviter le parallélisme entre l'ouverture de la peau et celle de la poche qui se trouvait au-dessous. Par la canule s'est échappé un liquide jaunâtre, visqueux, ayant tout à fait l'aspect et la consistance de l'huile, au milieu duquel nagent de petites parcelles de sang qui sont loin d'être mélangées intimement avec le liquide ; car elles ne le colorent nullement. Déjà une première ponction, faite dix jours auparavant, avait fourni un liquide semblable à celui-ci, doux, onctueux au toucher, et graissant le papier à la manière de l'huile. Aussi en présence d'une reproduction si rapide, ai-je cru devoir recourir à une tentative de traitement curatif par l'injection iodée. Vous avez vu que j'ai lavé la poche avec de l'eau tiède, et que j'y ai injecté un mélange de teinture d'iode et d'eau (un tiers de teinture et deux tiers

(1) M. Berger a publié une rédaction de cette leçon dans l'*Union médicale* de 1870, t. XXXII, p. 360.

d'eau), additionné d'iodure de potassium pour empêcher la précipitation de l'iode. J'espère ainsi modifier la vitalité de la poche, de manière qu'elle ne sécrète plus à nouveau le liquide huileux dont nous avons été si étonnés de constater la présence.

D'où pouvait en effet provenir ce liquide, et quelle explication pouvions-nous lui trouver? Examinons, pour résoudre cette question, les commémoratifs de notre malade. Il n'avait jamais souffert du genou avant le 14 avril, époque à laquelle il est entré à la suite d'un accident. Il avait fait une chute du haut d'une voiture, dont la roue était venue frôler la partie externe du genou, pendant que la partie interne était poussée contre le trottoir. Nous constatâmes alors trois lésions principales : d'abord un épanchement considérable dans la jointure, en second lieu quelques écorchures situées à la partie interne et qui paraissaient insignifiantes, mais qui devinrent bientôt l'origine d'un phlegmon diffus, traité plus tard par deux incisions ; enfin une collection très-fluctuante située au côté externe du genou, immédiatement sous la peau, et ne communiquant pas avec l'articulation, collection qui était probablement constituée par du sang. Je dis probablement, car, outre les épanchements de sang, on peut trouver des épanchements de sérosité dans ces poches formées à la suite des blessures par les corps contondants, dont la pression oblique sur la peau a produit un décollement de cette dernière, ainsi que l'a dit Morel-Lavallée, dans un travail très-remarquable sur les épanchements traumatiques de sérosité (1). Me basant sur la rapidité avec laquelle s'était montrée la tumeur, j'étais porté à croire qu'elle était formée par du sang pur, liquide dont l'épanchement se fait plus vite que celui de la sérosité. Cependant, à l'appui de l'opinion qu'il s'agissait plutôt de sérosité, nous avions cette considération, que la tumeur s'était montrée après le passage d'une roue de voiture ; or Morel-Lavallée a parfaitement montré que les épanchements séreux se voient surtout à la

(1) Morel-Lavallée, *Mémoire sur les épanchements traumatiques de sérosité* (*Arch. gén. de médec.*, V[e] série, t. Ier, 1853).

suite du glissement de la peau résultant d'une pression oblique qui entraîne cette dernière, et amène la déchirure du tissu conjonctif sous-jacent, de manière à former aux dépens de ce tissu une poche accidentelle dans laquelle les vaisseaux laissent exhaler de la sérosité. Mais je dois avouer que cette question m'avait peu préoccupé ici, persuadé que, grâce à la jeunesse et à la bonne constitution du malade, cet épanchement, quelle qu'en fût la nature, se résorberait facilement. Cela n'a pas eu lieu. Contrairement à mes prévisions, l'épanchement articulaire et le phlegmon avaient déjà complétement disparu, que l'épanchement persistait encore, et avait un peu augmenté de volume. Aussi avais-je cru devoir tenter une guérison plus rapide, en faisant, il y a dix jours, une ponction, et en exerçant, à ce niveau, une compression avec un appareil ouaté. Mais quelle ne fut pas ma surprise de voir, au lieu de sang ou de sérosité, s'écouler un liquide huileux insolite! Nonobstant la compression consécutive, ce liquide s'est reproduit en quelques jours, et a nécessité une deuxième ponction suivie de l'injection iodée dont je viens de vous parler.

Comment devons-nous expliquer la présence de ce liquide? On pourrait dire que c'est un épanchement traumatique d'huile; mais ce serait un cas tout à fait inouï et qui n'a jamais été signalé, que je sache. L'idée qu'il s'agit d'un épanchement de synovie pourrait venir à l'esprit; mais outre qu'il a tous les caractères de l'huile, qu'il tache le papier à la manière des corps gras, ce liquide examiné au microscope nous a fait voir de magnifiques cristaux d'acide margarique; et du reste, à supposer que la synoviale eût été lésée en un point et que son contenu se fût épanché dans le tissu cellulaire sous-cutané, la petite plaie de cette membrane n'aurait pas tardé à se cicatriser, et dès lors comment expliquer la reproduction du liquide huileux dans la poche?

Dire que c'est là le résultat de transformations successives qui se seraient effectuées dans un épanchement sanguin serait faire, je crois, une hypothèse bien hasardée. Sans doute il s'est épanché un peu de sang, et la preuve c'est que nous avons retrouvé quelques grumeaux brunâtres nageant dans le liquide. Je suis plutôt disposé à admettre que le mécanisme de la pression oblique a formé une poche, sorte de kyste, dans lequel s'est accumulé un liquide huileux résultant ou d'une sécrétion spéciale des parois, ou de l'écrasement du tissu cellulo-adipeux au moment de l'accident. Mais si l'on adoptait cette dernière opinion, comment expliquerait-on la reproduction de l'huile après une première ponction?

Vous le voyez, on arrive forcément à admettre qu'il y a eu dans cette poche une tendance à la formation d'une matière huileuse, et, de même que Morel-Lavallée explique par une altération de sécrétion l'épanchement primitif de sérosité, de même il peut se faire que, par une anomalie aussi bizarre qu'insolite, le liquide sécrété dans le kyste d'origine traumatique, au lieu d'être de la sérosité, soit de l'huile.

Reste à savoir quelle sera la marche ultérieure de cette singulière affection : s'il ne s'agissait que d'un épanchement de sérosité, la simple ponction, et à plus forte raison l'injection iodée en feraient promptement justice ; mais une récidive, dans le cas actuel, ne m'étonnerait en aucune façon.

N. B. La récidive n'a pas eu lieu, au moins promptement. Car lorsqu'il nous a quittés, plusieurs semaines après l'opération, le malade paraissait solidement guéri. Il est vrai de dire que je ne l'ai pas revu depuis.

CENT DIX-HUITIÈME LEÇON.

Tumeurs solides bénignes. — Tumeurs gommeuses des membres.

I. Considérations sur l'anatomie et la physiologie pathologique des gommes sous-cutanées des membres. — II. Gomme sous-cutanée étalée ou diffuse de la fesse. — III. Gomme étalée sur le bras droit. — IV. Tumeur gommeuse héréditaire de la jambe. — Hésitation entre un phlegmon chronique, un sarcome et une gomme. — Traitement efficace par le sirop de Gibert et la compression. — V. Gomme dans la paroi de la veine saphène externe. — VI. Gomme ulcérée avec gros bourgeon blanc central, sur la cuisse gauche.

MESSIEURS,

I. *Considérations générales.* — Je vous ai dit bien des fois que les maladies syphilitiques tertiaires présentaient fréquemment des difficultés de diagnostic, parce que leur aspect et leurs caractères physiques ressemblaient à ceux des affections cancéreuses.

Au nombre de ces maladies qui donnent souvent le change et embarrassent les praticiens, se trouvent les gommes ou tumeurs gommeuses, ainsi nommées parce qu'elles sont constituées par une production dont la consistance et l'aspect rappellent un peu ceux d'une solution épaisse de gomme arabique. J'ai le regret de n'avoir pas à mettre sous vos yeux une pièce anatomique sur laquelle vous puissiez voir une gomme à son début; j'ai même le regret de ne pouvoir vous en donner la description d'après une observation qui me soit personnelle. Mais je n'ai pas eu l'occasion d'étudier la gomme syphilitique sur le cadavre, et je n'ai pu la connaître qu'au moyen de faits cliniques, c'est-à-dire sur des gommes suppurées, ulcérées et gangrenées, sur lesquelles les caractères anatomiques étaient modifiés par le travail d'élimination. Je crois bien que la plupart des auteurs qui ont écrit avant l'époque actuelle se sont trouvés dans la même position ; car leurs descriptions anatomo-pathologiques sont très-vagues, et permettent de penser qu'ils n'avaient pas parfaitement observé non plus ce qu'ils essayaient de décrire. M. le professeur Ch. Robin est l'anatomiste qui a eu le premier l'occasion de voir et d'étudier des gommes récentes à l'œil nu et surtout au microscope. Ses recherches ont été consignées dans une bonne thèse publiée en 1859 par le docteur Van Oordt (1). Après lui, MM. Lancereaux (2), Cornil et Ranvier (3) ont donné des descriptions histologiques importantes. Mais leurs observations ont porté bien plus sur les gommes viscérales du foie, du poumon, des testicules, que sur les gommes sous-cutanées des membres, et je doute qu'ils aient eu l'occasion d'étudier ces dernières à leur première période, c'est-à-dire à celle pendant laquelle la terminaison par résolution est encore possible. Quoi qu'il en soit, c'est d'après ces documents incomplets que j'ai émis tout à l'heure une opinion sur la composition de ces tumeurs bizarres, qui se produisent sous l'influence d'une syphilis constitutionnelle déjà ancienne et arrivée à la période tertiaire. Si j'en crois ce que j'ai lu, et si je m'en rapporte aux sensations que m'ont fournies les explorations sur le vivant, il faut considérer la gomme non pas comme un tissu, mais comme un simple dépôt, au milieu du tissu conjonctif, de matière organique molle et non coulante, n'ayant d'autres vaisseaux que ceux de ce tissu lui-même, et tout à fait dépourvue de trames et de fibres spéciales. En effet, le microscope a bien permis d'y découvrir des cytoblastions ou cellules embryonnaires, de la matière amorphe transparente, et quelques éléments cellulaires fusiformes analogues à ceux qu'on trouve au début de la formation des tissus, çà et là de rares fibres élastiques, mais pas de fibres de tissu conjonctif autres que celles de la région dans laquelle la gomme s'est développée. Cet

(1) Van Oordt, *Des tumeurs gommeuses*, Paris, 1859, n° 45.
(2) Lancereaux, *Traité historique et pratique de la syphilis*, Paris, 1866.
(3) Cornil et Ranvier, *Manuel d'histologie pathologique*, p. 190.

ensemble a une certaine analogie avec le sarcome, tel qu'on le comprend aujourd'hui; mais il ne constitue pas un tissu particulier, et il diffère du sarcome et de bien d'autres productions morbides par ce caractère capital en clinique qu'à sa première période, et tant que les éléments n'ont pas subi une régression graisseuse trop avancée, la substance gommeuse est susceptible de se résorber. Vous vous rappelez qu'au contraire les tumeurs enkystées, et la plupart des tumeurs solides (lipomes, fibromes, sarcomes et carcinomes), une fois produits, sont incapables de disparaître par résorption (1). Nous savons de plus que certains médicaments favorisent la résorption des gommes, et enfin la clinique nous apprend encore que, chez beaucoup de sujets et surtout lorsque le traitement approprié n'a pas été mis en usage, la gomme, au lieu de se résorber, s'enflamme, et s'élimine par un travail qui tient tout à la fois de la suppuration, de l'ulcération et de la gangrène.

Mais la tumeur gommeuse, à sa période de résorption possible, celle que s'appellerais volontiers sa période de crudité, aussi bien qu'à celle d'élimination et d'ulcération, présente des aspects assez différents les uns des autres, qui sont l'occasion des erreurs de diagnostic, auxquelles je faisais allusion tout à l'heure.

Au nombre de ces différences se trouvent d'abord celles qui dépendent du siége : en effet, parmi les tumeurs gommeuses, qui sont du ressort de la chirurgie, les unes se développent dans l'épaisseur du périoste, les autres dans le tissu cellulaire sous-cu-

(1) Sous le rapport de leur terminaison possible par résolution ou de leur guérison par élimination et suppuration, les gommes n'ont pas un de ces caractères généraux que les habitudes de la clinique ont indiqués par le mot de tumeur, celui de n'être pas susceptible de disparaître autrement que par l'intervention chirurgicale. Mais il est une autre circonstance qui nous entraîne à chaque instant à nous servir de ce mot pour indiquer les maladies dont il s'agit en ce moment : c'est l'obscurité préalable de leur diagnostic. Dans bien des cas, celui-ci ne devient certain qu'après l'étude de la marche naturelle du produit morbide et celle de l'influence qu'exerce le traitement spécifique. Jusque-là nous conservons une certaine hésitation qui se traduit par ce mot tumeur. J'aimerais mieux quelque chose de plus rigoureux, assurément, mais la clinique ne le possède pas encore.

tané ou sous-muqueux et dans le tissu fibreux des aponévroses, les autres dans l'épaisseur des muscles. Mais je n'ai à vous entretenir aujourd'hui que des gommes sous-tégumentaires, dont nous venons d'observer plusieurs exemples dans les salles.

Clinique du 24 juillet 1870.

II. *Gomme sous-cutanée étalée ou diffuse de la fesse.* — Nous avons d'abord, au n° 11 de la salle des femmes une malade de 34 ans, qui porte depuis deux ans sur la fesse gauche une plaque dure, tout à la fois cutanée et sous-cutanée. Cette plaque est indolente; elle gêne seulement depuis quelque temps dans la position assise. Qu'est-ce que cette tumeur? A la rigueur on peut penser à un fibrome développé tout à la fois dans la peau et le tissu conjonctif sous-cutané. Mais ordinairement les fibromes cutanés et sous-cutanés sont plus petits; on leur trouve le volume d'une lentille ou d'un petit pois; ici la tumeur est, comme je viens de vous le dire, en plaque, et la plaque, en même temps qu'elle est irrégulière, a bien trois centimètres dans son plus grand diamètre. Les caractères physiques rappellent également ceux de certains squirrhes de la peau. Mais ici la tumeur est solitaire, tandis que les cancers cutanés sont ordinairement multiples. Les ganglions ne sont pas tuméfiés comme ils le deviennent habituellement dans ces sortes de cancer, après deux années de durée; enfin la malade est restée bien portante et n'a ni maigri ni dépéri, comme elle l'eût fait peut-être si elle avait eu un cancer de la peau.

Nonobstant les raisons que je viens de donner, il peut arriver cependant que nous ayons affaire à quelque fibrome ou carcinome insolite. Mais avant d'admettre l'un ou l'autre de ces diagnostics, nous avons à nous demander si, par hasard, il ne s'agirait pas d'une production syphilitique, et s'il n'y aurait pas lieu d'instituer un traitement en conséquence.

Dans ce but, j'ai à consulter les caractères physiques de la tumeur, et les commémoratifs; j'aurai surtout à tenir compte ultérieurement des effets du traitement spécifique auquel je suis décidé à recourir.

Pour ce qui est des caractères physiques, nous ne voyons pas ceux des accidents syphilitiques secondaires ; vous savez en effet qu'ils se montrent à la surface même des téguments, mais non dans leur épaisseur et dans le tissu conjonctif sous-cutané. D'après ce siége, si nous avons affaire à la syphilis, il s'agit d'un accident tertiaire. Or, parmi les accidents de cet ordre, il en est un qui se développe assez souvent dans la peau, le tissu conjonctif et les aponévroses ; c'est celui que vous connaissez sous le nom de gomme. Seulement à ce mot se trouve attachée, comme je vous le disais en commençant, l'idée d'une substance un peu mollasse et de forme arrondie. Ici, au contraire, la tumeur est consistante et aplatie. Si c'est une gomme cutanée et sous-cutanée, ce n'est donc pas une gomme ordinaire ; elle serait insolite par sa forme et sa consistance, et je ne saurais expliquer cette dernière. Est-elle due à ce que la partie la plus fluide de la gomme a été résorbée, et à ce que les parties restantes ont plus de densité que la gomme ordinaire, sans que nous connaissions la nature du produit résultant de cette résorption imparfaite ? Est-elle due au contraire à ce que la syphilis constitutionnelle est apte à produire dans certains cas une substance plus concrète que celle de la gomme, et à laquelle jusqu'ici les pathologistes n'auraient pas donné de nom ? Je vous le répète, je ne suis pas bien fixé sur ces points, et les auteurs ne me fournissent pas de documents précis. Quant à la forme aplatie et étalée, elle peut être primitive ; mais elle peut aussi être consécutive à la pression de la tumeur dans la position assise, laquelle, devenue un peu difficile depuis quelques semaines, avait été possible pendant longtemps. Quelle que soit l'explication, il n'en est pas moins vrai que, s'il s'agit ici d'une gomme syphilitique, elle est insolite par sa dureté et son aplatissement, et ce sont les motifs qui m'obligent à douter, et à m'adresser aux deux autres moyens de diagnostic dont j'ai parlé.

Je cherche d'abord les commémoratifs et les symptômes concomitants. Les premiers nous manquent tout à fait. La malade, interrogée sur les affections des organes génitaux et de la peau, qu'elle pourrait avoir eues, ne donne que des réponses absolument négatives. Ce n'est pas une raison pour rejeter de suite l'idée d'une syphilis constitutionnelle, parce que beaucoup de femmes ont eu la syphilis sans le savoir; d'autres l'ont su, mais ne veulent pas en convenir. Il y a d'ailleurs, pour l'étiologie des accidents tertiaires, une circonstance que vous ne devez jamais perdre de vue, c'est que quelquefois, plus souvent que vous ne pourriez le croire, ces accidents sont héréditaires, et les malades, bien entendu, ne peuvent pas nous renseigner à cet égard. C'est une dernière raison qui, ajoutée aux précédentes, nous oblige, dans tous les cas douteux, à ne pas rejeter l'opinion d'un accident tertiaire avant d'avoir essayé le traitement par le mercure et l'iodure de potassium.

J'ai cherché, d'autre part, si cette femme avait sur quelque partie de son corps d'autres lésions qui pussent être rapportées à la syphilis tertiaire. Je n'ai trouvé quelque chose de suspect que sur le tibia gauche, dont ne nous parlait pas la malade. Il y a sur ce tibia un gonflement allongé et douloureux à la pression. Pour le constater, j'ai placé un de mes doigts sur le bord antérieur de l'os, et l'autre sur le bord interne, et j'ai examiné l'intervalle existant entre mes doigts; puis j'ai fait la même exploration du côté droit, et vous avez pu voir que, depuis le tiers supérieur jusqu'en bas, le tibia avait à peu près huit millimètres de largeur de plus que le gauche. J'ai pressé avec mes doigts ces deux bords et la face interne de l'os, et la malade a accusé une douleur qui l'a étonnée, car elle assure n'avoir pas souffert spontanément, et en particulier n'avoir pas ressenti ces douleurs de la nuit qu'éprouvent dans les jambes les sujets atteints de syphilis constitutionnelle. Nous avons là un gonflement hyperostosique douloureux du tibia, et ce gonflement ressemble à celui que nous observons souvent dans la syphilis constitutionnelle. Car, souvenez-vous-en, messieurs, sur le squelette cette maladie ne se traduit pas seulement par l'apparition de gommes périostales; elle donne lieu aussi à des ostéo-périostistes superficielles, sans le gonflement mollasse qui est dû au dépôt de la substance gommeuse dans la trame périostique. Ces ostéo-périostites sont promptement accompagnées d'une augmentation de volume de la substance osseuse, et de la formation soit d'une exostose, soit d'une hyperostose, le plus souvent sans tendance à la suppuration, au moins par les os longs (1). Dans la plupart des cas où il y a douleur ostéocope des tibias, c'est à une ostéopériostite hypertrophiante et non suppurante que vous avez affaire, et comme il s'agit sur notre malade d'une ostéite de ce genre, je puis l'attribuer à la syphilis. N'allons pas trop vite cependant, et faisons une première remarque. Un seul tibia est malade; or c'est chose habituelle, quand il s'agit d'une affection tertiaire, que les deux tibias soient pris en même temps. Souvenez-vous de trois sujets : deux hommes et une femme, chez lesquels, depuis six mois, j'ai eu à vous signaler l'existence d'accidents tertiaires. Tous trois avaient le gonflement hyperostosique, douloureux à la pression, des deux tibias. Notez en outre qu'il y a absence, chez notre malade, des douleurs spontanées nocturnes, ce qui n'est pas ordinaire dedans l'ostéo-périostite syphilitique. Vous vous rappelez enfin que l'ostéo-périostite hypertrophiante, à marche chronique, apparaît aussi sous l'influence d'autres causes, et notamment après les lésions traumatiques. Il n'y a pas à songer ici à une suite de fracture, la malade étant sûre de ne pas avoir eu la jambe cassée. Mais n'aurait-elle pas eu une ostéite à la suite d'une contusion? Je suis autorisé à poser cette question, parce que j'ai trouvé une petite ecchymose jaunâtre sur la face antérieure de la jambe. Interrogée à cet égard, la malade nous dit qu'elle a été battue, il y a une quinzaine de jours, et que, sans doute, elle a reçu un

(1) Certains os plats et notamment le maxillaire supérieur, les os du nez, l'ethmoïde et les cornets, sont bien plus exposés à l'ostéo-périostique syphilitique suppurante et à la nécrose consécutive que les os longs.

coup de pied en cet endroit. Il est possible que ce coup ait été l'occasion de la lésion, inappréciée pourtant par la malade, que nous présente le tibia. Vous le voyez donc, messieurs, nous ne sommes pas encore suffisamment éclairés. A la rigueur, nous avons peut-être là une forme insolite d'ostéo-périostite syphilitique, coïncidant par hasard avec une contusion. Mais la chose n'est pas certaine.

En résumé, nous sommes en présence d'un cas difficile, et je ne puis dès à présent décider positivement que nous n'avons pas affaire à un fibrome ou à un carcinome. Mais je penche plutôt vers l'opinion d'une gomme sous-cutanée insolite qui n'est pas suppurée, et qui est peut-être encore à la période où la résorption est possible. C'est pourquoi je formule mon diagnostic de la façon suivante : tumeur probablement gommeuse de la fesse.

Les doutes seront éclaircis par le traitement. J'ai prescrit une pilule de protoiodure de mercure de $0^{gr},05$ à prendre tous les soirs, et 1 gramme d'iodure de potassium, dans une potion à prendre en deux fois, moitié le matin et moitié dans la journée. Le mercure sera continué tous les jours à la même dose, et celle de l'iodure de potassium sera progressivement élevée jusqu'à 2 grammes, en l'augmentant de 25 centigrammes tous les deux jours.

Clinique du 25 août 1870.

Le traitement mixte commencé depuis un mois a été bien supporté et continué régulièrement jusqu'à ce jour. Vous avez vu la tumeur diminuer progressivement. Il n'en reste plus aujourd'hui qu'une très-petite partie formant encore une sorte de nodus. La malade désire partir, et si elle continue, comme je lui conseille, le traitement chez elle, je ne doute pas de la disparition complète de sa tumeur. D'après les considérations que je vous ai présentées, nous n'avons plus à douter de la nature de cette affection. Un fibrome ou un carcinome ne se serait pas résorbé sous l'influence du mercure et de l'iodure de potassium. Nous avons eu affaire indubitablement à une gomme insolite, dont le diagnostic a présenté les obscurités que nous rencontrons si souvent dans les cas de ce genre, et dont le traitement a certainement eu pour effet de provoquer la résorption, et d'empêcher le passage à la période d'ulcération et d'élimination.

III. *Gomme étalée du bras.* — La malade qui précède m'en rappelle une autre que vous avez pu observer au commencement de l'année (10 janvier 1870) et qui était couchée au n° 10 de la salle Sainte-Catherine. C'était une femme de 35 ans, bien constituée, qui avait pour lésion principale une plaque dure, large comme une pièce de cinq francs, à la partie interne et inférieure du bras droit, près du coude. Cette plaque était en partie sous-cutanée et en partie adhérente à la peau, comme chez la malade dont je viens de parler. On aurait pu croire encore à une induration fibreuse, ou à un phlegmon chronique très-superficiel. Mais j'ai établi de suite et facilement le diagnostic de gomme diffuse et étalée : 1° parce qu'autour de la plaque principale il y avait sur l'avant-bras d'autres petites tumeurs sous-cutanées mollasses; 2° parce que deux de ces petites tumeurs étaient ulcérées, fournissaient un suintement mucilagineux, et présentaient dans leur fond une matière grisâtre et molle ressemblant à de la substance gommeuse en voie d'élimination; 3° parce qu'en même temps la malade portait une autre tumeur mollasse, non suppurée, évidemment périostique, à l'extrémité interne de la clavicule droite, une autre sur le cubitus, et que ces tumeurs, évidemment dépendantes des os, avaient tous les caractères des gommes périostales; 4° enfin, parce que, sans pouvoir nous indiquer les accidents primitifs et secondaires, la malade savait que son affection avait été déjà considérée par un médecin de la ville comme syphilitique, et que, sous l'influence de l'iodure de potassium seul, une amélioration très-prononcée avait eu lieu.

Je vous ai dit que, dans ce cas, il n'y avait pas à douter de l'existence de gommes présentant, les unes, celles de la clavicule et du cubitus en particulier, la forme habituelle des gommes périostales, d'autres, les formes ordinaires de la gomme sous-cutanée crue et de la gomme sous-cutanée suppurée, et une d'elles enfin, la forme insolite de gomme sous-cutanée diffuse et indurée, dont le diagnostic aurait été très-incertain si elle avait existé seule. J'ai prescrit le traitement mixte par le protoiodure de mercure et l'iodure de potassium, et nous avons vu toutes les manifestations disparaître en cinq semaines, ce qui a confirmé l'opinion de gommes multiples syphilitiques.

IV. *Tumeur gommeuse héréditaire de la jambe droite. Hésitation du diagnostic entre un phlegmon chronique, un sarcome et une gomme. Diminution notable par le sirop de Gibert et la compression.* — Messieurs, au n° 17 de la salle Sainte-Vierge se trouve couché un jeune homme de 16 ans, chez lequel le diagnostic est difficile et nous oblige à passer en revue toutes les causes générales sous l'influence desquelles peuvent se produire les tumeurs. Il s'agit d'un garçon bien portant, qui présente une tumeur située à la partie moyenne et antérieure de la jambe droite. Cette tumeur a débuté, nous dit-il, il y a près de deux ans, par un petit noyau qui, après être resté longtemps stationnaire, a pris, depuis huit jours, un accroissement assez considérable. Le malade n'en a pas du tout souffert; mais ne trouvant pas naturelle cette augmentation de volume, il a demandé à entrer à l'hôpital pour se faire soigner.

Les symptômes subjectifs font complétement défaut : non-seulement le patient n'a jamais eu de douleur en ce point, mais il n'éprouve pas la moindre gêne dans les mouvements, et il n'a pas cessé, jusqu'à son entrée, de faire des courses pour une fabrique de châles dans laquelle il est employé.

Comme symptômes anatomiques, nous trouvons dans la région indiquée plus haut une saillie légèrement arrondie, ayant le volume de la moitié d'un gros œuf de poule, d'une consistance mollasse, ne présentant cependant pas de fluctuation, et sans changement de couleur à la peau. Sa consistance rappelle assez bien celle du lipome; mais sa marche et son siége nous empêchent de croire à l'existence d'une lésion de cette espèce. Si nous cherchons à en déterminer le siége, nous voyons qu'elle occupe la face interne du tibia, sous forme d'un gonflement mou et superficiel, occupé à son centre par une dépression qui peut recevoir l'extrémité du doigt; cette dépression présente sur ses bords une induration comparable à celle que l'on trouve dans les bosses sanguines du crâne. De ce point, la tumeur se prolonge en dehors, occupe l'espace interosseux, et s'arrête au niveau du péroné, sans paraître toutefois adhérente à son périoste. J'ai cherché si elle s'enfonçait profondément dans l'espace interosseux, et, à cet effet, j'ai fait contracter les muscles extenseurs pour voir si elle se tendait ou se déplaçait. Pendant cette exploration, la tumeur ne subit pas de modifications assez notables pour qu'on puisse affirmer qu'elle est située au milieu des muscles; elle paraît au contraire superficielle.

Qu'elle est la nature de cette tumeur? Il faut avouer qu'elle ne ressemble à rien de ce que nous voyons habituellement.

L'absence de traumatisme et de scorbut antérieur éloigne immédiatement l'idée d'une bosse sanguine ou d'un épanchement sanguin spontané. Dira-t-on que c'est un abcès froid? Mais il n'y a pas du tout de fluctuation.

Serait-ce un phlegmon qui, au lieu de se terminer par suppuration, aurait pris cette forme que Malgaigne (1) d'abord, d'après les leçons de Dupuytren, puis Laugier nous ont décrite sous le nom de phlegmon chronique (2)? Je ne puis l'admettre, car l'inflammation du tissu cellulaire est douloureuse, du moins à certains moments. De plus, le phlegmon est indépendant des os. Or, ici, la lésion qui nous occupe n'a jamais été douloureuse, et elle affecte des rapports assez intimes avec le tibia.

Je pense alors à cette autre variété de productions appelées gommes, qui surviennent sous l'influence de la syphilis constitution-

(1) Malgaigne, *Gazette médicale*, 6 octobre 1832.

(2) Laugier, *Bulletin chirurgical*, 1836, p. 95.

nelle. Mais ce sujet n'a pas eu la syphilis, et il est bien jeune pour que celle-ci soit arrivée à la période des accidents tertiaires. Ce ne pourrait être que la manifestation d'une syphilis héréditaire, et alors il s'agirait d'une gomme syphilitique héréditaire tout à la fois périostale et aponévrotique. Mais comme nous ne connaissons pas les antécédents des parents, nous ne pouvons avoir d'opinion arrêtée à cet égard. Cependant, si je devais me prononcer entre un phlegmon chronique et une gomme, je pencherais plutôt pour l'existence de cette dernière. Il est vrai qu'on pourrait songer à une périostite fongueuse chez un scrofuleux; mais s'il en était ainsi, comment expliquerait-on l'existence de la portion extra-périostique de la tumeur?

Il y a là une interprétation d'une grande difficulté. Je serais moins embarrassé si la partie qui se trouve en dehors du tibia était suppurée; mais, je vous l'ai déjà dit, il n'y a pas trace de fluctuation, ce qui fait que je suis obligé de poser un très-gros point d'interrogation. C'est encore l'absence de ce signe qui me force à rejeter l'existence d'un abcès farcineux chronique, abcès qui du reste est habituellement multiple; si bien qu'après avoir passé en revue toutes les tumeurs bénignes, je me trouve amené à chercher s'il ne s'agirait pas là d'une production maligne. Or, parmi les néoplasies de ce genre, je ne vois guère que les tumeurs dites fibro-plastiques ou sarcomateuses qui puissent se développer sur un os et envahir ensuite les parties voisines, et qui, en outre, puissent se développer si rapidement par une poussée brusque et nullement douloureuse. Ces diverses considérations me font croire de plus en plus à l'existence d'un sarcome du genre de celui qu'on a appelé fibro-plastique.

Je voudrais me tromper; je voudrais, dans l'intérêt de notre malade, que ce fût un accident héréditaire insolite de la syphilis.

Dans le doute où je suis obligé de rester je me rattache d'abord à cette dernière pensée, et j'ai prescrit un traitement qui, s'il s'agit d'une affection syphilitique, fera disparaître la tumeur, et qui, s'il s'agit d'un sarcome, la laissera persister et s'accroître. Le malade va donc prendre tous les matins une cuillerée à bouche de la préparation tout à la fois iodurée et mercurielle connue sous le nom de *sirop de Gibert* (mélange de deutoiodure de mercure et d'iodure de potassium). En même temps un bandage roulé et ouaté légèrement compressif sera placé sur la jambe.

N. B. Après six semaines du traitement que je viens d'indiquer, il y avait une diminution très-notable de la tumeur tout à la fois périostique et sous-cutanée, et, sept semaines après l'entrée du malade à l'hôpital, il ne restait plus qu'un très-petit noyau au niveau du tibia. La portion sous-cutanée avait disparu par résorption. J'ai donc pensé qu'il s'agissait bien d'une tumeur gommeuse, et comme l'enfant n'avait pu contracter personnellement la syphilis, j'ai admis une gomme héréditaire, analogue à celles que j'ai vues quelquefois dans d'autres régions, et notamment sur la voûte palatine et à la langue de jeunes sujets qui n'avaient pas eu non plus la syphilis, et chez lesquels j'avais pu savoir que les parents en avaient été atteints. Les faits de ce genre ne sont pas fréquents; mais on les rencontre encore assez souvent pour que l'on doive toujours, dans les cas douteux, appliquer le principe que j'ai donné plus haut, d'administrer, comme pierre de touche, le mercure associé à l'iodure de potassium.

V. *Gomme veineuse de la saphène externe, coïncidant avec une syphilide vésiculo-papuleuse.* — Messieurs, nous avons examiné depuis deux jours au n° 10 de la salle des femmes une jeune fille de vingt-cinq ans, qui nous signale surtout une douleur de la jambe gauche avec difficulté de la marche produite par cette douleur, et par l'impossibilité d'étendre complétement le genou. J'ai cherché l'explication de la maladie du côté de l'articulation; je n'y ai rien trouvé. Rien non plus du côté des muscles. Mais j'ai constaté et je vous ai fait constater un gonflement, très-douloureux à la pression, sur la partie postérieure et supérieure du mollet. Ce gonflement est sous-cutané, à une assez grande distance de la peau, et par conséquent sans adhérence avec cette dernière. Il est allongé, long d'à peu près quatre centimètres, et étroit d'environ un centimètre. Il est sans changement de couleur à la peau, sans empâtement superficiel, et offre sur toute sa largeur une consistance très-ferme. C'est un cordon dur, allongé et douloureux, surtout à la pression et pendant la marche.

Qu'est-ce que ce cordon, et à quoi avons-nous affaire? Je ne puis m'arrêter à l'idée d'une tumeur maligne ni à celle d'un fibrome, parce que le mal est trop récent (il date de quinze à vingt jours seulement), et parce qu'il est beaucoup plus douloureux que ne le sont habituellement ces sortes de maladies. Je ne songe pas longtemps non plus à un phlegmon chronique; car cette affection est très-rare et prend plutôt la forme arrondie que la forme allongée dont nous sommes frappés ici.

En réalité, la maladie à laquelle celle-ci ressemble le plus est une phlébite avec oblitération, ce qu'on appelle encore aujourd'hui *thrombose*. Est-ce donc à cela que nous avons affaire?

En faveur de cette opinion nous avons, outre la forme allongée de l'induration douloureuse, cette circonstance que la lésion se trouve sur le trajet de la saphène externe, non loin de son abouchement dans la veine poplitée.

Mais nous avons contre la phlébite les particularités suivantes : 1° La jambe n'offre pas et n'a jamais offert de varices. Or, la phlébite superficielle se voit plus souvent sur les veines variqueuses que sur les veines non variqueuses. 2° La lésion n'occupe que ce point-là. Or, quand la phlébite envahit une veine superficielle, elle en envahit habituellement d'autres en même temps. 3° Bien que la malade soit de constitution assez délicate, elle n'est cependant ni convalescente d'une maladie fébrile, ni cachectique. Or vous savez que c'est dans ces conditions que se développe la phlébite spontanée. Si c'était une phlébite, ce serait une forme assez insolite et pour l'origine et pour le siége. C'est pourquoi, avant d'accepter ce diagnostic, j'ai cherché si le mal de la jambe ne pouvait pas être rattaché à quelque cause générale. Je n ai pas cherché longtemps avant de trouver une syphilis constitutionnelle. La malade a sur le ventre, les cuisses et le dos nombre de papules d'un jaune cuivré, indolentes, sans démangeaisons, qui appartiennent de toute évidence à la syphilide papuleuse. Il n'y a pas de plaques muqueuses à la vulve ni sur les amygdales. Interrogée sur l'époque à laquelle avaient paru ces boutons cutanés, la malade dit qu'elle les a depuis environ deux mois, qu'elle n'y a pas attaché d'importance, parce qu'ils étaient indolents, et qu'elle n'a fait d'ailleurs aucun traitement. J'ai trouvé, en outre, quelques croûtes dans les cheveux et un gonflement ganglionnaire à la partie postérieure du cou. Enfin la patiente accuse des douleurs frontales, se prononçant particulièrement le soir, empêchant le sommeil jusqu'à une ou deux heures du matin, sans gonflement appréciable, bien que la pression du front réveille la douleur. Nous avons là les caractères de la céphalée syphilitique. Il n'y a donc pas à douter sur ce point : la malade a une syphilis constitutionnelle, avec manifestations secondaires (syphilide papuleuse) et commencement de manifestations tertiaires (ostéo-périostite du frontal).

Pouvons-nous rattacher à cette syphilis l'induration allongée que nous trouvons sur la saphène externe? Je n'en suis pas éloigné, et voici pourquoi : le 2 septembre 1870, est entré au nº 1 de la salle Sainte-Vierge un jeune homme de 25 ans, qui, trois mois et demi après un chancre induré, présentait sur le ventre, les cuisses, le dos et les bras, une syphilide vésiculo-papuleuse incontestable, et de plus quelques tumeurs sous-cutanées mollasses, récentes, grosses comme des pois ou un peu plus, qui nous ont paru être des gommes à l'état de crudité. Il y avait, en un mot, comme sur la femme dont je m'occupe en ce moment, un mélange d'accidents secondaires et d'accidents tertiaires. J'ai constaté de plus sur les deux jambes trois indurations allongées, sous-cutanées, deux sur la jambe droite, la troisième sur la gauche. Elles correspondaient à la veine saphène interne ou à l'une de ses branches collatérales, avaient de trois à cinq centimètres de longueur, et étaient douloureuses à la pression, sans l'être autant cependant que sur la malade actuelle. J'ai hésité, comme aujourd'hui, entre une phlébite spontanée et des gommes développées dans l'épaisseur des parois veineuses, et comme, sur un des points, l'induration pouvait appartenir aussi bien à un lymphatique qu'à une veine, je me suis demandé s'il ne s'agissait pas de gommes lymphatiques en même temps que de gommes veineuses ou phlébitiques. Cette opinion était fortifiée par la présence de gommes incontestables dans le tissu cellulaire sous-cutané des membres inférieurs, et par la difficulté d'admettre une phlébite spontanée chez un jeune homme de cet âge, qui n'avait pas de varices et qui n'était convalescent d'aucune maladie grave. Mon diagnostic m'a paru confirmé par les résultats du traitement. Trois semaines, en effet, après l'administration de la liqueur de van Swieten (une cuillerée à bouche tous les matins) et de l'iodure de potassium à la dose d'un à deux grammes, toutes les indurations allongées avaient disparu en même temps que les gommes sous-cutanées, bien que la syphilide persistât encore.

Je crois donc que notre malade d'aujourd'hui a la même lésion que ce jeune homme, c'est-à-dire une gomme développée dans le tissu conjonctif qui forme la membrane externe et l'enveloppe de la veine saphène externe. Je présume que le produit anormal déposé en ce point a amené consécutivement une coagulation spontanée, et nous verrons ce que deviendra cette tumeur sous l'influence du traitement mixte par le protoiodure de mercure et l'iodure de potassium, que j'ai prescrit.

N. B. — Cet femme est restée longtemps dans le service pour une métrorrhagie, une chloro-anémie, et des accidents hystériques survenus dans le cours du traitement. Pour ce qui est de la gomme phlébitique, elle a disparu dans l'espace de quinze à vingt jours, sans avoir suppuré, et sans que la veine ait conservé la moindre apparence d'oblitération persistante. Ce fait, de même que le précédent, m'autorise donc à établir que les gommes syphilitiques peuvent se développer dans l'épaisseur des parois veineuses, et qu'il faut y songer toutes les fois qu'on rencontre sur les membres des tumeurs allongées et indurées, qui s'expliqueraient difficilement par une phlébite ordinaire.

VI. *Gomme suppurée, avec gros bourgéon blanc central sur la cuisse gauche.* — Messieurs, je vous ai dit plusieurs fois que les gommes syphilitiques passaient souvent par deux phases : l'une de crudité, durant laquelle la résorption pouvait avoir lieu ou spontanément ou sous l'influence d'un traitement mixte par le mercure et l'iodure de potassium, l'autre qui manquait nécessairement lorsque la terminaison précédente avait eu lieu, et qui est celle de ramollissement et d'élimination. Les phénomènes de cette dernière sont variables : tantôt la gomme suppure entièrement et semble se fondre en pus avant de s'ouvrir ; puis elle s'ouvre et guérit comme un abcès froid ; tantôt et plus souvent la tumeur s'échauffe, se ramollit, et s'ulcère sur un ou plusieurs points. L'ouverture ainsi produite laisse échapper de la sérosité purulente plutôt que du pus ; elle s'agrandit par la continuation du travail ulcératif, et laisse échapper chaque jour, avec le pus séreux, des parcelles, souvent à peine appréciables, mortifiées et non fondues en suppuration, de la gomme primitive. En un mot, celle-ci se termine tout à la fois par suppuration et élimination progressive du produit accidentel, et, après cette élimination, il reste un ulcère plus ou moin lent à guérir, d'autant plus lent que le sujet est plus faible, et qu'il a été moins soumis au traitement mixte toujours indiqué en pareille circonstance. Mais dans d'autres cas, il n'y a qu'une portion très-limitée de la gomme qui soit vouée à la suppuration. L'ulcération a lieu néanmoins, s'étend beaucoup, et met à nu la portion restante et mortifiée de la gomme, qui, au lieu de s'éliminer partiellement, s'élimine tout d'un coup.

La malade, âgée de 63 ans, qui vient de passer vingt et un jours au n° 8 de la salle Sainte-Catherine, vous a offert un exemple de ce genre. Lorsqu'elle est entrée à l'hôpital, elle avait à la partie externe et antérieure de la cuisse gauche un ulcère arrondi, plus large qu'une pièce de deux francs, dont les bords étaient décollés dans une étendue de quatre à cinq millimètres, et qui fournissait un suintement séro-purulent un peu visqueux. De son fond s'élevait un bourgeon arrondi, gros comme une bonne noisette, dépassant le niveau de cinq à six millimètres, blanc et pulpeux à sa surface. Ce bourgeon donnait à l'ulcère un aspect tout particulier et insolite, dont l'explication était fort difficile pour ceux d'entre vous qui n'avaient encore vu rien de semblable.

J'avais bien signalé, quelque temps auparavant, un jeune garçon de quinze ans et demi, portant à la partie interne et inférieure du bras droit, au-dessus de l'épitrochlée, un ulcère dont le fond était rempli par un gros bourgeon très-saillant au delà du niveau des bords. Le malade avait été vu d'abord par M. le docteur Henri Bergeron, qui avait constaté une adénite sus-épitrochléenne chronique. Cette adénite s'était terminée par un abcès dont l'ouverture avait eu lieu spontanément. Mais celle-ci s'était largement ulcérée, et le bourgeon central avait apparu à mesure qu'elle s'élargissait. Ce bourgeon, au lieu d'être gris comme dans le cas actuel, était rouge, vermeil, et lisse à sa surface. J'ai pensé qu'il s'agissait d'un ganglion lymphatique enflammé, qui n'avait pas pris part à la suppuration de l'abcès froid développé autour de lui (abcès périganglionnaire). Seulement, au lieu de se résoudre ou de se gangrener, ce ganglion restait implanté au fond de l'abcès ulcéré, et, agissant à la manière d'un corps étranger, s'opposait à la cicatrisation. Je l'ai enlevé, et après cette opération, l'ulcère a marché régulièrement vers la guérison. Le malade est sorti presque guéri dix-huit jours après.

Aurions-nous ici quelque chose de semblable? Pour la forme, oui, car c'est encore un ulcère avec un gros bourgeon central; mais pour l'origine et la nature, non, car nous n'avons pas dans cette région de ganglions lymphatiques. D'autre part, je vous ai fait remarquer dans cette même région, c'est-à-dire à la partie externe de la cuisse, deux grandes cicatrices blanches, du genre de celles que peuvent laisser et les gommes ulcérées, et certains grands ulcères syphilitiques qui n'ont pas été consécutifs à des gommes. La malade nous apprend que ces cicatrices se sont formées à la suite d'ulcères de longue durée et de grande étendue qu'elle a eus les années précédentes, et dont elle a été traitée dans divers hôpitaux, sans qu'elle puisse savoir au juste quels médicaments lui ont été administrés. Nous ne pouvons obtenir d'elle d'autres commémoratifs; mais ceux-là suffisent pour nous mettre au courant. Sachez, messieurs, que la partie externe de la cuisse est une des régions où apparaissent de préférence les tumeurs gommeuses sous-cutanées, et les ulcères consécutifs à leur suppuration et à leur élimination. Puisque, d'ailleurs, nous n'avons aucune raison pour songer à un ulcère cancéreux, je considère cette femme comme atteinte d'une gomme ulcérée, dont la partie centrale, au lieu de s'éliminer progressivement par fragments ou parcelles, s'éliminera en une seule masse. C'est là une forme rare de gomme syphilitique.

Je n'en ai vu encore qu'un exemple. C'était il y a quelques années et sur un malade de la ville. Les antécédents m'autorisaient à admettre une syphilis antérieure et une gomme insolite. J'avais administré le traitement mixte, et, dans l'espace de quelques semaines, j'avais vu le bourgeon central tomber, puis la solution de continuité se couvrir de belles granulations, et marcher rapidement vers la cicatrisation.

Vous avez vu que les choses s'étaient passées exactement de la même façon sur notre malade. Le huitième jour, le bourgeon s'est détaché. Il était en putrilage, et nous n'avons pu faire sur lui aucune étude anatomique. Ensuite, sous l'influence du traitement mixte par le mercure et l'iodure de potassium, traitement qui, malgré l'âge du sujet, a été très-bien supporté, l'ulcère est devenu granuleux et vermeil. La cicatrisation était très-avancée lorsque la malade a demandé avec instance à quitter l'hôpital, en promettant de continuer à se soigner chez elle.

CENT DIX-NEUVIÈME LEÇON.

Tumeurs bénignes. — Lipome mou.

I. Quelques considérations sur les tumeurs bénignes. — II. Lipome mou, sus, sous et rétro-claviculaire. — Difficulté du diagnostic, à cause des ressemblances avec un kyste et un sarcome mou ou myxome. — Ablation très-facile, guérison prompte.

Messieurs,

I. Je vous ai dit, en diverses occasions, que nous nous servions volontiers du mot tumeur pour désigner des productions saillantes, sur la nature intime desquelles nous pouvions conserver des incertitudes avant l'ablation, et qui nous paraissaient incapables de guérir par résorption. J'ai ajouté que la seule distinction acceptable en ce moment au lit des malades, était celle de tumeurs bénignes et de tumeurs malignes. J'ai à vous entretenir aujourd'hui d'une femme sur laquelle le diagnostic parfait n'a pu être établi qu'après l'opération et l'examen anatomique, et dont la tumeur doit être, sans contestation, rangée parmi les bénignes, c'est-à-dire parmi celles qui, une fois enlevées, ne répullulent ni sur place ni au loin, et ne se lient pas à une altération grave de la santé.

II. La malade, âgée de 39 ans, a été opérée devant vous dans la dernière séance (le 7 décembre 1869). Vous vous rappelez dans quelles conditions elle se trouvait. Elle portait depuis quatre ans à la région sus-claviculaire une tumeur mollasse dont nous n'avions pu déterminer rigoureusement la nature. Elle était entrée une première fois dans mon service à l'hôpital de la Pitié, en 1866 ; j'avais fait une ponction exploratrice, dans la pensée qu'il s'agissait peut-être d'un kyste. Mais je n'avais pas vu s'écouler de liquide, et comme la malade n'était tourmentée ni par la douleur ni par aucun autre symptôme fonctionnel, je l'avais engagée à attendre, et à voir si la tumeur ferait des progrès et deviendrait plus incommode. J'avais fait écrire le diagnostic: *lipome, peut-être sarcome de la région sus-claviculaire gauche, passant derrière la clavicule.* Elle était revenue deux ans plus tard, le 26 février 1868, à la Charité, et sa tumeur était tellement molle et fluctuante que j'avais cru devoir faire une nouvelle ponction avant de risquer un diagnostic. Le liquide n'étant pas venu, j'avais fait écrire : *tumeur sus, sous et rétro-claviculaire,* probablement *fibro-plastique molle ou myxoïde.* J'avais ajourné cette fois encore toute pensée d'opération, parce que la malade continuait à n'être ni souffrante ni trop incommodée.

Mais dans ces derniers temps, quoique souffrant toujours peu, elle était inquiétée de l'augmentation incessante de volume, et demandait avec instance à être débarrassée. Vous avez vu que la tumeur, grosse comme une orange, occupait la région sus-claviculaire gauche, en s'élevant à cinq ou six travers de doigt au-dessus de la clavicule et s'étendant du trapèze au sterno-mastoïdien qu'elle soulevait. Elle n'adhérait aucunement à la peau, qu'on plissait sur elle avec une grande facilité; seulement cette peau présentait une grande cicatrice transversale laissée par la chute d'une eschare, après une application de caustique de Vienne qui avait été faite en ville, dans la croyance qu'il s'agissait d'un kyste, et qu'il convenait de l'ouvrir après cautérisation préalable de la peau. On s'était aperçu plus tard qu'il n'y avait pas de liquide.

En palpant cette tumeur avec les deux mains, on la trouvait très-molle, et on sentait quelque chose d'assez analogue à la fluctuation. Il manquait pourtant cette élasticité ou ce retour brusque de la partie pressée, qui, dans les collections liquides, coïncide habituellement avec la fluctuation. Pourtant la sensation était telle qu'on ne pouvait, au premier examen, se défendre de l'impression qu'il y avait là un kyste à contenu liquide. Mais le résultat des deux ponctions exploratrices que j'avais faites antérieurement me permettait de ne pas m'arrêter longtemps à cette pensée.

En embrassant la tumeur avec ma main et lui imprimant un mouvement en travers, je la trouvais mobile sur les parties profondes. Cependant je ne pouvais me dissimuler qu'à la rigueur des adhérences très-limitées avec les vaisseaux et nerfs de la région pouvaient bien exister, et ne pas s'opposer à ces quelques mouvements qui me faisaient croire tout d'abord à un défaut de connexions.

Je vous ai fait remarquer, en outre, que la tumeur faisait saillie au-dessous de la clavicule. En effet, en examinant comparativement les deux régions sous-claviculaires, vous avez pu voir que celle du côté droit était aplatie, et celle du côté gauche un peu bombée. J'ai, d'ailleurs, en plaçant une de mes mains au-dessus et l'autre au-dessous de la clavicule, et exerçant une pression alternativement avec l'une et avec l'autre; j'ai, dis-je, senti très-nettement que la main qui restait immobile était soulevée, et comme aucun relief ne se voyait en avant de la clavicule, j'ai dû conclure que la tumeur se prolongeait en arrière de cet os et venait faire saillie derrière le grand pectoral; qu'en un mot elle était rétro-claviculaire et sous-claviculaire en même temps que sus-claviculaire.

Vous m'avez vu chercher si cette tumeur était pulsatile, et si elle donnait un bruit de souffle à l'auscultation. Rien de tout cela n'existait.

Il n'y avait enfin ni rougeur ni chaleur de la peau.

Je vous ai dit qu'il n'existait non plus ni douleur locale, ni douleur irradiée le long des nerfs du membre supérieur. La malade nous a dit avoir seulement ressenti depuis quelque temps, et à trois reprises différentes, un léger engourdissement de tout le bras gauche. Cet engourdissement avait été très-passager, mais il donnait des inquiétudes à la patiente, et lui faisait penser qu'elle était menacée d'une paralysie. Cette crainte, ajoutée à l'augmentation de volume, lui faisait désirer vivement d'être débarrassée.

D'après ces symptômes, nous avions pu penser à un kyste, à une tumeur érectile veineuse, à un sarcome mou ou myxome, enfin à un lipome. Mais vous savez que nous devions, malgré la mollesse et l'apparence de fluctuation, éloigner l'idée de kyste, puisque deux ponctions exploratrices avaient été faites sans écoulement de liquide. J'étais autorisé de même à rejeter la pensée d'une tumeur érectile artérielle, car nous n'avions pas les pulsations qui auraient pu y faire croire. Quant à la tumeur érectile veineuse, la mollesse y faisait bien un peu penser. Mais quoique molle, la tumeur ne s'affaissait pas et ne disparaissait pas sous les doigts comme l'eût fait un lacis veineux ou angiome sous-cutané (car l'absence de coloration bleue éloignait absolument l'idée d'une tumeur érectile cutanée). D'ailleurs la maladie n'était pas congénitale, comme l'eût été une production érectile veineuse; la malade sait parfaitement qu'elle n'avait eu rien d'anormal dans cette région pendant de longues années, et que la tumeur n'a été appréciable que depuis quatre ans.

Nous n'avions en réalité à hésiter qu'entre un sarcome mou et un lipome également mou.

Sous le nom de *sarcome* on désigne aujourd'hui des tumeurs malignes ou cancéreuses qui, à l'œil, ne sont formées que par un tissu plus ou moins mou, abondamment vascularisé, et dans lequel le microscope fait reconnaître des cellules, les unes petites et arrondies, les autres allongées et fusiformes, qui ressemblent aux cellules embryonnaires ou jeunes cellules de l'organisme. Parmi ces tumeurs, auxquelles j'ai vu donner successivement les noms d'*encéphaloïde* par Laennec, de *fibro-plastiques* par Lebert (1) et de *sarcomateuses* ou *sarcomes* par les histologistes modernes, MM. Cornil et Ranvier en particulier, les unes ont un peu plus de fermeté, les autres ont une très-grande mollesse.

(1) Lebert, *Anatomie pathologique*. Paris, 1855-61.

Ces dernières, dont le tissu a été comparé par Virchow (1) à celui qui forme la gélatine de Warthon, ont été nommées par lui *myxomes*. La mollesse de notre tumeur nous faisait penser à une production de ce genre, c'est-à-dire à un sarcome mou on myxome, ou bien encore à ce que Laennec appelait *colloïde*.

Nous avions aussi, en faveur de l'opinion qu'il s'agissait d'un sarcome, ces deux circonstances : 1° que le mal envoyait un prolongement assez profond en arrière de la clavicule ; or les tumeurs malignes présentent plus souvent que les bénignes des prolongements de ce genre ; 2° qu'il n'y avait pas de lobules à la surface, comme on en voit ordinairement dans le lipome. Il est vrai que cette absence de lobules pouvait être attribuée à la cicatrice laissée par le caustique de Vienne, laquelle cicatrice les masquait peut-être. Il n'en est pas moins vrai que l'aspect de la surface était plutôt celui d'un sarcome que celui d'un lipome.

Nous avions, d'un autre côté, en faveur du lipome mou, les considérations suivantes : 1° la tumeur existait depuis quatre années sans avoir pris de connexions avec la peau, ni d'adhérences très-étendues avec les parties profondes, et cela malgré le volume assez grand acquis par la tumeur. Bien qu'il n'y ait pas de règle absolue à cet égard, et que nous voyions de temps à autre des tumeurs malignes et particulièrement des sarcomes se développer pendant plusieurs années sans envahir les tissus voisins, et sans prendre les adhérences dont je viens de parler, il faut reconnaître que ce caractère est beaucoup plus habituel pour les tumeurs bénignes, et notamment pour le lipome ; 2° malgré l'accroissement, la santé générale était restée bonne pendant quatre ans, et il n'y avait pas eu d'amaigrissement, ce qui est bien plus ordinaire quand il s'agit d'un lipome que quand il s'agit d'un sarcome (2).

(1) Virchow, *Pathologie cellulaire*. 4e édition, Paris, 1874.

(2) A l'époque où j'ai soigné la malade dont il est question dans cette leçon, je ne connaissais pas encore le moyen de diagnostic imaginé par M. Hénocque, savoir la réfrigération de la tumeur par la projection de l'éther ou l'application de la glace, réfrigération qui a pour résultat de durcir le lipome, tandis qu'elle ne durcit

Tout bien considéré, j'avais autant de motifs pour croire à l'une de ces maladies qu'à l'autre. Mais comme, dans les deux cas, il s'agissait d'une production non susceptible de disparaître spontanément ou par l'emploi d'agents thérapeutiques, je cédai au désir de la malade, et je pris jour pour la débarrasser. J'étais décidé d'ailleurs à détacher la partie profonde avec beaucoup de précaution, à me servir le plus possible des doigts pour énucléer la tumeur, et à en laisser une partie, si je trouvais des adhérences plus intimes que je ne devais le supposer, soit avec les vaisseaux, soit avec les nerfs importants de la région.

Je pris soin, d'ailleurs, comme préparation à l'opération, et pour donner plus de laxité aux adhérences, dans le cas où elles auraient existé, d'imprimer et de faire imprimer pendant cinq jours, matin et soir, des mouvements en travers, de haut en bas et de bas en haut à la tumeur. La chose s'est faite d'autant plus aisément que, comme je l'ai déjà dit, le mal était à peu près indolent.

Opération. — Vous avez pu voir que l'opération a été beaucoup plus simple que je n'avais pu le supposer. J'ai fait une première incision transversale, et j'ai reconnu de suite, en enlevant une petite portion de la tumeur, qu'il s'agissait d'un lipome. Sur cette incision, j'en ai fait tomber une seconde verticale, plus petite; j'ai disséqué la peau dans tous les sens, pendant qu'un aide appuyait ses deux mains au-dessous de la clavicule, pour refouler en haut la portion sous-caviculaire de la tumeur. Une fois que celle-ci a été suffisamment mise à nu, je l'ai accrochée avec des pinces de Museux, et, laissant de côté le bistouri, je ne me suis plus servi que des doigts pour déchirer le tissu conjonctif qui unissait la tumeur aux parties profondes. Ce tissu, partout trop lâche, a cédé avec une grande facilité, et en quelques instants la masse entière a été énucléée.

Pour le pansement, j'ai réuni les bords de la plaie à l'aide de

pas les autres lésions morbides. Ce moyen avait bien été consigné dans une bonne thèse de M. le docteur Darbez, *Sur les lipomes et la diathèse lipomateuse* (Paris, 1868), mais je n'en avais pas eu connaissance.

quelques points de suture métallique. J'ai placé plusieurs morceaux d'amadou superposés au-dessous de la clavicule, en vue de combler, au moyen de la compression, l'espace vide laissé derrière le grand pectoral par l'ablation de la portion sous-claviculaire, et j'ai fixé toutes les pièces de l'appareil au moyen d'une bande enroulée en manière de spica autour de l'épaule malade, et passant au-dessous de la région axillaire du côté sain.

Je mets aujourd'hui la tumeur sous vos yeux. Elle a 16 centimètres en longueur, 12 en largeur, 6 en épaisseur. Elle est formée exclusivement par de la graisse, dont les lobes, assez gros, sont séparés les uns des autres par des cloisons celluleuses extrêmement minces. Depuis que cette graisse est à l'air, elle a un peu durci; mais vous vous rappelez qu'au moment de son énucléation elle était très-molle, et la mollesse perçue pendant la vie tenait non-seulement à la consistance de la graisse elle-même, mais aussi à la minceur des cloisons celluleuses interlobaires. Vous rencontrerez des lipomes dont la graisse offrira la même consistance molle que celui-ci; mais en même temps la portion celluleuse sera plus dense et plus abondante, d'où une certaine dureté dans les points correspondants. Ces différences dans la consistance de la graisse et du tissu conjonctif qui l'accompagne vous expliquent les variétés cliniques principales du lipome.

N. B. Des accidents inflammatoires locaux et généraux se sont prononcés. La plaie a suppuré, mais il n'est survenu ni érysipèle ni autre complication. Je n'ai pas été obligé de faire une contre-ouverture au-dessous de la clavicule. Bref, la cicatrisation était complète le 30 décembre 1869. J'ai seulement à faire remarquer que cette malade est revenue me voir dernièrement (décembre 1872) à la consultation de l'hôpital avec un cancer incontestable du sein gauche. Elle vous offre donc l'exemple assez bizarre d'un cancer survenant quelques années après l'ablation d'un lipome, sans qu'il y ait certainement aucun rapport étiologique entre les deux maladies.

CENT VINGTIÈME LEÇON.

Tumeurs bénignes
(SUITE).

Polype granuleux ou papillome pédiculé du rectum. — Appendice caudiforme sur un nouveau-né.

Clinique du 12 octobre 1869.

MESSIEURS,

Polype granuleux du rectum. — Le 11 octobre 1869 nous est entré au n° 43 de la salle Sainte-Vierge, un homme de 62 ans, fort et bien constitué, qui nous a raconté les détails suivants :

Depuis deux ou trois ans, il rend une certaine quantité de sang, un demi-verre à un verre, toutes les fois qu'il va à la garde-robe. En même temps l'expulsion des matières fécales s'accompagne de la sortie par l'anus d'un gros morceau de chair qu'il fait rentrer, après l'acte de la défécation, au moyen de pressions fortes prolongées deux ou trois minutes. La réduction une fois faite, il se porte très-bien et n'éprouve aucune souffrance.

Il n'y a point d'autres symptômes fonctionnels ; pas de ténesme, pas d'écoulement glaireux, pas d'amaigrissement, pas d'inappétence.

Les trois symptômes principaux qui existent chez ce malade, savoir : la perte de sang au moment de la défécation, le prolapsus et la réduction d'une tumeur charnue, se rapportent si bien à une variété d'hémorrhoïdes internes (prolapsus passager et facilement réductible) que la pensée nous est venue tout d'abord d'une maladie de ce genre. Cependant, en examinant l'anus, je n'ai pas trouvé d'hémorrhoïdes externes, tandis qu'on en trouve habituellement, quand ce sont des hémorrhoïdes internes qui produisent les accidents dont se plaignait notre malade.

Il fallait donc, pour nous renseigner sur la nature du mal, voir la tumeur sortie. Pour cela, je me disposais à prescrire un lavement, ainsi que je l'ai conseillé (1) et que je le pratique journellement pour l'examen des hémorroïdes internes. Je serais revenu auprès du malade aussitôt qu'il aurait rendu ce lavement. Mais il m'a dit que l'emploi de ce moyen était inutile, et que si je voulais, il ferait parfaitement sortir la tumeur. Je consentis. Nous le vîmes alors s'accroupir, et pousser comme pour l'expulsion d'une garde-robe. Puis il se releva, se coucha sur le côté droit, en fléchissant la cuisse et la jambe gauches, et allongeant le plus possible le membre droit. Un aide placé au côté droit du lit écarta fortement la fesse gauche; je vis alors au niveau de l'anus, et sortant à sa surface, un certain nombre de grains ou lobules gros, les uns comme des groseilles, les autres comme des grains de raisin. Ces grains, après huit à dix millimètres de trajet, allaient se confondre avec une masse unique, mollasse et d'un rouge violacé, qui s'insérait elle-même par un pédicule aplati, et dans l'étendue d'un centimètre et demi environ, sur le côté gauche de la paroi rectale, à douze ou quinze millimètres de l'anus (fig. 51). Qu'était-ce que cette tumeur? Tout d'abord on eût pu croire à une hémorrhoïde interne; mais les hémorrhoïdes sont beaucoup moins volumineuses, ont une surface unie et non pas granulée, tiennent à la paroi rectale par une large base, et sont ordinairement multiples. A cause de son pédicule, la tumeur appartenait plutôt aux polypes du rectum, mais elle différait des polypes ordinaires de cette région par son volume et par la présence de grains nombreux à sa surface. Vous savez d'ailleurs que les polypes habituels du rectum se voient de préférence chez les enfants, et qu'ils ne présentent pas la surface granuleuse si caractérisée sur notre malade. C'est à cause de cette particularité de forme que j'ai cru pouvoir ajouter au

(1) Gosselin, *Leçons sur les hémorrhoïdes*. Paris, 1866.

mot *polype* celui de *granuleux;* et comme, dans les tumeurs granuleuses d'autres membranes muqueuses, telles que celles du col utérin, ces grains de la surface sont formés par des papilles hypertrophiées, comme dans un cas du même genre que j'ai observé (fig. 52), j'ai trouvé, en effet, beaucoup de papilles, je dis *polype granuleux ou papillaire ou encore granulo-papillaire.* Le mot de *papillome* pourrait encore être employé ; mais je tiens à ce qu'on ajoute celui de *pédiculé* ou *polypiforme ;* car c'est en clinique un caractère important que la présence du pédicule.

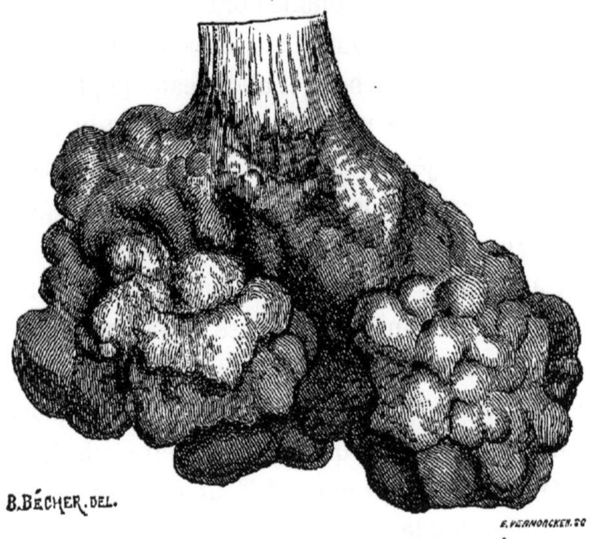

Fig. 51. — Polype granuleux et papillaire du rectum.

Je ne crois pas que cette variété de polype du rectum, qui est très-rare, ait été indiquée par les auteurs français.

J'en trouve au contraire une description bien nette que le docteur Curling de Londres (1) a donnée sous le nom de *villous tumour.* Cette description se rapporte à la maladie que nous avons sous les yeux, avec cette différence seulement que l'auteur n'indique pas la présence d'un pédicule. Cela tient peut-être à ce

(1) Curling, *Observations on the diseases of the rectum.* Londres, 3e édition, 1863, p. 80.

que, n'ayant pas observé lui-même de ces tumeurs sur le vivant, M. Curling en a parlé d'après des pièces conservées dans les musées et sur lesquelles le pédicule était effacé ou n'avait pas été conservé.

Il est vrai que, chez mon malade actuel (et il en était de même sur une femme que j'ai opérée d'une tumeur analogue il y a quatre ans, en 1865), le pédicule est large (fig. 51), et qu'à la rigueur on pourrait croire qu'il n'en existe pas. Mais le tout est de s'entendre sur les mots. Nous appelons *pédicule* l'implantation d'une tumeur par une surface notablement plus étroite que la portion libre et saillante, implantation au niveau de laquelle nos instruments peuvent opérer une séparation sans entamer le produit morbide, et en ne divisant que le tégument sur lequel il a pris naissance. Or ici, malgré la largeur de l'implantation, ces conditions existent, et voilà pourquoi je maintiens qu'il y a un pédicule et que la tumeur appartient à la catégorie des polypes. Car nous réservons toujours, en chirurgie, cette dénomination pour les tumeurs qui ont une implantation plus ou moins étroite sur les membranes muqueuses.

J'attache d'autant plus d'importance à l'indication de l'existence d'un pédicule, que cette condition anatomique coïncide en général avec la bénignité. Curling fait remarquer en effet que les tumeurs villeuses du rectum ne répullulent pas après l'ablation. Je ne pourrais pas dire pourquoi les tumeurs franchement pédiculées, quelle que soit d'ailleurs leur structure, n'ont pas la marche et la gravité du cancer. Je sais seulement qu'il en est ainsi, et que le cancer, comme le cancroïde, n'a pas cette implantation limitée, mais s'insère sur une largeur qui est assez exactement la même que celle de la surface libre.

Traitement. — Il découle tout naturellement de l'exposé des symptômes. Le malade ne peut conserver cette tumeur, parce qu'elle lui occasionne des pertes de sang qui l'affaiblissent et l'assujettissent à la gêne d'une réduction plus ou moins laborieuse après la défécation. Nous n'avons aucun moyen de la faire disparaître par résolution. La cautérisation ne serait pas sans difficulté et sans danger, à cause du volume et de la profondeur du polype.

Nous n'avons en réalité à choisir qu'entre deux méthodes opératoires : la ligature et l'ablation. La ligature, au moyen d'un fil ciré double qu'on noue solidement, est celle à laquelle Curling donne la préférence. Le fil une fois placé, on peut couper la tumeur au delà ou la laisser en place et attendre qu'elle soit éliminée. J'ai été tenté de recourir à la ligature, parce que, la tumeur étant très-vasculaire, je craignais une hémorrhagie après l'ablation. Mais, considérant que je ne sens aucune artère battre dans le pédicule et qu'avec l'écraseur linéaire nous pouvons espérer nous mettre à l'abri de cet accident, j'ai renoncé à ma première idée, et je vais procéder à l'ablation avec ce dernier instrument.

Clinique du 14 octobre.

Vous avez vu, messieurs, en quoi a consisté l'opération que j'ai pratiquée sous vos yeux dans la dernière séance. Le malade, après avoir fait un effort de défécation qui a provoqué la sortie de sa tumeur, s'est couché sur le côté, dans la position où nous plaçons ceux qui vont être opérés de fistule à l'anus. Je l'ai alors endormi avec l'éther anesthésique; puis, attirant avec deux doigts le pédicule, afin de le mettre bien à découvert, j'ai mis autour de lui un fil qui été fortement serré; sur ce fil j'ai placé la chaîne de l'écraseur linéaire de Chassaignac, que j'ai serrée ensuite progressivement, en faisant marcher la double crémaillère toutes les demi-minutes. Je me proposais de couper le pédicule aussi lentement que possible, afin de laisser aux vaisseaux qui allaient être divisés le temps de s'oblitérer par la coagulation du sang dans leur intérieur, et par l'agglutination de leurs bords. Néanmoins la section a été complète au bout de huit minutes. Après m'être assuré que le malade ne perdait pas de sang, je le renvoyai à son lit. Mais je recommandai aux internes de ne pas le perdre de vue, et, s'il survenait une hémorrhagie, de faire un tamponnement avec des boulettes de charpie liées à un même fil en manière de queue de cerf-volant, et qui seraient imbibées de perchlorure de fer très-étendu d'eau (en ajoutant à la solution habituelle, qui est à 30°, quatre cinquièmes d'eau, c'est-à-dire mettant une cuillerée à bouche de la solution pour quatre cuillerées d'eau). Je les engageai même, si l'ouverture anale présentait trop de résistance pour l'introduction des boulettes de charpie, à recourir préalablement à la dilatation forcée. J'avais fait ces recommandations, parce que, sur la femme que j'avais opérée en 1865, une hémorrhagie assez abondante, survenue six heures après l'accident, avait nécessité le tamponnement dont je viens de parler.

Tout se passa bien pour notre malade jusqu'à quatre heures du soir (je l'avais opéré à dix heures du matin). A ce moment, il eut un besoin irrésistible d'aller à la garde-robe, et rendit une grande quantité de sang, qui s'était évidemment accumulé dans le rectum. Mais comme, après l'évacuation, on voyait, en entr'ouvrant l'anus, sortir encore du sang assez rouge, l'interne, M. Terrillon, pensa que la plaie en fournissait encore, et qu'il y avait à craindre une nouvelle hémorrhagie. Il fit donc la dilatation forcée de l'anus et introduisit six boulettes de charpie en queue de cerf-volant, imbibées de perchlorure de fer étendu, comme je l'ai dit plus haut.

Le lendemain matin, nous trouvâmes l'opéré pâle et un peu affaibli; mais l'hémorrhagie ne s'était pas reproduite, et les tampons n'avaient pas été expulsés, quoique des gaz eussent été rendus. Je conseillai au malade de prendre du bouillon, des potages, de l'eau rougie, et même des aliments solides, s'il le pouvait.

Le surlendemain, l'hémorrhagie n'ayant toujours pas reparu, je retirai les tampons et je continuai de prescrire des aliments et du vin. Le malade n'avait d'ailleurs eu ni fièvre ni douleurs.

La première défécation a eu lieu le quatrième jour, sans trop de souffrance et sans nouvel écoulement sanguin. Les jours suivants, les garde-robes ont amené une douleur de quelques minutes ; puis tout est rentré dans l'ordre, et notre opéré a pu quitter l'hôpital au bout d'une douzaine de jours, ne conservant plus qu'un peu d'anémie.

Il ressort pour moi de l'observation de ce malade, rapprochée de celle de 1865, que l'écrasement linéaire ne préserve pas, pour ce genre de tumeurs, de l'hémorrhagie autant qu'on aurait pu

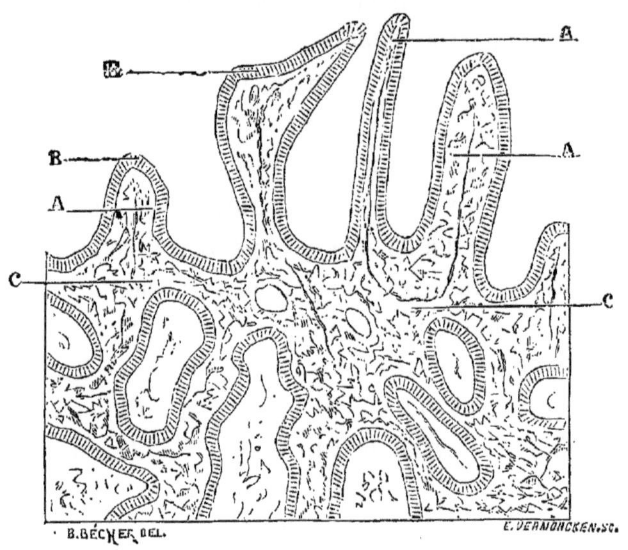

Fig. 52. — Polype granuleux du rectum (histologie) (*).

l'espérer, et qu'il vaudrait mieux recourir à la ligature permanente avec un fil élastique. C'est ce que je vous engage à faire si vous avez à traiter un jour un polype de ce genre dans la pratique particulière, et c'est ce que je ferais sans doute moi-même, si quelque cas semblable venait à être confié à mes soins.

Le polype a été examiné à l'œil nu et au microscope.

En fendant quelques-uns des lobes de la surface, nous les

(*) A, Papilles allongées. — B, Épithélium cylindrique. — C, Tissu conjonctif.

avons trouvés très-vasculaires, composés d'un tissu cellulo-fibreux lâche et pourvus d'une abondante trame sanguine.

Au microscope nous avons trouvé sur la masse commune voisine de l'implantation (fig. 55), et qui est représentée en C, du tissu conjonctif. Quant aux lobules, des coupes convenablement pratiquées nous ont permis à tous d'y voir de nombreuses papilles, dont la surface était recouverte de cellules d'épithélium cylindrique.

Par sa structure, cette tumeur ressemble à celles qui se forment souvent aux dépens de la peau de l'anus, au voisinage et à la suite de chancres de cette région, tumeurs que vous connaissez sous le nom de *condylomes*, et qui sont de nature essentiellement bénigne. Cette analogie de structure, rapprochée du caractère tiré de l'existence d'un pédicule, me fait espérer que la tumeur ne se reproduira pas.

N. B. Depuis l'époque où j'ai observé le fait qui précède, j'ai eu l'occasion de voir deux cas exactement semblables, l'un sur une femme de 53 ans que j'ai traitée par la ligature élastique et qui a très-bien guéri, l'autre sur un officier de 35 ans qui a été traité à l'hôpital militaire de Versailles par l'écraseur linéaire. Dans aucun de ces faits, jusqu'à présent, je n'ai vu de récidive (30 août 1878).

II. *Appendice caudiforme cutané sur un nouveau-né.* — Je mets sous vos yeux une petite tumeur allongée qui par sa structure me paraît appartenir aux verrues, mais qui, par sa situation et sa conformation extérieure, mériterait le nom d'*appendice caudal* et mieux *caudiforme.*

Le petit garçon, âgé de 8 mois, à qui je viens d'enlever cette tumeur, m'a été amené de la campagne ce matin même, 30 avril 1869. Il portait à la partie inférieure du tronc, vers le milieu de la rainure interfessière, un appendice long d'environ cinq centimètres, un peu plus gros qu'une plume d'oie et plus effilé à son extrémité libre qu'à sa partie adhérente; je vous en montre d'ailleurs le dessin (fig. 56) qui en a été fait immédiatement par M. Crosnier, externe de service.

Cet appendice, qui était de couleur rosée et tout à fait dépourvu de poils, avait l'apparence d'une verge un peu longue d'enfant de cet âge. Abandonné à lui-même, il restait caché au fond de la

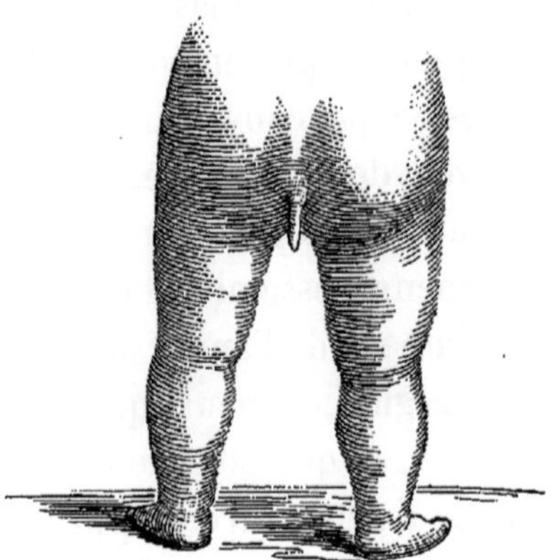

Fig. 56. — Appendice caudiforme cutané sur un nouveau-né.

rainure interfessière et venait recouvrir l'orifice anal, au niveau duquel il s'imprégnait de matières fécales à chaque défécation.

Les parents, en me présentant l'enfant, me demandaient si cet appendice ne devait pas être un jour l'occasion d'une grande gêne ou même d'accidents particuliers, et s'il n'était pas convenable d'en faire immédiatement l'ablation. Avant de répondre à ces questions, je cherchai à déterminer quelles pouvaient être la structure et les connexions de cette singulière tumeur. Je pensai d'abord à un prolongement du coccyx et du canal sacro-coccygien, lequel prolongement, analogue à celui qui forme la queue chez les mammifères, ferait ressembler l'enfant à ces sujets que certains voyageurs, cités par Is. Geoffroy Saint-Hilaire (1), auraient vus dans la tribu des Niams-Niams en Afrique et qu'ils auraient nommés les *hommes à queue*. Mais en palpant le prolongement avec une grande attention, je le trouvai mollasse; je ne sentis dans sa profondeur aucun corps dur pouvant faire croire à l'existence de parties osseuses analogues aux pièces du coccyx. De plus, en explorant le point d'insertion, je le trouvai parfaitement mobile,

(1) J. Geoffroy Saint-Hilaire, *Histoire générale des anomalies de l'organisation chez l'homme et les animaux*. Paris, 1832.

superficiel, adhérent à la peau exclusivement, et tout à fait indépendant du squelette, à une certaine distance duquel il se trouvait évidemment placé. En un mot, je demeurai convaincu, et cette opinion fut partagée par tous ceux d'entre vous qui ont examiné le petit malade, qu'il s'agissait d'un appendice cutané, ayant la forme et la situation de la queue des animaux, mais n'en ayant ni la structure ni les connexions.

Je pouvais dès lors enlever la tumeur sans ouvrir un prolongement anormal du canal rachidien et sans dépasser le tissu conjonctif sous-cutané. Je déclarai donc aux parents que l'opération était sans danger, que la tumeur, si on l'abandonnait à elle-même, pourrait augmenter, et que les suites de l'ablation seraient d'autant plus simples que le sujet était plus jeune.

Les parents m'ayant dès lors prié de débarrasser immédiatement leur enfant, j'ai procédé à l'opération, qui, ainsi que vous avez pu le voir, a été des plus faciles. J'ai circonscrit la tumeur au voisinage de son implantation, par deux incisions semi-elliptiques. Puis je l'ai disséquée, en rasant le tissu graisseux sous-cutané. J'ai dû lier une artère assez grosse qui donnait du sang, et j'ai réuni les bords de la plaie par deux points de suture métallique.

Vous pouvez voir que l'appendice est constitué à l'extérieur par un étui cutané mince, et qu'à l'intérieur il renferme du tissu conjonctif, çà et là un peu fibreux, et abondamment pourvu de graisse. Cette structure est analogue à celle de la variété de verrues qu'on désigne aujourd'hui sous le nom de *molluscum pendulum*. Seulement la tumeur ici diffère du *molluscum pendulum* ordinaire par sa longueur, qui est plus grande, par sa situation et par cette circonstance surtout qu'elle était congénitale. Sous tous ces rapports elle avait une certaine ressemblance avec la queue des animaux, et c'est pourquoi je l'ai appelée appendice caudiforme.

(L'enfant ne m'a pas été ramené, mais j'ai eu de ses nouvelles par le médecin qui me l'avait adressé. L'opération n'a eu aucune suite fâcheuse, et la guérison s'est faite promptement.)

CENT VINGT ET UNIÈME LEÇON.

Tumeurs malignes. — Tumeurs fibro-plastiques ou sarcomateuses.

I. Différences entre les tumeurs franchement bénignes et les tumeurs franchement malignes. — II. Tumeur fibro-plastique sous-cutanée du pied droit remontant à 52 ans. — Première ablation en 1866. — Récidive. — 2e ablation en 1868. — Récidive. — 3e ablation en 1869 ; on trouve des adhérences avec les tendons. — Récidive ; amputation de Chopart en 1870 ; mort. — III. Tumeur fibro-plastique sous-cutanée de la cuisse gauche datant de 13 ans. — 1re ablation en 1859 ; 2e en 1861, 3e en 1864, 4e en 1869. La santé reste bonne, malgré ces récidives qui sont tout à fait locales. — IV. La gravité et la malignité des tumeurs fibro-plastiques ou sarcomateuses est-elle en rapport avec la profondeur de l'origine et avec l'étendue des parties enlevées ? — Examen de ces questions à propos d'une tumeur stalactiforme, et à propos de deux malades amputés l'un de la cuisse, l'autre du bras pour des tumeurs sarcomateuses.

MESSIEURS,

I. J'ai eu l'occasion de vous signaler plusieurs fois des tumeurs liquides ou solides qui n'avaient aucune tendance à récidiver, une fois enlevées, par lesquelles la santé et la vie n'étaient pas compromises, et qui, en définitive, constituaient de simples dérangements locaux et topographiques. Ce sont les tumeurs bénignes par excellence.

Je vous parlerai souvent d'autres tumeurs qui ont des caractères tout opposés, c'est-à-dire qui récidivent promptement sur place ou dans les ganglions, et dont les reproductions coïncident avec une détérioration de la santé. Nous donnons à celles-là le nom de tumeurs essentiellement malignes ou cancéreuses.

Ces deux espèces de tumeurs nous laissent quelquefois dans l'incertitude sur leur gravité, tant que le diagnostic anatomique n'a pas été définitivement posé. Mais je vous ai dit que l'examen à l'œil nu et au microscope, après l'ablation, levait assez souvent les doutes.

Entre ces deux variétés de tumeurs reconnues les unes essentiellement bénignes, les autres essentiellement malignes, s'en place une intermédiaire dont les caractères tiennent de l'une et de l'autre, et dont le degré de gravité ne nous est indiqué rigoureusement ni par les phénomènes cliniques, ni par les caractères anatomiques vus à l'œil nu et au microscope. Ce sont d'abord les tumeurs superficielles n'intéressant guère que les téguments et qu'on appelle cancroïdes ou épithéliomas ; ce sont ensuite les tumeurs sous-tégumentaires que Lebert a le premier bien séparées des cancers francs, sous le nom de tumeurs fibro-plastiques, celles que l'on désigne aussi aujourd'hui du nom de *sarcomes*. J'ai à vous signaler quelques exemples de cette dernière variété, et à vous démontrer l'impossibilité dans laquelle nous nous trouvons, en pareil cas, de lever tous les doutes relatifs au pronostic.

II. *Tumeur fibro-plastique ou sarcomateuse sous-cutanée du pied droit, récidivant pour la troisième fois. Amputation de Chopart. Mort.* — Voici, par exemple, une femme âgée de 58 ans, qui vient réclamer mes soins pour la quatrième fois. Le 19 mars 1866 (1), elle était venue à l'hôpital de la Pitié, avec une tumeur grosse comme la moitié d'une mandarine sur la face dorsale du pied droit, en arrière du second et du troisième orteils et dans les deux espaces interdigitaux correspondants. Elle était mollasse, quasi fluctuante, et nous a mis, comme la tumeur sus-claviculaire dont je vous ai parlé (pages 321 et suiv.), dans l'incertitude, pour le diagnostic, entre un kyste, un lipome mou et un sarcome. La ponction exploratrice ayant été faite sans qu'il s'écoulât de liquide, nous n'avions plus eu à choisir qu'entre un lipome mou et un sarcome. Après l'ablation nous avons reconnu qu'il s'agissait de ce dernier. Le sarcome était gélatiniforme ou colloïde, et contenait un assez grand nombre de petites cellules arrondies et d'autres fusiformes. J'avais donc présenté la pièce comme un

(1) Le commencement de cette observation est publié dans une excellente thèse du docteur Malhené, *Étude clinique sur les tumeurs fibro-plastiques*. Paris, 1866, nº 138.

exemple de tumeur fibro-plastique ou sarcomateuse molle, semblable à celles que Laennec avait appelées colloïdes, et j'avais dit que cette tumeur était de mauvaise nature et appartenait à la catégorie des cancers, en ce sens que : 1° elle pouvait récidiver sur place; 2° elle pouvait récidiver dans les ganglions et même dans les viscères intérieurs. Mais j'avais ajouté que ces deux caractères ne me laissaient pas la même certitude que s'il s'agissait d'un squirrhe de la mamelle ou d'un cancer de la langue, qu'en m'en rapportant au souvenir des faits analogues dont j'avais été témoin, je doutais peu de la récidive sur place, mais que peut-être la récidive au loin n'aurait pas lieu, et qu'alors la vie n'était pas menacée aussi prochainement que s'il s'agissait de l'un des cancers ci-dessus indiqués.

L'ablation se fit aisément; après l'incision cruciale et la dissection de la peau, la tumeur, qui n'avait aucune connexion avec les tendons, les ligaments et les synoviales de la région, fut énucléée comme un noyau de cerise, et la cicatrisation se fit très-promptement, après suppuration et granulation.

Tout alla bien pendant un an; puis au bout de ce temps la tumeur commença à reparaître à la même place. Pendant quelques mois elle se développa lentement. Mais bientôt elle acquit assez de volume pour empêcher la marche et l'usage des chaussures ordinaires. La malade vint donc me retrouver deux ans après son opération, le 25 mars 1868, à l'hôpital de la Charité. Elle me rappela non-seulement que je l'avais opérée une première fois, mais que son mal remontait à l'âge de 15 ou 16 ans. Comme elle en avait 56 la première fois que je l'avais vue, il en résultait que la tumeur avait mis quarante années à prendre le développement dont je vous ai parlé, celui de la moitié d'une petite orange. J'ai signalé tout spécialement cette particularité à votre attention. Je vous ai dit qu'elle m'avait fait incliner, avant l'ablation et l'examen anatomique complet, vers l'opinion qu'il s'agissait d'une tumeur bénigne et probablement d'un lipome mou, parce que ce n'était pas chose ordinaire que de voir les tumeurs malignes marcher avec autant de lenteur. Cependant, comme le résultat de l'inspection anatomique m'avait obligé à croire à un sarcome, c'est-à-dire à une production de mauvaise nature, je n'étais pas étonné de voir une récidive. J'ai fait remarquer toutefois que cette récidive était exclusivement locale, que les ganglions inguinaux et iliaques n'étaient pas envahis, et que la santé générale restait assez bonne. Comme la gêne occasionnée par la tumeur justifiait une opération, que la malade la désirait vivement, et que la production était sans adhérences, au moins appréciables, avec les parties profondes, je pratiquai cette seconde opération, le 30 mars 1868. L'énucléation se fit moins aisément que la première fois. La tumeur adhérait un peu plus que je ne l'avais soupçonné aux tendons de l'extenseur commun des orteils. Je dus entamer l'un d'eux, et en dénuder un autre, pour achever l'ablation qui fut d'ailleurs aussi complète et aussi satisfaisante que possible. La cicatrisation fut un peu plus lente que la première fois, et la malade ne put sortir, mais bien guérie, que le 25 mai 1868.

Elle me revenait le 25 juin 1869 avec une nouvelle récidive. Celle-ci, par conséquent, avait été plus prompte que la première fois, et nous indiquait une nature de plus en plus mauvaise. Une nouvelle ablation put être faite; seulement je trouvai des adhérences plus étendues tant avec les tendons extenseurs qu'avec la partie antérieure des muscles interosseux du premier espace. J'enlevai néanmoins tout le mal; mais cet envahissement de plus en plus considérable des parties voisines par une néoplasie qui avait évidemment son point de départ dans le tissu conjonctif sous-cutané, était un nouveau caractère qui, ajouté à la récidive plus prompte et au développement plus rapide, rapprochait de plus en plus cette tumeur des productions malignes. Seulement elle restait locale, les ganglions ne se prenaient toujours pas. L'aspect gélatiniforme de la coupe permettait encore de ranger la lésion parmi les colloïdes de Laennec, ou les myxomes de Virchow, lesquels, pour moi, ne sont autre chose qu'une variété de sarcomes mous ou gélatineux. Ses caractères histologiques étaient d'ailleurs les mêmes que les premières fois ; les petites cellules et les cellules fusiformes, ces éléments que l'on considère comme embryonnaires, continuaient à y prédominer.

Une nouvelle récidive se montra quelques mois après cette troisième opération, et la malade nous revient le 10 septembre 1870 pour la quatrième fois.

La tumeur est aujourd'hui plus volumineuse que jamais ; elle occupe la face plantaire en même temps que la face dorsale du pied. Son volume, dans cette dernière région, est celui d'un œuf de poule. Il est évident que l'accroissement en a été encore plus rapide et plus envahissant que la dernière fois. Des adhérences paraissent s'être établies avec les trois premiers métatarsiens, les muscles interosseux, et même les articulations métatarso-phalangiennes. L'ablation me paraît dès lors impossible, et comme les limites du mal permettent de l'enlever entièrement en faisant l'amputation médio-tarsienne ou de Chopart, j'ai proposé à la malade cette dernière opération, qu'elle a acceptée, et que j'ai exécutée le 15 septembre.

Cette fois, les suites ont été malheureuses. Une infection purulente s'est déclarée le quinzième jour après l'amputation, et la malade a succombé. L'autopsie du corps nous a été interdite, en sorte que nous n'avons pu nous assurer si, comme les recherches cliniques nous avaient autorisé à le penser, les poumons et le foie avaient conservé leur intégrité.

La tumeur offrait d'ailleurs les mêmes caractères anatomiques que précédemment, si ce n'est qu'elle avait, comme je l'ai dit tout à l'heure, envahi les muscles interosseux, les tendons de la face dorsale du pied, et le périoste des trois premiers métatarsiens.

En résumé, messieurs, voici une maladie qui se développe d'abord exclusivement dans le tissu conjonctif sous-cutané, qui reste lente et bénigne pendant quarante ans, mais qui récidive sur place par trois fois, en devenant de plus en plus envahissante.

Ses caractères sont donc dans le principe ceux d'une tumeur bénigne; puis ils se rapprochent peu à peu de ceux des tumeurs malignes. La généralisation et la cachexie n'avaient pas eu lieu; mais nous ne pouvons savoir si, la malade ayant survécu, elles n'auraient pas été observées.

Je tiens à vous dire encore une fois que ces tumeurs, qui ne sont pas très-rares dans la pratique, sont de celles qu'il est difficile de classer, et qui justifient le mieux les difficultés dont j'ai parlé dans d'autres occasions (voyez pages 304 et suiv.).

En effet, nous en rapportons-nous aux caractères cliniques, nous trouvons dans les symptômes physiques et la marche, surtout pendant la première phase de la maladie, qui commence à 16 ans et se continue jusqu'à 56, des motifs pour ranger cette tumeur parmi les bénignes. Mais tenons-nous compte de cette particularité qu'elle a récidivé sur place après trois ablations, nous sommes obligés de la ranger dans la catégorie des tumeurs malignes. D'un autre côté, comme il n'est pas démontré qu'il y ait eu généralisation, et comme, si elle a eu lieu, ce n'a été que très-tard, il faudrait la placer dans une catégorie différente de celle des cancers francs, qui, en quelques années, se reproduisent sur place et au loin, et altèrent gravement la santé.

Voulez-vous, au contraire, classer la tumeur d'après ses caractères histologiques, il vous sera permis de dire tout simplement que c'était un sarcome, c'est-à-dire qu'elle était formée surtout d'éléments embryonnaires. Mais comme ces éléments se rencontrent aussi dans les gommes et les fongosités synoviales, il faudrait placer cette production à côté d'autres qui ont des caractères cliniques très-différents. Je ne me déciderais pas facilement à le faire, et j'aime mieux, tenant compte de ce que la clinique nous a appris sur la gravité des tumeurs qui ont cette composition, lorsqu'elles ne sont dues ni à la scrofule ni à la syphilis, en faire une variété de tumeurs malignes ou cancéreuses, en ajoutant qu'elles le sont à un degré moindre que certaines autres, dont le cancer de la mamelle et celui de la langue sont les types principaux.

II. *Tumeur fibro-plastique récidivée trois fois; quatrième opération le* 15 *juillet* 1869, *pas de récidive nouvelle jusqu'au* 31 *décembre* 1877. — Nous avons vu hier (30 décembre 1877), à la consultation, une malade âgée aujourd'hui de 52 ans, madame B..., que je soigne depuis treize années, et que j'ai opérée quatre fois de tumeur sarcomateuse ou fibro-plastique récidivante à la partie supérieure, antérieure et externe de la cuisse gauche.

J'avais vu cette femme une première fois en 1855, à l'hôpital Cochin, pour une tumeur mollasse du volume d'un gros œuf, qu'elle portait à la partie antérieure et interne de la jambe. Cette tumeur me parut être gommeuse, et disparut après huit à dix semaines d'administration de l'iodure de potassium.

Au mois de janvier 1859, elle s'aperçut d'une autre tumeur à la partie antérieure et externe de la cuisse gauche. Cette tumeur, d'abord grosse comme une noisette, était mollasse comme la précédente, et très-douloureuse au moindre contact. Guidé par le commémoratif de la jambe droite, un médecin lui conseilla de nouveau l'iodure de potassium, qu'elle prit à la dose de un à trois grammes pendant deux mois. Puis elle vint me consulter à l'hôpital Cochin. Je ne trouvai sur elle aucune autre manifestation syphilitique; mais comme la tumeur avait, de même que dans le cas de la page 341, la mollesse et les autres caractères physiques qui nous font hésiter entre une gomme, un lipome, un sarcome, et comme il y avait, pour la malade, un grand intérêt à avoir une production susceptible de se résoudre plutôt qu'une production incurable, je me rattachai encore à l'idée d'une gomme syphilitique, et je prescrivis un traitement mixte par le mercure et l'iodure de potassium. Ce traitement fut suivi quatre mois. Pendant toute sa durée, la tumeur de la cuisse ne cessa pas d'augmenter et passa du volume d'une noisette à celui d'une noix, et plus tard à celui d'un gros œuf de dinde. Elle continua d'ailleurs à offrir ce caractère particulier qu'elle était douloureuse au moindre contact, et que même elle devenait souvent le siége de douleurs spontanées très-vives.

Lorsque la malade entra à l'hôpital Cochin le 24 décembre 1859, elle demandait avec insistance à être débarrassée par une opération de cette cause incessante de douleur. Sa tumeur paraissait d'ailleurs facile à enlever; car elle était sans adhérences avec la peau qu'on faisait glisser aisément sur elle, et elle semblait assez mobile sur le fascia lata pour qu'on pût croire qu'elle ne lui adhérait pas.

Je pratiquai l'ablation le 26 décembre. Après la dissection des quatre lambeaux de l'incision cruciale que j'avais faite, je pus énucléer aisément et complétement la tumeur avec les doigts. A l'œil nu, elle présentait l'aspect encéphaloïde de Laennec, sans kyste; au microscope nous avons trouvé un grand nombre de cellules fusiformes, et de petits éléments arrondis, pourvus de noyaux, éléments que nous considérions alors comme des noyaux libres et des nucléoles, mais que les histologistes contemporains regardent comme de petites et jeunes cellules.

La guérison eut lieu après suppuration. Mais trois mois plus tard, en avril 1860, la cicatrice, qui jusque-là était restée indolente, devint excessivement sensible au moindre contact des vêtements, vers sa partie supérieure surtout. Il n'y avait pas encore de tumeur appréciable. Celle-ci apparut dans le mois de novembre au haut de la cicatrice, sur le point sensible qui avait été remarqué depuis plusieurs mois. Je prescrivis une troisième fois de l'iodure de potassium, et j'engageai la malade à revenir nous voir de temps à autre. A chacune des visites qu'elle nous a faites, nous avons trouvé une augmentation notable de volume. Enfin elle rentra à l'hôpital Beaujon, où j'étais attaché alors, le 14 juin 1861. La tumeur était grosse comme la moitié du poing, adhérente à la cicatrice d'où elle était partie, et prolongée en haut vers l'arcade crurale. Elle offrait la même sensibilité que la première fois, et son volume dépassait celui d'un œuf de dinde.

Je l'opérai le 17 juin, après anesthésie par le chloroforme; l'ablation se fit avec la même facilité que la première fois. Je remarquai seulement cet incident particulier, qu'au premier coup de bistouri, je tombai dans un kyste gros comme une petite noix d'où s'écoulait de la sérosité très-sanguinolente. Les caractères histologiques étaient les mêmes que la première fois; à l'œil nu, nous remarquâmes seulement une vascularisation plus abondante. Cette particularité, ajoutée à celles du kyste sanguin et de la résistance à l'iodure de potassium, enlèvent tous les doutes qui auraient pu subsister sur la nature gommeuse de la tumeur, car vous savez que les gommes sont peu vasculaires, et qu'elles ne renferment pas de ces kystes à contenu sanguinolent. Ces caractères ont au contraire été signalés depuis longtemps pour les productions malignes nommées successivement *encéphaloïdes*, *fibro-plastique*, *sarcomateuses*.

Sans vous fatiguer, messieurs, par de trop longs détails, je résumerai la fin des observations que nous avons faites sur cette malade, en vous disant qu'elle est revenue me trouver à l'hôpital de la Pitié en juin 1864 pour une nouvelle récidive, que je lui ai fait une troisième opération consistant dans l'ablation d'une tumeur grosse comme une noisette, placée cette fois à la partie inférieure de la cicatrice; que sa santé et son embonpoint sont restés très-florissants après cette opération, comme après les précédentes, et qu'enfin une troisième récidive ayant encore eu lieu, la malade a subi une quatrième opération dans cet hôpital même (Charité) le 15 juillet 1869. Cette fois la tumeur était grosse comme une petite pomme de reinette et fluctuante superficiellement. Elle renfermait encore un kyste séro-sanguin, et sa structure à l'œil nu et au microscope était la même que les autres fois.

Aujourd'hui, nous constatons que la cicatrice n'offre plus cet état douloureux qui avait précédé l'apparition de la tumeur, lors des premières récidives. La santé générale est restée bonne, et rien n'annonce des cancers intérieurs ni une imminence de cachexie cancéreuse. Ce n'est pas que je sois absolument rassuré sur l'avenir de cette femme. Voilà quatorze ans qu'elle est tourmentée par des tumeurs malignes récidivantes sur place. Ces tumeurs ont une composition anatomique insidieuse, et qui ne nous éclaire qu'imparfaitement sur le degré de gravité. Nous connaissons en effet des cas (et celui de la page 341 est un exemple) dans lesquels, comme dans celui-ci, le mal est resté local, en répullulant avec opiniâtreté pendant des années. Nous en connaissons d'autres dans lesquels les mêmes cellules jeunes, les unes arrondies, les autres fusiformes, ayant été constatées, des tumeurs analogues se sont développées dans les viscères et ont amené la mort. Je citerai en particulier une jeune femme qui portait une production de ce genre à la jambe, et sur laquelle, la mort ayant été déterminée, avant l'ablation, par un épanchement pleurétique séro-sanguin abondant et brusque à droite, nous avons trouvé des sarcomes petits et nombreux sur le poumon, et la plèvre pariétale de ce côté.

C'est qu'en effet l'étude anatomique après l'ablation, l'étude histologique en particulier, ne nous renseigne pas sur le degré de malignité dans ces cas de tumeurs fibro-plastiques ou sarcomateuses. Nous savons qu'elles sont sujettes à répulluler sur place, qu'elles peuvent même se reproduire dans les viscères intérieurs, mais il nous est impossible de dire que cela aura lieu inévitablement, ni combien d'années se passeront avant que la chose arrive, si elle doit arriver. Comme conclusion thérapeutique, nous devons présumer ce qu'il y a de moins fâcheux pour les malades, c'est-à-dire la répullulation lente, peut-être l'épuisement, à la longue, de la prédisposition à la répullulation, et conséquemment soumettre les patients à des opérations qui, d'une part, les soustrairont aux troubles fonctionnels, notamment à la douleur, comme chez la malade précédente, et qui, d'autre part, diminueront les chances, peu démontrées sans doute, mais possibles néanmoins, d'une résorption dangereuse pour l'économie.

N. B. J'ai revu souvent cette malade, madame B... Elle est encore venue à ma consultation de l'hôpital en juin 1878, et m'a montré sa cicatrice qui n'offrait aucune apparence de récidive. Il y a neuf ans qu'elle a subi sa dernière opération.

III. *La gravité des tumeurs sarcomateuses est-elle indiquée par certaines formes et situations de ces tumeurs?* — Je pose ici une autre question dont je suis loin encore d'avoir la solution. Vous avez remarqué la lenteur de la maladie et son peu de gravité pendant de longues années (42 ans et 15 ans), sur les deux femmes précédentes qui n'avaient eu, la première pendant longtemps, et la seconde pendant tout le temps jusqu'à ce jour, que des tumeurs superficielles arrondies, étalées dans le tissu cellulaire sous-cutané. J'ai vu un troisième cas du même genre, c'est celui d'une femme de 36 ans, qui avait eu une tumeur sarcomateuse sous-cutanée du dos, et qui avait été opérée trois fois dans l'espace de cinq ou six années par le professeur Gerdy. Sa santé générale était restée bonne malgré ces opérations et ces récidives. Je l'opérai une quatrième fois pour une troisième répullulation, en janvier 1865, à l'hôpital de la Pitié (salle Saint-Jean, n° 23); malheureusement elle fut prise d'un érysipèle et succomba.

Je me demande si la malignité n'est pas moindre lorsque la tumeur est plus superficielle encore et lorsque au lieu de se développer en surface dans les couches sous-cutanées, elle prend naissance dans un point circonscrit et s'allonge en manière de stalactite sur ce point. Il s'agit non pas d'un pédicule, comme dans les polypes, mais d'une base un peu large et d'un développement périphérique avec la même largeur. J'ai été très-frappé de cette forme particulière sur un jeune homme que j'ai opéré en 1862 à l'hôpital de la Pitié, et dont l'observation est rapportée par M. Malhené (1). Cette tumeur se trouvait à la partie interne du genou gauche; elle s'insérait à la peau, sans s'étendre profondément, sur un contour de deux centimètres et demi environ de diamètre, et se prolongeait de dedans en dehors dans une étendue

(1) Malhené, thèse citée plus haut, 1866.

de six centimètres, à la manière d'une tige arrondie, perpendiculairement implantée sur la région interne du genou. Son extrémité libre était excoriée, rouge, de telle sorte que cette espèce d'appendice ressemblait un peu à un pénis. J'ai enlevé cette tumeur avec le bistouri le 4 décembre 1862; à l'examen histologique, j'y ai trouvé des cellules embryonnaires en quantité, quelques noyaux allongés et cellules fusiformes, avec une assez grande quantité de fibres élastiques. Le malade a parfaitement guéri. Je ne l'ai pas revu, et je ne puis dire si la tumeur a répullulé ou non. Je voudrais savoir si, par cela même qu'elle était née dans les couches les plus superficielles, elle a moins de tendance à la récidive. Je vous soumets la question sans la résoudre.

Je vous en soumets une autre du même genre. Lorsque au contraire une tumeur sarcomateuse développée dans un membre envoie, dès sa première apparition ou à l'une de ses récidives, des prolongements assez profonds, et a des adhérences assez multipliées pour que l'ablation n'en puisse pas être faite, et qu'une amputation devienne la seule ressource, a-t-on le droit d'espérer que, par cela même qu'on enlève toute la région et, pour ainsi dire, tout le terrain dans lequel le mal avait pris naissance; a-t-on le droit d'espérer, dis-je, ou que la récidive aura lieu plus tardivement, ou qu'elle n'aura pas lieu du tout?

Je n'ai que deux faits à vous citer : l'un est favorable, l'autre est défavorable à cette manière de voir. En voici le résumé :

A. — Anne G..., 40 ans, blanchisseuse, est entrée à l'hôpital de la Pitié, dans mon service, le 7 décembre 1864. Elle portait alors à la partie interne et postérieure du genou gauche une tumeur qui datait de 1852, c'est-à-dire de douze années. Cette tumeur ne l'avait pas empêchée de se tirer de cinq grossesses. Cependant des douleurs assez vives apparaissaient de temps à autre. Au moment où cette femme est entrée à l'hôpital, les souffrances étaient devenues plus grandes, la tumeur avait notablement grossi. Son volume était à peu près celui de trois poings. Sa consistance était molle et fluctuante en plusieurs endroits, dure en d'autres. La peau était partout mobile sur elle, et elle-même paraissait mobile sur les parties profondes. Après avoir fait sur l'un des points les plus mous une ponction qui donna issue à une notable quantité de liquide jaune et épais, et avoir reconnu ainsi qu'il s'agissait d'un sarcome mélangé de kystes, je proposai l'ablation de la tumeur, et je pratiquai cette opération le 5 décembre.

Après une incision cruciale et une dissection des quatre lambeaux de peau, je retirai facilement avec les doigts un premier lobe; mais il en restait un second que je ne pus énucléer que partiellement. Il adhérait au couturier dans l'étendue de trois à quatre centimètres, et je dus enlever une partie de ce muscle, avec lequel les adhérences étaient trop intimes pour m'en débarrasser autrement.

Des deux lobes, l'un nous a donné à la coupe un aspect grisâtre, une grande vascularisation, une mollesse, et, par places, une diffluence qui rappelaient la description de l'encéphaloïde ramolli. L'autre était blanc, très-dense, ne donnait pas de suc au grattage, et avait un aspect semblable à celui du tissu fibreux. A l'examen microscopique que nous fîmes de concert avec M. le docteur Polaillon, nous trouvâmes dans le premier lobe beaucoup de cellules fusiformes et de petites cellules embryonnaires; dans le second lobe, beaucoup de tissu conjonctif avec quelques cellules fusiformes.

Nous avions donc sur cette tumeur trois caractères particuliers à noter : 1° la marche lente du mal (12 années); 2° le mélange d'une partie presque exclusivement fibreuse avec une partie évidemment sarcomateuse; 3° une adhérence profonde, que je n'avais pas rencontrée sur les malades dont je viens de vous communiquer les observations. Les deux premiers de ces caractères n'étaient pas trop défavorables, et nous permettaient d'espérer que le sarcome n'était pas des plus mauvais. Mais le dernier me donnait des craintes, parce qu'il me paraît difficile qu'une production de mauvaise nature prenne des adhérences profondes, sans que la nutrition des parties voisines soit troublée dans le même sens, et qu'elles aient de la tendance à produire tôt ou tard le même tissu morbide.

L'événement ne tarda pas à donner raison à cette dernière présomption. La malade était sortie le 12 janvier 1865, presque guérie. Elle se présentait à nous le 19 mars suivant avec une plaie tout à fait cicatrisée, et sans aucune apparence de récidive. Sa santé restait bonne; seulement le genou était condamné, par une rétraction des fléchisseurs, à une extension incomplète qui rendait l'usage des béquilles nécessaire.

Mais, le 20 janvier 1866, elle rentrait de nouveau à l'hôpital de la Pitié avec une grosse récidive. La tumeur avait reparu à la fin d'avril, avait fait des progrès rapides, s'était promptement ulcérée, et versait un ichor abondant. Sa forme était celle d'un énorme champignon. Sa circonférence mesurait 62 centimètres, et son diamètre transversal 27. Les ganglions inguinaux n'étaient ni gonflés ni douloureux.

Cette fois, ne pouvant pas enlever la tumeur sans faire une plaie immense dont la cicatrisation eût été impossible, et craignant des connexions profondes importantes, notamment avec la synoviale du genou, je décidai la malade à subir l'amputation de la cuisse qui fut faite le 1er février 1866. Je pris soin, dans l'opération, de m'éloigner le plus possible du siége de la tumeur, de façon à n'intéresser que des tissus bien sains.

Les caractères anatomiques du produit morbide ont été, à l'œil nu et au microscope, les mêmes que ceux du lobe mou enlevé dans la précédente opération. Il y avait une prédominance de matière colloïde ou myxoïde en certains points, de matière grise, molle, très-vasculaire en d'autres. Point de tissu fibreux, cellules fusiformes, nombre de petites cellules arrondies. Aucune connexion d'ailleurs avec la synoviale du genou; mais connexions multipliées avec les muscles et les tendons de la région.

La malade a parfaitement guéri. Mais, le 26 avril 1868, elle est revenue me trouver à l'hôpital de la Charité avec une nouvelle récidive. Celle-ci avait été remarquée peu de temps (huit à dix semaines) après l'opération. Il y avait eu d'abord un point douloureux qui empêchait la malade de se servir d'une jambe de bois. Puis, sur ce point avait apparu une tumeur arrondie qui avait grossi assez vite, et s'était ulcérée de bonne heure. Elle se présentait donc avec une tumeur grosse comme une petite orange, ulcérée, gangrenée à sa surface, saignant fréquemment, qui occupait le côté interne de la cicatrice, mais ne paraissait pas s'enfoncer profondément, ni gagner le fémur.

La malade a été cette fois traitée par les flèches caustiques au chlorure de zinc. J'en ai plongé une vingtaine dans la tumeur, qui est tombée huit jours après; mais il restait une portion fort suspecte que je voulais traiter de la même façon. La malade s'y refusa obstinément, et voulut quitter l'hôpital le 15 mai.

Je ne l'ai pas revue depuis, et j'ai fait de vains efforts pour savoir ce qu'elle était devenue; je ne suis arrivé à rien.

En résumant les principaux détails de cette observation, vous voyez que, de même que dans les deux faits précédents, la tumeur, bien positivement encéphaloïde ou sarcomateuse, a eu d'abord, pendant beaucoup d'années, la marche lente et le défaut d'adhérences avec la peau qui sont propres aux tumeurs bénignes, mais qu'à un certain moment l'accroissement est devenu plus rapide, le mal a envahi les parties profondes, et qu'il a répullulé après l'ablation. Il a pris dès lors quelques-uns des caractères propres aux tumeurs malignes ou cancéreuses.

Quant au point particulier qui me préoccupait en commençant l'histoire de ce sujet, malgré l'amputation, la tendance à la récidive a persisté, puisque le sarcome s'est reproduit dans la cicatrice du moignon.

B. — L'autre observation dont j'ai voulu parler est celle d'un homme de 45 ans, que j'ai soigné à l'hôpital de Rothschild en 1866 pour une tumeur fibro-plastique ou sarcomateuse du pli du bras. Celle-ci s'était développée depuis une année seulement, et était arrivée assez promptement au volume d'une mandarine. Elle avait pris naissance en arrière du nerf médian et de l'artère brachiale, si bien qu'après la dissection de la peau, j'eus à multiplier les précautions pour ne pas intéresser ces parties. La chose au reste ne fut pas très-difficile; car la tumeur, placée en arrière de l'artère et du nerf, ne leur adhérait pas, et put être séparée aisément avec les doigts. Elle a offert à la coupe un certain nombre de petits kystes disséminés dans son épaisseur et un aspect colloïde et gélatineux. Elle renfermait un grand nombre de jeunes cellules et quelques cellules fusiformes. La guérison, après avoir été retardée par deux hémorrhagies qui m'obligèrent à lier l'artère humérale dans la plaie, fut obtenue. Mais au bout d'un an, il y avait récidive, et la tumeur avait des adhérences si multipliées qu'il n'était plus possible de songer à une ablation. Je pratiquai donc l'amputation du bras. Le malade a encore guéri, et est resté comme pensionnaire dans l'hôpital où je l'ai revu souvent. Nous n'avons été témoins d'aucune récidive, ni sur place ni dans les ganglions; mais notre opéré a succombé en 1872 à une affection cérébrale, qui n'a paru avoir aucun rapport avec sa tumeur. L'autopsie n'a d'ailleurs pu être faite.

Assurément je ne suis pas en droit d'affirmer que ce sujet, s'il avait vécu, n'aurait pas eu plus tard une récidive. Je remarque seulement que, pendant quatre années après l'amputation, cette récidive n'a pas eu lieu, tandis que, chez la malade précédente, nous l'avions observée dans le moignon moins d'un an après l'amputation.

Retenez donc, messieurs, de tous les faits que je viens de vous exposer, cette notion qu'à côté des tumeurs franchement malignes ou cancéreuses, dont l'apparition est l'indice d'une désorganisation profonde de l'organisme, et d'une mort à courte échéance, se trouvent des tumeurs qui ont, pendant un certain nombre d'années, une marche bénigne, qui, pendant longtemps après l'ablation, ne répullulent que sur place, et qui enfin ne sont pas incompatibles avec la conservation de la santé. Ce sont encore des cancers, mais des cancers moins mauvais que les premiers, et leur étude clinique, de même que leur étude histologique, n'a pas permis jusqu'à présent de porter, dans chacun des faits qui se présentent, un pronostic définitif sur le degré plus ou moins grand de la malignité. L'histologie moderne, en nous apprenant que les éléments de ces tumeurs sont analogues à ceux des tissus à l'état embryonnaire et les appelant *sarcomes*, ne nous a pas mieux renseignés sur la partie clinique que ne l'avait fait Laennec en les décrivant sous le nom d'*encéphaloïdes*, et Lebert (1) en leur donnant celui de *fibro-plastiques*. Les mots ont changé, mais le fond des choses, c'est-à-dire l'incertitude du pronostic, n'a pas changé pour cela.

(1) Lebert, *Traité d'anatomie pathologique*. Paris, 1855-1861.

CENT VINGT-DEUXIÈME LEÇON.

Suite des tumeurs malignes. — Cancer du sein.

Cancer squirrheux peu volumineux du sein, sans lésion concomitante des ganglions axillaires. — Aucun signe fonctionnel. — Signes physiques. — Aspect peau d'orange du tégument. — Diagnostic établi par la dureté de la tumeur, l'altération de la peau et l'accroissement rapide. — Gravité du pronostic. — Passage de la tumeur par trois périodes : une d'indolence et de froideur, une d'inflammation, une d'ulcération. — Terminaison inévitable par la mort dans un temps plus ou moins long. — Traitement. — Choix entre l'inaction et l'intervention chirurgicale. — A moins d'erreur de diagnostic, celle-ci n'est que palliative. — Comparaison entre le bistouri et les caustiques. — Préférence accordée à ces derniers, parce qu'ils exposent moins à l'érysipèle. — Statistiques de l'auteur à l'appui. — Digression sur l'emploi des pansements modernes alcooliques et mixtes. — Mode d'application des flèches caustiques au chlorure de zinc. — Phénomènes consécutifs.

MESSIEURS,

Cancer squirrheux peu volumineux du sein sans lésion concomitante des ganglions axillaires. — La malade qui va descendre tout à l'heure pour subir une application de flèches caustiques dans le sein gauche, est âgée de 47 ans. Elle s'est aperçue, il y a sept mois, par hasard, de la présence d'un gonflement insolite et dur. Elle n'y a d'abord pas fait attention, parce qu'elle ne souffrait pas. Mais ayant vu que la tumeur, sans augmenter rapidement, faisait des progrès incessants, elle s'est décidée à venir réclamer nos soins (mai 1869).

Une première chose vous a frappés, c'est l'état, en apparence florissant, de la santé de cette femme. Elle n'a pas perdu de son embonpoint; toutes ses fonctions se font bien. La menstruation est encore très-régulière. Nous ne trouvons aucun symptôme fonctionnel en rapport avec la tumeur qu'elle porte à la mamelle. Elle n'a aucune douleur, pas même pendant les règles, et elle n'a pas vu s'écouler par le mamelon le liquide séreux ou sanguinolent qu'il fournit quelquefois dans les maladies de la glande.

Nous n'avons donc à constater que des signes physiques, et c'est avec eux que nous devons établir le diagnostic, le pronostic et le traitement.

Le gonflement occupe le côté gauche, et correspond au tiers interne environ de la mamelle. Il n'est pas très-saillant, et n'est pas apprécié par une différence de volume que l'œil puisse constater. Je ne vois cependant pas la diminution qui caractérise la plus mauvaise forme du cancer de la mamelle, celle qu'on désigne aussi sous le nom de *cancer atrophique*.

La maladie n'est bien appréciée qu'au moyen du toucher. En effet, dans le point que j'indiquais tout à l'heure, le sein offre une dureté considérable. La sensation qu'il donne aux doigts est celle d'un corps très-résistant, sans affaissement sous la pression, sans élasticité, à plus forte raison sans fluctuation. Cette consistance est la même sur tous les points. Je ne trouve d'ailleurs aucune bosselure plus saillante que le reste de la tumeur. La dureté est profonde, et semble s'étendre jusqu'à la face postérieure de la glande. Pourtant celle-ci est encore mobile sur le grand pectoral, et ne paraît lui adhérer en aucun endroit.

J'ai promené un doigt à la surface et sur tous les points de la tumeur, pour voir si la peau présentait quelqu'une de ces duretés grosses comme un pois, une lentille, un grain de chènevis, que forment les cancers cutanés accompagnant celui de la mamelle. Je n'ai rien trouvé de semblable. J'ai ensuite bien examiné si la peau présentait quelque autre lésion, et je vous ai fait constater deux phénomènes significatifs.

D'abord cette peau, sans être très-adhérente, ne se plisse cependant pas aussi bien que sur le côté opposé. Elle semble avoir un derme plus résistant dans ses couches profondes qu'à l'état normal, et c'est cette résistance qui s'oppose au plissement. Ensuite sa surface libre, sur toute l'étendue de la tumeur, présente un pointillé très-prononcé qui lui donne l'aspect de la peau d'orange. Cet aspect coïncide souvent avec la difficulté du plissement, et tient à une modification anatomique difficile à bien caractériser, qui n'est peut-être pas encore du cancer, mais qui tend à le devenir. L'expérience nous a montré, en effet, que cet état de la peau était suivi, au bout d'un temps plus ou moins long, d'une adhérence étendue à la tumeur et de l'envahissement du derme par l'altération cancéreuse.

Je ne prétends pas dire pour cela que la peau, dans le cancer du sein, soit toujours altérée de cette manière. J'aurai l'occasion, au contraire, de vous montrer des femmes sur lesquelles la participation du tégument au cancer mammaire commence par une adhérence très-limitée, avec une dépression à son niveau, sans que, tout autour, l'aspect peau d'orange se rencontre. Vous en verrez d'autres sur lesquelles, de bonne heure, le tégument devient le siége de boutons évidemment squirrheux, sans la présence des alvéoles superficielles qui nous frappe ici. La seule chose sur laquelle je désire appeler votre attention, parce qu'elle sert au diagnostic et au pronostic, c'est que, quand la peau offre cet aspect, elle est sur la voie de l'envahissement cancéreux qui caractérise une des formes graves de cette maladie, savoir la dégénérescence simultanée de la mamelle et du tégument qui l'enveloppe (1).

J'ai ensuite examiné les ganglions axillaires. Aucun ne m'a offert le gonflement et la dureté qui indiquent leur transformation cancéreuse.

(1) Depuis la rédaction de cette leçon, j'ai prié M. le docteur Remy, chef du laboratoire de l'hôpital de la Charité, d'examiner à l'œil nu et au microscope des portions de peau qui avaient pris, sur des cancers du sein, cet aspect peau d'orange, et il m'a transmis les résultats suivants :

« A l'œil nu les mailles du derme sont plus denses, plus fibreuses qu'à l'état normal, et semblent avoir subi un travail de rétraction qui a fait rentrer les points correspondants de la peau, et a déterminé les dépressions multipliées semblables à celles qu'on trouve à la surface des oranges. Mais ces tractus fibreux, examinés au microscope, renferment un grand nombre de cellules cancéreuses, de telle sorte qu'il n'y a plus de doute à avoir sur ce point. La peau d'orange est une peau cancéreuse. C'est, si l'on veut, un cancer disséminé du derme accompagnant le cancer de la mamelle. »

Messieurs, le diagnostic ne nous offre ici aucune difficulté. Il est établi d'abord par ces deux caractères : la dureté de la tumeur et l'altération commençante de la peau, dont je vous ai entretenus. En effet, parmi les maladies de la mamelle, il en est bien, telles que le fibrome et l'adénome fibreux, qui se traduisent par une augmentation de consistance; mais, d'une part, la dureté n'est pas aussi grande, aussi rapprochée de celle du bois que sur notre malade, et d'une autre part, elle ne coïncide pas avec cet aspect peau d'orange. J'ajoute un autre caractère qui a une grande valeur, c'est l'accroissement rapide de l'induration. Les tumeurs bénignes, en général, celles du sein en particulier, mettent des années avant de prendre les proportions que vous observez sur cette femme. Certainement nous n'avons pas ici la forme la plus rapide du cancer, celle que vous m'entendrez désigner par les mots de *cancer galopant*, mais le mal, sans faire une grosse saillie, n'en est pas moins arrivé à envahir un bon tiers du sein dans l'espace de sept mois. Or ni le fibrome, ni l'adénome n'en viennent à ce volume en un si court espace de temps.

Ainsi donc, malgré l'absence d'engorgement ganglionnaire, malgré la conservation de la santé, je ne puis avoir d'incertitude sur le diagnostic. Nous sommes en présence d'un cancer squirrheux, c'est-à-dire d'une de ces tumeurs qui, anatomiquement et à l'œil nu, sont constituées par un tissu très-dense, criant sous le scalpel, dont la coupe présente peu de vaisseaux sanguins et donne un aspect grisâtre entremêlé de lignes un peu plus blanches, ce qui a fait comparer cette coupe à celle du navet, tissu enfin dont le raclage avec la lame du scalpel permet de ramener un suc sur lequel le professeur Cruveilhier a justement appelé l'attention, en lui donnant le nom de suc cancéreux. Avec le microscope, on trouverait des cellules nombreuses, variées de forme, les unes arrondies, les autres polygonales, les autres triangulaires, toutes plus grandes d'ailleurs que le sont celles de l'épithélium dans cette région et sur tous les autres points de l'économie. Elles seraient mélangées de tissu conjonctif, limitant un certain nombre d'espaces ou alvéoles occupés par des groupes de cellules.

Vous voyez, messieurs, que, pour le diagnostic anatomique, nous n'avons pas l'hésitation que j'ai souvent montrée à propos des sarcomes. Nous n'avons pas, en effet, comme dans quelques-uns de ces derniers, la marche lente qui est favorable à l'idée de tumeur bénigne. Nous n'avons pas non plus la mollesse et la semi-fluctuation qui font croire à un kyste ou à un lipome. La marche rapide, la dureté et l'envahissement de la peau caractérisent à coup sûr le squirrhe dit aujourd'hui *carcinome*, et ils le caractérisent si bien que je n'ai besoin ni de l'histologie immédiate ni de l'histologie consécutive pour vous dire quels doivent être les éléments de la tumeur. Si donc je me sers du mot tumeur, ce n'est pas, cette fois, pour faire sentir une obscurité de diagnostic comme dans quelques autres cas; c'est surtout pour accuser cet autre caractère, l'impossiblité de compter sur une guérison spontanée, ou sur une possibilité de résolution après l'emploi de quelque médicament.

Pronostic. — Si je n'hésite pas sur le diagnostic, je n'hésite pas davantage sur le pronostic. Il est très-grave. Cette femme est inévitablement condamnée, dans la supposition qu'elle garde sa tumeur, à la voir grossir, s'enflammer, devenir douloureuse. La souffrance pourra s'expliquer par l'inflammation; elle sera due peut-être à la compression ou à l'irritation de quelque filet nerveux envahi par le squirrhe. Ici j'ai une remarque à vous faire. Vous savez que la malade, depuis sept mois qu'elle porte une tumeur du sein, n'a pas souffert; et cependant bien des auteurs ont donné comme un des caractères du cancer la douleur lancinante. Mais on a fait, à cet égard, une confusion. Oui, vous verrez beaucoup de femmes cancéreuses souffrir et souffrir sous la forme d'élancements très-pénibles; mais ce ne seront pas ou ce ne seront que très-exceptionnellement celles qui auront, comme la personne dont je parle aujourd'hui, un squirrhe non enflammé et non ulcéré.

Ces sortes de tumeurs passent en effet par trois périodes: une première, essentiellement froide, pendant laquelle le cancer se développe peu à peu et avec plus ou moins de rapidité, sans modification appréciable de la chaleur, ni de la couleur; une seconde, inflammatoire, dans laquelle la peau se vascularise et rougit, et pendant laquelle la main appliquée sur la partie malade y sent une chaleur insolite; une troisième, d'ulcération et de gangrène, dans laquelle la peau se détruit, la surface du cancer se mortifie partiellement, verse un suintement purulent ou séro-purulent fétide, qu'on nomme aussi ichoreux, et fournit quelquefois des hémorrhagies.

De ces trois périodes, la première est habituellement indolente; elle ne devient douloureuse que si un ou plusieurs nerfs sont emprisonnés dans le tissu morbide, ou si, par le fait d'une prédisposition névropathique à laquelle certaines femmes sont sujettes, une névralgie intercostale tout à fait indépendante du cancer coïncide avec lui. Au contraire, la seconde et la troisième périodes s'accompagnent de douleurs qui se rattachent à l'état inflammatoire, et ce sont ces douleurs qui ont été données dans la description générale du cancer du sein. Mais remarquez bien qu'elles n'appartiennent pas à la période froide, dite aussi de crudité, dans laquelle se trouve encore notre malade. Je prévois seulement que, dans un temps plus ou moins éloigné, le cancer passera à la période d'inflammation, de ramollissement et d'ulcération, et qu'alors apparaîtront les douleurs lancinantes.

Il en sera de même de l'embonpoint et du facies; ils ne sont pas modifiés aujourd'hui. Mais lorsque arrivera la deuxième et à plus forte raison la troisième période, la malade maigrira, pâlira, s'affaiblira, et commencera à présenter cet aspect de la physionomie et cet ensemble qui caractérisent les débuts d'une cachexie. J'ai, à cet égard, à revenir sur une réflexion que je vous ai faite à propos d'autres tumeurs. En vous parlant de certains sarcocèles (tome II, pages 415 et 420), je vous ai dit que ce qui pouvait étonner avec une maladie cancéreuse, dans les cas de ce genre, c'était la conservation de l'embonpoint et de la bonne santé. Mais cette proposition s'appliquait à une autre région qu'à celle dont nous nous occupons aujourd'hui. En effet, la clinique nous a montré, sous ce rapport, une différence singulière entre le cancer du testicule et celui de la mamelle. Le premier s'accompagne souvent, pendant sa période initiale, d'un amaigrissement que nous n'observons pas dans le second. Je ne saurais vous expliquer pourquoi cela est ainsi; mais cela est, au moins dans un bon nombre de cas, et voilà comment il n'y a pas de contradiction entre ce que je dis à propos de la malade actuelle, et que j'ai pu vous dire à propos d'autres.

Il est donc certain que si cette femme conserve sa tumeur, elle arrivera à la troisième période, puis à la cachexie et à la mort, qui en sont les suites inévitables. Mais pouvons-nous savoir combien de temps il faudra pour que cette terminaison funeste arrive? Nous ne le pouvons que d'une façon approximative. En effet, parmi les cancers squirrheux, il en est, et ce sont les plus nombreux, qui ont une marche assez rapide, et qui, dans l'espace de quatre à six ans, conduisent les malades au terme fatal; il en est même quelques-uns dont la marche est galopante, et qui se terminent par la mort en moins de deux ans. Il en est d'autres, au contraire, et ce sont les moins fréquents, dont la marche est beaucoup plus lente, qui n'arrivent à l'ulcération qu'au bout de cinq à huit ans, et qui, une fois ulcérés, ne donnent la cachexie que plusieurs années après. Si donc je m'en rapporte à ce que nous observons le plus souvent, je dois craindre que, malgré la conservation de sa bonne santé jusqu'à présent, cette femme soit vouée à la mort d'ici à quelques années. J'ai une autre raison pour craindre que cette terminaison soit assez prochaine, c'est que l'augmentation de volume a été, jusqu'ici, assez rapide. Le début, en effet, paraît dater de sept mois, et cependant un bon tiers de l'organe est déjà envahi par le mal.

Il est vrai que l'absence d'engorgement ganglionnaire est favorable à l'opinion que le cancer n'est pas encore généralisé, et que la cachexie est peut-être plus éloignée que je le présumais tout à l'heure. La rapidité de l'accroissement n'en est pas moins d'un très-mauvais pronostic. Car si cette rapidité continue, et les faits nous obligent à penser qu'il en sera ainsi, la mamelle tout entière sera prise d'ici à quelques mois, et il est difficile que cela ait lieu sans que les ganglions s'altèrent, et sans que l'organisme tout entier s'appauvrisse, soit par les déperditions qui auront lieu à la surface de la tumeur devenue ulcéreuse, soit par le dépôt de produits cancéreux sur d'autres points de l'organisme, et notamment dans les viscères importants.

J'ai, pour ce qui concerne cette gravité du cancer et ces variétés dans sa marche plus ou moins rapide, à revenir sur la question relative à l'intervention de l'histologie dans l'étude des tumeurs : y a-t-il une relation appréciable entre les éléments anatomiques et la gravité du cancer ? Vous pourriez le croire, en voyant l'importance capitale que notre époque attache aux études de ce genre. Mais il n'en est rien. Voici un épithélioma avec ses cellules semblables à celles de l'épiderme ; voici un sarcome avec ses cellules de formes multiples, un carcinome avec ses grandes cellules et ses alvéoles. Aucune relation de cause à effet n'existe entre chacune de ces variétés anatomiques, et la marche de la maladie. L'expérience seule nous apprend que, dans les cas où les cellules sont épithéliales, le cancer est un peu moins rapide et moins envahissant ; que, dans ceux où l'on trouve les éléments du sarcome, la marche est lente, et la récidive sur place a lieu un certain nombre de fois avant que la maladie se généralise et que la cachexie arrive; enfin que dans ceux où il s'agit du carcinome, la marche est plus rapide et le mal plus grave. L'histologie, en un mot, nous complète, pour le pronostic, les documents que nous fournit déjà à un degré considérable l'étude des phénomènes cliniques. Mais elle ne lève pas les incertitudes qui dépendent des conditions individuelles et des si nombreuses variétés dans l'évolution des tumeurs.

Traitement. — Doit-il être à peu près nul, ou doit-il être chirurgical, c'est-à-dire consister en une opération qui supprime la tumeur et la remplace par une solution de continuité et une cicatrice? J'adopte ce dernier parti, et la malade sera soumise tout à l'heure à l'application des flèches caustiques. Mais je dois vous donner mes raisons et vous expliquer :

1° Pourquoi je préfère l'intervention à l'inaction;

2° Pourquoi, l'intervention étant acceptée, je donne la préférence au caustique sur le bistouri.

1° J'adopte un traitement chirurgical, parce que la santé est encore bonne, et que, si les présomptions sont en faveur d'une cachexie peu éloignée, ces présomptions ne sont pas une certitude. D'abord, en pareil cas, nous pouvons toujours espérer que notre diagnostic, si étudié qu'il soit, n'est pas exact, et que la tumeur, au lieu d'être squirrheuse, est ou simplement inflammatoire ou adénoïde. Ensuite, quelque bonnes que soient nos raisons pour croire à un cancer à marche un peu rapide, et qui récidivera d'autant plus probablement qu'il s'est accru plus vite, nous manquons cependant encore de certitude absolue à cet égard, et il y a, sous le rapport du degré de malignité du cancer, des différences individuelles assez nombreuses pour espérer que notre sujet appartient peut-être à la catégorie exceptionnelle des personnes chez lesquelles, malgré toutes les raisons pour avoir cru le contraire au début, la récidive et la tendance à la cachexie ne se sont réalisées que plusieurs années après une opération. Enfin, et c'est là mon principal argument, cette femme, comme la plupart de celles qui ont une maladie du sein, en est vivement préoccupée. Elle y pense nuit et jour, dort mal, mange peu, et ne tardera pas à dépérir sous l'influence de ces causes débilitantes un peu plus vite qu'elle ne le ferait avec le cancer tout seul. Pour l'amélioration du moral, c'est beaucoup que de substituer une blessure que l'on voit guérir à un mal que l'on voit incessamment augmenter. D'ailleurs, l'expérience nous l'a appris, quand la répullulation arrive, on trompe beaucoup mieux les malades, on leur fait aisément croire que ce gonflement, cette induration sont des lésions propres au tissu de cicatrice, et on détourne ainsi leur esprit des préoccupations sombres que leur donnait la vue incessante de leur tumeur avant l'opération.

Je voudrais pouvoir vous dire que le traitement chirurgical aura une utilité plus grande, et qu'en particulier, il a une certaine chance d'être définitivement curatif. Nos prédécesseurs étaient, sous ce rapport, dans des conditions moins défavorables que nous. On ne leur avait pas appris à distinguer du cancer ou carcinome les tumeurs bénignes que vous connaissez aujourd'hui sous les noms de fibromes et d'adénomes. Ils prenaient volontiers aussi toutes les tumeurs kystiques pour des cancers. Ils ne savaient pas que le sarcome (ou tumeur fibro-plastique) qu'on trouve parfois dans la mamelle, est d'une marche moins rapide et moins délétère que le carcinome proprement dit. Pour eux, tout était cancer dans la mamelle, et comme ils voyaient un certain nombre de leurs opérations non suivies de récidive, ils en concluaient que certains cancers opérés de bonne heure et bien enlevés ne répullulaient pas.

Les progrès qu'ont faits à notre époque l'anatomie pathologique et la science du diagnostic ne nous permettent plus ces illusions. Ce qui ne répullule pas, ce sont les tumeurs bénignes. Mais les tumeurs malignes répullulent, plus lentement en général quand elles sont sarcomateuses, comme j'en ai cité ailleurs des exemples, plus rapidement quand elles sont carcinomateuses, ou, si vous aimez mieux, squirrheuses; car ces deux mots, pour la clinique, expriment une seule et même chose. Nous ne pouvons même plus admettre aujourd'hui que l'ablation du cancer, quand il paraît bien local, c'est-à-dire quand les ganglions ne sont pas encore envahis, peut préserver de la contamination générale, en supprimant une substance dont la résorption et le passage dans la circulation conduiraient à l'infection et à la cachexie. Les chirurgiens de notre époque ont vu trop souvent la récidive après des opérations faites de bonne heure, pour croire que la généralisation du cancer résulte du transport dans l'économie de molécules parties d'un cancer local. Trop de faits ont montré que les manifestations multiples du cancer dépendent de l'influence d'une grande cause générale, pour que la thérapeutique active puisse s'autoriser de la théorie dont je parlais tout à l'heure.

Pour ne pas rester dans l'illusion et voir les choses comme elles sont, il faut considérer les opérations chirurgicales, dans le cancer du sein, comme palliatives et non comme curatives. En est-il de même pour le cancer des autres organes de notre économie? Je réserve cette question. Je vous rappelle seulement aujourd'hui que la mamelle et la langue sont les deux organes sur lesquels le carcinome se présente le plus souvent avec une gravité inexorable, et que les interventions chirurgicales sont palliatives, soit en remontant le moral des malades, lorsque le cancer n'est pas ulcéré, soit en débarrassant d'une solution de continuité saignante, fétide, repoussante, lorsque le cancer est ulcéré.

2° Pourquoi donner la préférence aux caustiques sur le bistouri? C'est parce que les caustiques sont moins souvent suivis d'érysipèle, et que cette maladie est la principale complication à redouter après les opérations pratiquées dans la région mammaire. J'ai déjà eu l'occasion de vous le faire remarquer à propos des abcès postpuerpéraux (tome 2, page 286), les opérations avec le bistouri dans cette région sont facilement et souvent suivies d'érysipèle et même d'érysipèle grave. Cela tient-il à une détérioration de la santé avant l'opération, comme on peut l'admettre chez les femmes cancéreuses aussi bien que chez les femmes récemment accouchées? Cela tient-il à d'autres raisons inconnues? Nous ne savons pas. Le fait n'en est pas moins frappant, et cet autre que l'érysipèle est plus rare après l'application des caustiques est tout aussi évident. Je ne vous en donnerai pour preuve que la statistique suivante. Je ne suis pas certain d'avoir exactement noté tous les faits que j'ai observés depuis 1862 jusqu'à ce jour, 1er janvier 1873, mais s'il m'en manque, il m'en manque certainement très-peu.

Or, j'ai fait dans ce laps de temps 36 ablations de tumeurs du sein avec le bistouri; j'ai observé 21 érysipèles, dont 12 se sont terminés par la mort. Dans ces chiffres sont comprises les opérations faites dans les hôpitaux et les opérations faites en dehors des hôpitaux. Les premières, au nombre de 22, m'ont donné 11 érysipèles, dont 6 morts; les secondes, au nombre de 14, m'ont donné 10 érysipèles, dont 6 morts. Remarquez, en passant, qu'il ne faut pas faire la part trop large, dans la pathogénie de ces érysipèles, à l'influence nosocomiale, puisque j'en ai observé 10 sur 14 dans la pratique particulière; je dois même ajouter que, sur ces 10, 4 se sont développés chez des femmes que j'avais opérées à la campagne et dans les meilleures conditions d'aération. C'est ce qui me faisait vous dire tout à l'heure qu'une bonne part, dans cette pathogénie, devait être faite à certaines conditions particulières, et jusqu'ici inappréciables, de la région et du sujet.

D'un autre côté, j'ai fait 25 fois l'application des flèches caustiques au chlorure de zinc: 16 fois à l'hôpital, 9 fois en ville; je n'ai eu que deux érysipèles, tous deux à l'hôpital, et une seule malade a succombé.

Donc, en résumé, après l'emploi du bistouri, 12 morts sur 36 (soit un sur trois); après l'emploi du caustique, 1 mort sur 25.

Est-ce à dire que je rejette absolument et pour toujours l'emploi du bistouri? Non, messieurs; je reconnais que cette méthode, quand les suites en sont bonnes, a sur la cautérisation deux avantages : celui d'être plus expéditive, et celui d'être moins douloureuse. Dans certains cas, ces deux avantages peuvent compenser l'inconvénient d'exposer dans une plus grande proportion à l'érysipèle. Je tiens compte, ici, comme je le répète souvent, de la constitution atmosphérique. Dans les moments de l'année où je sais qu'il ne règne pas d'érysipèles, dans les mois d'octobre et novembre par exemple, pendant lesquels mes statistiques (1) m'ont appris que cette complication était moins fréquente, je consens, comme pour les abcès post-puerpéraux, à faire profiter les malades des avantages de l'opération sanglante. Il en est de même lorsque, la tumeur étant très-volumineuse, j'aurais à faire naître avec le caustique des douleurs trop violentes.

J'ai eu dernièrement à céder sous ce rapport aux instances et même à la volonté très-nettement exprimée de la patiente : j'avais fait une première application de flèches caustiques, le 1er octobre 1872, pour un cancer petit, mais à marche rapide, du sein droit. Les douleurs avaient été excessives pendant 24 heures, bien que la tumeur fût à peine du volume d'une petite pomme d'api, et sans doute parce que la malade était des plus nerveuses et des plus impressionnables. Tout se passa bien ultérieurement ; mais après la chute de l'eschare, une répullulation prompte eut lieu. Nouvelle application de flèches, nouvelles douleurs excessives, malgré le peu d'étendue du mal ; néanmoins, suites favorables d'abord. Au bout de six semaines, développement d'un nouveau cancer dans la membrane pyogénique. Je parlai d'une troisième application de flèches, mais la malade s'y refusa absolument, et me pria avec instance d'employer le bistouri. J'y consentis d'autant plus volontiers que nous étions dans un des mois les moins mauvais, décembre, que je ne voyais pas d'érysipèle en ce moment, et que d'ailleurs la partie à enlever n'était pas plus grosse qu'une petite noix. Malgré ces conditions favorables, la patiente fut prise, le cinquième jour, d'un érysipèle qui parcourut toute la poitrine et les deux membres supérieurs, mais qui fort heureusement ne se termina point par la mort.

Donc, sur cette malade, qui a été cautérisée deux fois sans érysipèle consécutif, et qui a été prise de cette maladie après une ablation avec le bistouri, nous avons eu une nouvelle démonstration de ce fait que je développais tout à l'heure, savoir

(1) *Nouveau Dictionnaire de médecine et de chirurgie pratiques*, article ÉRYSIPÈLE Paris, 1871, t. XIV.

que l'incision expose à l'érysipèle plus que la cautérisation.

Je me résume sur ce point en vous disant que, d'une manière générale et à cause de la complication possible d'un érysipèle consécutif, la cautérisation est préférable au bistouri dans le traitement, presque toujours palliatif, du cancer du sein chez la femme; mais que pourtant, dans certaines circonstances, surtout lorsque la saison et les conditions hygiéniques sont favorables, et lorsque la tumeur est trop volumineuse, l'opération avec le bistouri est acceptable. Une autre considération s'ajoute même aujourd'hui aux précédentes pour lui donner quelquefois la préférence : c'est l'espoir que j'ai de diminuer l'intensité de l'inflammation suppurative, et par conséquent les chances de l'érysipèle, dont le développement n'est souvent qu'une expression de cette intensité, par les pansements modernes.

A. — Je n'ai encore que trois faits nouveaux concernant le bandage ouaté. Dans les deux premiers, la complication n'a pas eu lieu; dans le troisième, qui est celui dont je parlais tout à l'heure, elle est intervenue. Le pansement ne peut du reste être renouvelé aussi rarement ici que pour les amputations, parce que les malades sont plus vite incommodés par la mauvaise odeur. Sur une de mes opérées, l'appareil ouaté est resté onze jours, sur l'autre dix, et sur la troisième, qui a été prise d'érysipèle le cinquième jour, j'ai dû renouveler le pansement dès le sixième.

B. *Note additionnelle.* — J'attache aujourd'hui (août 1878) plus d'importance au pansement alcoolique ou plutôt au pansement avec l'eau-de-vie camphrée. A l'époque où je vous ai parlé des pansements en général, je vous ai fait remarquer les effets remarquables de l'alcool sur les plaies et la propriété incontestable qu'a cet agent d'empêcher ou de retarder l'inflammation suppurative, et de diminuer ou de supprimer les accidents produits par l'intensité trop grande de cette inflammation. Je vous ai cité comme exemples remarquables les guérisons des plaies contuses de la tête par le pansement alcoolique (tome Ier, page 40). Mais à cette époque je n'ai pas suffisamment insisté, parce que je ne les avais pas beaucoup étudiées, sur les différences qui existent entre les résultats du pansement à l'alcool rectifié à 90°, et ceux du pansement avec l'eau-de-vie camphrée (à 52° de l'alcoolomètre de Gay-Lussac). Guidé actuellement par les communications que m'a faites mon collègue M. Delens, et par quelques observations personnelles toutes récentes, je suis en mesure de vous dire que ce mode de traitement a, pour les plaies de la région mammaire, des avantages réels (1). Distinguons les cas cependant. Après l'ablation d'un cancer ou de toute autre tumeur du sein, vous pouvez avoir assez de peau pour rapprocher les bords et le fond, et obtenir la réunion immédiate, sans inflammation suppurative intense par conséquent, dans une partie ou même la totalité de la plaie. Mais d'autres fois, vous avez été obligés d'enlever une trop grande quantité de peau pour que les bords puissent être mis en contact. Dans l'intervalle qui reste entre ces bords, la suppuration est inévitable, et la malade est dans une certaine mesure exposée aux mauvaises chances de cette suppuration, surtout pendant la première période.

C'est pour prévenir ces mauvaises chances que le pansement dont je m'occupe est bon; seulement je ne vous conseille pas l'emploi de l'alcool rectifié; car dans cette région où la peau est mince et les capillaires ténus, il amène assez facilement des eschares dont la chute augmente nécessairement la solution de continuité et ralentit d'autant la cicatrisation définitive. L'eau-de-vie camphrée, par cela même qu'elle est moins coagulante et moins astringente, laisse disponible une plus grande quantité de matériaux nutritifs, et diminue encore d'une façon très-notable l'intensité de l'inflammation suppurative. Elle la diminue tellement qu'il ne faut pas continuer plus de douze à quinze jours l'emploi de ce topique, sous peine de s'exposer à un long retard de guérison. Voici donc ce que vous me verrez faire quelquefois. Le premier jour je placerai sur la plaie à bords écartés un

(1) Je me suis expliqué sur ce sujet dans une communication faite à l'Académie de médecine le 5 février 1878 (*Bulletin*, 1878, p. 112).

morceau de tarlatane plié en douze ou deux morceaux pliés en huit qui aura été imbibée d'eau-de-vie camphrée, un taffetas ciré par-dessus, puis des compresses et une couche de ouate destinée à favoriser, au moyen de la pression que complétera le bandage de corps, la réunion immédiate, c'est-à-dire l'accolement aux parties profondes de la portion des téguments qui aura été disséquée au delà du contour de la plaie. Je renouvellerai ce pansement tous les jours. Si les choses se passent bien, vers le dixième je commencerai à voir des bourgeons charnus, et je trouverai ma tarlatane imbibée d'un liquide puriforme, au lieu du sang ou de la sérosité sanguinolente qui l'avait imbibée d'abord. Puis lorsque, vers le quinzième jour, ma plaie sera devenue granuleuse et suppurera plus franchement, je remplacerai l'eau-de-vie camphrée par la solution phéniquée au centième, dont vous savez que je me sers habituellement pour les plaies superficielles.

C. — Lorsque l'on a pu conserver assez de peau pour faire, sans trop de tiraillements, la réunion immédiate, on peut songer à cet autre mode de pansement nouveau qui consiste à faire une suture superficielle et une suture profonde, à employer l'acide phénique et à mettre au fond de la plaie un drain par lequel s'échapperont les liquides et seront faites chaque jour quelques injections d'eau-de-vie camphrée.

D. — En présence des innovations dont je viens de parler, peut-être y aurait-il lieu de modifier ce que je disais antérieurement de la préférence à donner aux caustiques sur le bistouri. Mais je n'ai pas encore d'opinion bien arrêtée à cet égard. Depuis 1875 (on se rappellera que la malade qui fait le sujet de la leçon actuelle a été opérée en 1869), j'ai eu l'occasion d'employer quatre fois, pour des cas dans lesquels la réunion immédiate eût été impossible, l'eau-de-vie camphrée les quinze premiers jours et plus tard l'acide phénique. Dans trois d'entre eux je n'ai constaté ni fièvre, ni rougeur de la peau, ni gonflement phlegmoneux diffus, et j'ai été très-satisfait de la facilité et de la bénignité avec lesquelles la suppuration s'est établie, et la cicatrisation s'est faite. Mais dans le quatrième cas (c'était en ville et dans le mois d'avril), un érysipèle est intervenu vers le dixième jour et a emporté la malade. Il est vrai que cette fois, la perte de substance avait dû être considérable et la plaie fort étendue, et que, sans aucun doute, à cause du volume énorme de la tumeur, je ne me serais jamais décidé à employer les flèches caustiques. Je n'en dois pas moins reconnaître que le pansement à l'eau-de-vie camphrée, si séduisants qu'aient été ses effets sur les malades qui avaient eu une plaie moins grande, n'a pas préservé cette fois de l'érysipèle et d'un érysipèle qui a été mortel.

Dans six autres cas, j'ai pu, les téguments étant restés suffisants, faire la réunion avec des fils d'argent dont les uns, profonds, mettaient en contact des surfaces assez larges, dont les autres, superficiels, rapprochaient les bords. Dans tous j'ai eu de la suppuration sur le trajet du drain, comme il fallait s'y attendre. Mais dans quatre d'entre eux, la réunion immédiate ne s'est pas faite, les bords et les surfaces se sont désunis après une escharification de la peau, et sur trois des malades un érysipèle léger, non mortel, que j'ai cru pouvoir appeler *un érysipélatoïde*, est survenu.

Je ne suis donc pas disposé à vous présenter les pansements nouveaux, alcooliques ou mixtes, comme des préservatifs absolus de l'érysipèle. C'est pourquoi, dans les saisons et dans les lieux où vous saurez que cette maladie est susceptible de se développer, donnez la préférence au caustique, et n'employez le bistouri que si vous êtes dans un pays où l'érysipèle est à peu près inconnu, ou bien si, les conditions topographiques n'étant pas des plus favorables, vous êtes dans un de ces moments de l'année où l'érysipèle ne se montre pas.

J'ai été dirigé par ces idées lorsque je vous ai parlé du traitement des kystes mammaires, et il ne faut pas les perdre de vue quand il s'agit des autres tumeurs de cette région. On peut regretter de n'avoir pas à proposer, pour les cas dans lesquels une ablation est nécessaire, un traitement opératoire uniforme; mais avant tout c'est l'intérêt des malades qui doit nous décider. Or cet intérêt veut que nous préférions les caustiques toutes les fois que nous avons des motifs sérieux pour croire à la possibilité d'un érysipèle.

E. — Je reprends maintenant la suite de la leçon au milieu de laquelle j'ai cru devoir introduire la digression précédente.

Manuel opératoire. — Phénomènes consécutifs à la cautérisation. — L'opération que vous allez me voir exécuter est celle qui a été conseillée par M. Maisonneuve. Elle consiste à détruire la tumeur en implantant dans sa profondeur des flèches aplaties, longues de 4 à 5 cent., triangulaires, ayant à leur base une largeur de 8 à 12 mill. et à leur sommet une pointe un peu acérée; ces flèches sont composées de chlorure de zinc (une partie), farine de blé et eau (deux parties). La dessiccation est obtenue au moyen d'une exposition longtemps prolongée à une chaleur douce.

L'opération sera faite de la manière suivante : la malade étant couchée, convenablement garnie et endormie avec l'éther chimiquement pur, j'examinerai bien les limites de la tumeur à sa périphérie, de manière à entourer cette périphérie d'une couronne de flèches espacées les unes des autres d'environ 12 mill. Il faut calculer en effet que la flèche détruit les tissus dans l'étendue de 6 à 7 mill. au delà du point d'application. Si on les espace de la façon que je viens de dire, on aura nécessairement la destruction du mal sur tout son contour. Je placerai d'abord un de mes doigts sur un premier point à 5 mill. en avant de la périphérie, et j'y plongerai la pointe d'un bistouri que j'enfoncerai de 3 à 4 cent. horizontalement dans l'épaisseur du cancer. Par le chemin ainsi préparé, je conduirai une première flèche que je ferai pénétrer aussi loin que possible, en employant la force nécessaire pour que cette flèche fasse elle-même son chemin dans les parties profondes que le bistouri n'aura pas entamées. J'en mettrai ensuite une seconde de la même manière, à 12 mill. de la première, et ainsi de suite jusqu'à ce que j'aie cerné tout le contour de la tumeur. Il est probable, attendu que celle-ci n'est pas très-volumineuse, que huit flèches suffiront. Il ne me restera plus qu'à en mettre quatre ou cinq au centre. Celles-là seront implantées perpendiculairement au plan de la cage thoracique. J'aurai donc soin de les choisir petites, ou, si elles sont trop longues, de les couper, afin qu'elles ne dépassent pas les limites du mal, et ne plongent pas dans le grand pectoral.

L'une des préoccupations du chirurgien, dans cette opération, doit être de ne pas avoir une ouverture de la poitrine à la chute de l'eschare. Cet accident est arrivé à Bauchet, qui a raconté le fait à la Société de chirurgie, il y a une quinzaine d'années. Je n'en ai vu pour ma part aucun exemple, et la complication me paraît facile à éviter. Pour cela, le chirurgien doit conduire les flèches de la périphérie horizontalement, et celles du centre verticalement, mais à une profondeur qui varie suivant le volume de la tumeur, et qu'on détermine en se rappelant que les effets du caustique s'étendent d'un demi-centimètre à un centimètre au delà du point d'application. Mettons, si vous voulez, deux centimètres, pour être plus sûrs de n'avoir pas de mécomptes. Avec cette donnée, un anatomiste laissera toujours facilement entre le fond des trajets à cautériser et la plèvre pariétale un intervalle suffisant pour que l'eschare ne comprenne pas le grand pectoral et les muscles intercostaux.

Il s'écoulera un peu de sang par chacune des plaies qu'aura faites le bistouri; c'est pourquoi je terminerai par un pansement compressif avec de l'amadou, de la ouate, des compresses et un bandage de corps un peu serré.

Je ferai prendre à la malade, par cuillerées à bouche, toutes les heures, pendant la première journée, une potion gommeuse additionnée de 45 gr. de sirop d'acétate de morphine, et je lui ferai donner ce soir une pilule d'extrait gommeux d'opium de 5 centigr.

Le phénomène consécutif le plus sérieux sera la douleur pendant les 12 ou 24 premières heures. J'espère que cette douleur sera modérée, parce que la tumeur n'est pas grosse, et que cette femme ne me paraît pas très-impressionnable. Mais je l'ai vue fort intense sur certains sujets. Cependant on la diminue notablement avec les narcotiques.

Une fois que le caustique aura détruit les tissus, et pour cela douze à vingt-quatre heures sont nécessaires, la malade cessera de souffrir, et passera huit à dix jours sans éprouver de grandes douleurs. Elle pourra boire, manger et se lever. Elle n'aura pas de fièvre traumatique. Une suppuration, nécessitée par l'élimination de la partie mortifiée, s'établira. Mais c'est le propre de la cautérisation, et notamment de celle qui est faite par le chlorure de zinc, d'amener la suppuration sans fièvre préalable, et c'est un des motifs sans doute pour lesquels l'érysipèle n'intervient pas.

J'enlèverai le pansement au bout de 48 heures. Vous verrez que la tumeur sera changée alors en une grosse eschare grise et sèche, et si vous suivez les phénomènes ultérieurs, vous remarquerez, vers le quatrième ou cinquième jour, sur le contour de la peau, au delà de l'eschare, une rougeur, un peu plus tard une phlyctène circulaire, puis, du septième au dixième jour, une suppuration peu abondante, non fétide, qui sortira d'un sillon établi entre la partie morte et la partie vivante : ce sillon se creusera de plus en plus, et du quinzième au vingtième jour la tumeur sera complétement éliminée. L'eschare, qui sera très-épaisse, vous frappera par sa sécheresse et l'absence complète de mauvaise odeur. La plaie laissée par cette élimination sera vermeille, granuleuse, suivra la marche, plus ou moins lente suivant les sujets, des plaies en voie de cicatrisation. Peut-être cependant les phénomènes ultérieurs de cette plaie seront-ils entravés, soit par la persistance d'une partie du cancer que le caustique n'aurait pas atteinte, soit par une répullulation prompte. Dans l'un et l'autre cas, je ferai sans doute une seconde application, et si la tumeur est un peu volumineuse, vous me verrez employer, au lieu de flèches, de petits trochisques également très-durs, et toujours au chlorure de zinc, ayant la forme, les uns de grains d'orge, les autres de grains d'avoine, trochisques semblables à ceux que j'ai mis en usage plusieurs fois devant vous, et notamment sur le jeune homme atteint de polype naso-pharyngien dont j'ai parlé ici dans diverses occasions (tome Ier, page 153).

CENT VINGT-TROISIÈME LEÇON.

Tumeurs malignes. — Variétés du cancer du sein.

I. Cancer bilobé, en forme de brioche, avec eczéma érythémateux autour du mamelon. — C'est probablement un sarcome, mais comme le développement a été rapide, son pronostic est aussi mauvais que si c'était un carcinome. — Préférence donnée à l'opération avec le bistouri à cause du volume de la tumeur et de la salubrité des salles. — II. Cancer du sein avec adhérence partielle de la peau, rétraction du mamelon et engorgement ganglionnaire multiple. — III. Cancer squirrheux bimammaire, atrophique et en cuirasse, forme des plus mauvaises et des plus rebelles même au traitement palliatif. — IV. Cancer ulcéré et hémorrhagique, avec destruction presque complète de la mamelle gauche, et sciatique à droite. — Commencement de cachexie. — Étude de la relation qui existe entre le cancer et la sciatique.

MESSIEURS,

J'ai eu l'occasion de vous montrer depuis quelque temps quatre malades atteintes de formes variées de cancer du sein, pour trois desquelles le traitement chirurgical était contre-indiqué.

I. *Cancer bilobé, en forme de brioche, avec eczéma érythémateux autour du mamelon.* — La première est une femme de 40 ans, qui nous est entrée avec une tumeur de la mamelle gauche datant de huit mois et arrivée dans ce laps de temps, par conséquent assez rapidement, à un gros volume. Elle nous offrait deux particularités insolites: 1° D'abord elle était bilobée, et l'un de ses lobes, plus petit gros comme une pomme d'api, surmontait l'autre plus large et plus gros. L'ensemble représentait la forme de brioche qui a été déjà vue et signalée par Velpeau (1). 2° Ensuite, autour du mamelon, qui était un peu rétracté au sommet du petit lobe de la brioche, il y avait un eczéma érythémateux tantôt sec, tantôt suintant, qui était la cause principale des douleurs

(1) Velpeau, *Traité des maladies du sein*, 2e édition. Paris, 1858.

ressenties par la malade. Cet état de la peau, dans le cancer, n'est pas très-commun non plus, et il a encore été bien décrit par Velpeau.

Nous avions de plus une consistance moins dure que ne l'est habituellement celle du cancer mammaire, lequel, vous le savez, est plutôt squirrheux qu'encéphaloïde. C'est pourquoi il y avait lieu de penser à l'encéphaloïde, que Velpeau a d'ailleurs signalé comme appartenant spécialement à cette forme: *le cancer en brioche*. Mais bien qu'il n'y eût pas encore de ganglions pris, je n'attachais pas, pour le cas actuel, une différence de pronostic à à la variété anatomique. En effet, le mal s'était accru rapidement. Or, je vous ai dit que les tumeurs encéphaloïdes ou sarcomateuses étaient quelquefois moins malignes et moins graves, qu'elles constituaient, en réalité, une catégorie un peu moins fâcheuse de cancer, et que ce caractère de malignité moindre était indiqué par un accroissement lent au début, et par une récidive lente ultérieurement. Je vous ai cité quelques exemples de ce genre se rapportant à des tumeurs des membres. Mais quand la maladie marche aussi rapidement que l'a fait celle-ci, il y a lieu de craindre que le caractère cancéreux, c'est-à-dire malin, existe aussi bien, soit qu'il s'agisse de l'encéphaloïde, soit qu'il s'agisse du squirrhe.

C'est le moment d'ajouter qu'à la région mammaire ces formes, relativement bonnes, du cancer, quand les caractères anatomiques sont ceux du sarcome, se voient rarement. Cette glande a une prédisposition toute particulière à la formation des produits essentiellement malins. Elle devient le siége de tumeurs bénignes sans doute; vous connaissez en particulier les adénomes, dont j'ai eu l'occasion de vous parler plusieurs fois, notamment à l'occasion *des kystes et des kysto-adénomes* de la mamelle (pages 223 et suiv.). Mais quand il s'agit du sarcome, bien que le mal ne soit pas aussi rapidement grave que le squirrhe ou carcinome, cependant il est en général plus mauvais que le sarcome de certaines autres régions et notamment des membres.

Quoi qu'il en soit, la tumeur étant ici très-volumineuse, je devais craindre de produire, avec les caustiques, une douleur trop vive. J'avais bien songé à faire d'abord une eschare circulaire sur la peau, au moyen de la poudre de Vienne et au niveau de la partie la plus large de la brioche, puis à introduire les flèches à travers cette eschare. J'aurais ainsi évité peut-être la portion de douleur qui est due aux effets du caustique sur l'enveloppe tégumentaire; mais je n'avais pas de documents sur les résultats possibles de cette modification, et comme, d'autre part, je ne voyais pas en ce moment d'érysipèle dans les salles, j'ai fait l'ablation avec le bistouri. La tumeur a présenté à la coupe une substance plus molle et plus vascularisée que ne l'est le squirrhe; le scalpel, en raclant la coupe, a ramené une notable quantité de suc. Au microscope, nous avons trouvé beaucoup de petites cellules et quelques cellules fusiformes, en un mot les éléments du sarcome, au lieu des grands éléments de formes variées que renferme habituellement le carcinome.

Aujourd'hui, trentième jour après l'opération, la plaie est presque fermée, et sa cicatrisation s'est faite sans complication.

Cette femme, opérée en 1870, est revenue me voir à la fin de 1871 avec une récidive sur place et dans les ganglions axillaires. Je n'ai pas retrouvé, sur sa seconde entrée à l'hôpital, de notes écrites. Je crois me rappeler que je lui ai fait cette fois une application de flèches caustiques, mais je ne sais pas ce qui en est advenu. L'important est de pouvoir vous renseigner sur ce point, qu'après avoir eu une tumeur sarcomateuse à marche un peu rapide, et avoir été complétement débarrassée par le bistouri, cette malade a eu une récidive assez prompte, et qu'en conséquence pour elle la forme sarcomateuse n'a pas eu moins d'inconvénients que n'en aurait eu la forme squirrheuse.

II. *Cancer du sein avec adhérence partielle de la peau, rétraction du mamelon et engorgement ganglionnaire multiple.* — Voici maintenant un cancer du sein gauche dont le diagnostic est rendu évident par la présence de tous les signes qui dénotent l'existence de cette grave maladie. En effet, la tumeur présente en un point une adhérence, avec rétraction de la peau et dépression qui indiquent que le tissu conjonctif sous-cutané a disparu, et que le squirrhe, en revenant un peu sur lui-même au niveau d'un point atrophié, a entraîné cette peau. Il y a, de plus, une rétraction du mamelon, comme en produit assez souvent cette tendance au retrait qui appartient à certaines formes de carcinome mammaire. Enfin on sent dans l'aisselle au moins trois ganglions lymphatiques gros et durs; on en sent un autre au-dessus de la clavicule gauche.

Toute la mamelle est envahie, la peau est déjà un peu vascularisée, et elle offre à la main cette chaleur que je vous ai signalée comme apparaissant ordinairement à la période inflammatoire qui précède l'ulcération du cancer.

Tous ces désordres se sont produits dans l'espace de six mois. C'est pourquoi je vous présente cette malade comme nous offrant un exemple de cancer squirrheux galopant, pour lequel n'existe pas même la ressource du traitement chirurgical palliatif.

En effet, nous n'avons pas ici le moindre espoir de nous tromper sur la nature du mal; les caractères en sont trop bien accusés. Nous n'avons pas non plus l'espérance de soulager pour quelque temps la malade de ses préoccupations morales et des quelques souffrances physiques qu'elle commence à ressentir. Une opération avec les caustiques serait très-douloureuse, parce qu'il faudrait détruire toute la mamelle et toute la peau dont elle est revêtue. Une opération avec le bistouri donnerait une plaie très-étendue, et par conséquent exposée à tous les accidents consécutifs des grandes plaies, notamment à l'érysipèle et à l'infection purulente. Dans l'un et l'autre cas, d'ailleurs, je ne pourrais pas faire tomber tout le mal, attendu qu'outre les ganglions axillaires et sus-claviculaires que je sens malades, il en est probablement, le long des vaisseaux axillaires et derrière le grand pectoral, que je ne sens pas bien, et qu'il faudrait enlever pour débarrasser complétement la patiente; or vous voyez d'ici quel délabrement serait nécessaire. Et enfin, comment espérer qu'après l'une ou l'autre de ces ablations, la récidive ne serait pas ou immédiate ou très-rapide? Assurément l'anatomie à l'œil nu et l'anatomie microscopique ne me donneraient à cet égard aucun renseignement; car, vous le savez, il a été impossible, jusqu'à présent, d'établir une relation positive entre le degré de malignité des tumeurs et la variété de leurs éléments histologiques. Mais ce que l'anatomie ne nous apprend pas, la marche clinique de la maladie nous l'a appris, et je formule cette notion irrécusable de la façon suivante: quand une tumeur cancéreuse de la mamelle (carcinome ou sarcome) se développe rapidement, et surtout assez rapidement pour mériter le nom de *cancer galopant*, la récidive très-prompte sur place, dans les ganglions et au loin, est inévitable.

Nous ne conseillerons donc à cette malheureuse que des palliatifs insignifiants et quelques narcotiques.

III. *Cancer squirrheux bimammaire atrophique et en cuirasse.* — Messieurs, nous avons vu hier à la consultation, et vous y verrez de temps en temps une femme de 48 ans, sur laquelle vous avez pu remarquer une induration considérable du sein droit, sans bosselures, avec une diminution notable de volume, diminution que la malade nous signale très-bien, et que nous avons pu juger nous-mêmes par comparaison avec l'autre sein qui est malade aussi, mais à un degré moindre. Non-seulement il y a là une induration générale et une atrophie, mais la peau est adhérente et confondue avec le tissu mammaire, à l'induration duquel elle a participé. Cette peau ne peut en aucune façon glisser sur les parties sous-jacentes; mais en outre on ne saurait l'étaler et la tendre. Elle est devenue rigide et inextensible, par suite de sa participation à la maladie, ou si vous l'aimez mieux, elle s'est rétractée en même temps que la mamelle. Vous avez pu voir que cette adhérence et cette tension de la peau, sans rougeur, se continuent en dehors jusqu'au-dessous de l'aisselle, en haut jusque par delà la ligne médiane. Elles s'étendent même jusqu'à la partie interne de la mamelle droite, qui a subi déjà un peu d'induration et d'atrophie, en même temps qu'elle commence à se fixer, comme la gauche, au moyen d'adhérences solides à la paroi thoracique par l'intermédiaire du grand pectoral.

Il s'agit là, messieurs, d'une forme de cancer squirrheux qui n'a aucun caractère anatomique et histologique spécial, et qui ne peut être distinguée et dénommée que d'après ses particularités physiologiques et sa marche. C'est le cancer atrophique avec envahissement et adhérence prompte de la peau, et comme cette variété, qui ne se voit guère qu'à la mamelle, tend à gagner les deux glandes, et à se propager aux téguments des parties latérales et postérieures du thorax, elle mérite bien le nom *cancer en cuirasse* que lui a donné le professeur Velpeau.

On pourrait l'appeler aussi *cancer suffocant* des mamelles. En effet, lorsque le mal s'est assez étendu en largeur et en hauteur pour limiter les mouvements du thorax, la gêne de la respiration est un des phénomènes principaux dont souffrent les patientes. Notre malade n'en est pas encore là. Le phénomène fonctionnel principal, chez elle, est une douleur presque constante, s'exaspérant au moindre mouvement qui tiraille les adhérences cutanées, et s'exagérant souvent spontanément à la manière des névralgies.

Malheureusement nos ressources thérapeutiques sont bien impuissantes en pareil cas. Il va de soi qu'aucune tentative opératoire n'est possible. Vous m'avez donc entendu conseiller trois à quatre grammes d'hydrate de chloral à prendre en une seule fois le soir, dans une potion. J'ai engagé de plus le médecin qui soigne cette femme à lui faire ou à lui faire faire, avec la seringue de Pravaz, des injections de chlorhydrate de morphine, en ayant soin de piquer sur la partie latérale droite du tronc, et en arrière, c'est-à-dire sur des points au niveau desquels la peau n'est pas encore cancéreuse. On ne donne du repos et de la tranquillité, dans ces cas de cancer douloureux, qu'en insistant sur les narcotiques, et augmentant progressivement leur dose. J'ai connu et soigné une dame qui prenait quatre à six grammes d'hydrate de chloral tous les soirs, et qui absorbait chaque jour, en quatre injections, de 25 à 40 centigrammes de chlorhydrate de morphine.

IV. *Cancer ulcéré et hémorrhagique, avec destruction presque complète de la mamelle gauche, et sciatique à droite. Commencement de cachexie.* — Messieurs, la malade de 54 ans, couchée au n° 6, et que j'ai fait entrer, dans l'espoir d'obtenir pour elle une admission à la Salpêtrière, nous offre un nouveau cas de cancer mammaire incurable.

Le mal occupe le sein gauche. Il a commencé il y a trois ans. Sa marche a été plutôt lente que rapide. La malade est venue réclamer mes soins, il y a juste un an. J'ai trouvé une rétraction du mamelon, la peau d'orange, une adhérence partielle de cette peau, et une induration qui, vu d'ailleurs l'âge de la malade, ne m'ont laissé aucun doute sur l'existence d'un carcinome. Il y avait un commencement d'érosion, avec rougeur circonférentielle, au niveau du point adhérent. Comme il n'y avait pas de ganglions engorgés, et que l'état général était satisfaisant, j'accédai, pour les raisons que je vous ai dites ailleurs, et en vue surtout de soutenir le moral, au désir que m'exprimait la malade d'être débarrassée, et je fis usage des flèches caustiques au chrolure de zinc. Les suites de l'opération ont été très-simples, et cette femme nous a quittés au bout d'un mois, avec une plaie qui n'était pas complétement fermée.

La cicatrisation ne s'est pas achevée. Au bout de trois mois, cette femme est revenue nous montrer un bouton rouge et dur qui occupait la partie moyenne de la plaie; j'ai constaté de plus un gonflement dur de quelques ganglions lymphatiques axillaires. Je rassurai la malade qui comptait toujours sur les bons résultats de son opération, et dont le moral était très-bon. Je lui prescrivis quelques pansements avec la glycérine simple ou avec le glycérolé d'amidon, et je l'engageai à revenir nous voir de temps en temps. C'est ce qu'elle a fait. Mais nous avons constaté, à chacune de ses visites, un amaigrissement, et une décoloration du visage. Le teint cachectique s'est prononcé peu à peu, et depuis trois mois la malade se plaint de deux choses : un écoulement de sang assez fréquent par les bourgeons multipliés dont la plaie est couverte, et une douleur, parfois très-vive, surtout la nuit, qu'elle ressent dans la région sacrée, la fesse gauche, et le long de la face postérieure de tout le membre inférieur gauche. C'est à cause de ces deux phénomènes qu'elle m'a demandé à rentrer, et m'a prié de faire pour elle les démarches dont je parlais en commençant.

Vous avez vu que les ganglions axillaires forment une tumeur mamelonnée et bosselée considérable, que l'avant-bras et la main sont œdématiés, ce qui s'explique soit par la compression, soit par l'envahissement cancéreux de la veine axillaire, et, en tout cas, par la diminution ou l'arrêt de la circulation dans cette veine. Ces phénomènes sont une conséquence assez ordinaire des cancers ganglionnaires de l'aisselle arrivés à un volume considérable.

La surface de la plaie est couverte de bourgeons, les uns rouges, les autres grisâtres et pulpeux qui fournissent une sérosité purulente (ichor) et répandent une odeur fétide. Cette odeur est due à la pulpe décomposée et formant eschare plutôt qu'à l'ichor abondant versé par la surface de l'ulcère cancéreux bourgeonnant.

Il y a eu une hémorrhagie pendant la première nuit; elle a été arrêtée à l'aide de quelques tampons de charpie imbibés d'une solution très-étendue de perchlorure de fer, et d'un pansement légèrement compressif. Je vous ai fait remarquer à ce propos que les hémorrhagies de ce genre sont ordinairement faciles à arrêter. Elles ne sont pas fournies par des artères volumineuses; la moindre compression, un hémostatique quelconque, la colophane, le sang-dragon, à défaut de perchlorure de fer, suffisent pour s'en rendre maître. Seulement, une fois que cette tendance existe sur un ulcère cancéreux, elle est rebelle et persiste. Il faut donc, pour que la malade ne s'affaiblisse pas trop vite, recommander aux personnes qui l'entourent d'avoir sous la main tous les objets nécessaires pour faire l'un des pansements dont je viens de parler.

Quant aux douleurs de la région sacrée et du membre inférieur, elles sont évidemment névralgiques, c'est-à-dire qu'elles se trouvent sur le trajet et à l'origine du nerf sciatique. Faut-il les considérer cependant comme l'expression d'une sciatique essentielle, c'est-à-dire sans lésion appréciable, ou d'une sciatique symptomatique? L'exploration que j'ai faite ne m'a pas fourni de documents à ce sujet. Mais il est bien possible que dans le canal sacré lui-même et sur quelqu'une des branches d'origine du nerf, ou dans l'excavation pelvienne, sur le plexus sacré, ou sur le tronc lui-même au-dessous du grand fessier, une lésion existe, sans que j'aie pu en constater la présence. Dans ces derniers temps, en effet, on a trouvé quelquefois chez les sujets cancéreux des carcinomes développés dans les nerfs ou sur leur névrilemme. On a trouvé aussi des ostéosarcomes de la colonne vertébrale et du sacrum au niveau de l'émergence des nerfs rachidiens, et on a pu expliquer les douleurs semblables à celles de cette femme par une compression ou par une névrite de voisinage.

Mes recherches sur la malade ne m'ont pas renseigné sur le point de départ de ses douleurs. Mais son état cachectique me fait penser qu'elles sont dues à quelque produit cancéreux dans l'épaisseur même ou au voisinage du nerf sciatique. Il en résulte une nouvelle complication incurable. J'ai bien prescrit le liniment au chloroforme, j'emploierai les vésicatoires saupoudrés de morphine, et les injections hypodermiques dont je vous parlais tout à l'heure. Mais je crains fort que tous ces calmants ne soient insuffisants ou n'aient qu'une efficacité temporaire. Car, dans les quelques cas de ce genre dont j'ai été témoin, les douleurs ont résisté à tous les moyens que j'avais mis en usage.

TITRE QUINZIÈME

HERNIES

CENT VINGT-QUATRIÈME LEÇON

Hernies réductibles, et bandages chez les enfants.

I. Raisons pour lesquelles on prescrit des bandages. — II. Bandages sur l'enfant nouveau-né : 1° pour la hernie ombilicale. Exemple de hernie ombilicale non congénitale. Le but de la contention est de favoriser la tendance naturelle à la guérison radicale. Contention avec une boule de coton maintenue par une longue bandelette de diachylon enroulée autour du tronc. — 2° Hernie inguinale interstitielle chez un nouveau-né. Bandage recouvert d'une toile imperméable. Le testicule est à sa place ; diagnostic entre une hernie et une hydrocèle enkystée. Raisons pour lesquelles ce n'est pas une hydrocèle enkystée. Utilité du bandage pour favoriser la tendance naturelle au retrait. Ce bandage doit être à pression molle. Nécessité de le porter nuit et jour, en l'enlevant matin et soir pour soigner la peau. Impossibilité de fixer à l'avance le temps qui sera nécessaire pour la cure radicale. — 3° Hernie inguinale gauche avec ectopie testiculaire. Impossibilité de déterminer rigoureusement si la hernie est dans la même séreuse que le testicule. Raisons pour ne pas mettre de bandage et pour attendre la fin de l'allaitement, et au besoin un peu plus tard jusqu'à ce que le testicule soit descendu ou que la descente soit reconnue impossible. — III. Hernie inguinale dans la seconde enfance, interstitielle avec ectopie testiculaire. La hernie est trop grosse pour qu'on l'abandonne à elle-même, et le testicule est assez bas pour ne pas être comprimé par une pelote échancrée. — IV. Deux hernies inguino-scrotales volumineuses chez des enfants de 7 à 9 ans, dont une avec hydrocèle concomitante : A. Contention avec la pelote triangulaire recourbée, chez celui qui n'a pas d'hydrocèle ; B. Opération préalable, avec soins spéciaux, chez celui qui a l'hydrocèle. Substitution d'une hernie interstitielle à la hernie scrotale. — V. Hernie inguino-scrotale avec adhérence de l'épiploon au testicule. Application du bandage sur cet épiploon irréductible.

MESSIEURS,

I. Nous avons souvent dans les salles, et plus souvent encore à la consultation, des sujets chez lesquels nous reconnaissons des hernies réductibles, et pour lesquels nous conseillons l'emploi de bandages destinés à maintenir la réduction, c'est-à-dire à empêcher les viscères de redescendre pendant les mouvements et les efforts. Comme il y a grand intérêt pour les malades à ce que les bandages soient bien construits et bien appliqués, j'ai pensé qu'il serait bon de vous signaler, au fur et à mesure qu'elles se présenteraient à nous, les diverses variétés de hernies coercibles, et les conseils que vous devez donner dans chaque cas particulier aux patients, relativement au choix et au placement des bandages. Ces conseils sont d'une grande importance, et vous le comprendrez de suite, si vous voulez bien chercher avec moi pourquoi nous prescrivons des appareils mécaniques spéciaux. C'est d'abord afin de mettre les patients à l'abri de l'étranglement, lequel ne se produit pas quand les viscères restent maintenus dans le ventre; c'est ensuite afin de supprimer les malaises et particulièrement les coliques dont les hernies sorties sont quelquefois la cause; c'est aussi pour empêcher une augmentation incessante de volume qui rendrait la contention de plus en plus difficile et les malaises de plus en plus grands; c'est enfin pour guérir radicalement, quand la chose est possible, la hernie, qui, dans les cas où elle ne guérit pas, constitue une infirmité pour toute la vie.

Et comme les indications ne sont pas les mêmes chez tous les sujets, comme, par suite, les conseils que nous donnons diffèrent suivant les circonstances, c'est-à-dire suivant l'âge, la variété anatomique et le sexe, je tiens à grouper vos souvenirs autour de ces quatre chefs : les bandages chez le nouveau-né, les bandages pendant la seconde enfance, les bandages sur l'homme et la femme adultes.

II. *Des bandages sur l'enfant nouveau-né, et pendant toute la période de l'allaitement.* — Vous voyez apporter souvent à la consultation des enfants à la mamelle sur lesquels nous reconnaissons tantôt une hernie ombilicale, tantôt une hernie inguinale. Jamais on ne nous en présente avec une hernie crurale. Je vous prie de reporter vos souvenirs sur quelques-uns de ces cas et sur les recommandations que j'ai faites à propos d'eux.

1° *Hernie ombilicale sur un enfant à la mamelle.* — Vous vous rappelez que, ces jours derniers, on m'a présenté une belle petite fille de trois mois sur laquelle on voyait, au niveau de la cicatrice ombilicale, une saillie arrondie, grosse comme une noisette, molle, très-facilement dépressible, disparaissant aussitôt qu'on la pressait, et au niveau de laquelle, la disparition une fois obtenue, le doigt pouvait sentir à travers la peau une petite ouverture devenue libre après le refoulement. Puis, si l'on cessait la pression, qu'on laissât l'enfant remuer, ou si même on la faisait crier en la pinçant légèrement, on voyait la petite tumeur reparaître et se tendre. La mère me demandait ce qu'était cette saillie et ce qu'il fallait y faire.

J'ai répondu de suite qu'il s'agissait d'une hernie ombilicale, et j'ai ajouté, pour vous, que ce n'était pas la variété décrite dans nos auteurs sous le nom de hernie ombilicale congénitale, celle qui est caractérisée par l'absence de tégument cutané au niveau de l'ombilic, et la présence dans ce point du revêtement péritonéal, d'où l'imminence d'une ouverture de la séreuse et d'une péritonite mortelle au moment où tombe le cordon. Je vous ai rappelé que cette variété de hernie, bien décrite pour la première fois en France dans un mémoire important de Debout (1), était excessivement rare, et présentait un pronostic et des indications très-différentes de celles que nous observons sur les enfants dont le cordon est tombé, dont la paroi abdominale est complète, et dont la cicatrice ombilicale est régulièrement formée. Notre petite malade était dans ce cas. Je n'en ai pas conclu cependant que la hernie n'était pas congénitale, c'est-à-dire n'existait pas au moment où l'enfant est venue au monde. J'ai voulu dire seulement que cette hernie coïncidait avec la formation régulière du tégument externe, et qu'elle n'offrait pas ce caractère grave et exceptionnel qui a justifié une description spéciale et à part sous le nom de hernie congénitale ; ce caractère, dis-je, de n'avoir pas d'autre paroi que le péritoine plus ou moins épaissi et transparent, con-

(1) Debout, *Mémoires de l'Académie royale de médecine de Belgique*, tome V.

stituant tout à la fois et le sac de la hernie et la limite ou clôture imparfaite de la cavité abdominale.

En réponse à la deuxième question, j'ai dit à la mère qu'il était nécessaire de faire un pansement contentif destiné à maintenir l'intestin dans le ventre, et j'ai ajouté, pour vous, que ce cas n'était pas un de ceux dans lesquels la contention a pour objet d'empêcher l'étranglement, cet accident étant extrêmement rare chez les enfants à la mamelle, si rare que je n'en ai pas vu un seul exemple. Le but de cette contention est de favoriser la guérison radicale qui, dans ces conditions, a grande tendance à se faire. Vous lirez, en effet, dans vos auteurs, que la hernie ombilicale des nouveau-nés s'explique d'abord par un ralentissement ou retard dans le retrait que doit subir, après la chute du cordon, l'ouverture destinée pendant la vie intra-utérine au passage des vaisseaux ombilicaux. Lorsque les choses suivent leur cours régulier, l'orifice se rétrécit assez vite pour que, pendant les cris de l'enfant, l'intestin ne puisse pas s'y introduire. Mais quand ce travail est retardé, et surtout quand en même temps le contour fibreux de l'anneau ombilical est plus mou et plus extensible qu'à l'état ordinaire, alors une anse intestinale peut s'y engager et la hernie se produire. C'est précisément ce qui était arrivé chez cette petite fille. Heureusement la règle, dans ces cas, est que la tendance au retrait n'est que retardée; elle se réalise encore pendant les mois et les années qui suivent la chute du cordon; elle se réalise si bien que, même sans contention, l'on voit guérir complétement la hernie ombilicale.

Ne concluez pas de là cependant que si l'on ne faisait rien, la hernie guérirait toujours. Dans les cas où l'ouverture reste un peu grande et où son contour n'est pas très-résistant, si en même temps l'enfant est criard, si surtout, comme la chose peut arriver, sans qu'il nous soit possible de le savoir positivement, il est rendu criard par les coliques que la hernie occasionne, celle-ci augmente, et devient assez volumineuse pour apporter obstacle au retrait. Chez notre enfant, sans doute la hernie était assez petite, et l'orifice que nous sentions avec le doigt, après la réduction, était assez étroit et son contour assez dense pour que nous ayons pu mettre le sujet dans la catégorie de ceux chez lesquels, même sans contention, la guérison se fait. Mais je n'étais pas et on n'est jamais sûr du fait, et comme il aurait pu arriver que, malgré tout, l'orifice anormal persistât, augmentât même, le mieux était de favoriser le plus possible le travail naturel, en nous opposant à la présence incessante ou au retour fréquent des viscères dans cet orifice. Laisser persister la maladie à l'âge de cette enfant, c'était l'exposer à avoir pour le reste de ses jours une hernie, c'est-à-dire une petite infirmité, avec la possibilité de l'étranglement un jour ou l'autre, et la chose était d'autant plus sérieuse ici qu'il s'agissait d'une fille, et que nous l'exposions, si le mal persistait, à l'augmentation inévitable qui se serait produite pendant les grossesses et après les accouchements.

Il y avait donc et il y a chez tous les sujets de cet âge, pour la même raison, c'est-à-dire pour favoriser le retrait physiologique de l'anneau ombilical, indication de tenir l'ouverture le plus inaccessible possible à l'intestin et même à l'épiploon, quoiqu'il soit ordinaire, à cette époque de la vie, que la hernie soit purement intestinale, l'épiploon n'étant pas encore assez long pour s'engager aussi dans l'anneau.

Mais comment remplir l'indication? Quand je vous parle de bandages, le plus souvent je veux désigner des appareils construits par des fabricants. Celui dont je me suis servi ici est fait par le chirurgien. Il consiste tout simplement en une boule de coton que j'ai placée au-devant de l'anneau ombilical, après avoir fait rentrer complétement la hernie ; j'ai enroulé ensuite autour de l'enfant, en faisant trois fois le tour de son corps, une longue bandelette de diachylon large de deux centimètres et demi, que j'ai fait passer au-devant de la boule de coton, afin de bien l'assujettir. Conseillé, il y a une vingtaine d'années, par Trousseau, ce bandage est celui qui maintient le mieux la hernie ombilicale des nouveau-nés, car l'accolement du diachylon sur la peau et sur le coton, empêche ce dernier de se déplacer, quels que soient les mouvements et les efforts.

Le diachylon expose bien la peau délicate des enfants à l'eczéma et à l'érythème; j'ai recommandé, pour le cas où cette complication arriverait, de supprimer momentanément le diachylon, et de le remplacer, après avoir saupoudré les parties malades avec de la poudre d'amidon, par une bande ordinaire que l'on renouvellerait tous les trois ou quatre jours. Quant aux bandelettes de diachylon, on peut n'y toucher que tous les huit jours, à moins d'une altération et d'un ramollissement par l'urine.

Cet appareil contentif simple suffira-t-il pour conduire à la guérison? Je l'espère, si surtout l'enfant se trouve, comme j'ai tout lieu de le penser, dans des conditions favorables au retrait de l'orifice ombilical. Cependant je n'en suis pas bien sûr. J'ai prévenu la mère qu'à chaque renouvellement elle devrait examiner la hernie pour voir si une diminution s'opérait, et que le pansement devrait être continué jusqu'au moment où, pendant les cris de l'enfant, on ne verrait plus la tumeur apparaître, et où le doigt ne sentirait plus, en refoulant la peau, la petite ouverture herniaire. Je l'ai engagée d'ailleurs à nous montrer l'enfant tous les mois, plus souvent si elle le voulait, et à nous laisser décider quand il y aurait lieu de supprimer la contention.

2° *Hernie inguinale interstitielle chez un nouveau-né; nécessité d'un bandage fabriqué imperémable.* — On nous présente aujourd'hui un petit garçon de quatre mois, nourri par sa mère; celle-ci a remarqué depuis quelques semaines un gonflement à l'aine droite de son enfant; elle craint une hernie et nous demande notre avis. Mon premier soin, à l'examen de cet enfant, a été de chercher si le testicule était à sa place. Nous voyons en effet assez souvent à la consultation, et je vous en ai présenté depuis six mois deux exemples, des enfants à la mamelle chez lesquels un des testicules n'est pas descendu dans le scrotum, et fait dans le canal inguinal, où il est arrêté, une saillie que les parents et quelquefois les médecins prennent pour une hernie. La méprise se comprend d'autant mieux que le testicule, ainsi arrêté dans sa migration, est mobile, et peut être attiré en bas avec les doigts et refoulé en haut dans la partie profonde du canal inguinal. Ici le doute n'était pas possible; le testicule se sentait très-bien dans le scrotum, et il y avait certainement dans l'aine un gonflement qui ne dépendait pas de lui. Il s'agissait de déterminer si ce gonflement était formé par une hernie ou par une hydrocèle enkystée du cordon; car à cet âge, les deux maladies que je viens de nommer peuvent se rencontrer, et elles sont assez difficiles à distinguer l'une de l'autre.

Je n'ai pas cru à une hydrocèle enkystée, parce que le gonflement était mou et facilement dépressible; or celui que forme l'hydrocèle enkystée est dur, tendu et élastique, lorsqu'on a soin de saisir le haut de la tumeur pour la fixer au niveau et au-dessus de l'anneau inguinal externe. En outre, comme l'hydrocèle enkystée, à cause de la laxité du tissu conjonctif qui l'environne, peut se mouvoir dans le canal inguinal et ressembler, lorsqu'on l'a refoulée en haut et en arrière, à une hernie qu'on vient de réduire, on sent, en explorant attentivement, au-dessus de l'anneau, quelque chose de résistant qui persiste dans le canal inguinal et n'est pas allé se perdre dans l'abdomen; puis, lorsqu'on cesse de presser avec la main qui a refoulé la tumeur, on voit reparaître cette dernière tout aussitôt, et avant que l'enfant ait fait le moindre mouvement ni effort. Ici j'ai bien constaté à diverses reprises, qu'après ma tentative de réduction, toute espèce de gonflement avait disparu, et que, la main une fois retirée, la tumeur ne reparaissait pas tant que l'enfant n'avait pas remué ou crié. D'un autre côté, la tumeur était tellement molle et dépressible, qu'il n'y avait pas moyen d'en conserver au-dessous de l'anneau une portion que j'aurais examinée avec une lumière pour y chercher la transparence.

J'insiste sur les difficultés du diagnostic et les moyens de les surmonter, parce que vous rencontrerez souvent, dans la pratique, des enfants sur lesquels les parents et quelquefois les médecins auront cru à une hernie et se seront empressés de mettre un bandage parce qu'ils auront senti un gonflement mobile dans la région de l'aine. N'oubliez pas que si ce gonflement laisse une certaine consistance dans la région malade, après une tentative de réduction, il est plus probable qu'il s'agit d'une hydrocèle enkystée que d'une hernie. En tout cas, si une première exploration ne vous a pas bien renseignés, demandez-en une seconde ou une troisième avant de prescrire un bandage. Car autant celui-ci est utile lorsqu'il s'agit bien d'une hernie, autant il a d'inconvénient lorsque c'est une hydrocèle enkystée; non pas que cette hydrocèle puisse être modifiée défavorablement par la compression, mais parce que c'est une mauvaise chose que de soumettre à une pression inutile une région dans laquelle se trouvent des organes aussi importants que le cordon spermatique et toutes ses parties constituantes. Il faut bien accepter ces inconvénients lorsque la hernie existe; mais lorsqu'elle n'existe pas, c'est un tort que d'y exposer les enfants.

Pour le nôtre donc, il n'y avait pas de doute; cette partie molle, souple, entièrement réductible, reparaissant pendant les cris de l'enfant, ne pouvait pas être autre chose qu'une hernie, et il y avait indication de la maintenir, non pas tant pour mettre obstacle à l'étranglement qui est encore très-rare à cet âge, que pour empêcher l'accroissement de la tumeur et sa descente dans le scrotum. Vous savez, en effet, et j'aurai souvent l'occasion de vous le prouver sur les malades, que quand la hernie inguinale est devenue scrotale, elle est difficile à maintenir, et même quelquefois absolument incoercible. C'est donc un service rendu pour l'avenir à un enfant nouveau-né que de ne pas laisser devenir scrotale une hernie qui ne l'est pas encore, et qui est tout simplement interstitielle ou intra-inguinale.

Il y a d'ailleurs, comme pour la hernie ombilicale des nouveau-nés, un autre motif très-puissant pour intervenir; c'est que ces hernies-là possèdent aussi une certaine tendance au retrait des ouvertures et canaux qui les ont laissées sortir. En effet, que s'est-il passé dans cette région avant l'apparition de la hernie? La descente du testicule par le canal inguinal. Que cette descente se soit accomplie à l'époque régulière, c'est à dire à la fin de la vie intra-utérine, ou qu'elle ait été un peu retardée, il n'en est pas moins vrai qu'après la migration, le trajet parcouru par la glande doit revenir sur lui-même, et ne plus laisser, pour le passage du cordon, qu'un orifice supérieur étroit et peu extensible, un canal assez étroit lui-même, mais notablement extensible, et un orifice inférieur ou anneau externe. Pour que les conditions normales s'établissent, il faut 1° que toutes ces parties reviennent sur elles-mêmes; 2° que le péritoine, descendu avec le testicule, s'oblitère et disparaisse entre les deux anneaux inguinaux. Or deux anomalies peuvent avoir lieu, c'est-à-dire le retrait ne pas se faire dans le laps de temps habituel, avant la naissance, et le péritoine persister à l'état de cavité séreuse qui s'offre à l'intestin poussé par les efforts vers la paroi abdominale.

Laquelle de ces deux choses s'était passée sur notre petit malade? ou bien avait-il eu les deux aberrations? La clinique ne nous instruit pas à cet égard. Elle nous apprend seulement que ce qui n'est pas arrivé à l'époque normale peut arriver plus tard. Mais la condition pour que le retrait des espaces et l'oblitération du péritoine se réalisent, c'est qu'il ne reste pas dans le trajet inguinal de viscères qui y apportent obstacle.

A tous les points de vue, il faut donc que la hernie soit maintenue, et maintenue nuit et jour, comme nous le faisons pour les hernies ombilicales de cet âge. Seulement, ici un appareil établi par le chirugien ou par les parents serait insuffisant. En effet un spica fait avec une bande ordinaire devrait être renouvelé souvent, parce qu'il serait mouillé à chaque miction et se relâcherait. Le chirurgien ne pourrait pas être à la disposition du malade toutes les fois que ce renouvellement serait nécessaire, et il ne peut compter sur l'habileté et les soins de l'entourage pour remettre la bande, en la serrant assez et en ne la serrant pas trop. Il faut donc un bandage fabriqué; celui qui se compose d'une pelote mollette, sans ressort et avec un sous-cuisse, est celui que je conseille. On devra avoir soin de le faire garnir d'une sorte de chemise en taffetas imperméable. Si l'on ne trouvait pas chez les bandagistes auxquels on s'adressera, le bandage à pression molle dont je viens de parler, j'engage les parents à en prendre un à ressort métallique, mais en veillant bien à ce que la pression soit très-modérée, et à ce que le ressort soit entouré d'une toile imperméable pour éviter la détérioration prompte de l'instrument par l'urine.

J'ai engagé la mère à ôter le bandage deux fois par jour au moins, à passer une éponge sur la région inguinale, et à saupoudrer cette dernière. On choisira autant que possible, pour ce renouvellement, l'instant où l'enfant sera calme, après qu'il aura tété par exemple. N'oubliez pas en effet que pour arriver à la guérison définitive espérée, il faut que la hernie ne sorte pas ou sorte le moins de temps possible. D'ailleurs j'ai recommandé également à la mère de ne jamais remettre le bandage avant d'avoir exercé avec la main, sur la région inguinale, une pression douce destinée à faire rentrer la hernie, pour le cas où, malgré les précautions prises, elle se serait échappée pendant le pansement.

Il m'a été adressé une question sur le temps durant lequel il serait nécessaire de prolonger l'emploi du bandage. J'ai répondu que ce serait au moins jusqu'à la fin de l'allaitement, que la durée dépendrait surtout du soin que l'on prendrait de faire le renouvellement comme je l'ai dit, et d'empêcher le plus possible les cris, surtout pendant ce renouvellement. J'ai ajouté que nous ne savions rien de précis à l'avance sur ce point; qu'il fallait, pour cesser le bandage, n'avoir pas vu la hernie se présenter pendant au moins six mois; qu'après ce laps de temps, il faudrait procéder par tâtonnements, ôter le bandage la nuit, par exemple, le remettre le jour, chercher attentivement si, après plusieurs heures passées sans contention, la tumeur n'était pas redescendue, et enfin ne conseiller la cessation définitive qu'après une observation répétée de l'état des parties.

3° *Hernie inguinale gauche, avec arrêt dans la migration ou ectopie inguinale du testicule.*—Le petit malade de six mois que nous venons de voir à la consultation nous a présenté une difficulté que vous rencontrerez quelquefois dans la pratique, et à laquelle vous devez être préparés. Son testicule n'est pas complétement descendu. Il s'arrête juste au niveau de l'anneau, dans lequel il rentre même souvent, pour aller se cacher dans le canal inguinal. On nous demande si l'enfant n'a pas en même temps une hernie menaçant d'augmenter, et pour laquelle un bandage serait nécessaire. C'est encore un de ces cas dans lesquels un examen insuffisant conduirait à l'erreur qui consiste à prendre le testicule lui-même pour un viscère hernié. Cette erreur a été évitée ici par une recherche bien simple, celle qui consiste à regarder et à toucher pour savoir si la glande est à sa place dans le scrotum. Elle n'y était pas, et une exploration attentive m'a permis de la reconnaître, à son volume, à sa forme et à sa consistance, au niveau et par moments un peu au-dessus de l'anneau inguinal externe. Mais y avait-il aussi une hernie interstitielle? La réponse à cette question est impossible, et ne peut être faite qu'après un certain nombre d'explorations, lorsque, la tumeur herniaire n'existant pas au moment du premier examen, on n'est pas parvenu à la faire sortir. Nous n'avons pas ici les ressources que nous offrent les adultes et même les sujets de la seconde enfance. A ceux-là nous disons de tousser, de marcher, de sauter, et il est bien rare, si une hernie existe réellement, qu'elle ne se présente pas dans l'une ou l'autre de ces manœuvres. Nous ne sommes pas dans les mêmes conditions, lorsqu'il s'agit d'un enfant à la mamelle.

Mais, sur mon petit malade, je voyais nettement une tuméfaction au-dessus du testicule, sur le trajet inguinal, et en appuyant légèrement, j'ai senti que cette tuméfaction diminuait, puis disparaissait. Donc pas de doute; j'avais là une hernie intra-inguinale réductible avec ce qu'on appelle l'ectopie testiculaire, et la facilité de réduction m'autorisait à affirmer que cette hernie était sans adhérence avec le testicule. Est-ce le même sac, c'est-à-dire le péritoine non oblitéré, qui enveloppe les deux parties, ou, si vous aimez mieux, la hernie est-elle péritonéo-vaginale ? La chose est probable, mais il m'a été impossible de m'en assurer positivement. Comme en effet j'ai trouvé quelquefois le testicule entouré d'une séreuse indépendante, bien qu'il fût arrêté dans sa migration, et au-dessus une hernie dans un sac également indépendant, je ne puis, par cela seul que la hernie concorde avec une ectopie, en conclure, bien que cela soit la disposition la plus fréquente, qu'un sac séreux commun existe. Nous n'avons pas de signes cliniques au moyen desquels nous puissions établir cette partie du diagnostic, dont l'intérêt d'ailleurs est fort secondaire.

Relativement au parti à prendre pour le traitement, je me suis trouvé en présence de deux difficultés : si je ne conseillais pas un bandage, il était probable que la hernie grossirait, et que, gênée dans son allongement par le testicule en ectopie, elle se développerait dans le canal inguinal, en l'agrandissant, et en établissant, pour le cas où un étranglement aurait lieu dans l'avenir, des dispositions très-défavorables, ainsi que je ne manquerai pas de vous le dire quand j'aurai l'occasion de vous parler des hernies inguinales à étranglement profond. D'un autre côté, si je conseillais le bandage, je soumettrais le testicule à une compression par la pelote, j'empêcherais, selon toute probabilité, l'achèvement de sa migration, et je l'exposerais à un arrêt de son développement, c'est-à-dire à l'insuffisance de volume qui a pour conséquence à peu près inévitable la suppression de la sécrétion spermatique normale.

De ces deux inconvénients il fallait choisir le moindre ; or, le moindre est d'avoir la hernie non contenue, et de ne pas porter un bandage pour le moment. En temporisant, je laisse au testicule le temps de descendre. La hernie ne peut pas grossir beaucoup tant que l'enfant sera à la mamelle; je donne d'ailleurs à la mère, qui est en même temps la nourrice, le conseil de presser doucement avec la main sur la région inguinale, lorsque l'enfant criera, et de tâcher d'ailleurs qu'il crie le moins possible.

Si, après l'allaitement, c'est-à-dire dans un an à 18 mois, on reconnaît que le testicule est dans le scrotum, alors il sera temps de faire porter un bandage. Si, au contraire, la migration n'est pas encore achevée, on fera bien de continuer la temporisation. Mais combien de temps faudra-t-il la prolonger ? Je n'ose pas répondre tant que le testicule ne sera pas dans le scrotum ; car il est, vous le savez, des sujets chez lesquels la descente complète n'a jamais lieu ; or je ne sais pas et ne peux pas savoir si notre enfant est dans cette catégorie ou dans celle des sujets chez lesquels, le cordon s'allongeant peu à peu, le testicule arrive à descendre sinon jusqu'au fond des bourses, au moins vers leur partie supérieure et assez loin de l'ouverture inguinale pour que, sans le comprimer et le gêner, une pelote de bandage puisse rester en permanence sur cette région. J'ai conseillé de temporiser, sans fixer de date précise, jusqu'à ce que le testicule soit assez descendu pour que l'application du bandage soit possible, et j'ai engagé les parents à nous montrer leur enfant ou à le montrer à d'autres de temps en temps, pour qu'on décide si un changement favorable s'est opéré, et si le moment est venu de faire porter le bandage.

III. *Hernie inguinale dans la seconde enfance, interstitielle avec ectopie testiculaire.* — Le problème que je viens de poser et d'étudier pour un enfant à la mamelle s'était posé il y a quelques semaines pour un garçon de six ans, qui avait également son testicule arrêté à l'anneau, et une hernie inguinale interstitielle. Si la hernie eût été petite, j'aurais conseillé probablement encore la temporisation, parce que tout espoir d'achèvement de la migration n'eût pas été perdu. A l'époque où j'ai publié ma traduction de Curling (1855), je ne connaissais pas de fait m'autorisant à penser qu'au delà de quatre ou cinq ans, le testicule pouvait achever sa migration. Depuis, j'ai rencontré de jeunes garçons chez lesquels le travail s'est complété plus tardivement, vers l'époque de la puberté. Le testicule, il est vrai, avait un plus petit volume que celui du côté opposé, et ce développement moindre pouvait faire croire à une insuffisance fonctionnelle, absolument inappréciable pour le sujet, mais qui n'en était pas moins réelle. Car toutes les recherches que j'ai faites sur la sécrétion des spermatozoïdes m'ont démontré que cette sécrétion exigeait un développement parfait de l'organe sécréteur, et que le retard dans la migration coïncidait presque toujours avec un développement imparfait. Mais la question de forme ayant en cette matière une certaine importance, c'est toujours une chose utile que de n'apporter, si on le peut, aucun obstacle à l'achèvement de la migration testiculaire. Or le bandage est un obstacle; car pour que la pelote comprime efficacement le trajet herniaire, elle doit arriver jusqu'à l'anneau, et si elle y rencontre le testicule, elle le presse, douloureusement ou non, et elle arrête plus certainement sa descente et son accroissement en volume.

Mais, d'un autre côté, j'ai dit que chez ce jeune garçon la hernie était volumineuse; elle l'était d'autant plus que, non-seulement elle soulevait notablement la partie antérieure du canal inguinal, mais que, probablement, elle en soulevait aussi la paroi postérieure dans une proportion d'autant plus grande que le testicule, obstruant l'anneau externe, apportait un plus grand obstacle à l'accroissement par en bas de la hernie. Il y aurait eu grand inconvénient pour l'avenir de cet enfant à laisser toujours grossir cette hernie interstitielle. Voilà pourquoi j'ai prescrit l'emploi du bandage. Mais afin de comprimer le moins possible le testicule, j'ai conseillé de donner à la pelote la forme échancrée qui a été conseillée par Follin, et que j'ai fait représenter à la page 275 de mes leçons sur les hernies. Si ce bandage peut être supporté, c'est-à-dire s'il ne touche pas le testicule ou s'il le touche sans occasionner de souffrances, l'enfant le portera jour et nuit. Si au contraire la pelote fait naître quelques souffrances par la pression qu'elle exercera sur la glande, toujours exposée à remonter de temps à autre, j'ai conseillé de faire agrandir l'échancrure, jusqu'à ce que la pelote fût supportable. Peut-être cette pelote imparfaite ne comprimera-t-elle pas assez le canal et surtout son orifice supérieur, pour empêcher l'accroissement de la hernie aux dépens de la paroi postérieure du canal inguinal; mais enfin elle diminuera toujours un peu, si elle ne l'empêche pas tout à fait, cet accroissement, et ce sera toujours une condition plus favorable que si les choses avaient été abandonnées à elles-mêmes.

Vous voyez, en tout cas, combien cette question de contention des hernies chez les enfants atteints d'ectopie testiculaire est difficile, et que nous avons été obligé à des tâtonnements avant de donner un conseil définitif. Ce conseil ne peut pas être le même pour tous les cas. J'ai rencontré des sujets chez lesquels l'ectopie était intra-inguinale au lieu d'être, comme dans les faits précédents, inguinale, c'est-à-dire au niveau même et au-dessous de l'anneau externe. Lorsque les enfants avaient atteint la sixième ou la septième année sans que la descente se fût prononcée, et lorsque en même temps la hernie était volumineuse, j'ai pris le parti de conseiller un bandage qui refoulait tout à la fois le testicule et la hernie. J'ai pensé, en effet que du moment où l'organe, à l'âge de six ans, n'avait pas dépassé l'enceinte du canal inguinal, il ne la dépasserait jamais, et qu'alors il convenait de songer exclusivement à la hernie et d'en arrêter le développement ultérieur.

IV. *Deux hernies inguino-scrotales volumineuses chez des enfants de sept à neuf ans, une sans hydrocèle et une avec hydrocèle concomitante.* — A. Je vous ai fait voir ces jours derniers un nouvel enfant qui m'a été amené du dehors avec une hernie inguinale, sans ectopie testiculaire. Cette fois, la hernie descendait jusqu'au bas du scrotum, et comme elle laissait le testicule en arrière, j'en ai conclu qu'elle était péritonéo-vaginale, qu'elle était d'un très-gros volume pour l'âge du sujet, qu'en conséquence sa contention serait peut-être difficile, et que cependant il y avait grande utilité à la faire, parce que si, comme on devait le craindre, le volume augmentait encore avec le temps, la difformité et l'infirmité deviendraient intolérables. D'ailleurs quand on parvient à maintenir jour et nuit la réduction, une guérison radicale n'est pas impossible, à cause de la tendance au retrait et de la tunique vaginale et de l'espace inter-aponévrotique qui constitue le trajet herniaire.

Il est vrai qu'en vous parlant de cette tendance chez les nouveau-nés, je ne vous ai pas dit jusqu'à quelle époque elle existait, et si l'on pouvait encore compter sur elle chez un enfant de sept ans. Il n'y a rien d'absolu à cet égard. Certainement l'oblitération de la tunique vaginale et le rétrécissement des anneaux se font d'autant mieux que le sujet est plus jeune ; mais ils peuvent encore se réaliser pendant la seconde enfance, sans que nous sachions à quel moment il n'est plus permis d'y compter. En tout cas, la contention étant toujours nécessaire pour empêcher l'augmentation de volume de la hernie, le bandage était parfaitement indiqué, et l'espoir d'une guérison radicale nous obligeait à conseiller de porter le bandage nuit et jour en ne l'ôtant que pour surveiller et soigner la peau. Vous avez pu voir que la réduction s'obtenait très-aisément, surtout quand l'enfant était couché sur le dos, et je vous ai fait constater qu'après la rentrée, le doigt arrivait, en refoulant le scrotum de bas en haut, sur un anneau inguinal très-large, dans lequel cependant nous ne pouvions pas le faire entrer.

Dans les cas de ce genre, il faut, comme pour les adultes atteints de hernies inguino-scrotales volumineuses, un bandage français à ressort qui comprime non-seulement le trajet inguinal, mais aussi l'anneau et la partie supérieure du scrotum. La pelote qui remplit le mieux cette indication, dans la plupart des cas, est la pelote triangulaire légèrement recourbée, avec un sous-cuisse cousu au sommet du triangle, sous-cuisse que l'on attache en arrière, soit au moyen d'un bouton, soit au moyen d'une boucle. J'ai donné cette indication par écrit aux parents, en les engageant à faire exécuter mes prescriptions par un bon bandagiste. Je leur ai de plus recommandé :

1° De faire ôter le bandage matin et soir et de s'assurer que la peau n'était ni rouge ni excoriée, auquel cas il faudrait cesser l'emploi de l'appareil pendant quelques jours ;

2° De ne remettre, chaque jour, le bandage qu'après avoir exercé une pression sur le trajet inguinal pour assurer une réduction complète ;

3° De s'informer et au besoin de regarder, dans la journée, si la hernie descend malgré le bandage ;

4° Enfin, de le faire porter nuit et jour pendant sept ou huit années au moins.

B. Vous m'avez vu chercher si chez cet enfant il n'y avait pas une hydrocèle péritonéo-vaginale coïncidant avec la hernie, car son observation me rappelait celle d'un jeune garçon du même âge que nous avons eu, il y a deux ans, dans le service. J'avais pu chez celui-ci, qui avait aussi une tumeur scrotale très-volumineuse, reconnaître, après la réduction de la hernie, le sujet étant debout, qu'il restait une tumeur molle, fluctuante, et dont la transparence avait été bien constatée au moyen de la lumière solaire et de l'éclairage avec une bougie. Puis, en faisant coucher l'enfant, j'avais fait rentrer le liquide dans le ventre, ce qui démontrait le caractère péritonéo-vaginal ou congénital de cette hernie. L'enfant avait un bandage qui paraissait bien maintenir l'intestin, mais qui n'empêchait pas le liquide de redescendre et de donner au scrotum un volume trop considérable. Quelques-uns d'entre vous se rappellent comment je l'ai opéré. Je l'ai fait marcher pendant une heure, je l'ai fait monter et tenir debout sur une chaise ; j'ai fait rentrer la hernie, et j'ai invité un aide à serrer fortement le cordon au niveau de l'anneau inguinal externe, et à comprimer avec la même main cet anneau. Je me suis assuré, au moyen de la lumière, que ce qui restait de la tumeur était parfaitement transparent et par conséquent ne contenait pas de viscère ; enfin j'ai fait la ponction et l'injection iodée au tiers, et pendant que je poussais moi-même le liquide, j'ai recommandé à l'aide de maintenir la compression. Je l'ai même augmentée en ajoutant la main d'un second aide par-dessus celle du premier. Vous savez le but que je me proposais par cette opération debout, accompagnée de compression; c'était d'empêcher le passage dans le péritoine du liquide au moyen duquel je me proposais de guérir l'hydrocèle. Ce résultat a bien été obtenu. L'enfant n'a pas, durant l'opération, poussé les grands cris et annoncé la violente douleur abdominale qui eussent été causés par le passage dont je viens de parler. Les suites de l'opération ont été simples, et j'ai eu lieu de croire que la portion vaginale de l'hydrocèle était guérie par l'oblitération de la séreuse. En effet, lorsque le malade nous a quittés, vingt jours après l'opération, la toux ne ramenait plus du tout la hernie dans le scrotum, mais la ramenait encore dans la région inguinale. En effet, j'avais dû combiner la manœuvre de manière à ne soumettre aux effets de la teinture que la partie inférieure ou scrotale de la séreuse. L'obligation dans laquelle j'étais de fermer le passage au liquide vers le ventre, avait laissé la portion inguinale en dehors du contact de l'iode et de ses effets consécutifs.

Là donc, le sac persistait, et j'avais substitué une hernie interstitielle ou vaginale funiculaire à la hernie scrotale. Mais j'ai fait pressentir que l'enfant se trouvait dans de bonnes conditions pour guérir tout à fait de sa hernie avec le temps; dans ce but je lui ai conseillé de porter jour et nuit un bandage très-fort.

J'ai réussi de la même façon sur un enfant de neuf ans que j'ai opéré à la Pitié en 1869; mais j'ai échoué l'année dernière sur un petit malade de la ville; l'hydrocèle s'est reproduite peu de temps après l'opération, et la hernie n'a pas cessé d'être inguino-scrotale et difficile à maintenir. En raison des quelques mots que je vous ai dits (tome II, p. 696) du traitement de l'hydrocèle chez les enfants, je me demande si l'injection minime d'alcool, en y ajoutant le séjour au lit et la compression avec le bandage, ne serait pas plus avantageuse que l'injection iodée, dans l'hydrocèle compliquant une hernie. Mais, je n'ai pas d'expérience sur ce point; je le signale à l'attention des observateurs, et je me résume en concluant des faits précédents que, chez les enfants atteints simultanément de hernie et d'hydrocèle péritonéo-vaginale, l'indication est de traiter l'hydrocèle, en prenant les précautions nécessaires pour que le liquide ne passe pas dans la cavité péritonéale.

V. *Hernie inguino-scrotale avec adhérence probable de l'épiplon au testicule sur un enfant de sept ans, application du bandage après réduction de l'intestin.* Voici encore un enfant qu'on nous amène avec une hernie inguino-scrotale de volume médiocre. J'ai reconnu qu'il n'y avait ni fluctuation, ni transparence et que par conséquent il ne pouvait être question d'une hydrocèle. En faisant coucher l'enfant sur le dos et pressant un peu la tumeur, je l'ai sentie diminuer, puis rentrer, un gargouillement très-prononcé; mais après cette réduction, j'ai trouvé qu'il restait une notable partie de la tumeur. Elle était allongée, pâteuse, et représentait un cordon à peu près gros comme le petit doigt, qui commençait dans la région inguinale et arrivait dans le scrotum, jusqu'au niveau du testicule. J'ai cherché à compléter la réduction, mais je n'y suis pas parvenu, et dans les tentatives que j'ai faites, je me suis aperçu que le cordon pâteux, en remontant, entraînait le testicule; j'ai saisi ce dernier en cherchant à l'attirer doucement en bas avec une main, pendant qu'avec l'autre main, je refoulais le susdit cordon en haut. Par cette manœuvre, j'ai senti se tendre un prolongement qui adhérait à le glande et qu'aucun effort ne parvenait à en détacher.

Je ne pouvais pas expliquer ce cordon adhérent par le vice de conformation dont j'ai parlé ailleurs (tome II, p. 626), et qui consiste en une descente, dans la bourse, de l'épididyme seul, le testicule restant inclus plus profondément. La consistance que je trouvais dans le trajet herniaire était, en effet, celle d'un épididyme; mais en pareil cas, on ne sent pas le testicule à sa place, comme nous le sentions ici, et d'autre part je trouvais à ce testicule la régularité de conformation qui caractérise l'état normal.

Il était donc évident que ce cordon allongé et pâteux devait être formé par l'épiploon, et qu'il s'agissait d'une hernie péritonéo-vaginale intestino-épiploïque. L'intestin était libre et parfaitement réductible; mais l'épiploon adhérait au testicule, comme on en a cité quelques exemples.

La question pratique était de savoir ce qu'il fallait conseiller pour cet enfant. Évidemment la portion intestinale de la hernie réclamait une contention, car si on ne la faisait pas, la tumeur eût nécessairement augmenté; d'un autre côté, on ne pouvait satisfaire à l'indication, très-générale et très-rationnelle en matière de bandage, de ne mettre la pelote qu'après réduction complète de la hernie, puisqu'une partie de cette dernière était absolument irréductible.

Entre ces deux difficultés, il fallait choisir la moindre. Ce qu'il y avait de plus important pour le présent et l'avenir de cet enfant, c'était de supprimer les inconvénients et les dangers de la hernie intestinale, en abandonnant à elle-même la hernie épiploïque adhérente. Je pouvais craindre que cette épiplocèle ne supportât pas la pression d'une pelote, soit qu'elle fût sensible par elle-même, soit que, dans les mouvements, elle entraînât le testicule en haut, et l'exposât à une pression douloureuse; mais j'ai appris que cet enfant ne souffrait jamais, et j'ai constaté que la pression un peu forte et un peu prolongée avec la main, en ayant soin d'éviter le testicule, ne provoquait pas de souffrance. J'ai donc pensé que la pelote inguino-scrotale recourbée, avec sous-cuisse cousu au sommet du triangle, pourrait être supportée, et que cette forme était celle qui conviendrait le mieux, puisque l'entérocèle était scrotale. J'ai fait écrire mes intentions, et la recommandation spéciale de laisser entre la pelote et le testicule un espace assez grand pour que ce dernier ne fût pas comprimé, et j'ai engagé les parents à soumettre ma consultation au bandagiste auquel je les engageais à s'adresser.

L'enfant a été ramené plusieurs fois, et son bandage était bien supporté.

CENT VINGT-CINQUIÈME LEÇON

Hernies réductibles et choix du bandage chez les adultes.

I. Hernies inguinales. — Différences, sous le rapport des bandages, entre la pratique des hôpitaux et celle de la ville. — A. *Deux cas de hernies inguinales, l'une interstitielle, l'autre inguino-pubienne, faciles à contenir.* — Explorations pour le diagnostic. — Raisons pour conseiller le bandage. — Application du bandage français le plus simple. — B. *Deux hernies inguinales et scrotales difficiles à maintenir à cause de leur volume.* — Elles n'ont plus de portion inguinale, parce que les deux anneaux sont confondus en un seul qui conduit directement dans le ventre. — Largeur de cet anneau unique. — Conditions difficiles à réaliser dans la construction de la pelote. — Essai, sur un des malades, du bandage français à pelote triangulaire recourbée. — S'il ne réussit pas, essai du bandage anglais. Emploi, sur l'autre, d'un bandage articulé (à clef). — succès momentané; s'il ne dure pas, la hernie sera déclarée incoercible. — C. Autre condition qui rend impossible l'emploi du bandage dans la hernie inguino-scrotale. — Sensibilité névralgique ou névralgiforme réveillée seulement par la pression. — La tolérance s'établira peut-être à la longue; temporisation. — II. *Hernie crurale.* — La malade ne met pas de bandage, par insouciance et parce qu'elle ne sent pas de douleur. — Du reste, il est très-difficile de faire tenir un bandage crural. — On n'y arrive que quand, une partie de la hernie étant irréductible, on se sert d'une pelote concave. — III. Du bandage pour les *hernies ombilicales* des adultes. — Distinction entre les grosses et les petites hernies ombilicales. — Sur une malade qui est dans le premier cas, la ceinture simple est suffisante. — Sur une autre qui est dans le deuxième cas, une plaque munie d'une boule centrale sera appliquée. — Exemple d'une sensibilité insolite (hyperesthésie herniaire) qui a cédé à l'emploi du chloroforme.

I. *Hernies inguinales.* — Messieurs, nous voyons à chaque instant, soit à la consultation, soit dans les salles, des hommes atteints de hernies inguinales réductibles. Les uns n'ont pas encore porté de bandage et viennent nous en demander un. Les autres en ont un qui est détérioré et dont ils désirent le remplacement. Les autres encore en ont un, en apparence bon et solide, mais qui n'empêche pas la hernie de descendre. Un résumé de ces trois ordres de faits, dont il me suffira de vous rappeler les principaux exemples observés dans le service, vous mettra au courant des difficultés que vous offrira plus tard cette question de l'application des bandages pour les hernies inguinales. A l'avance je vous avertis cependant que, dans la pratique particulière, ces difficultés sont un peu différentes de ce qu'elles sont dans les hôpitaux, d'abord parce que les sujets, plus sensibles et plus nerveux, ne supportent pas aussi bien les pressions nécessaires pour la contention de leur hernie, ensuite parce que bien des gens du monde, pour lesquels la dépense n'est rien, finissent par savoir qu'il existe beaucoup de variétés de bandages, et nous consultent pour savoir s'il n'y en a pas un qui soit supérieur à celui dont ils ont fait usage jusque-là. Vous verrez que, pour nos malades des hôpitaux, nous n'avons pas l'embarras du choix, parce que nous sommes obligés d'accepter les bandages souvent insuffisants que fournit l'assistance publique. La conséquence en est que les hernies volumineuses sont mal contenues ou ne le sont pas du tout, tandis que, dans la pratique particulière, la plupart des hernies, et je vous parle des inguinales seulement, finissent par être maintenues.

A. *Deux cas de hernies, l'une interstitielle, l'autre inguino-pubienne, faciles à contenir.* — Nous avons trouvé ces jours derniers deux sujets adultes qui étaient entrés pour d'autres affections, et qui désiraient savoir si le gonflement qu'ils portaient dans l'aine droite était une hernie, et s'il fallait porter un bandage. Sur l'un d'eux, ce gonflement ne dépassait pas l'anneau inguinal. En refoulant avec le doigt indicateur la peau du scrotum de bas en haut, j'ai pu sentir cet anneau, y entrer même un peu, et constater que, quand le malade toussait, une saillie arrondie venait toucher mon doigt. Je voyais en même temps la région inguinale soulevée par un gonflement gros comme la moitié d'un œuf de poule. Ce gonflement persistait, bien que le malade fût couché sur le dos ; mais il disparaissait, en faisant entendre un peu de gargouillement, à la moindre pression exercée sur lui. Le diagnostic était facile : c'était une hernie réductible.

Était-elle intestinale seulement ou épiploïque en même temps qu'intestinale ? Je n'ai pas jugé complétement la question ; mais elle avait peu d'importance, du moment où il était évident que tout rentrait.

Sur l'autre malade le gonflement est encore à droite, et il se réduit avec la même facilité, en donnant aussi le bruit du gargouillement. La seule différence est que, quand le malade est debout ou quand il tousse, la tumeur apparaît au-dessous de l'anneau, au niveau et en dehors de l'épine du pubis. Quand elle est rentrée, le doigt indicateur peut, en refoulant la peau, entrer facilement dans cet anneau qui est très-large, et arriver jusqu'à deux centimètres au delà, c'est-à-dire dans le canal inguinal ; puis, en retirant peu à peu le doigt pendant que le malade faisait l'effort de toux, j'ai senti la hernie descendre, arriver jusqu'à l'anneau, le franchir et s'arrêter à quelques millimètres au-dessous de lui.

A ces symtômes vous avez aisément reconnu, sur le premier malade, la variété de hernie inguinale externe dans laquelle les viscères franchissent l'orifice supérieur du canal inguinal et s'arrêtent dans ce canal, celle qui a été décrite par Boyer sous le nom d'*intra-inguinale*, par Dance sous celui d'*intra-pariétale*, et par Goyrand (1) sous celui d'*inguino-interstitielle.* L'usage a consacré en France le mot d'*interstitielle* pour caractériser cette hernie, qui, d'après certaines particularités dont je vous ai dit un mot à l'occasion des bandages chez les enfants et sur lesquelles j'aurai à revenir à propos des étranglements, présente elle-même deux sous-variétés : l'interstitielle avec situation normale du testicule, et l'interstitielle avec ectopie. Nous avions affaire ici à la première de ces sous-variétés.

Chez l'autre malade, je vous ai dit que la hernie différait de la précédente par son prolongement au delà de l'anneau, sans qu'elle fût arrivée cependant à la partie supérieure des bourses.

(1) Goyrand, *De la hernie inguino-interstitielle.* Mém. de l'Académie de médecine de Paris (1836, p. 14).

J'ai cru devoir caractériser par un mot cette hernie intermédiaire entre celles qui sont complétement incarcérées dans le canal inguinal, et celles qui sont devenues scrotales : ce mot est celui d'*inguino-pubienne.*

Les deux malades se ressemblent par l'absence de symtômes fonctionnels. Ils ont des professions peu fatigantes; l'un est compositeur d'imprimerie, l'autre est graveur; ils ne font donc pas de grands efforts; en outre ils n'ont jamais de coliques, ni de douleurs dans la région inguinale, et c'est pour ce motif qu'ils n'avaient pas consulté jusqu'à présent.

Et maintenant, quelle réponse devais-je leur faire relativement au bandage? Je n'ai pas hésité à leur dire qu'il fallait en porter un. J'ai essayé de leur faire comprendre que, s'ils n'en portaient pas, ils étaient exposés à être pris, un jour ou l'autre, des accidents de l'étranglement; que d'ailleurs la hernie augmenterait sans doute avec le temps, qu'elle finirait par tomber dans les bourses et devenir, sinon très-douloureuse, au moins très-incommode par son poids et son volume.

J'ai ajouté que le bandage était d'autant plus nécessaire que son action, pour ces sortes de hernies, était des plus efficaces. Quand l'instrument est à peu près bon et que les malades savent le bien mettre, la hernie interstitielle est toujours contenue, tandis que beaucoup de hernies devenues scrotales sont, comme je vous le dirai bientôt, difficiles ou impossibles à maintenir.

Je sais bien qu'au point de vue de l'étranglement, on peut faire au bandage l'objection que voici : Malgaigne a signalé parmi les causes qui amènent la rigidité du collet du sac et le rendent, par son inextensibilité, apte à devenir agent d'étranglement, la pression exercée par la pelote. N'ai-je donc pas à craindre que ces hernies, si peu incommodes jusqu'à présent, ne deviennent plus dangereuses pour l'avenir avec le bandage que si elles restaient libres? Mais cet argument, messieurs, n'aurait une grande valeur que si la pression exercée par les bandages était la seule cause qui préparât les conditions anatomiques favorables à un étranglement. Nous avons vu souvent le collet du sac produire cette maladie chez des sujets qui n'avaient jamais porté de bandage, et puis n'avons-nous pas appris que le contour cellulo-fibreux de l'anneau inguinal interne devenait quelquefois lui-même agent d'étranglement, et il le devient sans la pression d'un bandage, et sous la simple influence de l'irritation incessante que produit la hernie elle-même. Par conséquent, oui, le bandage peut contribuer, en favorisant la transformation fibreuse des contours celluleux, à préparer les conditions de l'étranglement. Mais comme ces conditions se préparent également sans lui et par le seul fait de la hernie, et comme nous ne pouvons savoir quelles sont, à cet égard, les aptitudes de chaque sujet, il n'y a pas là une raison suffisante pour que les malades soient privés des avantages de la contention; or, c'en est un très-grand que d'éviter l'augmentation incessante de volume, laquelle d'ailleurs, si par hasard l'étranglement serré arrive un jour, est une grande cause d'aggravation de la maladie.

J'ai donc conseillé un bandage à chacun de ces malades. Je n'ai pu en choisir d'autre que celui de l'assistance publique. Heureusement ces sortes de hernies sont les plus faciles à contenir. La pression n'a pas besoin d'être forte, et pourvu que l'appareil soit de mesure, il maintient suffisamment. Du reste j'aurais été libre du choix, je n'aurais conseillé ni le bandage à pression molle, c'est-à-dire sans ressort métallique, ni le bandage caleçon en tissu élastique de Bourjeaud; car le premier eût pu être insuffisant, et second incommode en même temps que dispendieux. Je n'aurais hésité qu'entre le bandage à ressort élastique, dit français, et celui que nous appelons le bandage anglais, l'un et l'autre pouvant réussir également bien; mais j'aurais donné la préférence au premier, qui est plus à la portée de toutes les bourses. C'est d'ailleurs, je le répète, le seul que les hôpitaux mettent à la disposition de nos malades, et s'il y a là un inconvénient pour les hernies inguino-scrotales souvent difficiles à contenir, ce n'en est pas un pour les interstitielles et les inguino-pubiennes, qui, je vous le répète, sont les plus faciles de toutes à maintenir.

J'ai donc fait donner à ces deux hommes le bandage ordinaire; la pelote est de forme ovale à grand diamètre dirigé de haut en bas et de dehors en dedans; elle est garnie de bourre de laine, et l'écusson métallique qui en forme la charpente est soudé presque en ligne droite au ressort également métallique, lequel a sa partie antérieure un peu plus inclinée en bas que la postérieure. La force élastique de ce ressort donne une pression modérée mais suffisante. Je les ai engagés, puisqu'ils sont trop avancés en âge (ils ont l'un 38, l'autre 42 ans) pour que l'on puisse espérer une guérison radicale; je les ai engagés, dis-je, à porter le bandage pendant le jour seulement, et à le remettre le matin, avant de se lever, après avoir exercé avec la main une pression suffisante pour bien réduire la hernie. Je les ai engagés de plus à se servir du sous-cuisse, pour que la pelote ne remonte pas. Beaucoup de malades négligent cette précaution, lorsque le sous-cuisse n'est pas cousu à la pelote, et il ne l'est pas lorsque celle-ci est ovalaire et non recourbée. Quand l'instrument s'adapte bien et que la pression est suffisante, le sous-cuisse en effet n'est pas indispensable. Mais ces bandages imparfaits et bon marché dont nous disposons dans les hôpitaux ont une pelote qui s'affaisse vite, un ressort qui s'affaiblit promptement, et alors, dans les mouvements du corps, la pelote remonte, le trajet inguinal n'est plus comprimé, et la hernie sort au-dessous du bandage. J'ai prévenu les malades de ces inconvénients, et je leur ai dit que le moyen de l'éviter était de porter le sous-cuisse et de s'y habituer, malgré la gêne qu'il occasionne les premiers temps.

B. *Deux hernies inguino-scrotales difficiles à maintenir à cause de leur volume.* — Les deux sujets que nous avons observés ces jours-ci, l'un à la consultation, l'autre dans les salles, vous ont offert l'exemple de hernies devenues scrotales et assez volumineuses. L'un et l'autre avaient le testicule très-distinct au-dessous de la hernie, ce qui prouve que celle-ci n'était pas péritonéo-vaginale. Je vous ai fait remarquer en outre que, sur tous deux, la tumeur avait une portion molle et gargouillante très-prompte à réduire, c'est l'intestin, et une autre plus consistante, pâteuse, rentrant un peu plus lentement, c'est l'épiploon; que néanmoins tout rentrait, et que, la réduction une fois faite, nous pouvions, en refoulant la peau, comme je l'ai dit plusieurs fois, entrer facilement dans un anneau inguinal très-large.

Je vous ai fait deux autres remarques; c'est que le doigt, coiffé par la peau, après être arrivé dans l'anneau, se dirigeait de suite en arrière et ne pénétrait pas dans le trajet oblique du canal inguinal, tel que nous avons appris à le connaître sur le cadavre des sujets non atteints de hernie; c'est que, de plus, la tumeur, n'ayant pas de portion qui corresponde à la paroi de l'abdomen, est en quelque sorte pubio-scrotale, et non pas inguino-scrotale.

Ces dispositions tiennent à une cause bien connue. Les deux hernies sont anciennes, et elles ne sont devenues scrotales et volumineuses que précisément parce qu'elles sont anciennes; or, en pareil cas, Scarpa l'a démontré depuis longtemps, l'orifice inguinal interne s'est rapproché peu à peu de l'externe, le canal s'est effacé, et l'on n'a plus qu'une seule ouverture, résultant de la fusion des deux anneaux inguinaux, qui fasse communiquer la région scrotale avec la cavité du péritoine. Vous voyez de suite la conclusion pour la disposition des bandages. Il ne s'agit plus d'avoir, comme quand ce sont des hernies de l'enfance ou des hernies interstitielles et inguino-pubiennes de l'adulte, une pelote obliquement appliquée dans une étendue de trois ou quatre centimètres sur la partie inférieure de la paroi abdominale; il s'agit de comprimer efficacement tout le contour d'un anneau unique, très-large, et dont le tissu habituellement souple est très-extensible se laisse facilement distendre.

Or il y a là une difficulté pour l'application d'un bandage. La compression, pour être efficace, doit se faire sur une surface qui, au lieu d'être plane, est un peu bombée, et sur un point, la partie interne du pli de l'aine, au niveau ou au voisinage duquel ont lieu des mouvements incessants. L'indication ne peut être remplie que par une pelote recourbée dont la courbe s'adapte exactement aux contours de la région, ou bien par une pelote plate assez solidement fixée pour n'être pas dérangée à tout instant par les mouvements de la cuisse sur le bassin.

Comme celui de nos malades qui se présentait à la consultation m'a dit avoir le moyen de payer un bandage mieux approprié que celui dont nous aurions pu disposer pour lui, je l'ai engagé à se présenter chez un bandagiste consciencieux, et à demander un de ces bandages à pelote triangulaire et recourbée, dont le sous-cuisse est cousu au sommet du triangle, bandages dont je vous ai déjà parlé plusieurs fois. Le sommet devra descendre dans le pli génito-crural jusqu'à quatre ou cinq travers de doigt au-dessous de l'anneau; la base devra remonter à trois travers de doigt au-dessus de ce dernier. Embrassant bien la région malade, fixée en bas par le sous-cuisse, que j'engage le malade à ne pas manquer d'attacher par derrière, la pelote aura quelque chance pour ne pas se déranger, et la hernie sera maintenue. Mais à combien de mécomptes il faut s'attendre pour ces grosses hernies scrotales! Que la pelote soit poussée par des efforts un peu violents, que le ressort soit trop faible dès le début ou qu'il s'affaiblisse un peu plus tard, que le patient ne puisse pas supporter une pression un peu forte, et qu'à cause de cela il laisse trop de laxité à la courroie qui complète le cercle du bandage, la hernie trouvera une issue et se développera plus ou moins au-dessous de la pelote. Je vous montre souvent des hommes qui sont dans ce cas, c'est-à-dire qui se présentent à nous avec une hernie scrotale sortie sous le bandage. En général ils en sont peu incommodés, d'abord parce que se sont des sujets peu sensibles, et ensuite parce que la simple diminution de volume que donne cette compression imparfaite supprime la distension du sac et des autres enveloppes, qui est probablement la cause principale des souffrances et des malaises chez les hernieux. On s'étonne pourtant de ce que la compression dont je parle ne gêne pas assez la circulation des matières dans l'intestin pour occasionner au moins des coliques passagères. Il n'en est rien chez les sujets auxquels je fais allusion; mais vous en verrez d'autres, et j'en connais surtout dans la pratique particulière, qui ne supportent pas cette pression du bandage sur la hernie sortie, et pour lesquels il faut conseiller ou un autre bandage ou la cessation de toute espèce de compression.

Pour le malade actuel, que conseillerons-nous donc si, dans quelques jours, il vient nous dire que son bandage ne maintient pas la hernie, et si nous constatons, en effet, en l'examinant soit pendant la toux, soit après un effort dans la position accroupie, que la hernie s'échappe, au moins en partie, sous la pelote? Je verrai d'abord si son bandage répond bien aux indications que j'ai données, si surtout la pelote est suffisamment recourbée, si elle est d'une bonne largeur et d'une bonne hauteur, si le ressort a une élasticité suffisante, si le patient prend soin de faire rentrer toute la hernie avant de placer son appareil, s'il attache convenablement la courroie et le sous-cuisse. Dans le cas où je trouverais une imperfection sur l'un ou l'autre de ces points, je tâcherais d'y remédier, soit en renvoyant le bandage chez celui qui l'aura fourni et le faisant modifier, soit en renouvelant au malade les recommandations que je lui ai déjà faites.

Mais si je ne trouve aucun défaut à l'instrument, ou si, après quelques corrections faites, le malade revient me trouver et me dire que sa hernie sort toujours, si en même temps je constate qu'il est dans la catégorie de ceux chez lesquels la sortie sous la pelote occasionne de la souffrance, alors je lui conseillerai un autre moyen, et j'indiquerai d'abord le bandage anglais, dit aussi bandage de Wickam, celui qui a deux caractères dominants : d'abord l'articulation du centre de la pelote avec l'extrémité antérieure d'un ressort élastique placé du côté opposé à la hernie, ensuite la mobilité de cette articulation, ce qui permet à la tige d'acier représentant le ressort de se mouvoir sans que la pelote y participe. De ces deux conditions, la première augmente la force de pression, la seconde empêche le déplacement. Elles sont amoindries par cette circonstance que la pelote n'est pas recourbée et en quelque sorte moulée sur la région, ce qui rend souvent l'occlusion de l'anneau insuffisante, et permet à la hernie de s'engager aussitôt qu'un point de son contour devient libre.

La forme du bandage français que j'ai conseillé en premier lieu répond mieux aux indications; mais si elle ne suffit pas, il faut bien procéder par tâtonnements et se rappeler que parfois, malgré ses imperfections apparentes, le bandage anglais réussit là où l'autre a échoué.

Et si le bandage anglais ne maintient pas non plus, que prescrire? Si le malade pouvait en faire la dépense, je lui conseillerais ou le caleçon élastique, avec pelote insufflée de Bourjeaud, que j'ai fait représenter à la page 335 de mes leçons sur les hernies, ou l'un des bandages exceptionnels dont je vais vous parler à propos de notre second malade.

Celui-ci, qui a également une grosse hernie inguino-scrotale avec un anneau unique très-large, a essayé déjà plusieurs bandages et n'en a pas trouvé qui ait pu maintenir sa hernie; il est homme de peine pour les déménagements, et se trouve empêché dans ses travaux, qui exigent de grands efforts, par la présence continuelle de sa hernie au-dessous de la pelote. Comme il a épuisé toutes ses ressources, il m'a demandé avec instance un nouveau bandage, et j'ai pu obtenir pour lui un de ces appareils dans lesquels la pression, au lieu d'être produite par une lame élastique recourbée, est donnée par un autre mécanisme, celui d'une articulation que l'on met en mouvement avec une clef indépendante ou incorporée dans l'appareil, et qui, au moyen de crans, peut être maintenue immobile au point où la pression est suffisante pour maintenir la hernie; et cela, bien entendu, sous la condition que le malade puisse supporter cette pression, et que d'ailleurs la peau soit garantie par une quantité suffisante de coton.

Dans les appareils de ce genre qu'on a essayés depuis longtemps, l'articulation et l'engrenage se trouvaient à la jonction même de la pelote avec le ressort; dans celui que nous avons employé ici et qui a été fait par M. Creuzot, elles sont sur la lame élastique elle-même, à dix ou douze centimètres de la pelote. Celle-ci est triangulaire et recourbée comme je l'ai indiqué plus haut, et la clef qui fait marcher l'engrenage est incorporée dans l'instrument et peut être mise en mouvement par le patient lui-même. Le bandage est placé d'abord comme tous les autres. Puis on fait mouvoir l'articulation, de façon à porter la pelote en arrière, c'est-à-dire contre l'anneau inguinal, en la repoussant autant que le malade peut le supporter. Il la desserre si la constriction est trop forte, il la serre davantage s'il en est besoin. Depuis quatre jours que ce bandage a été mis, le patient s'en trouve bien, et nous avons vu que la hernie ne sortait pas, même lorsque de grands efforts étaient faits dans la position accroupie. Je ne suis pas sûr qu'il en sera de même pendant ceux que nécessite la profession fatigante de cet homme. Mais je suis bien aise de vous avoir montré une variété de bandage qui convient aux grosses hernies difficiles à maintenir, et qui m'a paru efficace dans deux autres cas. Si, d'ici à quelque temps, elle est démontrée insuffisante chez le malade actuel, nous devrons alors reconnaître que la hernie est incoercible, et conseiller au patient le simple usage du suspensoir.

C. *Autre condition qui rend impossible l'emploi du bandage dans certains cas de hernies inguino-scrotales.* — Je viens de vous faire comprendre que, chez certains sujets, la hernie inguino-scrotale était incoercible à cause de son volume très-considérable, et de la grande largeur de l'anneau. Voici aujourd'hui l'exemple, rare dans la pratique des hôpitaux, mais un peu plus fréquent dans le monde, d'un malade chez lequel la hernie est rendue incoercible par une sensibilité insolite et inexplicable de la région qui doit supporter la pression. Il a 35 ans, et il a déjà essayé les bandages français et anglais. Il a été obligé de les ôter, et de ne les remettre que de loin en loin, parce qu'au bout d'une heure ou deux la pression devenait intolérable. Il la supporte bien quand elle n'est pas très-grande; mais alors la hernie s'échappe et il n'en souffre que davantage. Il souffre moins, mais il est encore très-gêné lorsqu'il n'a plus son bandage, et que sa hernie reste continuellement dehors, et bien qu'il ne soit pas obligé à des efforts très-considérables (il est valet de chambre), il craint de ne pouvoir plus continuer son état, et il me demande si on ne pourrait pas le débarrasser de son mal par quelque opération. Je ne veux lui proposer aucune de celles qu'on a imaginées à différentes époques, et dont vous lirez la description dans vos auteurs; car elles conduisent à l'un de ces deux résultats : la mort, ou le retour de la hernie plus ou moins longtemps après la tentative qui a été faite.

Mais à quoi donc est due cette sensibilité particulière? Je ne puis vous le dire positivement. Je sais bien que chez lui il n'y a pas d'épiplocèle adhérente, accompagnant une entérocèle réductible. D'ailleurs cette circonstance ne rend pas habituellement la région aussi intolérante, et j'aurai l'occasion, lorsque je vous parlerai des épiplocèles irréductibles par adhérences (voyez la 132e leçon) de vous dire que beaucoup de sujets supportent sur ces épiplocèles une pelote tantôt ordinaire, tantôt concave. Je sais également que, sur notre malade, l'intolérance n'est pas due à la bitéralité de la hernie, car il n'en a qu'une (à gauche), et d'ailleurs ne voyons-nous pas à chaque instant des sujets qui portent facilement un bandage double? Je ne trouve d'autre part ni la funite, ni le varicocèle douloureux et enflammé, qui, chez certaines personnes, empêchent de porter le bandage rendu nécessaire par une hernie concomitante. Je ne puis expliquer ce phénomène que par une sensibilité exceptionnelle dont le siége est dans les nerfs du cordon spermatique; c'est une sorte de névralgie dont les douleurs sont éveillées seulement par une pression. Si cette névralgie est persistante et absolument incurable chez certains sujets, comme j'en ai vu des exemples, elle s'affaiblit à la longue et disparaît même, avec le temps, chez d'autres. J'ai vu en particulier un ecclésiastique âgé de trente-deux ans, qui est resté pendant plus de deux années dans l'impossibilité de supporter le bandage pour une hernie inguino-scrotale droite de moyen volume, mais chez lequel la sensibilité s'est émoussée peu à peu, si bien qu'il a fini par mettre son appareil et le garder toute la journée sans en être incommodé.

En souvenir de ce fait, j'ai recommandé au malade actuel de temporiser, d'éviter le plus possible les grands efforts, qui pourraient augmenter le volume de sa tumeur, de la faire rentrer lui-même, ou d'appeler immédiatement un médecin pour lui faire le taxis, dans le cas où des coliques et des vomissements surviendraient, et feraient craindre un début d'étranglement. C'est du reste un conseil que vous m'entendrez donner et qu'il faut donner à tous les sujets atteints de hernie réductible. L'étranglement ne devient très-grave que quand il a duré plusieurs jours. C'est donc un service à rendre aux hernieux que de les engager à ne pas rester, sans prendre les conseils d'une personne expérimentée, avec une hernie qui ne veut plus rentrer et qui occasionne de la douleur et quelques phénomènes fonctionnels du côté du tube digestif.

II. *Hernie crurale.*—J'aurai l'occasion, en vous parlant de l'étranglement dans les hernies crurales (voyez 131e leçon), de vous signaler l'insuffisance habituelle des bandages pour ce genre de hernie, leur déplacement facile dans les mouvements de la cuisse, l'iudifférence des malades qui, ne souffrant presque pas et n'ayant qu'une tumeur assez peu volumineuse, ne croient pas à la nécessité de suivre le conseil qu'on leur donne, de maintenir leur hernie pour éviter un étranglement. La malade de 40 ans qui est couché au n° 21 de la salle Ste-Catherine vous en est un nouvel exemple. Elle est entrée pour une lymphangite et une adénite inguinale droite, consécutives à quelques pustules d'ecthyma sur le dos du pied. En examinant l'aine droite, j'y ai trouvé, outre des ganglions douloureux, une hernie crurale grosse comme la moitié d'un œuf de poule, parfaitement réductible, et sans amas graisseux périphérique. La malade m'a dit qu'elle connaissait cette hernie depuis plusieurs années, qu'elle avait commencé à porter un bandage, mais que s'en trouvant gênée et ennuyée elle avait bientôt cessé de le mettre, parce que sa tumeur ne lui faisait aucun mal. Cependant elle est blanchisseuse, se tient debout une partie de la journée, et a bien remarqué que la hernie augmentait. Je l'ai engagée à faire venir son bandage, à s'habituer à le mettre convenablement, et à le porter toute la journée. Je ne lui ai pas dissimulé que, sans cette précaution, elle serait exposée aux accidents de l'étranglement. J'ai cependant exprimé, pour votre instruction, le regret, sur lequel vous m'entendrez revenir souvent (voyez 130e leçon), d'être obligé de reconnaître que la contention des hernies crurales était très-difficile, pour les raisons que j'ai indiquées plus haut. Les malades n'ont pas même la ressource des appareils variés que nous avons pour les hernies inguinales. Le bandage français, avec une inclinaison très-forte en avant de la partie antérieure du ressort à laquelle la pelote est fixée, est presque le seul que l'on puisse essayer, en appropriant la force du ressort à la sensibilité des malades. Le bandage anglais a quelquefois réussi ; mais sa pelote a, comme celle du bandage français, l'inconvénient de se déplacer aisément. Je n'ai été satisfait du bandage, chez les femmes, que dans les cas où, l'entérocèle ayant au-devant d'elle une épiplocèle adhérente et irréductible ou une hernie graisseuse (lipome herniaire), je pouvais donner à la pelote la forme concave. J'aurai l'occasion quelque jour de vous en montrer des exemples (voyez 134e leçon). Alors, en effet, la concavité moulée sur la surface arrondie de la portion irréductible, se maintient mieux que la surface plane ou légèrement bombée que nous opposons aux hernies réductibles. Vous comprenez d'ailleurs que si nous voulions, pour ces dernières, employer le bandage à pelote concave, la hernie serait poussée par les efforts dans l'espace libre de cette pelote et serait à tout instant dehors.

En somme, attendez-vous, dans la pratique, à voir les hernies crurales, bien plus fréquentes chez les femmes que chez les hommes, non contenues à cause de l'indifférence des malades qui ne consentent pas à s'assujettir aux bandages, ou mal contenues parce que la pelote se déplace trop facilement. Cet inconvénient est contre-balancé par le peu de tendance qu'ont ces sortes de hernies à augmenter de volume, l'orifice qui les laisse passer étant plus étroit et moins dilatable que ceux de la hernie inguinale; il en résulte que la tumeur n'est presque jamais incommode. Mais peut-être aussi cette difficulté de contention est-elle une des explications de la fréquence plus grande de l'étranglement.

III. *Du bandage dans les hernies ombilicales des adultes.* — Messieurs, les hernies ombilicales sont souvent dans le même cas que les crurales. Elles ne sont pas contenues, parce que la pièce principale du bandage, la pelote, ne reste pas à la place où elle devrait être pour empêcher les viscères de s'échapper. Distinguons les cas cependant.

A. — Voici une grosse femme de cinquante-trois ans qui nous offre une de ces hernies volumineuses que nous voyons si souvent chez les femmes et surtout chez les femmes pourvues d'un grand embonpoint. Elle est entrée pour un ulcère de la jambe, mais incidemment elle nous a demandé si nous pourrions lui donner un bandage pour sa hernie ombilicale. Celle-ci est plus grosse qu'une orange et composée de deux parties : l'une réductible, avec gargouillement, c'est-à-dire intestinale; l'autre irréductible, mollasse, mamelonnée, formée sans doute en grande partie par l'épiploon adhérent et en partie par de la graisse. La malade a de temps en temps des coliques qu'elle attribue avec raison à cette hernie, mais elle n'a jamais eu de symptômes d'étranglement. Elle a essayé divers modes de contention : d'abord une simple ceinture et ensuite la plaque munie d'une boule centrale; mais la hernie est toujours sortie et a continuellement augmenté de volume. La patiente convient d'ailleurs que cette grande plaque la gêne, surtout pendant l'été, et que même elle la fait souffrir, parce que, se déplaçant à tous moments pendant la marche et dans les efforts que nécessite le travail, elle laisse sortir la hernie, dont la présence derrière l'appareil fait naître des souffrances. Cette femme assure enfin que bien souvent elle a été obligée d'enlever son bandage pour se débarrasser des douleurs, et que, pour en éviter les inconvénients, elle a le plus souvent négligé de le porter. Ces renseignements sont ceux que vous donnent presque tous les sujets, hommes et femmes, qui ont le ventre gros et une hernie ombilicale volumineuse, et je vous le rappellerai sans doute lorsque j'aurai à m'expliquer sur l'étranglement des hernies ombilicales (133e leçon).

Mais alors que répondre à cette malade ? Je lui ai dit que je n'avais pas à lui offrir de meilleur bandage que celui dont elle se servait actuellement, et qu'il n'en existait pas qui fût capable de maintenir sa hernie d'une façon permanente, à moins de renoncer à toute espèce de mouvements et d'efforts, ce qui est chose impossible; j'ai ajouté que ce qu'elle avait de mieux à faire, c'était de porter une large ceinture en coutil, en la doublant d'une bonne couche de ouate mobile, au niveau de l'ombilic. Je lui ai fait comprendre que cette ceinture n'empêcherait pas la hernie de sortir, mais qu'elle s'opposerait sans doute, si elle était portée régulièrement, à un accroissement de volume qui rendrait la tumeur de plus en plus gênante. Enfin, j'ai, comme je l'ai fait pour les hommes atteints de grosses hernies inguino-scrotales incoercibles, recommandé à la patiente de prendre immédiatement les conseils d'un médecin et de ne pas attendre plusieurs jours, si par hasard des coliques et des vomissements survenaient, accompagnés d'un gonflement considérable, et de l'impossibilité pour elle de faire rentrer avec la main la portion réductible de sa hernie.

C'est le principal service que nous ayons à rendre aux personnes qui se trouvent atteintes de hernies incoercibles, que de les mettre en garde contre les débuts de l'étranglement, et de leur faire comprendre l'indispensable nécessité d'une intervention prompte, pour empêcher, par un taxis opportun, cet étranglement de devenir très-grave.

B. — Voici maintenant une femme qui a quarante ans, qui a peu d'embonpoint et chez laquelle la hernie ombilicale, complétement réductible, n'a que le volume d'une très grosse noix. Je lui ai fait donner, par le fournisseur des hôpitaux, l'appareil à plaque de petite dimension et muni d'une boule centrale, que l'on fabrique pour les hernies ombilicales. La sensibilité de la peau et de la hernie n'est pas grande, et la pression peut être supportée. La malade paraît attentive et intelligente. Je lui ai appris à mettre ce bandage quand elle est encore au lit, et en maintenant bien avec sa main la réduction avant d'amener la boule centrale au niveau de l'ouverture herniaire; et j'espère que l'instrument, qui sera d'ailleurs retiré pendant la nuit, maintiendra la hernie et empêchera son augmentation de volume et son étranglement. Il est possible que cette espérance ne se réalise pas, et que, malgré tout, la plaque se dérange dans les mouvements. Il est même probable que cela aura lieu plus tard, si, l'embonpoint arrivant, le ventre prend une rotondité qui rendra le séjour de cette plaque difficile. Mais je connais des femmes, des femmes du monde surtout, qui ne sont pas obligées à des efforts considérables, chez lesquelles ce mode de contention réussit très-bien. Aussi n'hésitez pas à le conseiller lorsque vous serez consultés par des adultes (hommes ou femmes) atteints de hernies ombilicales petites ou moyennes, et n'appliquez pas trop vite, c'est-à-dire avant d'avoir essayé, ce qui réussit souvent, le principe de la temporisation ou de la contention insuffisante, dont l'idée vous aurait été donnée par l'observation de quelques malades atteintes, comme la précédente, de grosses hernies ombilicales à peu près incoërcibles.

C. — Vous ne rencontrerez qu'exceptionnellement des sujets chez lesquels une sensibilité insolite et inexplicable, semblable à celle que nous avons observée quelquefois dans les cas de hernie inguinale, rendrait la pression du bandage insupportable. Je puis cependant vous citer un exemple bien remarquable de cette espèce d'hyperesthésie herniaire, que j'ai observé, il y a plusieurs années, sur un malade dont il m'a été donné de suivre l'observation pendant longtemps.

Il s'agit d'un homme qui avait une trentaine d'années lorsqu'il est venu me consulter pour la première fois, le 7 mars 1867, accompagné de son médecin, le Dr Boucher de la Ville-Jossy. Il portait depuis son enfance une hernie ombilicale centrale, fort petite, grosse comme une noisette de moyenne dimension, dont la sortie habituelle était l'occasion, non pas d'une grande souffrance, mais de pincements et de tiraillements incommodes, qui lui paraissaient devoir disparaître si on pouvait empêcher cette sortie. Dans son enfance, on avait essayé plusieurs fois de lui faire porter un bandage, mais il n'avait jamais pu le supporter, et la pression sur la hernie rentrée était devenue de plus en plus intolérable. Le malade me recommandait même de le toucher avec beaucoup de précaution pour ne pas faire naître une crise des plus désagréables. En effet, aussitôt que j'eus mis le doigt sur la hernie et pressé un peu en vue de la faire rentrer, il a ressenti une vive douleur qui s'est irradiée vers l'épigastre et la base de la poitrine, en s'accompagnant d'une toux suffocante très-pénible et d'efforts de vomissements. La face est devenue vultueuse, et le malade s'est promptement soustrait à la pression modérée que j'exerçais, dans la pensée, m'a-t-il dit, que si je continuais il allait être asphyxié. En somme je n'ai pas pu, tant l'angoisse était grande, prolonger assez mon exploration pour savoir si cette hernie était réductible ou non. Je n'avais jamais rien vu de semblable, et je n'avais lu dans mes auteurs aucun fait analogue. J'ai néanmoins donné au patient le conseil de se laisser endormir avec le chloroforme, afin de permettre un examen complet, de faire rentrer sa petite hernie, si la chose était possible, et d'appliquer, séance tenante, un bandage approprié. J'ai donné l'espérance que peut-être la pression, intolérable sur la hernie sortie, serait supportable sur la hernie rentrée, auquel cas le bandage devrait être porté nuit et jour, jusqu'à ce que la tolérance fût bien établie. Le malade n'habitant pas Paris, il fut convenu que cette prescription serait exécutée par son médecin à Saint-Quentin. En effet, le 14 décembre, neuf mois après, cet homme revenait me voir et m'apprenait qu'il avait été soumis au chloroforme peu de temps après sa première visite, qu'on avait pu réduire la hernie complétement, que, pendant son sommeil, on avait mis un bandage à plaque avec boule centrale, et que, depuis ce temps, il avait continuellement porté ce bandage et s'était trouvé bien.

Cependant, à une nouvelle visite qu'il me fit le 27 septembre 1872, le malade se plaignait d'un retour de souffrance; la hernie était réductible et supportait très-bien la pression nécessaire pour la faire rentrer. Mais depuis quelque temps, c'était la pression un peu forte sur le contour de cette hernie, et jusqu'à huit ou dix centimètres au-dessus de l'ombilic, qui occasionnait parfois des souffrances avec nausées et suffocation. Il pouvait porter son bandage, mais il était obligé de ménager beaucoup la pression pour éviter le retour de ces accidents. Je l'engageai cependant à persévérer, quitte à diminuer la constriction dans les moments où elle deviendrait douloureuse. Nous convînmes d'ailleurs que le bandage ne serait plus porté la nuit, si la réduction, le matin au réveil, pouvait être faite sans retour des accidents.

Le malade est venu me voir pour la dernière fois le 10 octobre 1877, et m'a appris qu'il avait pu jusque-là porter son bandage et en être soulagé; mais quand la pelote se dérange un tant soit peu et que la hernie, sortie au-dessous de la plaque, est comprimée par elle, la douleur et l'accès de suffocation reparaissent. Heureusement le malade peut faire rentrer la tumeur sans difficulté, et une fois que cette rentrée a eu lieu, tous les accidents cessent. Du reste, les douleurs périphériques dont il m'avait parlé en 1872 ont disparu.

Il s'est donc établi chez lui une tolérance de plus en plus grande, bien qu'il reste encore un peu de sensibilité à la pression de la hernie, quand elle est sortie.

Vous conserverez de ce fait le souvenir qui nous a été laissé aussi par quelques hernies inguinales difficiles à cause d'une hyperesthésie insolite, qu'avec de la persévérance, les sujets peuvent arriver à maintenir une hernie pendant longtemps incoercible par suite de cette sensibilité exagérée, et qu'à la rigueur on peut, comme chez ce dernier malade, essayer d'établir la tolérance au moyen du chloroforme.

CENT VINGT-SIXIÈME LEÇON

Hernie inguino-scrotale étranglée ; guérison par le taxis.

Étranglement de cent vingt heures. — Volume moyen. — Distinction entre les grandes, les moyennes et les petites hernies inguinales. — Diagnostic entre l'inflammation et l'étranglement. — Raisons pour admettre ce dernier. — Diagnostic entre l'entérocèle et l'entéro-épiplocèle. — Diagnostic du degré de constriction. — Présomption en faveur d'un étranglement peu serré, à cause de la date récente, et de la présence de l'épiploon. — Nécessité du taxis, comme moyen d'exploration et de traitement tout à la fois. Indication de le faire immédiatement. — Raisons pour lesquelles le taxis manuel a été préféré à la ponction aspiratrice et à la bande de caoutchouc. — Manœuvre du taxis. — Utilité de l'anesthésie, explication de cette utilité. — Précautions pour refouler les gaz vers le ventre, et pour éviter la réduction en masse. — Combinaison des mouvements de latéralité avec les pressions. — Taxis à quatre mains. — Réduction au bout de 15 minutes. — Bandage ultérieurement. — Réflexions sur la conduite qu'il eût fallu suivre, si la réduction n'avait pas été obtenue. — Essai du taxis sus-inguinal. — Résultats de ma propre pratique par l'emploi du taxis dans la hernie inguinale étranglée. — 3 cas de mort sur 67. — Explication de ces morts par des lésions exceptionnelles. — Conclusion thérapeutique.

Messieurs,

J'ai été appelé hier soir (27 mars 1876) pour voir un homme de 32 ans, plombier, couché au n° 48 de notre salle Sainte-Vierge. Il portait depuis plusieurs années un bandage pour une hernie inguinale droite assez volumineuse. Il assure que cette hernie rentrait, avec facilité et qu'il n'en a jamais été incommodé. Quelquefois cependant elle sortait malgré le bandage et le malade était obligé de la faire rentrer pendant la journée.

Hier matin, vers 8 heures, elle sortit de nouveau, et ce fut en vain qu'après avoir ôté son bandage, le patient fit ses efforts habituels pour la remettre en place. Il n'y parvint pas ; la tumeur devint d'ailleurs promptement douloureuse, ce qui l'obligea à modérer les pressions et l'empêcha peut-être de réussir. Dans la journée, il souffrit de plus en plus, non-seulement de la région malade, mais aussi de tout le ventre, ne mangea pas et dut se faire porter sur un brancard à l'hôpital.

Lorsque je le vis, à 9 heures du soir, je trouvai dans l'aine et dans le scrotum une tumeur allongée, pyriforme, dont le volume pouvait être comparé à celui d'une grosse poire. Vous avez déjà rencontré un bon nombre de sujets portant des hernies inguinales, et vous savez que chez les uns la tumeur ne dépasse pas l'anneau externe (intra-inguinale ou interstitielle); que chez d'autres elle le dépasse, mais sans aller beaucoup plus loin, et en s'arrêtant en dehors et au voisinage de l'épine du pubis (inguino-pubienne); que chez beaucoup enfin elle descend jusque dans le scrotum (inguino-scrotale). Vous savez également que, parmi ces dernières, les unes ont d'assez petites dimensions et ne descendent pas beaucoup au-dessous de l'anneau inguinal : ce sont les petites hernies inguino-scrotales; les autres deviennent énormes, grosses comme les deux poings, comme une tête de fœtus à terme et plus encore : ce sont les grosses. D'autres enfin, intermédiaires aux précédentes, sont les hernies inguino-scrotales de moyenne dimension. C'est à cette dernière variété que nous avions affaire chez notre malade. Certainement, si nous avions voulu comparer le volume de sa tumeur à celui de la plupart des hernies crurales ou même à celui des inguino-interstitielles, nous aurions pu la déclarer grosse; mais c'est en la comparant à d'autres hernies inguino-scrotales que nous avons pu la ranger parmi les moyennes.

Depuis les travaux de Malgaigne sur la péritonite herniaire et le pseudo-étranglement, nous attachons une certaine importance à l'étude du volume de la hernie. Voici pourquoi : en général, plus une hernie est petite, plus l'ouverture qu'elle traverse pour franchir la paroi abdominale est étroite, et plus cette ouverture serre fortement les viscères quand un étranglement vient à se produire. Plus, au contraire, la hernie est large, plus l'ouverture de la paroi abdominale, ou les ouvertures quand il y en a plusieurs, sont larges, et moins il y a de chances pour que l'étranglement soit serré au point d'être invincible de bonne heure, et d'amener rapidement des lésions graves sur l'intestin. Mais bien qu'elle soit vraie d'une manière générale, cette proposition ne doit pas être rigoureusement appliquée à tous les malades. J'aurai quelquefois l'occasion de vous faire observer que de très-grosses hernies ont des étranglements fort serrés et rapidement délétères pour l'intestin, et que de petites ont des étranglements modérés. L'exception, en un mot, est assez fréquente pour que nous ne devions pas admettre comme absolue cette opinion de Malgaigne, que les grosses hernies inguino-scrotales ne s'étranglent pas et guérissent spontanément.

La tumeur descendait dans le scrotum, mais il était facile de sentir très-distinctement le testicule au-dessous d'elle, et par conséquent de reconnaître que nous avions affaire à une hernie dont le sac était distinct de la tunique vaginale, et qui par conséquent n'appartenait pas à la variété décrite par Viguerie sous le nom de *congénitale* et par Chassaignac sous celui de *péritonéo-vaginale*. Il y a, sous le rapport du pronostic, un intérêt à ce point de diagnostic. L'expérience a montré en effet que, dans les hernies à sac péritonéal, l'étranglement est en général moins serré et moins grave que dans les hernies à sac vaginal.

Je n'ai pas besoin d'insister longuement pour vous prouver que nous étions bien en présence d'une hernie. Car une tumeur qui descend de l'aine dans le scrotum, qui, pendant plusieurs années, est rentrée et sortie, et qui a été maintenue par un bandage, ne peut être ni une tumeur solide du testicule, ni une hydrocèle, ni un varicocèle, ni un gonflement du cordon.

Le point important de diagnostic que j'ai à examiner devant vous est celui-ci : fallait-il considérer cette hernie comme simplement enflammée et susceptible de rentrer sans intervention chirurgicale, ou fallait-il admettre qu'elle était étranglée et la traiter comme telle? Je vous faisais pressentir tout à l'heure que peut-être, à l'époque où Malgaigne a publié ses travaux sur ce sujet, on aurait admis une simple inflammation et temporisé, en tenant le malade au lit et se contentant d'appliquer des cataplasmes sur la tumeur. On aurait appuyé cette pratique sur un certain nombre de faits incontestables dans lesquels des hernies inguino-scrotales, volumineuses si on les compare aux hernies crurales, moyennes si on les compare à d'autres inguino-scrotales, sont rentrées après deux, trois ou quatre jours d'une temporisation semblable. L'observation a démontré en effet que, dans un certain nombre de ces hernies inguinales devenues irréductibles et douloureuses, les symptômes fonctionnels augmentaient pendant quelques jours, puis restaient stationnaires, et diminuaient peu à peu, à la manière d'une inflammation qui aurait eu sa période d'augment, sa période d'état et sa période de déclin. Mais l'observation m'a démontré, et j'en ai donné des exemples dans mes leçons sur les hernies, publiées en 1864 par M. Labbé, que dans un certain nombre de ces cas où le volume plus ou moins considérable de la tumeur autorise à croire à des anneaux larges et par conséquent à une inflammation du sac ou des viscères plutôt qu'à une constriction dangereuse, nous avons néanmoins un étranglement réel, assez serré pour produire localement des désordres graves et pour exercer sur la santé une influence mortelle. Elle m'a démontré, d'autre part, que nous manquions le plus souvent de moyens cliniques pour établir, sur un malade, un diagnostic certain entre ces derniers cas et ceux auxquels Malgaigne a fait allusion.

Distinguons cependant. J'ai établi dans mes travaux antérieurs que, parmi les faits invoqués par Malgaigne à l'appui de sa théorie sur la péritonite herniaire et le pseudo-étranglement, il en était qui bien évidemment se rapportaient à des épiplocèles, et qu'en effet, pour ces sortes de hernies, il importait peu de savoir si l'irréductibilité, avec plus ou moins de douleur, s'expliquait par une inflammation pure sans constriction ou par une constriction s'accompagnant d'un peu plus ou d'un peu moins d'épiploïte. Les faits que j'ai publiés à cette époque (en 1865) se sont assez multipliés depuis, et ont assez frappé l'attention des chirurgiens, pour que tout le monde se soit rangé à cet avis, que la doctrine de Malgaigne était parfaitement acceptable pour les hernies épiploïques, mais qu'elle ne l'était pas pour les hernies contenant de l'intestin, avec ou sans épiploon.

C'est pourquoi, chez notre malade, et vous devrez faire de même dans tous les cas où un certain nombre de symptômes fonctionnels et physiques vous obligeront à discuter le diagnostic de l'étranglement, je me suis posé cette question : suis-je en présence d'une épiplocèle enflammée, ou en présence d'une hernie intestinale ou intestino-épiploïque ? Si j'ai lieu de croire à une épiplocèle, je mettrai des cataplasmes, et ne ferai rien de plus ; si j'ai lieu de croire à une entérocèle, je ne quitterai pas le patient sans que la hernie soit rentrée.

Dans un bon nombre de cas, cette question de diagnostic est bientôt tranchée. Quand le malade a vomi, quand ses vomissements sont fécaloïdes, quand il a passé plusieurs jours sans aller à la garde-robe et sans rendre de gaz par l'anus, on peut être sûr qu'il s'agit d'un étranglement intestinal, et agir sans hésitation en conséquence. Car jamais les hernies de l'épiploon, si enflammées qu'elles soient, même avec une constriction notable au niveau de leur collet, ne donnent des symptômes fonctionnels de ce genre.

Mais chez notre sujet nous n'avions pas cette ressource de symptômes fonctionnels très-accusés, parce que la maladie datait de douze heures seulement. Il n'avait pas encore vomi et n'avait eu que quelques nausées. Il avait été à la garde-robe le matin en se levant, et par conséquent nous ne pouvions pas attribuer à un étranglement de l'intestin l'absence de selles pendant les douze ou treize heures qui s'étaient écoulées depuis. Il n'avait pas non plus le ventre ballonné.

Comment donc faire mon diagnostic ? Je me suis appuyé sur trois symptômes principaux : l'accroissement rapide du volume, la tension de la tumeur et la grande sensibilité à la pression.

C'est le propre de l'étranglement intestinal d'augmenter rapidement et d'une manière sensible le volume d'une hernie devenue irréductible. Est-ce parce que les gaz s'y accumulent en quantité de plus en plus grande? est-ce parce que ceux qui sont incarcérés dans l'anse intestinale y prennent de l'expansion? ou bien est-ce parce que l'intestin, fortement irrité par la constriction, fournit promptement une exhalation de sérosité par sa surface péritonéale, et parce que le sac, participant de suite à cette irritation, sécrète lui-même très-rapidement? Je ne pourrais le dire, car je touche là un certain nombre de points qui ne sont pas encore éclairés. Je ne sais qu'une chose; c'est que, quand il y a dans une hernie une anse intestinale dont la circulation est gênée par un certain degré de constriction, cette hernie se tuméfie dans l'espace de quelques heures. Je ne dis pas que l'épiplocèle étranglée ne se tuméfie pas aussi, mais elle le fait beaucoup plus lentement. C'est au bout de deux, trois ou quatre jours que le malade trouve le volume augmenté. Ici le madade avait remarqué très-vite, au bout de quelques heures, que sa tumeur avait notablement grossi.

Je sentais en outre que cette tumeur était résistante, tendue, élastique. Vous verrez certainement ces caractères dans l'épiplocèle très-enflammée, et ils seront dus à deux causes : le gonflement de l'épiploon lui-même et l'accumulation de la sérosité dans le sac. Mais je dis encore ici que ces phénomènes se développent beaucoup plus vite quand il y a de l'intestin que quand il n'y en a pas; or cette circonstance que la tension et la résistance de la tumeur étaient très-marquées après treize heures seulement de sortie de la hernie, était favorable à l'opinion que j'avais affaire à un intestin étranglé.

Pour la douleur, la chose était encore plus démonstrative. Cet homme souffrait au moindre mouvement, au plus petit contact de la tumeur. Je ne prétends pas dire que toutes les entérocèles étranglées sont douloureuses à ce point; il en est, et je vous rappellerai que c'est un caractère propre aux hernies crurales, qui sont indolentes ou à peine sensibles. La chose est plus rare pour l'entérocèle inguinale étranglée. Est-ce parce que l'anse est en général plus longue et par conséquent fournit une plus grande surface à la douleur? Est-ce pour un autre motif qui nous échappe? Je ne saurais le dire. Mais ce qui est positif, c'est que l'épiplocèle pure, même dans la région inguinale, n'est habituellement pas très-douloureuse, et que, quand elle le devient, c'est au bout de quelques jours et non pas au bout de quelques heures.

M'appuyant donc sur ces trois caractères : l'augmentation prompte du volume, l'apparition rapide de la tension et le développement brusque de la douleur, j'ai admis que cette hernie contenait de l'intestin et que cet intestin était étranglé.

Maintenant trois questions sont à examiner : l'entérocèle était-elle mélangée avec une épiplocèle ? L'étranglement était-il très ou modérément serré? Quelles étaient les raisons pour agir immédiatement et ne pas essayer d'abord un traitement médical ?

1° Etait-ce une entéro-épiplocèle ? La chose était déjà rendue probable par le volume de la tumeur. Les hernies inguino-scrotales, même quand elles appartiennent à la catégorie des moyennes, sont presque toujours formées par l'intestin et l'épiploon, à moins qu'elles ne le soient par l'épiploon seul. Elle était rendue plus probable encore par la matité absolue de la tumeur sur tous les points. Il est vrai que cette matité pouvait s'expliquer par la présence du liquide dans le sac; mais comme je ne trouvais pas de fluctuation, je n'avais pas de raison pour croire à une quantité de liquide capable de me donner cette matité absolue. Enfin je sentais çà et là, surtout vers le haut, l'empâtement qui est propre à l'épiploon. Ma conclusion a donc été que j'avais affaire à une entéro-épiplocèle. Qu'il y eût un peu plus ou un peu moins d'épiploon, cela importait peu. La chose capitale était la présence de l'intestin, car là était la source du danger et celle des indications thérapeutiques.

2° L'étranglement était-il modéré ou très-serré? Voici quelle est l'importance de cette question. Quand l'étranglement est peu serré, la circulation de l'intestin n'est pas ou est peu ralentie et n'a pas chance de se suspendre complétement; sa vitalité persiste; les nerfs eux-mêmes sont peu comprimés et continuent d'exercer leur influence salutaire sur la nutrition de l'anse intestinale. Si au contraire l'étranglement est serré, la circulation et par suite la vie de l'intestin peuvent se perdre rapidement. La gangrène est imminente, et le malade est menacé d'une perforation intestinale, ou, s'il ne succombe pas, d'un anus contre nature. En même temps l'intensité de la constriction augmente celle de la péritonite, et exerce, d'après le travail récent du Dr Paquet, de Roubaix, sur les nerfs de l'intestin une irritation vive qui peut s'irradier aux autres parties du système nerveux et produire les phénomènes réflexes du refroidissement, du ralentissement du pouls, et de la congestion pulmonaire. Malheureusement il est toujours impossible, sur le vivant et à travers la peau, de reconnaître le degré de constriction d'une anse intestinale; rien ne nous éclaire positivement, et nous sommes obligés de nous en tenir à des conjectures.

Nous pouvions présumer que, chez notre malade, l'étranglement n'était pas trop serré pour les raisons suivantes.

D'abord le mal était récent; or, c'est un fait démontré par les résultats du taxis, que plus ce dernier est fait de bonne heure, plus souvent et plus facilement il réussit. Cela tient sans aucun doute à ce que l'étranglement est d'abord peu serré, et que peu à peu il le devient davantage. Il nous est assez difficile d'expliquer par quel mécanisme l'étranglement augmente peu à peu à mesure qu'on s'éloigne de son début. J'examinerai cette question dans une autre occasion. En ce moment je me contente de vous dire que mon premier motif pour croire l'étranglement peu serré était son apparition récente.

En second lieu, j'ai dit que l'intestin était accompagné d'une certaine quantité d'épiploon. Or, en pareil cas, ce dernier supporte une partie de la pression exercée par le contour de l'agent d'étranglement et protége l'intestin.

Enfin les symptômes de l'étranglement n'étaient pas très-accusés, puisqu'il n'y avait ni vomissements, ni ballonnement du ventre, et que la douleur et l'irréductibilité étaient les deux phénomènes dominants.

Mais, je le répète, nous n'avions là que des présomptions, car il m'est arrivé et il est arrivé à tous les chirurgiens de voir sur des hernies inguinales, quoique ce soit plus rare que dans les crurales, l'intestin escharifié par places ou perforé, ou même tout à fait gangrené dans l'espace de quelques heures, et nous avons vu ces lésions se produire sur des entéro-épiplocèles aussi bien que sur des entérocèles pures, chez des sujets dont les symptômes fonctionnels étaient peu prononcés, aussi bien que chez ceux chez lesquels ils étaient très-accusés.

C'est un grand malheur sans aucun doute que de n'avoir pas à notre disposition de moyens cliniques propres à nous éclairer, et sur le degré de la constriction, et sur les effets déjà produits par elle au moment où nous sommes appelés auprès d'un malade. Mais, tout en regrettant que cela soit ainsi, nous devons l'accepter, et nous conduire toujours comme si ce qu'il y a de plus fâcheux, c'est-à-dire un étranglement très-serré, existait.

3° C'est précisément cette dernière pensée qui a dirigé ma thérapeutique. Le peu d'heures écoulées depuis la sortie de l'intestin et l'apparition des premiers accidents, le volume de la hernie et la modération des symptômes fonctionnels m'autorisaient à espérer que la constriction n'était pas grande et que je la surmonterais au moyen du taxis. Je me suis dit en outre que si je me trompais et si, par hasard, j'avais affaire à un étranglement plus serré que je ne le supposais, le malade avait un grand intérêt à ce que j'en fusse informé. Car en laissant persister un étranglement serré, j'exposais le patient à toutes les conséquences de cet état de choses : gangrène, perforation, péritonite, accidents nerveux. Or quel était le moyen pour moi d'être informé? C'était le taxis. S'il réussissait, c'est que l'étranglement n'était pas invincible; mais s'il ne réussissait pas, c'est qu'il était très-étroit, impossible à vaincre, et j'étais prévenu dès lors que je devais agir plus efficacement au moyen de la herniotomie.

En un mot, tout indiquait une intervention par le taxis, et cette intervention devait être immédiate. Qu'aurait gagné le malade en effet à une temporisation? La réduction spontanée peut-être; en effet elle n'était pas impossible, et l'on cite des cas analogues à celui-ci dans lesquels on l'a observée. Mais ne vous fiez jamais, messieurs, à ces faits qui sont exceptionnels, et guidez votre thérapeutique sur ce qui arrive le plus souvent, et sur ce qui est le plus probable.

Or la probabilité, chez notre malade, était que, si la hernie n'était pas réduite de suite, elle pourrait, pendant la temporisation, se gangrener ou donner une péritonite grave, ou que, sans se gangrener très-vite, elle pouvait devenir réfractaire au taxis, invincible, et nécessiter le débridement, qui augmente les mauvaises chances dans une certaine mesure.

Il n'y avait aucune bonne raison pour ne pas appliquer à ce malade le précepte auquel j'ai été conduit depuis longtemps par l'observation d'un grand nombre de hernies : faire rentrer l'intestin de suite, et sans remettre au lendemain, toutes les fois que son étranglement est démontré. Agir autrement, ce n'eût pas été perdre inévitablement le malade; car on peut guérir d'un étranglement intestinal après un temps plus long, soit encore par le taxis, soit par l'opération; mais c'eût été augmenter les chances de mortalité, parce que la réduction par le taxis est d'autant plus difficile et d'autant plus dangereuse que l'étranglement est plus ancien, et parce que l'opération, quand elle est reconnue nécessaire, réussit d'autant mieux qu'elle est faite plus tôt.

Bref, le taxis était indiqué, parce que les conditions étaient favorables à son emploi, et que s'il échouait, j'étais prévenu que l'opération était nécessaire.

Et il devait être bien fait pour ces deux raisons, qu'il était destiné soit à guérir de suite en réussissant, soit à nous démontrer, par son insuccès, que le débridement était nécessaire.

La question se pose ainsi dans tous les cas d'étranglement herniaire intestinal, et c'est pour ce motif qu'on ne doit pas agir avec légèreté ni incomplétement. Non-seulement le taxis imparfait ne réduit pas la hernie et n'éclaire pas le chirurgien sur l'opportunité de l'opération; mais il est irritant, il provoque une réaction inflammatoire qui peut être suivie ou d'une augmentation de la constriction ou d'une marche plus rapide vers la gangrène. J'ai, dans mes travaux précédents, établi en principe qu'il fallait autant que possible ne faire le taxis qu'une seule fois, mais le faire assez complétement pour qu'il fût décisif, et opérer immédiatement après son insuccès, quand il échoue.

Cependant, avant de vous dire en quoi a consisté la manœuvre, examinons pourquoi je me suis décidé de suite à employer le taxis manuel, au lieu de choisir l'un des deux autres procédés qui peuvent conduire aussi à l'un de ces résultats : ou faire rentrer la hernie, ou éclairer le chirurgien sur l'opportunité du débridement.

L'un de ces procédés est la ponction aspiratrice, l'autre est la compression avec la bande de caoutchouc.

Je n'ai pas eu recours tout d'abord à la ponction aspiratrice, conseillée il y a quelques années par M. Dieulafoy (1), parce que je l'ai mise en usage un certain nombre de fois, et qu'elle m'a donné un seul succès. C'était dans un cas d'entérocèle crurale étranglée. Dans mes autres faits (ils sont au moins au nombre de dix), je n'ai pas réussi, tantôt parce que l'intestin, piqué et vidé autant que possible, est resté trop serré pour rentrer, tantôt, et le plus souvent, parce que, la hernie étant entéro-épiploïque, j'avais piqué l'épiploon, mais je n'avais pas rencontré l'intestin. Comme ici j'avais affaire à une entéro-épiplocèle, j'ai pensé que je ferais encore fausse route dans l'épiploon et que ma tentative serait inutile. D'un autre côté qu'aurais-je fait après l'échec de la ponc-

(1) Dieulafoy, *Traité de l'aspiration.*

tion? le taxis manuel, sans aucun doute. Or je me demande s'il n'y a pas quelque inconvénient à presser fortement et pendant un certain temps une anse intestinale qui vient d'être piquée, si la manœuvre n'expose pas à agrandir la solution de continuité et à changer une petite piqûre inoffensive en une perforation capable, si la réduction est obtenue, de laisser passer dans le péritoine des gaz et des matières intestinales. Je n'ai pas d'observation à citer à l'appui de cette crainte. Mais vous comprenez bien ma pensée : d'un côté un procédé (la ponction) avec lequel je ne suis pas sûr de réussir, et qui, s'il échoue, ne me dispense pas de recourir au taxis manuel; de l'autre côté, le taxis manuel, qui, fait dans les bonnes conditions où se trouvait le patient, devait ou réussir ou m'éclairer sur la conduite à tenir ultérieurement. Je suis loin de proscrire définitivement la ponction aspiratrice, mais je la réserve pour les cas d'entérocèle petite, difficile à entourer avec les doigts et par conséquent à soumettre au taxis ordinaire; toutes conditions que présentent plus souvent les hernies inguinales interstitielles et les crurales que les inguino-scrotales. Dans les cas d'ailleurs où j'y ai recours, je la fais précéder du taxis manuel, pour ne pas être obligé de faire ce dernier immédiatement après l'échec de la ponction. Et remarquez bien, messieurs, que je n'accorde pas le temps nécessaire pour donner lieu d'espérer que la piqûre sera cicatrisée, au moment où l'on parviendra à faire rentrer l'intestin avec la main. En matière d'étranglement, il n'y a pas de temps à perdre. Pendant les quelques heures que vous emploieriez à attendre la cicatrisation de votre piqûre, l'anse pourrait se gangrener, la péritonite s'aggraver, et la maladie devenir inévitablement mortelle.

Quant à la bande de caoutchouc, conseillée il y a quelques années par M. Maisonneuve, c'est un bon procédé pour les hernies qui, comme les inguino-scrotales, peuvent être bien entourées par la bande et comprimées circulairement. Difficile à utiliser efficacement pour la plupart des hernies inguinales interstitielles, crurales, ombilicales, elle est certainement applicable aux cas du genre de celui en présence duquel nous nous trouvions ici. Si je n'y ai pas eu recours, c'est d'abord parce qu'elle échoue souvent, que, quand elle a échoué, cela ne dispense pas de recourir au taxis manuel, qui est plus sûr et plus décisif, et qu'on ne peut pas être fixé avant 15 ou 20 minutes d'application. C'est surtout parce que, la hernie de notre malade étant très-douloureuse, la constriction opérée par la bande aurait été difficile à supporter sans anesthésie. J'aurais donc dû, sans compter la perte de temps, soumettre mon malade à deux séances d'inhalation, l'une pour la manœuvre de la bande élastique, l'autre pour la manœuvre des mains. J'ai mieux aimé recourir de suite à cette dernière, qui en définitive n'offre pas plus de danger, et qui a toujours l'avantage d'être mieux dirigée, plus efficace, et, en somme, plus décisive. J'ai d'ailleurs une raison pour vous engager à vous familiariser avec le taxis manuel, c'est que vous avez toujours à votre disposition l'instrument nécessaire, tandis que vous pouvez n'avoir pas la bande de caoutchouc; et si vous croyez nécessaire de l'employer, il faudra, pour l'aller chercher, un temps plus ou moins long pendant lequel la maladie s'aggravera.

Les conditions enfin étaient reconnues favorables, puisque, l'étranglement datant de peu de temps, j'étais autorisé à croire que l'intestin n'avait pas encore de lésion grave, et puisque, d'autre part, la hernie était assez grosse pour me faire espérer que l'étranglement n'était pas trop serré et pouvait être vaincu; j'ai donc procédé à la manœuvre de la manière suivante :

Manœuvre du taxis. — J'ai d'abord placé deux oreillers sous le siége pour soulever le bassin, et pour empêcher l'accumulation des viscères vers la partie inférieure de la cavité abdominale.

Puis j'ai endormi le malade avec le chloroforme. Je m'étais assuré que les battements du cœur étaient normaux et que le pouls n'avait pas perdu de sa force sous l'influence de l'étranglement, ce qui arrive quand celui-ci a duré plusieurs jours et est très-serré. Vous savez que, depuis les mémoires publiés par

MM. Guyton (1) et Bertholle (2) sur ce sujet, j'ai insisté sur le précepte de faire le taxis pendant le sommeil anesthésique, et j'ai prouvé, par des faits nombreux, que, pratiqué dans cette condition, il réussissait quand il avait échoué d'abord sans elle. Je puis recommander de plus en plus cette pratique adoptée aujourd'hui par le plus grand nombre des chirurgiens, parce qu'ils en ont reconnu l'utilité. N'oubliez jamais que le taxis, pour atteindre le but auquel il est destiné, doit être fait avec toutes les chances possibles de succès. Or ces chances sont notablement augmentées par l'inhalation du chloroforme ou de l'éther. Je vois encore bien des cas dans lesquels on le fait sans anesthésie. Quand on réussit, tant mieux ; mais quand on ne réussit pas, rien n'est fait. On doit recommencer avec l'anesthésie, et alors on a perdu du temps, et l'on a soumis, sans profit, les viscères herniés à la contusion qui est l'effet de la pression prolongée. Je veux bien que, dans les cas où les accidents sont très-récents, dans ceux où la hernie est très-grosse, dans ceux où le sujet est fort âgé, dans ceux encore où par hasard vous n'avez pas et vous ne pouvez pas vous procurer de suite le chloroforme, vous fassiez d'abord quelques tentatives sans anesthésie. Mais si, au bout de cinq à dix minutes, vous n'avez pas réussi, décidez-vous promptement à endormir le patient. Il n'y a de contre-indication que si le sujet est trop débilité par l'âge, ou la circulation trop affaiblie par les phénomènes réflexes de l'étranglement.

Mais, me direz-vous peut-être, en quoi donc l'anesthésie est-elle un adjuvant si utile du taxis? C'est d'abord, comme l'a dit avec raison M. Guyton, parce qu'elle relâche les muscles de la paroi abdominale, et fait disparaître ainsi l'obstacle que leurs contractions, sollicitées par la douleur de l'opération, apporteraient à la rentrée de la hernie, en diminuant la capacité de l'abdomen.

(1) Guyton, *Mémoire sur l'étranglement et l'emploi du chloroforme dans les hernies étranglées* (*Archives générales de médecine*, 4e série, t. XVIII, p. 70.)

(2) Bertholle, thèses de Paris, 1858, n° 61.

Je vous dirai d'ailleurs, quand j'aurai l'occasion de vous parler du mécanisme de l'étranglement (voir à la page 457), que cette maladie paraît commencer par une contraction abdominale qui envoie brusquement une anse intestinale et un courant de gaz dans le sac herniaire, et qu'il est continué par l'exagération de volume de cette anse, par la position de son collet dans une ouverture serrée, et par la contracture ou la tonicité des muscles abdominaux, qui tiennent la portion abdominale de l'intestin accolée à la partie profonde de l'ouverture herniaire. Ce que nous voulons avec le taxis, c'est de diminuer peu à peu la hernie trop volumineuse, au moyen de pressions qui fassent repasser un peu du gaz de l'anse dans la portion abdominale de l'intestin. La main est l'instrument de compression, et l'anesthésie diminue l'action musculaire, obstacle principal à la rentrée du gaz. De plus, en supprimant la douleur, cette anesthésie supprime les mouvements involontaires que ferait le malade, et qui donneraient de l'incertitude et de l'irrégularité à la manœuvre; enfin elle empêche le chirurgien d'être arrêté dans ses efforts par les manifestations trop accusées de cette douleur.

Qu'à ces explications s'en ajoutent d'autres que nous ne connaissons pas, il n'en est pas moins vrai, parce que la pratique l'a amplement démontré, qu'un taxis n'est suffisant, complet et décisif que quand il a été fait pendant le sommeil anesthésique. Le malade étant donc placé comme je l'ai dit et étant bien endormi par le chloroforme, j'ai procédé de la manière suivante :

Placé du côté correspondant à la hernie (à droite), j'ai embrassé la tumeur avec mes deux mains, posées l'une vers le haut, l'autre vers la partie moyenne, et j'ai exercé des pressions un peu plus fortes avec la première qu'avec la seconde; j'ai augmenté ces pressions peu à peu, en ayant soin de leur donner toujours plus d'intensité à la partie supérieure qu'à l'inférieure. J'avais trois intentions en agissant ainsi : celle de faire repasser un peu de gaz dans la partie abdominale de l'intestin à travers le bout supérieur, que j'avais le droit de supposer encore perméable; celle de refouler les premières vers le ventre, les parties qui étaient sorties les dernières, et celle d'éviter le décollement du sac à sa partie inférieure, et comme conséquence la réduction en masse, c'est-à-dire la rentrée simultanée de l'intestin, et du sac qui l'étranglait peut-être par son collet. C'est encore pour éviter ce dernier résultat que vous m'avez vu tout le temps refouler la partie supérieure et la partie moyenne de la hernie, sans toucher en quoi que ce soit, sa partie inférieure. En effet, la réduction en masse s'observe plus souvent quand le taxis a été fait par le malade lui-même que quand il a été pratiqué par un chirurgien. Or, vous pourrez constater que tous les sujets qui veulent réduire leur hernie, lorsqu'elle est scrotale, saisissent vigoureusement le fond des bourses, et refoulent la tumeur de la partie inférieure vers la supérieure. En agissant ainsi, ils s'exposent à décoller le fond, puis tout le contour du sac, et à faire rentrer en bloc. Le chirurgien évite ce danger, d'abord en ne refoulant pas la partie inférieure de la hernie, ensuite en commençant les pressions sur la partie moyenne et les faisant avec un peu moins de force vers cette dernière qu'à la partie supérieure. Et cette manière de faire est d'autant plus logique que les viscères, ou tout au moins l'intestin, ne sont ni adhérents ni retenus au niveau des parties inférieure et moyenne de la hernie. Les obstacles sont en haut vers le collet; là toutes les parties herniées, épiploon, intestin, mésentère sont accumulées dans un étroit espace, et quelquefois maintenues par des adhérences récentes, molles sans doute, mais qui n'apportent pas moins un certain obstacle à la réduction.

Au bout de trois minutes de pression à peu près continuelles, j'ai vu que la hernie n'était ni moins volumineuse ni moins tendue. Alors, tenant toujours la tumeur à deux mains et continuant à la presser, je l'ai portée alternativement de droite à gauche, puis d'avant en arrière, dans l'espoir d'agrandir le passage trop étroit, de changer la situation de l'anse dans le sac et de lui en donner une plus favorable à la réduction; ou bien de faire passer, sans trop savoir comment, un peu de liquide du sac dans l'ouverture du collet, de dilater un peu cette dernière, et d'ouvrir ainsi le passage pour l'intestin. Après cette manœuvre, j'ai senti que la tumeur avait diminué de volume, et qu'elle s'était un peu ramollie. J'ai alors continué les pressions. Il y avait huit minutes que je les avais commencées, mes mains étaient fatiguées. Je priai un de mes aides de me remplacer pendant deux minutes, en exécutant le manuel de la même façon que moi. Au bout de ces deux minutes, je plaçai mes deux mains sur les siennes, et le taxis fut continué à quatre mains, pendant deux autres minutes. La tumeur avait encore un peu diminué. Bientôt, je sentis que la plus grande partie cédait et rentrait en faisant entendre des gargouillements. Il en restait bien une portion grosse comme une noix et un peu dure, mais je ne doutai pas que ce fût de l'épiploon, et il n'y avait aucun inconvénient à le laisser dans le sac.

Le pansement a consisté dans l'application d'un spica un peu serré.

Le malade a été très-bien ; il a eu sa première garde-robe le lendemain matin, après avoir rendu pendant la nuit un certain nombre de gaz par l'anus. Quand j'ai enlevé le spica, dix-huit heures après, j'ai vu avec satisfaction que la petite portion d'épiploon était rentrée spontanément, et qu'il ne restait plus que le sac un peu épaissi. Au bout de quarante-huit heures, cet homme sortait muni d'un bandage qui ne maintenait pas très-bien sa hernie, mais l'hôpital n'en avait pas d'autre à lui fournir. Je l'ai engagé à s'en procurer le plus vite possible un meilleur, en commençant par la pelote triangulaire recourbée dont j'ai parlé à la page 415, et arrivant plus tard, si cela était nécessaire, au bandage anglais. Et maintenant, si le taxis n'avait pas réussi au bout d'un quart d'heure, qu'aurais-je fait? Je n'aurais pas continué beaucoup plus longtemps. Je serais allé jusqu'à vingt minutes et pas au delà. Amussat et Lisfranc ont bien décrit, il y a une trentaine d'années, une variété de taxis qu'ils ont appelé forcé, et moi-même j'ai publié en 1859 un mémoire intitulé *Du taxis forcé et prolongé dans le cas d'étranglement herniaire.* Nous voulions dire par ce mot de forcé que nous prolongions les pressions jusqu'à ce que la hernie fût rentrée, une heure si la chose était nécessaire. Mais, à cette époque, nous n'avions pas la ressource du chloroforme, et j'ai reconnu, une fois que cet adjuvant a été à ma disposition, qu'il ne fallait pas tant de temps pour réduire une hernie inguinale, quand elle peut l'être. Après dix à douze minutes pour les petites, quinze ou vingt pour les grosses, la question est jugée. Si la réduction n'a pas été obtenue, c'est qu'elle est impossible, et il faut procéder le plus promptement possible au débridement. Je ne fais d'exception que pour les très-grosses hernies inguino-scrotales. Il est si difficile de les serrer uniformément avec les mains, quand on est seul surtout, elles sont tant de conditions favorables à la rentrée, et elles sont d'autre part tellement défavorables à l'opération, qu'au bout de vingt minutes d'anesthésie je ne les opérerais pas encore. Si l'étranglement était récent, j'essayerais un purgatif, les cataplasmes, le bain prolongé, et au bout de quelques heures je placerais la bande en caoutchouc, que je laisserais une demi-heure en place, en ajoutant de temps à autre la pression des mains à celle qu'exerce la bande.

Et si je ne réussissais pas encore, j'emploierais, soit seule, soit concurremment avec la bande de caoutchouc, une autre variété de taxis qui, dans les cas ordinaires, ceux de hernie inguinale petite ou moyenne, me paraît inférieure au taxis ordinaire : je veux parler du taxis abdominal ou sus-inguinal, dans lequel on presse avec les mains de bas en haut la paroi abdominale, à partir du collet de la tumeur, en vue d'attirer vers le ventre les viscères herniés. Cette manœuvre ne paraît guère destinée à réussir, car les pressions de bas en haut, quelles que soient les intentions du chirurgien, semblent devoir refouler les viscères herniés plutôt en arrière qu'en haut. Cependant elles sont en rapport avec certaines études de M. Berger sur le mécanisme de l'étranglement. Notre savant confrère est arrivé, par des expériences très-curieuses que j'aurai à vous exposer plus longuement dans une autre occasion, à croire que l'anse intestinale est maintenue dans le sac par l'étalement et le gonflement du mésentère au delà de l'anneau. Si donc on pouvait, par les pressions dont je viens de parler, attirer le mésentère intra-abdominal, peut-être la traction exercée par ce dernier sur le mésentère herniaire aurait-elle pour résultat de faire cesser l'étranglement. J'ai peine à croire que la pratique réponde favorablement à la théorie, et je présume que le taxis scrotal donnera toujours bien plus de succès. Cependant, à l'occasion, je ne vois pas d'inconvénient à essayer celui dont je viens de parler.

En effet, en matière de traitement, surtout quand il s'agit d'une maladie aussi grave que la hernie étranglée, et d'une opération aussi sérieuse que celle du débridement, on ne doit rien négliger. Voilà pourquoi j'ai tenu à faire mention de ce taxis sus-inguinal, qui n'a pas encore été assez souvent employé pour que nous puissions le juger définitivement. A cette occasion, je vous rappellerai même qu'un de nos collègues des hôpitaux de Paris, M. Lannelongue, a eu l'idée, en 1872, de faire le taxis, non plus avec les mains, mais avec un sac à plomb comme celui dont on se sert pour remplacer les doigts dans le traitement de l'anévrysme poplité par la compression indirecte. C'est encore un procédé sur lequel l'expérience n'a pas prononcé.

Je me résume sur ce point en vous rappelant que, pour le traitement ultérieur après l'échec supposé du taxis classique, il faut établir une grande distinction entre les hernies inguinales petites et moyennes et les très-grosses. C'est pour les deux premières variétés que l'insuccès du taxis ordinaire doit faire considérer le débridement immédiat comme nécessaire. Pour la troisième variété, il est permis d'attendre et d'essayer d'autres modes de réduction, parce que, les conditions étant favorables, on peut espérer qu'un autre procédé réussira, et surtout parce que la mise à nu par l'opération d'une anse considérable ou d'une grande masse épiploïque, et l'exposition à l'entrée de l'air par une grande ouverture de la paroi abdominale, augmentent singulièrement la gravité de la herniotomie. J'en dirai autant le jour où j'aurai l'occasion de vous parler de l'étranglement dans les grosses hernies ombilicales.

Si, par hasard, après la réduction, j'avais vu continuer les accidents d'étranglement, et se développer ceux qui ne s'étaient pas encore montrés, vomissements simples et fécaloïdes, ballonnement du ventre, constipation, etc., qu'aurais-je fait? J'aurais dû croire à une réduction en masse, c'est-à-dire au refoulement dans l'abdomen ou plutôt derrière la paroi abdominale, de l'intestin enveloppé par le sac herniaire et étranglé par le collet de ce dernier, et j'aurais agi en conséquence. J'aurais incisé obliquement la paroi abdominale couche par couche jusqu'au fascia transversalis. La hernie mise à découvert, je l'aurais attirée au dehors avec mes doigts ou avec une pince, j'aurais ouvert le sac, débridé le collet, examiné l'intestin, et je l'aurais réduit si je ne l'avais pas trouvé trop lésé. J'aurais été étonné, je l'avoue, d'avoir à reconnaître que j'avais fait une réduction en masse, car je crois à l'efficacité des précautions que j'ai prises, et que je vous ai signalées avec soin, pour éviter cette complication.

Un dernier mot sur le résultat qui a été obtenu chez notre malade. Ce résultat n'est pas exceptionnel, et il s'ajoute à tous ceux qui m'ont fait dire depuis longtemps que la hernie inguinale étranglée, l'inguino-scrotale surtout, est celle que l'on guérit le plus souvent par le taxis bien fait.

Dans le volume de mes leçons publiées un peu avant le 1er janvier 1865, j'annonçais que j'avais traité 59 malades de hernie inguinale étranglée contenant de l'intestin; j'avais fait la réduction par le taxis sur 36, dont 35 avaient guéri et un seul avait succombé. J'en avais opéré 23 autres, qui m'avaient donné 11 guérisons et 12 morts.

Depuis le 1er janvier 1864 jusqu'à ce jour (1er janvier 1878), j'en ai traité 54; 23 ont été soumis au taxis, 31 ont guéri, 2 sont morts; 18 ont été opérés (9 guérisons et 9 morts); 5, atteints de très-grosses hernies avec étranglement modéré, ont été soumis à la temporisation et ont guéri.

Au total, sur mes 113 malades atteints de hernie inguinale étranglée, 67 ont été soumis au taxis....	64 guérisons (95 p. 100) 3 morts (4 p. 100)
41 ont été opérés..............................	20 guérisons (50 p. 100) 21 morts (50 p. 100)
5 soumis à la temporisation......................	5 guérisons
	89 guérisons 24 morts
Total.............	113

Il est certainement regrettable qu'une opération habituellement aussi inoffensive que le taxis m'ait donné 3 cas de mort sur 64. Je ne puis vous expliquer le fait que par des circonstances insolites et exceptionnelles, comme nous en fournit souvent l'étude de l'étranglement herniaire. Dans deux cas, il s'agissait de hernies inguino-scrotales assez volumineuses dont l'étranglement datait de dix-huit heures pour l'un, de vingt-deux heures pour l'autre. Les circonstances étaient favorables, si ce n'est que l'un des malades avait 80 ans, et que, pour ce motif, j'ai dû renoncer à le soumettre au chloroforme. Chez l'un et chez l'autre le taxis a été modéré, progressif, la réduction a été obtenue en huit et dix minutes. Mais les symptômes de péritonite aiguë avec vomissements fécaloïdes ont persisté, et j'ai reconnu à l'autopsie que j'avais réduit un intestin perforé. Il s'agissait donc de ces faits rares, dans lesquels l'étranglement, marchant beaucoup plus vite qu'à l'ordinaire, avait amené une gangrène et une perforation dans l'espace de quelques heures. Ma troisième observation est celle d'un jeune homme de 22 ans atteint d'une hernie inguino-scrotale droite très-volumineuse, sur lequel le taxis fait d'abord à deux, puis à quatre mains pendant vingt minutes, a été suivi de réduction, mais avec persistance des symptômes d'étranglement, qui se sont terminés par la mort. Cette fois j'ai reconnu que, comme dans un fait cité par Laugier (1), le contour inextensible du collet du sac s'était déchiré, et était rentré avec l'intestin, en continuant de l'étrangler dans le ventre. Ce fait se passait à la Pitié en avril 1865.

Je vous cite ces trois cas pour vous mettre au courant de ce qui peut arriver dans le traitement par le taxis. Faudrait-il en conclure que cette méthode est dangereuse et qu'il vaut mieux ne pas y recourir ? On pourrait être de cet avis si l'on avait quelque chose de mieux à mettre à la place. Mais il n'en est rien. Quand vous êtes en présence d'une entérocèle inguino-scrotale étranglée depuis 48 à 50 heures, vous avez à choisir entre trois partis : la temporisation indéfinie, l'opération immédiate, le taxis d'abord et l'opération ensuite, si ce dernier n'a pas réussi. Mais la temporisation est ce qui vous donnerait les pires résultats. Nous voyons de temps en temps des malades sur lesquels on a temporisé, soit parce qu'ils ont refusé obstinément l'opération, soit parce que l'étranglement avait été méconnu. Si quelques-uns guérissent, c'est parce qu'ils avaient des hernies volumineuses et des étranglements peu serrés ; mais la plupart succombent, et on ne s'en étonne pas quand on voit dans quel état sont les anses intestinales chez ceux que nous opérons après trois ou quatre jours d'étranglement : infiltrées de sang, coupées, gangrenées. Si, chez tous les malades, l'étranglement était abandonné à lui-même, nous aurions beaucoup de morts et bien peu de guérisons. En réalité ceux-là seulement guériraient qui auraient de grosses hernies avec des étranglements peu serrés. Pour eux, nous même nous sommes d'avis de temporiser. Mais pour tous les autres, cette pratique serait bien plus désastreuse que celle du taxis qui m'a donné 64 guérisons sur 67. Le débridement immédiat, quand l'étranglement est récent, donnerait aussi une mortalité plus grande, car vous le voyez sur ma statistique, les résultats de la herniotomie ne sont pas brillants pour la hernie inguinale. Il y a plus de la moitié de morts (19 contre 17).

(1) Laugier, *Bulletin chirurgical*, p. 359.

Je sais bien que si l'on faisait toujours l'opération de très-bonne heure, la statistique serait moins défavorable, parce que l'anse ne serait pas aussi malade et la péritonite aussi avancée que sur les opérés de ma statistique, dont la plupart avait plus de cinquante heures d'étranglement ; mais néanmoins personne n'oserait soutenir que cette méthode (l'opération immédiate sans taxis) donnerait ce résultat considérable de 61 guérisons contre 3 morts.

Défions-nous donc, comme je l'ai dit souvent pour l'étranglement herniaire des cas exceptionnels, et ne nous en servons pas pour modifier désavantageusement la pratique. N'oublions pas que, quoi que nous fassions, nous rencontrerons de temps à autre de ces faits insolites qui seront contraires aux résultats habituels de l'observation et de l'expérience; sachons nous résigner et diriger nos moyens de traitement d'après les connaissances données par les faits ordinaires.

Concluons seulement que, pour les hernies inguino-scrotales récentes, le taxis avec anesthésie doit être fait progressivement sans violence, et n'a pas besoin d'être prolongé au delà de quinze minutes pour être considéré comme suffisant et décisif.

CENT VINGT-SEPTIÈME LEÇON

Hernie inguino-scrotale étranglée ; mécanisme de l'étranglement ; opération.

Deux opérés. — Symptômes très-accusés d'étranglement depuis douze heures seulement. — Taxis anesthésique, puis ponction et aspiration. Insuccès. — Diagnostic entre l'entérocèle et l'épiplocèle. — Diagnostic de l'agent d'étranglement (anneau fibreux ou collet). — Incertitude sur ce point. Elle n'est levée que pendant l'opération. — Mécanisme de l'étranglement : A. Dans l'entérocèle pure avec anse complète. — Intervention des gaz et de l'élasticité pour le début, du retrait, par inflammation de l'anneau constricteur, un peu plus tard. — Accroissement de la constriction. — Expériences d'Obcirn, de Roser, de Lossen et de Berger. — Intervention des gaz, des valvules conniventes, du mésentère abdominal et du mésentère herniaire, pour expliquer le début d'abord, puis l'augmentation progressive de l'étranglement. — B. Dans l'entérocèle avec anse complète et épiplocèle. — C. Dans l'entérocèle avec anse incomplète, sans épiploon. — D. Dans l'épiplocèle pure. — Opération. — Incision des parties molles. — Débridement de l'anneau fibreux seul. — Impossibilité de réduire, parce que l'étranglement est dû au collet. — Incision du sac. — Débridement. — Précautions et procédés divers pour le faire. — Nettoyage des mains avant la réduction. — Exploration après, pour s'assurer que l'intestin n'a pas été refoulé dans le canal inguinal agrandi ou dans la partie supérieure d'un sac à deux collets. — Pansement.

MESSIEURS,

Nous avons sous les yeux depuis quelques jours (juillet 1875) deux malades atteints de hernie inguinale étranglée qui ont dû être soumis à l'opération. J'ai l'intention de vous rappeler aujourd'hui les principaux détails que nous avons observés sur eux, et, à ce propos, de vous faire connaître quelques-uns des problèmes théoriques et pratiques soulevés par l'étranglement en général et par celui de la hernie inguinale en particulier.

I. Le premier était un homme de 31 ans, couché au n° 35. Il avait une hernie inguino-scrotale droite modérément volumineuse, sortie depuis 12 heures seulement, avec douleurs très vives dans le ventre et la tumeur, tension et dureté de cette dernière, vomissements toutes les fois qu'il buvait. Il n'était pas allé à la garde-robe, ce qui n'avait rien de probant avec des accidents aussi récents ; mais les douze heures s'étaient passées sans qu'il eût rendu le moindre gaz par l'anus. Son anxiété était grande, à cause des douleurs qu'il éprouvait; cependant le pouls restait normal, et le facies n'était pas altéré. Malgré l'absence d'une constipation opiniâtre démontrée, et bien qu'il n'y eût encore ni le ballonnement du ventre ni l'affaiblissement du pouls, qui sont les indices d'un étranglement tout à fait caractérisé, je n'ai pas mis en doute l'existence d'une constriction intestinale, à cause de l'irréductibilité, de la tension et des vomissements. Y avait-il en même temps de l'épiploon? Je ne pouvais pas en être certain. Car je ne sentais pas, notamment vers la partie supérieure de la tumeur, l'empâtement caractéristique ; s'il en existait, ce devait être en petite proportion, car la tension et l'élasticité propres à l'entérocèle étranglée se trouvaient sur toute l'étendue de la tumeur. Je ne trouvais pas de sonorité; mais nous savons que ce symptôme manque souvent dans l'entérocèle, parce qu'il y a du liquide dans le sac et quelquefois dans l'anse intestinale elle-même.

D'ailleurs, pour décider la question, j'ai eu recours au taxis. Je l'ai pratiqué pendant douze minutes, le malade étant endormi par le chloroforme. Je l'ai fait avec mes deux mains seulement, en ayant soin toujours de presser plus fort au niveau du collet que sur le milieu de la hernie, et je ne l'ai pas continué plus longtemps. Car, sachant que la hernie était plus intestinale qu'épiploïque, je pouvais craindre la production rapide des lésions qui font la gravité de l'étranglement intestinal, et je ne voulais pas m'exposer, par des pressions trop prolongées, à compléter une déchirure commencée par la constriction ou à perforer quelque point escharifié et par conséquent moins résistant, et à faire rentrer dans le ventre un intestin qui aurait pu y verser des matières irritantes, et provoquer ce qu'il y a de plus grave, la péritonite sur-aiguë et septique.

D'autre part, j'ai complété mon exploration et la tentative de réduction, au moyen de la ponction suivie d'aspiration avec l'appareil Potain. Suis-je tombé dans l'épiploon? ai-je rencontré dans l'intestin une matière muqueuse épaisse qui n'a pu s'engager? Ce qui est certain, c'est que je n'ai rien fait sortir et que la hernie est restée dans le même état.

Donc je n'avais plus aucun doute; c'était bien un étranglement, et non une simple inflammation. Cette dernière n'eût pas converti aussi vite une hernie facilement réductible en une restée irréductible après un taxis de douze minutes et avec la condition favorable de l'anesthésie. En outre, c'était bien un étranglement intestinal; les douleurs avaient pris trop vite une grande intensité, et les vomissements s'étaient prononcés trop tôt, les signes physiques de la tumeur étaient d'ailleurs trop bien accusés pour que j'aie pu m'arrêter un instant à l'idée d'une simple épiplocèle enflammée, et même enflammée à la suite d'un étranglement. Je ne veux pas dire par là que tout étranglement d'entérocèle donnera aussi promptement des douleurs vives et des vomissements. Je dois vous avertir, au contraire, parce que c'est une cause de difficultés dans le diagnostic, que rien ne varie comme les symptômes fonctionnels de cette maladie, tant sous le rapport de leur intensité que sous celui de l'époque de leur apparition. Mais néanmoins, quand vous voyez la douleur et les vomissements apparaître de bonne heure, c'est un motif puissant pour croire plutôt à un étranglement intestinal qu'à un étranglement épiploïque.

Le diagnostic étant devenu aussi complet que possible après l'insuccès du taxis et de la ponction aspiratrice, je me suis demandé si l'étranglement était produit par un anneau fibreux ou par le collet du sac. Vous savez que cette question a été beaucoup discutée depuis que Dupuytren et ses successeurs ont signalé la fréquence de l'étranglement par le collet. Elle touche même à la pratique par le point important que voici : si l'étranglement a pour agent un anneau fibreux, il n'est pas nécessaire, en débridant, d'ouvrir le sac au niveau de la partie étroite qu'ont dû franchir les viscères pour arriver sous la peau; après avoir incisé le corps même de ce sac pour voir l'état de l'intestin, il suffit de porter le bistouri entre la face externe du collet et l'anneau pour inciser ce dernier, et on s'expose moins à blesser l'intestin que si l'on passait l'instrument entre lui et la face interne du collet. D'autre part, quand l'étranglement n'est pas assez ancien pour qu'on doive craindre les lésions sérieuses de l'anse intestinale, on peut débrider l'anneau sans ouvrir le sac, en suivant les préceptes donnés par J.-L. Petit et, dans ces derniers temps, par M. Colson, de Noyon. Il y aurait donc intérêt à savoir à l'avance, quand l'indication d'opérer existe, en présence de quelle variété d'étranglement on se trouve.

Malheureusement, messieurs, les symptômes fonctionnels et physiques ne nous disent rien de positif à cet égard, et nous ne pouvons avoir que des présomptions tirées des commémoratifs, et des notions que nous a fournies l'anatomie pathologique.

Nous avions bien un moyen de savoir que, sur notre malade, ce n'était pas l'anneau inguinal externe qui étranglait. C'était de porter le doigt, en refoulant un peu la peau, entre le contour de cet anneau et le collet de la hernie. J'ai senti par cette exploration un petit espace qui m'a averti que la constriction ne devait pas être opérée par l'ouverture fibreuse dont il s'agit. Mais cette notion n'était pas bien nécessaire; car les recherches de Malgaigne (1) confirmées par celles de tous les chirurgiens qui ont étudié la question après lui, nous ont parfaitement appris que l'anneau inguinal externe ne cause jamais l'étranglement. Bien que formé par un tissu fibreux rigide, il est cependant trop extensible et devient d'ailleurs trop large, lorsqu'une hernie existe depuis longtemps, pour être l'agent d'un étranglement sérieux. Il y a dans cette région un autre anneau fibreux, celui du fascia transversalis, qui forme le contour de l'orifice supérieur ou profond du canal inguinal. Qu'il soit resté à sa

(1) Malgaigin, *Gaz. médicale* 1840, et *Leçons sur les hernies*, publiées par Gélez.

place, ou qu'il se soit rapproché de l'anneau externe, comme nous l'a montré Scarpa, le doigt ne peut pas entrer assez loin dans le canal pour constater s'il reste ou non un espace entre cet anneau supérieur et le collet du sac.

Mais, me direz-vous peut-être, nous avons étudié cet anneau inguinal interne dans nos dissections, sur des sujets qui n'avaient pas de hernie; nous l'avons trouvé formé par un tissu mince, souple, très-extensible, à peine ou point du tout fibreux, comme l'est d'ailleurs le reste du fascia transversalis auquel il appartient. Un pareil tissu n'est pas assez rigide pour produire cet étranglement que vous appelez étranglement par un contour fibreux. L'objection est très-juste, en effet, si l'on ne considère que les conditions de l'état normal. Mais étudiez ce même orifice sur les sujets qui ont, depuis un temps plus ou moins long, une hernie inguinale externe. Parmi eux, il en est, les vieillards surtout, chez lesquels le contour du fascia transversalis est resté celluleux, extensible et incapable d'être un agent d'étranglement. C'est chez ceux-là surtout que l'anneau inguinal interne, en se laissant distendre, se rapproche de l'externe et diminue ou supprime le canal. Mais il en est d'autres sur lesquels l'orifice reste à sa place et, imitant bien toujours la partie supérieure de l'espace interaponévrotique nommé canal inguinal, est devenu fibreux et inextensible, par suite d'une transformation du tissu cellulaire en tissu fibreux, transformation sur laquelle j'ai appelé depuis longtemps l'attention, et qu'il est indispensable de faire intervenir, si l'on veut comprendre l'étranglement de certaines hernies inguinales et crurales par des anneaux fibreux.

C'est cette transformation d'ailleurs qui explique aussi les collets inextensibles. Qu'est-ce que le collet du sac, en effet? C'est la portion de péritoine, accompagnant et enveloppant la hernie, qui se trouve au niveau de la partie la plus rétrécie du trajet herniaire. Or quel est, à l'état normal, le tissu qui forme le péritoine? Du tissu conjonctif extensible. Celui-ci, quand la hernie a duré plusieurs années, quand le collet a été plus ou moins longtemps irrité par la pression d'un bandage, et par la migration réitérée des viscères, s'est transformé en un tissu fibreux ou fibroïde caractérisé par l'inextensibilité qui le rend apte à devenir agent d'étranglement. Ce qui se passe dans le tissu conjonctif du péritoine se passe quelquefois en même temps dans le tissu conjonctif de l'anneau qui entoure le collet.

Y avait-il quelque raison pour croire chez notre malade à la variété d'étranglement qui est produite par le contour devenu très-fibreux de l'anneau inguinal interne? Je vous répète que je ne pouvais invoquer aucun signe fonctionnel; j'ai pu seulement avoir une présomption contre cette manière de voir. La hernie avait sa partie étroite, ce que nous appelons son pédicule, au niveau de l'anneau inguinal externe, et au-dessus je ne sentais pas le prolongement de la tension et du gonflement qui nous indique l'existence de la hernie intra-inguinale, c'est-à-dire l'existence d'un canal inguinal complet. Or, comme la transformation fibreuse de l'anneau inguinal interne se voit surtout dans les cas où cet anneau est resté à sa place, j'avais là une raison pour croire que la transformation en question n'avait pas eu lieu, et qu'en conséquence nous devions avoir ici un étranglement par le collet. Ma présomption ne pouvait pas devenir une certitude, parce qu'il n'est pas impossible, quoique je n'aie pas eu l'occasion de le constater, que la transformation fibreuse du fascia transversalis coïncide avec la migration de l'anneau interne vers l'externe. Peut-être d'ailleurs le rapprochement des deux anneaux n'était-il pas aussi complet qu'il me paraissait l'être, et le supérieur était-il resté à une certaine distance de l'inférieur, précisément parce qu'il avait pris la résistance et l'inextensibilité que donne la transformation fibreuse.

Appliquée à la thérapeutique, ma notion insuffisante sur ce sujet m'amenait à cette conclusion que, présumant un étranglement par le collet du sac, je pouvais débrider d'abord l'anneau fibreux; puis, si je constatais que l'étranglement n'avait pas été levé et qu'il était dû au collet, débrider ce dernier après avoir ouvert le sac. Attendez-vous à agir de même dans toutes les opérations de hernies pour lesquelles vous seriez disposés à opérer sans ouverture du sac. Vous n'aurez à l'avance aucune certitude sur l'agent de l'étranglement, et vous vous conduirez suivant les résultats que vous constaterez dans le cours même de l'opération.

Et puisque l'occasion s'offre à moi d'examiner cette question de diagnostic entre l'étranglement par collet du sac et celui par un anneau fibreux, j'en profiterai pour vous signaler un fait anatomo-pathologique peu connu ou dont on n'a pas tenu compte. Dans certains faits, dont je ne suis pas en mesure de déterminer la fréquence, il n'y a pas de distinction possible entre le collet du sac et l'anneau fibreux ou fibro-cellulaire qui lui correspond: tous deux se sont confondus dans l'ouverture plus ou moins étroite au niveau de laquelle se trouve l'étranglement. Cette fusion est-elle ancienne et antérieure à l'étranglement? S'est-elle faite consécutivement à ce dernier et par suite de l'inflammation propagée de l'intérieur à l'extérieur du sac? Je ne suis pas renseigné sur ces points. Ce que je tiens à vous faire savoir, c'est que, d'une part, la transformation en tissu fibreux inextensible, au lieu de porter seulement sur le collet du sac, comme cela a lieu dans les cas où c'est le collet qui étrangle, ou de porter seulement sur le contour du fascia transversalis, s'est faite sur ces deux parties en même temps; c'est qu'ensuite, en pareil cas, le doigt le plus exercé ne peut, durant une opération, trouver la ligne de démarcation entre le collet et l'anneau fibreux, de manière à débrider ce dernier sans toucher au premier. J'ai constaté plusieurs fois ce fait sur le vivant, et en opérant. J'ai eu l'occasion de le constater une fois sur le cadavre. On me montrait, à l'école pratique, une pièce de hernie inguinale trouvée sur un sujet mort d'étranglement avant d'avoir été opéré. On avait enlevé la hernie et toutes ses dépendances, le sac était ouvert, les deux bouts d'intestin et le mésentère pendaient du côté abdominal. Il était impossible de réduire. En cherchant à séparer avec un scalpel l'anneau du collet pour voir à quel étranglement on avait affaire, on ne put rien trouver. Le fascia transversalis et le sac étaient confondus et formaient ensemble le tissu inextensible qui étranglait l'anse intestinale; il fallut les couper tous deux pour dégager cette dernière.

Mécanisme de l'étranglement. — Laissons maintenant de côté, pour un instant, la question pratique, et demandons-nous comment chez ce malade s'était produit l'étranglement, et pourquoi cet étranglement a résisté à notre manœuvre très-régulière de taxis? Vous allez voir d'ailleurs que cette étude physiologico-pathologique du mécanisme n'est pas sans quelques applications à la pratique.

J'avais le regret de dire, en 1865, que nous étions loin de tout savoir sur ce sujet, et qu'il y avait beaucoup à chercher encore pour l'éclairer suffisamment; et tout en indiquant, dans l'ouvrage que vous connaissez, mes tendances, appuyées tout à la fois sur l'étude expérimentale et sur l'étude clinique, je signalais sans hésiter l'insuffisance des démonstrations.

Les choses se sont-elles modifiées depuis? Oui, sensiblement Sans être complétement fixés, nous sommes aujourd'hui un peu plus éclairés que nous ne l'étions en 1865. Mais pour vous faire comprendre et les démonstrations nouvelles qui se sont produites et les desiderata qui restent encore, j'ai besoin d'étudier ce mécanisme de l'étranglement dans quatre variétés de hernie :

L'entérocèle avec anse complète sans épiploon,

L'entérocèle avec épiplocèle,

L'entérocèle pure avec anse incomplète,

L'épiplocèle pure.

Je fais cette étude aujourd'hui, à propos d'une hernie inguino-scrotale étranglée; mais elle s'appliquera aussi bien aux hernies inguinales interstitielles, crurales et ombilicales; les différences que présentent, sous le rapport de la marche et de la gravité, ces diverses hernies, dépendant bien plus de leurs conditions anatomiques que des conditions physiologiques de leur étranglement.

A. *Mécanisme de l'étranglement dans l'entérocèle pure, avec anse complète.* — C'est à cette variété de hernie que s'appliquait tout spécialement l'explication suivante, que je donnais en 1865. Après avoir répété souvent une expérience devenue célèbre d'Obeirn, je disais : L'étranglement a pour origine et pour cause principale l'arrivée brusque dans le sac herniaire, pendant un effort ou un grand mouvement expiratoire, d'un intestin rempli de gaz. Celui-ci, en distendant l'anse, lui donne un volume trop considérable pour qu'elle puisse repasser dans l'ouverture de la paroi abdominale, laquelle ouverture, si elle a été brusquement dilatée, revient sur elle-même de façon à rendre encore plus difficile la rentrée. Dans ma pensée, l'étranglement était donc produit tout à la fois par ce retrait de l'anneau, par l'ampliation de l'anse, par l'impossibilité pour le gaz de s'engager dans le bout inférieur comprimé par le supérieur, et par l'application étroite de ce dernier sur le contour de l'ouverture inextensible. J'ajoutais que la condition essentielle de ce rôle du gaz était la contraction brusque d'abord, puis la tonicité des muscles de la paroi abdominale qui maintenaient contre l'anneau la portion intra-abdominale de l'intestin et s'opposait à la rentrée dans le ventre de ce gaz, qu'aucune force ne poussait de dehors en dedans, tandis que la contraction des muscles abdominaux le poussait de dedans en dehors. Je sentais qu'il était difficile de comprendre parfaitement pourquoi ce gaz, que je voyais bien, dans l'expérience d'Obeirn, ne pouvoir entrer dans le bout inférieur à cause de la compression à laquelle le soumettait le bout supérieur, pourquoi, dis-je, ce gaz ne repassait pas dans le bout supérieur, qui ne devait pas être aussi hermétiquement fermé que l'autre. Je pensais que, d'une part, l'obstacle apporté par la pression de l'intérieur du ventre vers l'anneau herniaire, et, d'autre part, l'exagération de volume de l'anse, tant par l'arrivée brusque du gaz que par sa dilatation et sa tension, pouvaient expliquer le début de l'étranglement; mais, tenant compte de cette particularité, que l'observation clinique m'avait fait connaître et qu'elle m'a confirmée de plus en plus, savoir que la constriction semble augmenter pendant plusieurs jours, je hasardais, pour expliquer ce phénomène, l'intervention d'un resserrement progressif de l'agent d'étranglement par un pouvoir rétractile que lui donnait l'inflammation propagée vers lui. J'admettais donc pour la production de l'étranglement : 1° au début, un phénomène mécanique, l'arrivée brusque d'une anse avec un courant gazeux dans le sac herniaire, et un phénomène physiologique concomitant, la contraction des muscles abdominaux; 2° un peu plus tard des phénomènes physiologico-pathologiques, savoir : production d'un état inflammatoire et par suite congestion, infiltration et rétraction de l'anneau étranglant, que ce fût le collet, une ouverture fibreuse ou l'une et l'autre à la fois. Mais je n'étais bien fixé que sur la condition mécanique, celle qui nous est indiquée par l'expérience d'Obeirn consistant à insuffler rapidement une anse intestinale engagée dans un trou d'un centimètre de diamètre au milieu d'un fort carton, expérience très-simple, très-probante, et qu'à cause de son importance je renouvelle encore devant vous (1).

J'avais le tort, en admettant cette succession de phénomènes, de paraître établir deux espèces d'étranglement, l'un primitif, causé par l'arrivée de l'anse et de ses gaz, et l'autre consécutif, causé par le travail inflammatoire. Il semble que cette distinction soit fondée, et que l'étranglement primitif seul puisse

(1) Un chirurgien belge, M. Motte, a publié récemment une brochure dans laquelle il fait connaître un instrument au moyen duquel il a étudié les effets des constrictions plus ou moins serrées de l'intestin. C'est un anneau métallique dont les dimensions sont agrandies ou diminuées à volonté par l'articulation et la mobilité de deux branches que l'on assujettit au degré voulu au moyen d'une vis. Mais l'auteur est arrivé avec cet instrument à des résultats tellement opposés à ceux des autres expérimentateurs, et tellement obscurs d'ailleurs, que je ne pourrais pas en tenir compte dans les développements qui vont suivre sur le mécanisme de l'étranglement. Je signale seulement son instrument comme un bon moyen d'étude pour ceux qui voudraient renouveler les expériences d'Obeirn, de Roser, de Lossen, de Bush et de Berger sur ce sujet.

être admis dans le cas où la hernie s'étrangle, le jour où elle descend subitement et pour la première fois à travers un anneau très-étroit qui se laisse distendre et revient sur lui-même. Mais, même dans ce cas, il me paraît probable que le resserrement ultérieur du collet intervient et augmente la constriction; d'ailleurs, il faut bien savoir que le plus souvent l'étranglement arrive sur une hernie qui existait depuis un certain temps. En réalité, ce qu'il fallait admettre et ce que j'admets encore aujourd'hui dans le mécanisme de l'étranglement, ce sont des conditions mécaniques et physiologiques qui le commencent et des conditions pathologiques qui le complètent.

C'est de cette façon-là que l'on peut comprendre ce fait démontré, selon moi, incontestablement par la clinique : un étranglement intestinal est habituellement moins prononcé pendant les premières heures qu'il ne le sera le lendemain et les jours suivants. C'est une des raisons pour lesquelles le taxis fait de bonne heure a plus de chances de réussir que s'il est fait tardivement. Il est même des cas dans lesquels, au bout de cinq, six ou sept jours, l'étranglement est moins serré, et semble s'être relâché, si bien que l'étranglement serait passé par trois périodes : une de constriction modérée, une de constriction serrée, une de constriction relâchée. Il y a, relativement à cette dernière, trop de variétés individuelles pour que je puisse vous donner des notions absolues, et surtout en tirer des conclusions pratiques; mais quant aux deux premières, je les crois hors de contestation, et à quelque opinion que l'on arrive sur le mode de production de l'étranglement, on doit admettre qu'il se serre de plus en plus, pendant un nombre d'heures et de jours que je ne saurais préciser.

Je n'en reconnais pas moins que, dans l'exposé que je faisais avant 1865, il me manquait des démonstrations, et j'avais une certaine difficulté à comprendre le séjour, dans l'anse herniée, de ce gaz qui semblait devoir, au moins les premières heures et sous la pression de la main du patient, repasser par l'ouverture du bout supérieur, qui ne devait pas être fermée assez hermétiquement pour le forcer à séjourner.

Voyons maintenant ce qu'ont donné d'éclaircissements les tra-travaux nouveaux produits sur ce sujet. Ici je trouve d'abord trois expérimentateurs, MM. Roser et Lossen en Allemagne, et Berger en France (1) qui, avec Obeirn et avec moi, font intervenir d'abord l'arrivée brusque, sous l'influence d'un effort artificiel ou physiologique, d'un courant gazeux dans une anse intestinale, et l'occlusion rapide du bout inférieur par la pression qu'exerce sur lui le bout supérieur. Ils complètent la démonstration, soit en faisant sécher dans l'anneau artificiel percé sur le carton, le liége ou le bois, l'anse insufflée au delà de cet anneau, soit en injectant du suif dans cette même anse; mais ils sentent et font ressortir, beaucoup plus que je ne l'avais fait, la difficulté relative à l'occlusion du bout supérieur, et ils ne paraissent pas tenir compte de la contraction et de la tonicité des muscles abdominaux, qui s'opposent d'autant mieux à la rentrée que l'intestin n'a pour lutter contre elles aucun muscle de la vie animale et se trouve réduit à l'action péristaltique, normalement très-faible, et peut-être supprimée promptement par l'état inflammatoire de ses fibres lisses.

Ils cherchent donc l'explication de la rétention du gaz dans le bout supérieur, et voici ce qu'ils trouvent.

Pour Roser, cette rétention est due aux valvules conniventes qui, redressées et saillantes à la jonction de l'anse avec le bout supérieur, doivent s'opposer à la rentrée du gaz dans la portion abdominale de ce dernier. Sur certaines pièces de MM. Roser et Lossen, ce résultat a pu être constaté et regardé comme incontestable. Sur d'autres, et notamment sur plusieurs de celles de notre compatriote M. Berger, il n'en était pas de même; le gaz était retenu dans l'anse, mais on ne voyait aucune valvule connivente faisant soupape, à la jonction de cette dernière avec le bout supérieur. L'explication de Roser peut donc intervenir pour

(1) Berger, *Mécanisme de l'étranglement herniaire* (*Archives générales de médecine*, août et octobre 1876).

quelques cas ou pour une certaine part, mais elle n'est pas admissible pour tous les cas.

M. Lossen, après avoir démontré, plus péremptoirement que personne, l'aplatissement du bout inférieur par le bout supérieur distendu, a complété le mécanisme par l'intervention du mésentère, que l'anse intestinale, attirerait dans le sac en proportion plus ou moins considérable suivant que cette anse est plus ou moins longue. L'auteur pense que la portion abdominale de ce mésentère s'interpose, à la manière d'un coin, entre les deux bouts, et qu'aplatissant le supérieur contre l'anneau inextensible, il le ferme complétement.

Pour lui donc, à part l'effort brusque, qui est physiologique, tout est mécanique dans la production de l'étranglement : la distension par les gaz le commence, la pression exercée par le mésentère le complète. Cette explication me conviendrait beaucoup, si je ne voyais pas le mésentère se plisser, se porter en arrière, permettre l'adossement des deux bouts de l'anse l'un à l'autre, et, en somme, laisser entre le bout supérieur et le contour de l'anneau un espace suffisant pour permettre au gaz de rentrer dans le ventre si quelque force venait à le pousser de ce côté. D'ailleurs Lossen attribuait l'arrivée, dans l'ouverture herniaire, de ce coin mésentérique, aux pressions exercées sur la hernie par les manœuvres du taxis.

J'avoue que ce résultat du taxis est resté pour moi peu compréhensible.

L'impression me paraît avoir été la même pour M. Berger, qui, comme vous allez voir, fait intervenir aussi le mésentère, mais d'une façon tout opposée à celle de Lossen. Notre collègue, en répétant l'expérience d'Obeirn, a constaté un premier phénomène qui avait échappé à ses prédécesseurs. Au moment où il soufflait brusquement l'anse intestinale, la distension de cette dernière avait pour effet d'amener son allongement par une sorte de traction exercée sur le bout inférieur. Celui-ci ne cessait de descendre que quand la distension de l'anse était telle que rien de nouveau ne pût s'engager dans le sac. Si les choses se passaient ainsi sur l'homme vivant, les anses intestinales étranglées seraient plus longues que nous ne les voyons habituellement. Peut-être cette longueur se remarque-t-elle plutôt dans les hernies inguino-scrotales et ombilicales, dont les ouvertures sont en général assez larges, que dans les crurales, dont l'ouverture est plus étroite et se trouve fermée plus vite par la distension du bout supérieur. Il n'en est moins vrai que cet allongement de l'anse, et l'augmentation de volume des viscères qui en résulte ne peuvent intervenir que dans un petit nombre de cas, et qu'il faut trouver autre chose pour compléter l'étranglement commencé par l'arrivée brusque des gaz.

Cette autre chose, M. Berger la place dans un tassement et un refoulement vers l'anneau du mésentère qui est descendu avec l'intestin dans le sac. Il a été conduit à cette donnée par le complément suivant de l'expérience d'Obeirn. L'anse étant bien distendue par l'insufflation, il exerce une traction avec les doigts, avec une pince ou avec des poids sur la portion abdominale du mésentère. Celle-ci attire la portion herniaire de ce même mésentère, qui vient ainsi occuper une plus grande place dans l'ouverture, et qui, refoulant le bout supérieur contre le contour de cette dernière, en amène l'obturation complète.

Il s'agit de savoir si les choses peuvent se comporter de cette façon sur le vivant. M. Berger n'en doute pas; mais il est obligé, pour le faire comprendre, de recourir à l'hypothèse suivante: Scarpa a dit que, dans l'anus contre nature, à la longue et peu à peu, l'ouverture de l'intestin était attirée vers la cavité abdominale par la rétraction du mésentère; n'est-il pas possible que dans l'étranglement cette même rétraction se produise, et se produise d'assez bonne heure pour amener de l'intérieur du sac vers l'orifice herniaire la formation de cette espèce de coin que Lossen disait se produire de l'intérieur du ventre vers ce même orifice? L'hypothèse de M. Berger est ingénieuse; mais qu'elle est loin d'être une réalité démontrée! J'accepterais volontiers ce mode d'intervention du mésentère quand l'anse est longue; mais il ne me semble guère admissible quand elle est courte, ce qui est le cas le plus ordinaire pour la hernie crurale, et un cas assez fréquent pour beaucoup de hernies inguino-scrotales, pour les grosses même, dont le volume tient plus à l'abondance de l'épiploon qu'à la longueur de l'intestin.

Je laisse de côté l'opinion qui attribue l'arrêt de la circulation dans une anse étranglée à la courbure angulaire, ou coudure brusque de l'intestin contre un point, plus saillant que les autres, de l'ouverture herniaire. Je continue d'objecter à ce mécanisme, qui nous a été décrit en France par M. Chassaignac (1), d'abord que, dans la pratique, on ne voit pas ou on ne voit que très-exceptionnellement la coudure dont il s'agit. Pour moi, du moins, j'ai opéré plus de cent hernies étranglées, je n'ai jamais vu cette coudure, et j'ai trouvé toujours que l'anse était serrée circulairement. En théorie, je me demande comment une anse ainsi disposée et qui, d'après MM. Bush et Chassaignac, laisse une partie du contour herniaire libre, n'est pas facilement repoussée dans le ventre par la rentrée facile des gaz, sous l'influence de la moindre pression faite par le malade ou par le chirurgien. Que quelques personnes aient eu l'anse coudée, c'est possible; mais pour moi, de deux choses l'une : ou il n'y avait pas d'étranglement véritable, et l'anse pouvait, du côté opposé à la coudure, être refoulée facilement; ou bien il y avait un étranglement circulaire concomitant causé par l'arrivée brusque des gaz, et alors le mécanisme de l'étranglement est le même que dans les autres cas, avec cette particularité que l'intestin, serré circulairement, mais en même temps coudé sur une vive arête, peut être gangrené ou coupé dans le point correspondant plus facilement que sur les autres points, et plus vite que dans les autres hernies.

Je vois donc là une disposition spéciale qui aurait des consé-

(1) Chassaignac, *De l'étranglement par vive arête* (*Gazette médicale*, 20 et 27 février et 20 mars 1864).

quences particulières, mais je n'y vois pas un mécanisme réel d'étranglement.

En résumé, ce qui ressort des détails précédents, c'est que pour tout le monde l'étranglement est commencé d'abord par l'accumulation des gaz dans l'intestin, que l'incarcération de ce dernier tient à son ampliation au delà de l'ouverture herniaire, et que l'obstacle à la circulation des matières intestinales est dû à l'occlusion du bout inférieur et à l'état du bout supérieur, dans lequel l'arrivée des matières intestinales liquides est empêchée par l'engouement gazeux.

Mais ce qui ne me paraît pas expliqué jusqu'à présent d'une façon irrécusable, c'est l'occlusion complète du bout supérieur, occlusion qu'on croit nécessaire pour compléter l'étranglement.

Ici, messieurs, je pose cependant une question préalable : cette occlusion complète est-elle absolument nécessaire pour que l'étranglement soit constitué, et que ses conséquences se produisent? Nullement, à mon avis. Obeirn l'a fort bien dit dans son travail (1), et j'ai eu le tort de ne pas l'avoir assez fait ressortir dans mes précédentes publications. Si le bout supérieur était complétement fermé, il ne resterait aucune chance pour la réussite du taxis, si ce n'est peut-être dans les cas où l'anse, très-peu volumineuse, pourrait rentrer d'un seul coup avec le gaz qu'elle contient. Ce n'est pas ainsi que les choses se passent, même quand on a l'anse sous les yeux à la fin du débridement ; nous faisons la réduction progressivement, et la paroi ne rentre qu'au fur et à mesure que nos pressions ont fait rentrer le contenu gazeux de la hernie dans la portion abdominale de l'intestin. Il en est de même dans le taxis à travers la peau. C'est peu à peu que la diminution de volume se fait par la diminution progressive due à la rentrée préalable du gaz ; cela n'aurait pas lieu s'il y avait une occlusion complète, ou il faudrait des efforts bien plus grands que ceux que nous déployons. Pour moi, les résultats du taxis combinés avec

(1) Obeirn, *Mécanisme de l'étranglement* (traduit dans les *Archives générales de médecine*. Paris, 1838, tome III, p. 38).

ceux des expériences me prouvent qu'au début il n'y a pas occlusion complète, et pourtant il ne s'agit pas moins d'un étranglement, tel que nous le comprenons et que je l'ai défini depuis longtemps, car il y a obstacle à la circulation des matières dans l'intestin, parce que l'anse, remplie outre mesure par les gaz, ne peut plus recevoir de matières intestinales, et que, d'autre part, la constriction, même imparfaite, gêne la circulation, modifie la nutrition, provoque l'état inflammatoire et prépare la gangrène.

Mais si cette occlusion n'est pas complète d'abord, elle peut le devenir plus tard, et alors comment le devient-elle? De plusieurs façons, à mon avis ; d'abord je crois qu'on peut admettre pour certains cas l'occlusion valvulaire de Roser, pour d'autres la pression qu'exerce le mésentère du sac, interposé d'après le mécanisme indiqué par M. Berger, ou gonflé par l'état inflammatoire.

Je ne refuse pas non plus de faire intervenir un épaississement de la paroi intestinale, consécutivement à la gêne de la circulation et à l'état inflammatoire. J'ai fait quelques réserves à cet égard dans mes premiers travaux, car je n'avais pas vu, pendant la vie ni sur le cadavre, que cet épaississement fût bien prononcé, et surtout qu'il fût porté assez loin pour devenir cause d'accroissement de la constriction. Depuis, il m'est arrivé deux fois, dans des autopsies, de trouver une épaisseur au moins triple de celle de l'état normal. Elle était due à l'infiltration de sérosité entre la couche musculaire et la muqueuse, ainsi qu'à une forte congestion des capillaires sanguins, et elle avait certainement pu d'une part contribuer à l'incarcération des gaz, et d'autre part augmenter le volume de la partie étranglée et par conséquent les effets de la constriction.

Il ne faut pas oublier en outre, comme une des causes d'augmentation de l'étranglement, l'expansion ou la dilatation des gaz dans l'anse intestinale. On n'a pas jusqu'ici tenu grand compte de ce fait, qui a cependant son importance. Le gaz a toujours de la tendance à se dilater. Son expansion dans le tube digestif est limitée par la résistance de la paroi intestinale. Mais que cette paroi vienne à s'affaiblir, à se paralyser, alors l'expansion a lieu et distend davantage l'intestin. C'est ainsi que se produit le ballonnement chez les hystériques et dans la péritonite. Sans doute il est possible que l'ampliation de la hernie soit due à l'arrivée dans l'anse d'une nouvelle quantité de gaz envoyée par l'intestin abdominal ou exhalée par la muqueuse de l'anse herniée et provenant de ses vaisseaux, conformément à l'opinion de M. Leven (1). Mais j'accorde plus d'importance, pour la l'exagération des gaz dans tout le tube digestif, à la paralysie intestinale. Quand il y a étranglement, l'anse serrée s'enflamme, sa couche musculaire se paralyse, et le gaz, en obéissant à sa loi d'expansion, la dilate davantage.

Enfin, dès le début de mes études en 1844, dans ma thèse de concours(2), et plus tard dans mes mémoires isolés et dans mes leçons, j'ai fait intervenir un complément de mécanisme, à la possibilité duquel je crois toujours : c'est la rétraction du tissu fibreux accidentel appartenant à l'agent de l'étranglement, le collet du sac pour toutes les hernies, l'anneau du fascia crebriformis pour la crurale, l'anneau inguinal interne pour la hernie inguinale. Du moment où M. Berger attribue, avec Scarpa, un certain pouvoir rétractile au mésentère, je ne vois pas pourquoi l'on refuserait d'admettre une propriété analogue dans le tissu cellulo-fibreux enflammé.

Quoi qu'il en soit, et c'est la conclusion que je tiens à tirer de tout ce qui précède, aujourd'hui, plus encore qu'en 1844 et qu'en 1865 (3), je crois à une progression dans l'étranglement. Il est moins serré au commencement qu'à la fin de la première journée, et il l'est de plus en plus à mesure qu'on s'éloigne du début. Je vous l'ai déjà dit tout à l'heure en m'appuyant sur l'observation clinique, je vous le répète aujourd'hui, parce que

(1) Leven, *Bulletin de l'Académie de médecine*, séance du 9 octobre 1877.

(2) Gosselin, thèse de concours pour l'agrégation à la faculté de médecine, Paris, 1844.

(3) Gosselin, *Leçons sur les hernies abdominales*, Paris, 1865.

cette opinion me paraît confirmée par les études récentes dont je viens de vous parler sur le mécanisme de l'étranglement.

Il est malheureux seulement que nous n'ayons pas de signes positifs pour nous indiquer le degré de la constriction, et que les symptômes fonctionnels ne soient pas en rapport avec lui.

2° *Mécanisme de l'étranglement quand il s'agit d'une anse complète avec l'épiploon.* — Le point de départ est le même que dans le cas précédent. Seulement l'intestin, en se distendant au delà et au voisinage de l'anneau, refoule l'épiploon qu'il applique sur le contour de l'ouverture herniaire. Si l'épiploon est normal, c'est-à-dire mollasse et compressible, si en même temps il n'entoure pas complétement l'intestin, il n'ajoute rien à la constriction, et on peut même le considérer comme un agent de protection contre l'action irritante et tranchante de l'anneau rigide représenté par le collet du sac ou par l'ouverture fibreuse. Mais, irrité par la constriction, il se congestionne, se gonfle, et peut contribuer à remplir davantage l'ouverture herniaire et à compléter l'incarcération. Seulement, comme les phénomènes inflammatoires se passent lentement dans l'épiploon, sa présence n'accroît pas beaucoup la marche et l'intensité des phénomènes. Nous croyons même qu'elle les amoindrit plutôt, en diminuant les effets de la constriction sur l'intestin et retardant la gangrène.

Mais si l'épiploon, depuis longtemps irréductible, s'est épaissi au niveau du collet, et s'est transformé en tissu fibreux inextensible par l'organisation d'épanchements plastiques formés à sa surface et dans son épaisseur, alors l'intestin, distendu par le gaz, trouve au niveau du collet un tissu rigide supplémentaire. Ce tissu ne forme, le plus souvent, qu'une partie de l'anneau inextensible, dont le reste est toujours constitué par le collet du sac ou l'anneau fibreux. Mais, dans quelques cas exceptionnels, l'épiploon irréductible, adhérent et épaissi depuis longtemps, s'est enroulé au niveau du collet, de manière à former à lui seul l'anneau dans lequel se fait l'étranglement. C'est ainsi que sont constitués les sacs épiploïques de Prescott Hewett. En pareil cas, du reste, c'est l'agent de l'étranglement qui est modifié, mais ce n'est pas le mécanisme. Le point de départ est toujours l'arrivée brusque du gaz dans l'intestin, sa distension, et, comme conséquence, l'impossibilité de repasser par l'ouverture étroite et inextensible qui se trouve à son collet.

3° *Mécanisme quand il s'agit d'une anse incomplète. (Etranglement latéral, pincement.)* — Vous savez que nous appelons de ces noms divers l'étranglement de l'intestin, quand celui-ci n'est pas descendu en assez grande quantité pour entraîner le mésentère. C'est, si vous voulez encore, une entérocèle étranglée san mésentère. Une première condition est nécessaire pour que cet étranglement, qui se voit surtout dans la hernie crurale, se produise, c'est une étroitesse et une rigidité considérables de l'anneau représenté par le collet ou l'ouverture fibreuse, ou par tous deux réunis, comme je l'ai dit plus haut. Cette condition existant, c'est encore l'arrivée brusque du gaz et dans l'anse herniée, c'est la distension de cette dernière au delà du collet, qui me paraît être la cause initiale de l'étranglement. Seulement, ici, il n'y a pas l'arrêt du gaz au niveau du bout inférieur, qui, dans le cas d'anse complète, favorise l'ampliation de cette dernière, et l'on peut s'étonner que le gaz intestinal ne rentre pas dans le ventre par le bout inférieur avant le moment où ce dernier sera fermé par le resserrement du contour herniaire. Cela tient probablement à ce que, la hernie étant peu douloureuse et peu apparente, le malade ne fait pas les tentatives de taxis au moyen desquelles cette réduction aurait sans doute lieu facilement. Dans ce cas, l'étranglement ne peut se compléter ni par le mésentère ni par l'épiploon; et comme les faits m'ont démontré qu'il devient très-serré, et que, par suite, la gangrène arrive assez vite, il faut admettre que c'est ou le gonflement de la paroi intestinale au niveau du collet ou le resserrement progressif de ce dernier qui augmente la constriction. Mais le gonflement de la paroi n'est pas plus apparent dans ce cas que dans celui d'anse complète, et j'admets beaucoup plus volontiers la rétraction consécutive au travail inflammatoire qui a envahi l'anneau constricteur.

D. Mécanisme de l'étranglement quand il s'agit d'une épiplocèle pure. — Ici, messieurs, nous n'avons comme cause primitive que la sortie brusque d'une portion trop considérable d'épiploon, qui surmonte la résistance de l'anneau. Après quoi cet anneau, qui a été distendu, revient sur lui-même, et, resserrant le passage, apporte obstacle à la rentrée. C'est ce qu'on a appelé l'étranglement élastique, dont nous avons accepté l'intervention dans une certaine mesure, et notamment pour les hernies intestinales qui s'étranglent le jour de leur première apparition. Nous avons de plus, comme cause d'étranglement consécutif, le gonflement de l'épiploon par suite du travail inflammatoire. Mais, je vous le répète, ce gonflement se fait très-lentement, quand l'épiploon n'est pas exposé à l'air, et d'autre part le retrait simplement élastique ne produit pas une très-forte constriction, ce qui fait qu'en somme l'étranglement de l'épiplocèle, auquel ne contribue plus cette cause si puissante dans l'entérocèle le gonflement par l'accumulation des gaz dans une cavité, n'est jamais bien considérable. Il ne l'est assez ni pour faire naître des symptômes fonctionnels graves, ni pour occasionner des lésions aussi sérieuses que le sont la gangrène et la perforation de l'intestin.

Opération. — Après ces digressions, je reviens à notre malade. Le taxis et la ponction ayant échoué, je n'ai pas attendu davantage, et j'ai proposé de faire le débridement. Suivant mes habitudes, je n'ai pas parlé au patient d'une grande opération, et je ne lui ai pas donné le tourment qu'aurait pu lui causer le transport à l'amphithéâtre. Je lui ai dit que nous allions lui faire, à son lit même, une très-petite ouverture pour faire rentrer sa hernie, et il a accepté de suite.

Après avoir fait préparer sur une planchette tous les instruments nécessaires, avoir rasé le haut du scrotum et la région inguinale, et bien nettoyé la place avec un linge imbibé de solution phéniquée au 40e (2,50 pour 100), j'ai mis sous le sacrum un oreiller épais, afin de remonter la paroi abdominale. Il faut toujours s'attendre, dans cette opération, à la possibilité d'une situation profonde de l'ouverture sur laquelle devra porter le débridement, situation due à ce qu'exceptionnellement l'intestin a refoulé cette ouverture en arrière vers la cavité abdominale. On a plus près de soi le collet de la hernie, et on voit mieux ce que l'on fait, quand le tronc est soulevé comme je l'ai dit.

Puis j'ai lavé mes mains et fait laver celles des aides dans de l'eau phéniquée, et j'ai procédé, sans endormir de nouveau le malade, de la manière suivante:

Une incision oblique de haut en bas et de dehors en dedans, longue de cinq centimètres, a été faite au niveau du collet de la hernie, moitié sur le scrotum, moitié sur la paroi abdominale. Habituez-vous à ne pas faire cette incision préalable sur le scrotum lui-même, comme je l'ai vu pratiquer autrefois; il faut que l'incision permette d'arriver facilement sur le point étranglé, celui qui doit être débridé. Or ce point est au voisinage de l'anneau inguinal externe, quand on a, comme nous en avions ici, des raisons pour penser que cet anneau est confondu en un seul avec l'interne. J'aurais prolongé mon incision plus haut si, trouvant du gonflement au niveau du trajet inguinal lui-même, j'avais été autorisé à croire que l'étranglement était dû à l'anneau supérieur resté en place ou même repoussé, comme je viens de le dire, du côté de l'abdomen.

Puis j'ai incisé, couche par couche, le tissu cellulaire sous-jacent sans rencontrer une notable quantité de graisse; chemin faisant, j'ai divisé une artériole qui était probablement une des honteuses externes, et j'en ai fait la ligature. A diverses reprises j'ai porté mon doigt au fond de la plaie pour chercher si la rénitence et l'élasticité se prononçaient assez pour me faire penser que j'étais près du sac, distendu soit exclusivement par la sérosité exhalée dans son intérieur, soit tout à la fois par cette sérosité et par le gaz de l'anse intestinale. Quand j'ai cru être sur le sac, je l'ai contourné, moitié avec mon bistouri, moitié avec mon doigt, de façon à mettre à découvert la partie supérieure et externe du collet. Je me proposais, en effet, puisque l'étranglement était assez récent pour que je fusse autorisé à espérer que l'anse n'était pas encore gravement lésée, et pourrait sans danger, être replacée dans le ventre; je me proposais, dis-je, d'opérer sans ouverture du sac. L'expérience a montré, depuis les publications de M. Colson et de quelques chirurgiens anglais, que le débridement expose à moins de dangers quand il est fait de cette manière que quand, en ouvrant le sac, on est obligé de mettre l'intestin à l'air et de le toucher directement pour le faire rentrer. Je suis donc arrivé sur le pédicule; j'ai cru sentir mais cela n'a pas été très-distinct, un sillon, sorte de ligne de démarcation entre ce qui, dans ce pédicule, appartenait aux deux anneaux fibreux et ce qui appartenait à la partie étroite du sac. Entre ces deux parties, j'ai glissé avec peine un instrument étroit, une lame de ténotome mousse, et, tournant le tranchant en dehors, j'ai débridé dans l'étendue d'un centimètre; j'ai alors cherché à réduire en faisant le taxis à travers le sac. Mais je n'y suis pas parvenu, et j'ai reconnu qu'il s'agissait d'un étranglement par le collet péritonéal.

Vous m'avez vu alors prendre le tenaculum, embrocher et attirer avec la pointe le tissu cellulo-fibreux dépendant de ce sac, et l'inciser en dédolant, c'est-à-dire avec la lame portée à plat, de façon à être sûr de ne pas diviser tout à la fois l'intestin et le sac, comme j'aurais pu le faire si par hasard j'avais eu affaire à une hernie sèche, et si j'avais continué avec la lame dirigée de champ, c'est-à-dire le tranchant en arrière. A deux reprises différentes cette manœuvre ne m'a pas conduit dans l'intérieur du sac, je n'avais incisé que les couches celluleuses extérieures. Mais à une troisième tentative, j'ai vu sortir, par la petite ouverture que j'avais faite, de la sérosité citrine, ce qui m'a démontré que j'étais bien arrivé dans la cavité. J'ai glissé par cette ouverture une sonde cannelée sur laquelle j'ai conduit le bistouri. J'ai agrandi ensuite l'incision avec des ciseaux, en protégeant les viscères avec mon indicateur, et j'ai fait arriver mon incision le plus haut possible, afin de mettre à découvert le contour de l'étranglement. Enfin, après avoir constaté la présence d'une petite portion épiploïque et d'une anse intestinale longue d'environ trois centimètres, j'ai saisi le sac avec deux pinces à verrous placées de chaque côté au-dessous de l'angle supérieur de sa division. Avec ces pinces, j'ai attiré en bas tout à la fois la partie étranglante et les parties étranglées, et j'ai pu voir le contour du collet du sac étroitement appliqué sur l'intestin et l'épiploon. En cherchant à passer mon ongle à l'extrémité du sac entre ces parties, je n'y suis pas parvenu, et j'ai dû reconnaître que l'étranglement était très-serré, et comprendre ainsi pourquoi le taxis n'avait pas réussi. Il n'y avait plus qu'à débrider. J'ai choisi le côté externe, parce que la hernie étant, selon toute probabilité, inguinale externe, l'artère épigastrique devait se trouver en dedans du collet. Par conséquent, en faisant le débridement en dehors, j'étais sûr de ne pas l'atteindre. C'est ainsi que vous devez vous conduire dans tous les cas de hernie inguinale. Vous ne doutez pas qu'elle est inguinale externe, lorsque vous voyez à la tumeur une portion abdominale très-distincte de la portion scrotale. Quand le canal inguinal a disparu, comme c'était le cas ici, la portion correspondante de la hernie a disparu également, et l'on n'a pas de signe pour reconnaître que celle-ci est externe plutôt qu'interne, et par conséquent pour savoir exactement quelle est la situation de l'artère épigastrique. Mais, en pareil cas, on se laisse guider par ce qu'il y a de plus fréquent, c'est-à-dire le passage primitif de la hernie à travers l'orifice supérieur du canal inguinal, en dehors de l'artère épigastrique, laquelle a été de plus en plus refoulée en dedans à mesure que l'anneau inguinal était repoussé dans ce sens. D'ailleurs, j'étais décidé à prendre la précaution qu'il faut toujours avoir dans les cas douteux, de ne donner au débridement que quatre ou cinq millimètres, quitte, si cela n'avait pas suffi, à y revenir sur un autre point, en faisant ce que Vidal de Cassis a nommé le *débridement multiple*. Par la petite étendue donnée à chaque débridement, on a bien plus de chance pour ne pas arriver sur l'artère épigastrique, quand bien même, contre les prévisions, elle se trouverait du côté qu'on a choisi pour ce temps de l'opération.

Les deux côtés du sac étant donc tendus par mes aides avec les pinces à verrous, et le collet étant attiré comme je l'ai dit, j'ai placé mon index gauche sur l'intestin et l'épiploon, pour les refouler le plus possible en dedans, puis j'ai glissé entre le collet et le sac le bouton de mon bistouri falciforme d'A. Cooper. Quand le bouton a été engagé, j'ai fait agir le tranchant en dehors et en haut, et j'ai coupé le tissu résistant que je sentais. Ce tissu était, comme je l'ai dit, la partie externe du collet du sac. J'ai mis alors mon doigt dans l'ouverture que je venais d'agrandir ; elle m'a paru suffisante, et je n'ai pas été obligé de faire un deuxième débridement un peu plus en dehors ou un peu plus haut.

Avant d'aller plus loin, arrêtons-nous sur la préférence que j'ai donnée au bistouri boutonné falciforme d'A. Cooper, dont le bouton mousse a cinq millimètres au moins de longeur, et dont le tranchant, placé sur la concavité de la lame, n'a pas plus de deux centimètres. C'est l'instrument qui me paraît le plus sûr, parce que le bouton, en pénétrant au delà de la partie étroite, c'est-à-dire dans le ventre, est trop mousse pour déchirer l'intestin, surtout s'il est conduit avec ménagement et prudence, et que, d'un autre côté, sa convexité, qui est mousse, appuie sur l'intestin et le refoule sans courir le risque de l'ouvrir. Pourtant ce choix n'est pas absolu. Il m'est arrivé de ne pouvoir engager le bouton, tant l'étranglement était serré. En outre, comme c'est un instrument spécial, on pourrait ne pas l'avoir à sa disposition. Je me suis quelquefois servi, dans l'un ou l'autre de ces cas, du bistouri à lame extrêmement étroite que nous appelons ténotome mousse. J'engageais, toujours en le guidant sur mon indicateur gauche, l'extrémité de cet instrument, en ayant soin de bien tourner le tranchant en dehors du côté de l'anneau, et le dos en dedans du côté des viscères. Le débridement simple ou multiple est très-facile à faire avec ce petit instrument, qui n'a qu'un inconvénient, c'est de demander une grande attention pour distinguer le côté tranchant et le côté mousse. L'un et l'autre sont si étroits qu'on les confond aisément. Il suffit cependant d'y regarder avec soin pour ne pas commettre l'erreur fâcheuse qui conduirait à porter le côté mousse vers l'anneau, et le côté tranchant vers l'intestin, qu'il faut avant tout ménager.

Si vous n'aviez pas à votre disposition le bistouri falciforme ni le ténotome mousse, vous pourriez vous servir d'un bistouri ordinaire, que vous conduiriez d'abord à plat entre le collet et les viscères, et dont vous retourneriez ensuite le tranchant en dehors pour débrider. On a quelquefois employé la sonde cannelée pour diriger l'un ou l'autre des bistouris dont je viens de parler; mais il ne faut pas oublier que, derrière l'ouverture herniaire, dans le péritoine, se trouve la partie abdominale de l'anse distendue par les gaz. Or un instrument à extrémité droite, effilée et mince, comme est la sonde cannelée, pourrait perforer cet intestin. Si donc vous préfériez vous en servir, n'oubliez pas qu'il faut l'enfoncer très-peu et avec beaucoup de lenteur. Pour moi je n'ai pas l'habitude d'employer un conducteur, je préfère revenir plusieurs fois au débridement, et le faire à petits coups si c'est nécessaire, parce que je suis plus sûr, en agissant ainsi, de ne rien blesser dans l'intérieur du ventre.

Il m'est arrivé quelquefois, lorsque je pouvais attirer suffisamment le collet, de débrider avec des ciseaux, en conduisant une des lames dans l'ouverture étroite, au niveau de laquelle je protégeais toujours les viscères avec mon indicateur gauche. C'est un procédé fort commode; mais il n'est applicable que dans les cas où l'étranglement n'est pas très-serré, et dans ceux où l'on a pu l'amener assez près, après avoir incisé le sac jusqu'en haut, pour voir ce qu'on fait.

Une fois que le débridement a été pratiqué et reconnu suffisant, j'ai attiré très-doucement l'anse intestinale pour examiner son point de jonction avec le bout supérieur et avec le bout inférieur. J'ai bien trouvé sur l'un d'eux un léger sillon tracé par la constriction; mais, au niveau de ce sillon, il n'y avait ni destruction du péritoine, ni perforation appréciable, ni eschare qui, si elle s'était détachée dans le ventre après la réduction, aurait pu être cause de l'épanchement des matières intestinales dans le péritoine. C'est là un point capital dans la herniotomie. Il ne faut pas que la réduction soit cause de la mort par cette forme, qui est la plus grave, de la péritonite ; trop souvent cela est arrivé, parce qu'on n'avait pas assez examiné l'intestin, avant de le faire rentrer. Si j'avais trouvé quelque point éraillé, escharifié, ou simplement très-aminci, je n'aurais pas hésité à laisser l'anse intestinale au dehors, après m'être assuré encore une fois que le débridement était suffisant pour laisser circuler les matières intestinales. Si j'avais trouvé cette anse positivement gangrenée, je n'aurais pas hésité à l'ouvrir et à établir un anus contre nature.

L'anse ne m'ayant offert au niveau de la constriction, ni dans le corps de la hernie, aucune de ces lésions qui auraient contre-indiqué la réduction, je me suis préparé à la faire rentrer. Pour cela, j'ai commencé par laver de nouveau mes mains, dont les doigts étaient imprégnés d'un sang qui, pendant le temps qu'avait duré l'opération (dix à douze minutes), avait pu subir un commencement d'altération. Puis j'ai demandé un linge très-fin, et je l'ai porté doucement sur toute la surface de l'intestin pour la débarrasser également du sang qui l'imprégnait. Amenant alors les trois premiers doigts très-propres de ma main droite sur la partie interne de l'anse, pendant que je soutenais l'autre côté avec les doigts de ma main gauche, j'ai fait quelques pressions pour faire rentrer successivement les gaz, puis la paroi intestinale elle-même. Pendant ce temps, l'épiploon était maintenu par les doigts d'un aide.

Quand la réduction a été faite, j'ai de nouveau essuyé mes doigts, et j'ai conduit l'index par l'ouverture herniaire dans l'intérieur du ventre. Je l'ai retiré aussitôt que j'ai eu constaté la présence d'une grande cavité et des anses intestinales. Par cette manœuvre, je voulais m'assurer que je n'avais pas fait rentrer l'intestin dans une cavité plus ou moins spacieuse qui n'eût été autre que le canal inguinal notamment agrandi, ou que la portion supérieure d'un sac à deux collets, dont l'inférieur seul eût été débridé, et dont le supérieur aurait continué à serrer l'intestin.

Un mot d'explication sur ces deux points. Je vous avais bien dit que toutes les apparences étaient en faveur d'une hernie inguinale externe dont les deux ouvertures s'étaient confondues en une seule, et formaient le pédicule ou partie étroite de la hernie, c'est-à-dire le point au niveau duquel siégeait l'étranglement, et je m'étais fondé, pour admettre cette particularité, sur ce que nous n'avions pas de saillie notable au niveau du trajet inguinal; mais je pouvais être induit en erreur par une disposition exceptionnelle que j'ai signalée dans mes *leçons sur les hernies*, la présence d'un canal inguinal agrandi aux dépens de sa paroi postérieure, et contenant une portion des viscères, sans qu'il y eût un relief très-appréciable du côté de la peau. En pareil cas on débride au niveau de l'anneau inguinal externe, et on fait rentrer la portion scrotale de l'intestin non pas dans le ventre, mais bien dans ce canal inguinal agrandi, et s'il y a un étranglement à l'orifice supérieur, on le laisse subsister.

De même, si par hasard il s'agissait de ces sacs à deux collets, l'un situé au niveau des deux anneaux confondus en un seul, l'autre situé plus profondément, s'avançant même dans la cavité péritonéale, vers laquelle il aurait été refoulé depuis longtemps par les taxis du malade, on serait exposé à débrider le collet inférieur, et à réduire l'intestin dans la cavité supérieure du sac au-dessous du deuxième collet qui serait peut-être l'agent d'un deuxième étranglement. C'est pour éviter ces erreurs, ou faciliter l'exploration qui permettrait de les reconnaître et d'y remédier, que je vous ai donné le conseil, dans l'opération de la hernie inguinale étranglée, de faire votre incision en partie au-dessus, en partie au-dessous du pédicule. De cette façon, le doigt manœuvre dans un espace assez étendu pour bien reconnaître l'état des choses après la réduction.

Quant à l'épiploon, je l'ai laissé dans le sac et par conséquent dans la plaie. Je ne veux pas revenir longuement sur les discussions dont il a été l'occasion, parce que l'expérience a prononcé. Sa présence dans le sac a bien l'inconvénient de retarder la guérison, parce qu'il y suppure souvent et quelquefois s'y gangrène, et que la cicatrisation définitive n'a lieu que quand il s'est cicatrisé, après s'être confondu avec les granulations de la surface interne du sac ; mais sa réduction aurait l'inconvénient bien plus grand de reporter dans le ventre une partie congestionnée, enflammée, dont la rentrée pourrait être suivie d'une propagation, aux parties voisines, de l'inflammation dont il serait lui-même le siége. Ce danger est considérable à côté du faible inconvénient occasionné par le séjour de l'épiplocèle au dehors. Du reste je renvoie ceux d'entre vous qui voudraient des développements plus longs sur ce sujet à mes *leçons sur les hernies* (page 232 et suiv.). Je me contente de vous en donner ici un résumé : s'il n'y avait qu'une très-petite portion d'épiploon, et qu'elle ne parût pas très-enflammée, on pourrait la réduire; s'il y en avait une portion notable, mais pas très-grosse encore, on la laisserait tout simplement dans le sac ; si au contraire il y en avait une masse volumineuse, on en exciserait une partie, en liant les artères au fur et à mesure qu'elles seraient ouvertes, et on laisserait le reste dans le sac.

Je n'ai plus qu'un mot à vous dire du pansement. Vous avez vu qu'il avait été simple, et qu'après avoir rapproché les deux bords de la plaie le plus possible sans mettre de moyens unissants, j'avais fait un pansement protecteur avec un linge imbibé de glycérine, de la charpie très-propre, des compresses et une bande en spica. Cette bande avait pour objet d'exercer une compression qui empêcherait l'intestin de ressortir et favoriserait la réunion par première intention de toutes les parties de la plaie qui seraient dans des conditions favorables à ce mode de cicatrisation.

Nota. Aujourd'hui l'on conseille beaucoup un mode de pansement analogue à celui que l'on fait souvent pour les plaies profondes consécutives aux amputations et aux ablations de tumeur, savoir une suture métallique, un drain rétrosutural et l'emploi de l'acide phénique. Je ne sais pas quels résultats donnera cette manière de faire. Jusqu'à présent il m'a semblé que les couches extérieures au sac et le sac lui-même avaient une très-grande tendance à suppurer, sinon dans toute l'étendue de la plaie, au moins sur certains points, et qu'il était très-difficile de s'opposer à la réalisation de cette tendance. Il m'a semblé d'autre part qu'en fermant la plaie, l'inflammation suppurative et le pus lui-même avaient quelques chances de se diriger vers la cavité péritonéale, et d'aggraver ou de provoquer la péritonite. Je sais bien que le drain est une garantie contre ce genre d'accident, mais je crois néanmoins qu'un certain degré de suppuration étant toujours inévitable, le mieux est de laisser la plaie ouverte dans les proportions que j'ai indiquées. Du reste je panse aujourd'hui très-volontiers cette plaie, comme la plupart des autres, avec la tarlatane imbibée d'acide phénique au centième, dans l'espérance de diminuer l'intensité et les accidents de l'inflammation suppurative, et je laisse à l'observation ultérieure le soin de décider relativement à l'opportunité ou l'inopportunité de la suture préalable.

Les suites de l'opération ont été très-simples chez notre malade, au moins en ce qui concerne la péritonite et les fonctions abdominales. Du côté de la plaie, nous avons eu une épiploïte intense avec un boursouflement considérable et une suppuration de de la surface. Mais, ainsi que cela arrive si habituellement, cette épiploïte est restée extra-abdominale. Peu à peu la résolution et la dessiccation se sont faites et le malade a été guéri. Nous lui avons recommandé l'emploi d'un bandage, aussitôt que la cicatrisation aurait pris une solidité suffisante ; car il est de règle qu'après la herniotomie, la hernie se reproduise, et les exemples ne manquent pas, j'en ai observé un, d'étranglement itératif, au bout de plusieurs années, quand on a négligé l'emploi des bandages.

CENT VINGT-HUITIÈME LEÇON

Étranglements inguinaux profonds ; statistique de l'auteur sur les hernies inguinales étranglées.

I. Symptômes d'étranglement depuis vingt-quatre heures. — La hernie est grosse. Motifs cependant pour n'admettre ni l'inflammation, ni une constriction modérée. — Valeur, comme symptôme, de la non-expulsion des gaz par l'anus. — Ce fait, qui est incontestable, est difficile à expliquer. — L'étranglement est reconnu profond, à l'orifice supérieur du canal inguinal. Débridement sur lui. — II. Résultats de l'opération sur le malade précédent. — Péritonite bénigne et guérison. — Remarques incidentes sur les diverses formes de péritonite qui accompagnent et suivent l'étranglement herniaire. — Étranglement profond d'une hernie inguino-scrotale sur un patient qui avait fait lui-même la réduction en masse. — Opération. — Débridement du collet, après l'avoir attiré avec deux pinces à verrous. — III. Étranglement profond de hernies interstitielles à l'orifice supérieur du canal inguinal, dans les cas d'ectopie testiculaire. — Exposé sommaire de trois faits de ce genre : 1er cas, opération, débridement, suture entortillée, guérison. — 2e cas, intestin gangrené. Mort rapide après l'opération. — 3e cas, opération au bout de trente-six heures. Péritonite grave. Mort. — IV. Trois cas d'étranglement profond de hernies vaginales et inguino-scrotales sur de jeunes sujets. — Tous trois se sont terminés par la mort après le débridement. — Cette gravité particulière tient probablement à la situation, par rapport au péritoine, du sac qui s'enflamme après l'opération. — V. Quelques mots sur l'étranglement inguino-scrotal chez les jeunes sujets. — VI. Relevé général de mes étranglements herniaires traités par l'opération.

I. *Étranglement à l'orifice supérieur.* — Nous avons opéré hier soir (9 juillet 1875) un homme de soixante-sept ans qui avait une hernie inguino-scrotale droite, habituellement réduite, sortie et étranglée depuis 24 heures environ. J'avais été appelé le soir, par application de ce principe que, quand une hernie étranglée se présente dans le service, et que le diagnostic n'est pas douteux, il importe que l'étranglement ne se prolonge pas, et que la hernie soit réduite le plus vite possible, soit par le taxis, soit par l'opération. Je ne fais d'exception que pour les hernies inguino-scrotales très-volumineuses qui, bien qu'un peu douloureuses et irréductibles, ne donnent lieu qu'à de rares vomissements, et n'occasionnent que des symptômes fonctionnels modérés, celles que Malgaigne considérait comme enflammées, et pour lesquelles j'admets un étranglement peu serré. Je vous ai dit ce qu'il fallait penser de l'intervention de l'état inflammatoire dans l'étranglement herniaire. Cette intervention est le plus souvent consécutive, et agit en augmentant soit par le gonflement de l'épiploon et du mésentère, quand il y en a dans la hernie, soit par un gonflement, mais bien léger, de la paroi intestinale, soit par la rétraction de l'ouverture cellulo-fibreuse; en augmentant, dis-je, une constriction dont le point de départ a été l'accumulation brusque du gaz dans une anse intestinale. Or, quand la hernie est très-volumineuse, et que son pédicule est large, il y a des chances pour que l'obturation du bout supérieur ne se complète pas, et pour que la constriction ne soit pas portée au point d'amener promptement les lésions graves de l'intestin (perforation, eschare, amincissement de la paroi par destruction de ses tuniques interne et moyenne). Mais je n'admets pas en pareil cas que ce soit une simple inflammation, parce que cette dernière ne suffirait pas pour donner l'irréductibilité.

Je ne nie point la péritonite herniaire sans étranglement, dans les cas très-rares d'entérocèle adhérente et irréductible depuis fort longtemps; j'en ai même vu un exemple dans lequel la terminaison eut lieu par suppuration. Je comprends que le diagnostic soit difficile en pareille circonstance, parce que l'inflammation partie de la hernie peut se propager au péritoine, et parce que les symptômes de la péritonite ressemblent beaucoup à ceux de l'étranglement. Mais le chirurgien peut être mis sur la voie par ce commémoratif que la hernie, depuis longtemps, ne se réduisait pas, qu'elle est devenue peu à peu douloureuse, mais que les vomissements et la constipation ne se sont prononcés que tardivement. Il est vrai que ces derniers symptômes ne sont souvent appréciables qu'un peu tard, 36 ou 48 heures, dans l'étranglement, et qu'il y a là une cause de difficulté pour le diagnostic.

Mais peu importe ; si on a la certitude que la hernie était irréductible depuis longtemps, c'est une raison pour avoir des doutes, ne pas opérer trop vite, s'éclairer par la prescription d'un purgatif et par l'observation ultérieure des phénomènes. Mais quand il s'agit d'une très-grosse hernie inguino-scrotale, et que les symptômes sont modérés, du moment où elle était réductible auparavant, et où elle est devenue irréductible sous l'influence d'un taxis fait par le malade ou même par le chirurgien, il faut la considérer comme étranglée modérément, et attendre. Je donne en pareil cas un purgatif, non pas en lavement, car l'expulsion d'un lavement ne prouve pas que la circulation soit libre ; je le donne par la bouche, j'en choisis un qui puisse agir à petite dose ; en général c'est un mélange de 0gr,50 de scammonée avec 0gr,50 de calomel divisé en trois doses que l'on fait prendre d'heure en heure, dans du pain à chanter, en ajoutant après chaque dose quelques morceaux de glace. Ce purgatif a beaucoup plus de chances de n'être pas vomi que l'huile de ricin, ou le sulfate de soude et le sulfate de magnésie, qui ont besoin d'être dissous dans une notable quantité d'eau. Cette ingestion de liquide provoque avec facilité le vomissement chez ceux qui y sont prédisposés par un étranglement herniaire, même peu serré.

Le résultat donné par ce purgatif éclaire ordinairement au bout d'un temps qui varie de 12 à 24 heures. Si le malade va à la garde-robe, c'est une preuve que l'étranglement est modéré, et alors il est ordinaire que le taxis, fait, même sans anesthésie, avec les mains ou avec la bande en caoutchouc, donne la réduction.

Si le médicament n'a pas amené de selles, mais a provoqué positivement l'expulsion des gaz stercoraux, chose sur laquelle il faut à l'avance appeler l'attention du malade, et dont il importe de s'informer exactement, il y a lieu de croire encore à un étranglement peu serré et à une réduction prochaine, spontanée ou par la manœuvre du taxis.

Et, à ce propos, arrêtons-nous un instant sur ce symptôme,

l'absence d'émission des gaz par l'anus, et sa valeur dans le diagnostic de l'étranglement. Si nous interrogeons nos connaissances physiologiques, elles semblent nous répondre qu'une constriction capable d'arrêter le passage des gaz au niveau de la jonction d'une anse herniée avec son bout inférieur ne doit pas pour cela empêcher l'émission dont il s'agit. En effet il y a et il doit continuer à se faire des gaz dans la partie du tube intestinal qui est située au-dessous de cette constriction, et alors pourquoi ces gaz, à certains moments, ne prendraient-ils pas leur issue par l'anus ? Mais si nous interrogeons la clinique avec soin, et c'est ce que j'ai fait depuis trente ans que je soigne des hernieux, elle nous apprend que l'étranglement intestinal arrête et supprime presque toujours l'émission gazeuse par l'anus. J'ai vu quelques malades qui, pendant les 10 et 12 premières heures, avaient rendu un, quelquefois deux gaz; mais, passé ce temps, on n'en rend plus, et si l'on recommence à en rendre après une interruption d'un ou de plusieurs jours, c'est signe que l'étranglement n'existe plus ou qu'il a diminué. D'où cette conclusion rigoureuse fournie par l'étude clinique : quand avec l'irréductibilité il y a suppression des gaz par l'anus, c'est un signe positif d'étranglement serré ; quand les gaz passent encore après 12 à 24 heures, c'est un signe que l'étranglement n'existe pas; quand ils recommencent à passer spontanément ou après l'administration d'un purgatif, c'est un signe que l'étranglement diminue et est sur le point de cesser.

Peut-on faire concorder ici les données de la physiologie avec celles de la clinique? Je le crois, mais je ne puis aller très loin dans l'explication. Je constate seulement ce fait, que l'expulsion des gaz intestinaux par en bas est en rapport avec un travail régulier de digestion. Lorsqu'il y a étranglement, les malades ne mangent pas, ce qui est même un symptôme précieux de la maladie, et par conséquent ils ne digèrent pas. Or, quand la digestion n'a pas lieu, la migration des gaz ne se fait plus de l'intestin grêle vers le gros intestin. Ils séjournent et produisent même le météorisme à un certain moment. Est-ce parce que, sous l'influence de la maladie, il s'en forme de plus en plus? est-ce parce que, la paroi intestinale se paralysant, les gaz, en vertu de leur expansion, repoussent dans tous les sens cette paroi devenue inerte? je ne saurais vous le dire. La physiologie normale et pathologique ne s'est pas encore prononcée sur ce point. Je ne vous signale que ce fait indiqué par la clinique : quand l'intestin est serré, il n'y a plus de digestion, il n'y a plus de circulation de gaz de haut en bas, et, chose difficile à comprendre, mais qui offre de rares exceptions, cette circulation s'arrête au-dessous comme au-dessus de la constriction.

Je dis donc que, chez notre opéré d'hier, les doutes n'existaient pas, malgré le volume assez considérable de sa hernie. Il avait vomi souvent dans la journée, rejetant seulement les boissons, ou, quand il n'avait pas bu, des matières jaunâtres et verdâtres. Il n'avait pas été à la garde-robe et n'avait pas rendu un seul gaz par l'anus. Sa hernie était douloureuse, le ventre lui-même était sensible à la pression et commençait à se ballonner. Le facies exprimait la souffrance, et il n'y avait encore aucun changement appréciable du pouls ni de la température. Nous avions, en un mot, à part la constipation, qui n'était pas assez ancienne pour être significative, tous les symptômes fonctionnels abdominaux de l'étranglement à sa première période. Il nous manquait les phénomènes généraux de la deuxième, ceux que nous attribuons à la perturbation du système nerveux (petitesse du pouls, refroidissement, facies grippé, cyanose), et sur lesquels je m'expliquerai dans une autre occasion. Mais il ne faut pas attendre ces derniers pour établir le diagnostic et le traitement; car ils arrivent à une époque avancée, souvent ultime, à laquelle le taxis serait très-dangereux, parce qu'il exposerait plus que jamais à faire rentrer un intestin perforé, et à laquelle l'opération, faite *in extremis*, serait probablement inutile.

D'ailleurs, j'ai immédiatement pratiqué le taxis avec anesthésie pendant 13 minutes, et j'ai trouvé la hernie tellement résistante que j'ai, conformément au précepte que vous connaissez (voir page 435), procédé, sans désemparer, à l'opération. J'ai fait l'incision au-dessus et au-dessous du pédicule qui me paraissait être au niveau de l'anneau externe. J'ai débridé en dehors sans ouvrir le sac; mais la réduction continuant à être impossible, j'ai ensuite été obligé d'ouvrir ce dernier, et j'en ai vu s'écouler une notable quantité de sérosité. J'ai reconnu qu'il ne donnait pas de constriction au niveau de l'anneau inguinal externe. Je l'ai donc incisé jusque vers la partie moyenne du canal inguinal, et alors j'ai trouvé que sa cavité se prolongeait encore à deux centimètres de profondeur, et que là se trouvaient le véritable collet et l'étranglement. C'était de toute évidence un de ces cas dans lesquels, bien que la hernie ne soit pas péritonéo-vaginale, l'anneau supérieur ne s'est pas rapproché de l'inférieur, et le canal a persisté. C'était en un mot un étranglement profond, à l'orifice supérieur. Je n'avais pas été mis sur la voie par l'étude des caractères physiques avant l'opération. Le relief de la paroi abdominale au niveau du canal inguinal n'était pas marqué, et ce canal s'était dilaté plutôt aux dépens de la paroi postérieure que de l'antérieure.

Cette situation étant reconnue, j'avais à choisir entre deux partis : fendre avec le bistouri, sur la sonde cannelée, la peau, l'aponévrose du grand oblique, au besoin le petit oblique et le transverse, et avec eux la partie correspondante du sac herniaire ; ou bien essayer de débrider, sans agrandir l'incision. J'ai choisi le dernier de ces moyens, voici pourquoi : après l'opération de la hernie inguinale à étranglement superficiel, comme après celle de la hernie crurale, la plaie du sac n'est pas parallèle à la cavité péritonéale. Elle est oblique ou inférieure par rapport à cette dernière. Si donc, pendant les jours qui suivent le débridement, du sang altéré ou du pus se trouve dans le sac, ces liquides ne sont pas entraînés par leur propre poids dans le péritoine qu'ils pourraient enflammer plus gravement qu'il ne l'est déjà. Si j'avais agrandi l'incision, j'aurais mis la cavité du sac dans une situation parallèle à celle de l'abdomen, et j'aurais ainsi facilité l'épanchement dans le ventre des produits inflammatoires de la péritonite herniaire consécutive à l'opération.

J'ai donc préféré porter mon doigt indicateur gauche vers la partie externe de l'anneau constricteur, refouler le mieux possible et protéger l'intestin avec ce doigt, puis conduire avec précaution le bouton du bistouri falciforme d'A. Cooper. J'ai pu débrider ainsi en dehors, sans me préoccuper de savoir si c'était le collet du sac ou l'ouverture épaissie du fascia transversalis qui était l'agent d'étranglement. J'ai bien eu de cette manière sur le collet une plaie qui confinait à la cavité péritonéale ; mais comme cette plaie était distincte de celle que j'avais faite sur le corps même du sac, comme elle était petite et placée sur le côté, j'ai pu espérer qu'elle ne suppurerait pas, ou que, si elle suppurait, elle ne verserait pas trop facilement dans le grand péritoine les produits de son inflammation.

Puis l'intestin, qui était seul dans le sac, c'est-à-dire sans épiploon, a été attiré. Il était rouge vineux ; mais sa surface n'était ni dépolie, ni escharifiée. Après l'avoir bien nettoyé, et avoir lavé mes mains, je l'ai réduit en faisant rentrer progressivement les gaz, puis la paroi intestinale au moyen de pressions exercées au niveau du pédicule, pendant qu'avec l'autre main je soutenais et repoussais un peu le reste de l'anse.

J'ai fait ensuite le pansement à plat. Je me serais décidé certainement à faire la suture de la partie supérieure du sac en adossant exactement les deux surfaces péritonéales, si j'avais été obligé d'agrandir mon incision jusqu'au collet. Peut-être cette suture, en favorisant la réunion immédiate en haut, aurait-elle empêché l'effusion dangereuse dans la cavité péritonéale. Mais j'aurais en même temps laissé libre et non fermée la partie inférieure de la plaie, et j'y aurais mis un drain pour faciliter l'écoulement à l'extérieur des liquides exhalés dans le sac.

II. *Renseignements sur le malade qui précède ; considérations sur la péritonite de l'étranglement. Étranglement profond d'une hernie inguinale sur un autre patient qui l'avait lui-même réduite en masse partiellement.* — Le malade dont il vient d'être question a été à la garde-robe et a rendu des gaz par en bas dans la nuit qui a suivi l'opération. Mais les jours suivants il m'a inquiété, parce que son ventre était douloureux et légèrement ballonné; il avait en même temps un léger mouvement fébrile et ne reprenait pas d'appétit. Il avait, en un mot, des symptômes de péritonite; les vomissements seuls manquaient. Comme il était âgé et peu vigoureux, je ne lui ai pas fait mettre de sangsues, et je me suis contenté de badigeonner son ventre, depuis le haut jusqu'au bas et sur les côtés, avec le collodion élastique. En même temps, je lui ai donné pendant deux jours le calomel à dose fractionnée (10 centigrammes en douze paquets, un paquet à prendre toutes les heures). Au bout de huit jours il allait bien, et j'ai pu vous faire observer qu'en somme nous avions probablement eu à faire chez lui à une péritonite d'origine complexe, mais bénigne et non septique. J'appelle ainsi, en matière d'étranglement herniaire, celle qui est causée tout à la fois par la constriction de l'intestin, l'extension à tout le péritoine de l'irritation partie de ce point, et en même temps par le traumatisme opératoire. Il semble, en effet, que ce dernier, en établissant une plaie pénétrante de l'abdomen, peut aggraver les conditions mauvaises.

Je placerai à côté de cette péritonite complexe la péritonite, plus simple dans son origine, qui est consécutive à la constriction, lorsqu'après avoir été plus ou moins prolongée, celle-ci cède au taxis, et que, par suite, il n'y a pas complication de plaie pénétrante. Cette péritonite est très-rarement mortelle; elle reste encore congestive et plastique, et ne s'accompagne pas des symptômes généraux qui indiquent un empoisonnement grave. Ce dernier n'arrive que dans les cas malheureux où l'on a, par le taxis, réduit un intestin perforé qui verse ses matières irritantes et septiques (gaz et liquides) dans la cavité péritonéale.

La péritonite, bien que complexe dans son étiologie, présente souvent cette forme bénigne après l'opération ; et elle l'a présentée chez notre dernier malade, parce que l'intestin était sain et n'a fourni aucune matière infectieuse. Nous avons, en clinique, deux conditions qui favorisent ce caractère bénin de la péritonite: la première est la non-ouverture du sac, quand la chose est possible; la seconde est, lorsque le sac a été ouvert, son éloignement de la cavité abdominale, comme je vous l'ai dit tout-à-l'heure.

Vous rencontrerez cependant quelques malades chez lesquels, malgré l'intégrité, au moins apparente, de l'intestin et l'absence d'effusion de matières irritantes dans la grande séreuse abdominale, la péritonite a suppuré et est devenue mortelle après une opération, et surtout après une opération avec ouverture du sac. Cette terminaison fâcheuse est-elle la conséquence de la constriction seulement? Je ne le crois pas, toujours en supposant que l'intestin n'a pas été assez lésé pour envoyer ses gaz ou son contenu dans le péritoine. Ce qui m'empêche de le croire, c'est que, cette même condition existant, la réduction par le taxis est rarement suivie de péritonite suppurée. Il est vrai que les sujets opérés ont un étranglement ou plus serré, ou plus ancien que ceux chez lesquels le taxis réussit, et que ces deux conditions diminuent peut-être les chances de suppuration péritonéale. Mais j'arrive là à une appréciation très-difficile, et je ne puis me défendre de faire une large part à la plaie de la séreuse, lorsque la péritonite prend le caractère purulent. Voilà pourquoi je recommande de ne pas ouvrir le sac, toutes les fois que la chose est réalisable, d'éviter autant que possible, quand on est obligé de l'ouvrir, le parallélisme entre la plaie et la cavité péritonéale, et enfin de supprimer les causes qui, ajoutées à la plaie, pourraient augmenter les chances de suppuration, savoir : la réduction dans le ventre d'une anse intestinale mal nettoyée ou repoussée par des mains malpropres.

Si, par les considérations qui précèdent, je vous fais entrevoir que, dans la première de ses phases, l'étranglement intestinal est cause de péritonite, mais que celle-ci reste bénigne et non suppurée quand l'étranglement n'a pas duré longtemps et quand le sac n'a pas été ouvert, je ne dois pas moins vous rappeler qu'elle peut devenir grave par la suppuration, lorsque le sac a dû être ouvert. Quant à vous dire pourquoi la péritonite suppurée est plus fâcheuse et plus mortelle que la péritonite congestive et plastique, j'en suis incapable. Je puis présumer que cette gravité tient ou bien à ce que l'inflammation, assez intense pour suppurer, a plus de retentissement sur l'ensemble de la constitution, ou bien à ce que la suppuration dans une grande cavité qui reste ouverte et accessible à l'air s'accompagne facilement de décomposition du pus et de formation de matériaux putrides qui sont résorbés et amènent la septicémie; mais tout cela ne peut être l'objet d'une démonstration rigoureuse. Je tiens à ce que vous sachiez seulement que la péritonite suppurée, sans dépendre de l'épanchement intestinal, et résultant de la constriction seule, est une des conséquences possibles de l'étranglement qui n'a pas encore lésé l'intestin; et que quand nous pouvons intervenir de bonne heure, nous sommes appelés d'abord à prévenir par une réduction prompte les lésions dont il s'agit, et ensuite à empêcher le passage à la suppuration de la péritonite que la constriction a fait naître et que l'opération a aggravée dans une certaine mesure.

Mais n'oubliez pas qu'à cette phase de l'étranglement, caractérisée tout à la fois par l'intégrité conservée de l'intestin et par une péritonite qui, tout en pouvant devenir suppurative, a de très grandes chances pour rester congestive ou plastique et guérir, succède plus ou moins rapidement une seconde phase, celle des lésions de la paroi intestinale, et de la péritonite par épanchement et à forme septicémique qui en est la conséquence.

Quelles sont donc ces lésions qui peuvent amener l'épanchement, soit des gaz seuls, soit des gaz et des liquides intestinaux dans le péritoine? Les unes sont très-apparentes; ce sont des eschares au niveau de la constriction, ou dans le corps même de la hernie. Ces dernières exposent, un peu moins que les premières, à l'épanchement intra-abdominal; car si l'on n'opère pas, leur détachement produit un abcès stercoral du sac et plus tard un anus contre nature; si l'on opère, on ouvre volontairement l'intestin et on favorise, sans abcès préalable, l'établissement de ce même anus contre nature. Les autres, plus difficiles à constater, sont des perforations très-petites, qui passent inaperçues quand on n'examine pas l'intestin avec grand soin avant de le réduire, et qui sont dues à une destruction très-limitée par un travail d'ulcération sur un ou plusieurs des points soumis à la constriction. D'autres sont encore plus difficiles à découvrir et jusqu'à un certain point contestables. J'ai signalé dans mes Leçons sur les hernies (pages 107 et 108) la destruction possible, par le fait de l'étranglement, de la tunique interne seule, ou simultanément de la tunique interne et de la tunique moyenne, et je me suis demandé, sans avoir pu résoudre la question, si cette paroi amincie n'était pas susceptible de laisser passer par exosmose les gaz à travers la paroi intestinale, et de transmettre ainsi au péritoine un agent irritant et septique.

La péritonite causée par ces épanchements est toujours plus grave que la péritonite due à la simple constriction, d'abord parce qu'elle arrive plus facilement à suppuration, et ensuite parce qu'elle doit fournir au péritoine, membrane essentiellement absorbante, des matériaux délétères dont le passage dans la circulation est lui-même dangereux. C'est ce qui me fait dire qu'alors la péritonite est tout à la fois inflammatoire et septicémique.

Je vais plus loin aujourd'hui, et je me demande si la solution de continuité que donne, à la surface interne de l'intestin étranglé, la destruction de ses tuniques interne et moyenne, ne peut pas elle-même absorber les matières intestinales plus ou moins altérées et fermentées qui restent en contact avec cette surface malade avant la levée de l'étranglement, et qui passent sur elle après que la constriction a cessé. Nous aurions encore là une explication de ces phénomènes graves qui, avec ou sans péritonite suppurée, caractérisent une infection et un état des plus graves.

Vous comprenez, dès lors, que cette seconde phase de l'étranglement, celle qui est caractérisée par des lésions sérieuses de l'intestin et par la péritonite septicémique, est de beaucoup plus menaçante que la première, et que c'est précisément en vue de la prévenir tout à fait ou de l'arrêter dans son développement, que la thérapeutique de l'étranglement herniaire demande la promptitude et la décision sur lesquelles vous me voyez tant insister.

Est-ce à dire qu'il n'y a pas dans l'étranglement intestinal d'autres dangers que ceux qui résultent de la péritonite simple, de la péritonite par épanchement et de la septicémie? J'accepte, avec plusieurs de nos contemporains, une autre chose qui a aussi sa gravité, que j'ai indiquée un peu vaguement dans mes premières publications, et que nous caractérisons aujourd'hui par les mots de phénomènes nerveux. Mais je ne veux pas m'étendre sur ce sujet, qui m'éloignerait trop longtemps de ce que nous étudions en ce moment, savoir les étranglements inguinaux profonds; j'y reviendrai dans une autre occasion, et à propos de quelque malade chez lequel ces phénomènes nerveux auront eu une intensité particulière.

B. — J'arrive donc à l'histoire d'un autre malade que plusieurs d'entre vous m'ont vu opérer l'année dernière, le 9 avril 1874. C'était un homme de 40 ans, qui disait avoir depuis longtemps une hernie inguinale gauche descendant dans les bourses. La veille, vers six heures du matin, cette hernie était sortie, était devenue douloureuse et n'avait pu rentrer sous la pression des mains, telle que la faisait habituellement le malade. Bientôt des vomissements étaient survenus, le patient s'était couché, et l'appétit lui avait manqué toute la journée. A diverses reprises il avait renouvelé ses efforts de taxis, et enfin le soir, après avoir beaucoup pressé, il avait cru que sa hernie était rentrée, car il ne sentait plus de tumeur dans le scrotum. Néanmoins il avait continué à souffrir du ventre toute la nuit, et il avait eu plusieurs vomissements, surtout lorsqu'il buvait. Apporté à l'hopital dès le lendemain matin, il fut examiné à la visite, et je sentis un gonflement et une tension sur le trajet du canal inguinal gauche sans tumeur dans la bourse correspondante. Ce gonflement était douloureux spontanément et à la pression. Le ventre lui-même était très sensible à la pression. Les matières vomies, qu'on me présenta, n'avaient pas l'aspect fécaloïde; il n'y avait pas eu d'émission de gaz stercoraux par l'anus depuis 24 heures, il y avait quelques éructations, pas de hoquets.

D'après les renseignements donnés par le patient, je ne doutai pas qu'il avait cherché à réduire sa hernie, comme le font tous les malades, en la pressant beaucoup plus vers le fond qu'au niveau du pédicule, et qu'il avait obtenu une réduction en masse. Si la hernie avait été petite, elle aurait sans doute été repoussée avec son sac au-delà de la paroi abdominale, entre celle-ci et le péritoine pariétal; mais comme elle était grosse, une partie avait été refoulée vers l'abdomen, en décollant le péritoine, et le reste s'était arrêté dans le canal inguinal.

Je n'avais guère de doutes sur la persistance d'un étranglement, et d'un étranglemeut par le collet du sac; mais comme il datait de 24 heures seulement, et comme j'avais dans le canal inguinal une tumeur très-accessible, je n'essayai pas le taxis, qui aurait eu sans doute pour résultat de conduire l'étranglement plus profondément et de décoller davantage, peut-être de déchirer le péritoine pariétal. Mais je crus pouvoir sans danger faire la ponction et l'aspiration au niveau de la portion intra-inguinale de la hernie. Cette petite opération n'amena aucun résultat, probablement parce que l'aiguille-canule n'avait pas rencontré l'intestin, et je procédai de suite au débridement. Je fis mon incision sur le trajet inguinal seul, j'arrivai sur le sac sans rencontrer de graisse abondante au-devant de lui, je l'ouvris en dédolant et avec le ténaculum, et j'agrandis avec le bistouri conduit sur la sonde cannelée. Je trouvai un peu de sérosité citrine, une notable quantité d'épiploon, et derrière lui une anse intestinale longue de cinq centimètres environ, rouge brunâtre, mais chaude, tendue, et n'offrant aucune apparence de gangrène. Je fis attirer le sac avec deux pinces à verroux fixées sur chacun de ses côtés et à la partie supérieure de l'incision que j'avais faite. Mon doigt put arriver alors sur l'anneau constricteur, que j'avais amené plus près de moi, mais que je ne pouvais cependant mettre sous mes yeux. Je conduisis avec peine dans l'ouverture, qui m'a paru très serrée, le bistouri d'A. Cooper, et je débridai en dehors comme dans les cas ordinaires. L'intestin fut attiré, reconnu sain et réduit suivant ma méthode ordinaire, en laissant l'épiploon dans le sac. Après l'opération, j'avais, comme dans le cas du malade précédent, deux plaies au sac herniaire, l'une très grande, mais qui n'était pas parallèle à la cavité abdominale et se trouvait au-dessous d'elle; l'autre plus petite, au niveau du débridement, qui se trouvait au voisinage, mais sur le côté de cette même cavité abdominale. Ces conditions étaient moins favorables que celles des étranglements superficiels, dans lesquels on n'a qu'une seule plaie au sac, plaie située tout entière au-dessous de la grande cavité séreuse, et peu susceptible par conséquent d'y verser des produits inflammatoires. Néanmoins le malade a parfaitement guéri.

III. *Étranglement profond à l'orifice supérieur du canal inguinal, avec ectopie testiculaire.*—Parmi les étranglements profonds, j'ai à vous signaler ceux qui arrivent dans la hernie inguinale interstitielle, lorsqu'elle coïncide avec l'arrêt dans la migration du testicule, et particulièrement avec la variété de cet arrêt que l'on appelle inclusion ou ectopie inguinale. En pareil cas, il est ordinaire que la hernie soit dans le même sac que le testicule, c'est-à-dire dans la tunique vaginale. Il est ordinaire aussi qu'elle ne franchisse pas l'anneau externe, que par conséquent elle reste intra-inguinale ou interstitielle, et que le canal ait subi une ampliation considérable. M. Tillaux (1) a émis avec raison l'opinion que, dans les cas de ce genre, le testicule, placé ou repoussé dans

(1) *Bulletin de Thérapeutique*, 1871, tome 2, p. 209.

les efforts plus ou moins près de l'anneau inguinal externe, s'opposait à la descente des viscères, et que ceux-ci, poussés par les efforts, mais arrêtés dans leur descente, dilataient progressivement l'interstice abdominal du cordon et en faisaient une cavité bien plus spacieuse qu'à l'état normal. Lorsque l'étranglement arrive en pareille circonstance, il se trouve à l'orifice supérieur du canal inguinal, et a pour agent ou bien cet orifice lui-même qui est passé à l'état inextensible, ou bien le collet du sac. En tout cas, cet orifice qui, par suite de l'ampliation incessante de l'interstice inguinal, a été peu à peu repoussé en haut et en arrière, se trouve extrêmement profond, tellement profond même que, pendant une opération, on a beaucoup de peine à le trouver, et l'on commence souvent par prendre pour la cavité abdominale la grande poche interstitielle, au haut de laquelle on ne rencontrait pas l'orifice, parce qu'on ne portait pas le doigt assez profondément pour l'atteindre.

De ces disqositions toutes spéciales, et que nos prédécesseurs n'avaient pas suffisamment signalées, M. Tillaux tire une première conclusion, c'est qu'il ne faut pas compter, en cas d'étranglement, même récent, sur la réussite du taxis. En effet, à cause de l'ampliation du canal, il est à peu près impossible que les efforts de pression conduisent l'intestin vers l'orifice supérieur. Ils ont bien plus de tendance à amener le refoulement de la paroi inguinale en arrière, à augmenter le décollement et l'agrandissement par en haut de l'interstice musculaire. Bref, la hernie ne rentre pas, et le taxis n'a que des inconvénients, même en employant le chloroforme. Donc, conclut M. Tillaux, mieux vaut laisser de côté le taxis dans l'étranglement inguinal interstitiel des cryptorchides.

Je n'accepte pas ce précepte dans toute sa rigueur, et je vous dirai pourquoi un peu plus loin. Je vous le signale seulement pour vous avertir que si le malade était, sous le rapport de l'âge de l'étranglement, dans des conditions favorables au taxis, vous pourriez l'employer, mais avec plus de modération que jamais.

En effet, le cas tout récent que vous venez d'observer dans le service me permet d'ajouter que non-seulement le taxis prolongé et réitéré est inutile, mais que même dans certains cas il peut être dangereux.

Le malade, âgé de 46 ans, était entré dans le service le 13 juin 1878 pour une grosse hernie interstitielle, qui n'avait pas franchi l'anneau inguinal externe, et qui s'accompagnait d'ectopie inguinale du testicule. Le taxis avait été fait sans chloroforme au domicile du patient, le matin même, et prolongé assez longtemps. Les symptômes d'étranglement étaient bien accusés, mais ils dataient de vingt-six heures seulement. Sachant que l'opération offre, dans les cas de ce genre, de plus grands dangers que dans les autres, ayant d'ailleurs le souvenir d'un fait de ma pratique dont je vous parlerai tout-à-l'heure, dans lequel le taxis avait eu un excellent résultat, je crus devoir procéder à une nouvelle tentative en donnant préalablement le chloroforme. Je trouvai une assez grande résistance, et à un certain moment, au bout de dix minutes environ, fixant le mieux possible la tumeur avec mes deux mains, j'engageai un aide à presser avec son pouce sur la partie centrale, que j'avais laissée à découvert. Nous sentîmes bientôt que la hernie cédait, puis disparaissait. Je restai satisfait de la manœuvre, et je ne doutai pas que j'avais réduit la hernie.

Mais le lendemain matin (j'avais fait le taxis le jour de l'entrée à huit heures du soir) j'appris qu'il n'y avait pas eu de garde-robes, que des vomissements fécaloïdes étaient venus en abondance, que le ventre était ballonné. Le pouls avait perdu de sa force, le facies était mauvais. Était-ce donc une réduction en masse, chose difficile à comprendre avec un sac aussi large? n'était-ce pas plutôt un pseudo-étranglement par péritonite consécutive à la réduction d'un intestin perforé ? était-ce quelque chose de particulier et d'insolite ? Dans le doute, et la mort étant imminente, j'opérai, pour aller à la recherche de l'étranglement. Je tombai, derrière l'aponévrose du grand oblique, dans une grande poche vide. Pensant qu'il pouvait y avoir eu réduction en masse, j'attirai, avec une longue pince conduite profondément et au hasard, une anse intestinale noirâtre, longue de six centimètres au moins. En l'attirant davantage, j'amenai l'anneau qui l'étranglait et qui me parut être le collet du sac. Je m'empressai de débrider cet anneau, de réduire, puis de réunir les surfaces et les bords par des points de suture métallique, les uns profonds, les autres superficiels.

Je me retirai une seconde fois satisfait, et pensant avoir rendu au malade le service de le débarrasser d'un étranglement intestinal qui était devenu intra-abdominal après une réduction en masse ; mais hélas ! les symptômes d'étranglement et surtout les vomissements fécaloïdes continuèrent, et l'opéré succomba moins de vingt-quatre heures après l'opération.

Je reconnus à l'autopsie qu'en effet j'avais parfaitement débridé le collet à l'orifice supérieur très-profond du canal inguinal ; mais après ce débridement, qui pourtant était bien suffisant, j'avais conduit l'intestin, en le refoulant au-delà de l'immense poche représentée par le canal inguinal agrandi, je l'avais, dis-je, conduit non pas dans la cavité abdominale, mais dans une cavité accidentelle et accessoire placée derrière la branche horizontale du pubis et la symphise pubienne, et je l'y avais conduit en le faisant passer à travers une assez grande déchirure du fascia transversalis, ou, si vous aimez mieux, de la paroi postérieure du canal inguinal. Cette déchirure avait été commencée sans doute par le premier taxis et augmentée par le second; en tout cas, l'anse intestinale, recourbée en fer à cheval et aplatie sur la portion du fascia transversalis qui se trouvait entre l'orifice supérieur débridé et l'ouverture accidentelle, n'avait pu reprendre sa perméabilité ; de là la continuation des symptômes d'étranglement.

Avant cette observation tout à fait insolite, j'avais eu l'occasion d'opérer quatre malades atteints de cet étranglement d'une hernie interstitielle avec ectopie testiculaire, et j'avais été frappé des difficultés particulières de l'opération et de ses dangers; car, de mes quatre opérés, trois étaient morts.

Dans le *premier fait*, qui est du 18 septembre 1852, et que j'ai recueilli à l'Hôtel-Dieu (salle Sainte-Marthe n° 24) il s'agissait d'un jeune homme de 29 ans, qui n'avait jamais eu son testicule droit dans le scrotum et qui, ne s'étant pas jusque là connu de hernie, avait été pris tout-à-coup, le matin à onze heures, d'une douleur très-vive et d'un gonflement dans l'aine droite. C'était probablement une hernie qui se produisait pour la première fois dans une tunique vaginale restée ouverte au niveau de l'anneau du fascia transversalis. Appelé dans la soirée, après neuf heures d'étranglement, je constatai une tumeur qui avait à peu près le volume d'un œuf de poule, au-dessus de l'arcade fémorale, sur le trajet du cordon. La douleur n'était pas aussi vive que je l'ai vue souvent chez des sujets de cet âge ; les envies de vomir étaient fréquentes, les matières rejetées étaient jaunâtres. J'endormis le malade et je fis le taxis pendant un quart d'heure. Il me sembla que la tumeur avait notablement diminué. Je pensai que j'avais peut-être réduit l'intestin, et que ce qui restait était l'épiploon. C'est pourquoi je donnai un purgatif, et je décidai que j'attendrais le résultat. Le lendemain, j'appris que le malade avait vomi l'eau de Sedlitz qui lui avait été donnée, et qu'il n'avait pas été à la garde-robe. Il souffrait davantage de la tumeur et du ventre, avait un peu de ballonnement, le pouls fréquent et plein. Après une nouvelle tentative de taxis très-peu prolongé et sans anesthésie, je procédai à l'opération, en faisant l'incision de la peau et de l'aponévrose du grand oblique parallèlement à l'arcade fémorale. Il s'écoula du sac une grande quantité de sérosité jaunâtre, après quoi je cherchai avec mon doigt le viscère hernié et le siége de l'étranglement. J'eus quelque peine à les trouver dans cette cavité qui me paraissait très-grande. En effet, il n'y avait pas d'épiploon. L'anse, quoiqu'elle fût complète, c'est-à-dire avec mésentère, était courte et n'avait guère que le volume d'une noix, et l'ouverture qui l'étranglait était très-profonde. J'ai cependant pu, en saisissant le sac de chaque côté avec une pince, et le faisant attirer par deux aides, amener l'anneau constricteur assez près pour le débrider à ciel ouvert avec des ciseaux à extrémité mousse. L'intestin, reconnu sain, a été réduit, et la plaie du sac et de la paroi abdominale réunie par la suture enchevillée. Après le débridement je vis sortir le testicule, qui jusque là avait été maintenu dans le ventre par la hernie, et qui ne descendait pas au delà du milieu du trajet inguinal. Les suites de l'opération ont été assez simples, les points de suture ont été enlevés au commencement du cinquième jour. La plaie paraissait réunie dans ses deux tiers externes. Au niveau du tiers interne, les deux bords étaient écartés et laissaient échapper du pus en petite quantité. La cicatrisation était achevée le 3 octobre, et il m'a paru que la suture, quoiqu'elle n'eût pas empêché la suppuration au niveau des bords de la peau et au-dessous d'elle, dans une partie de la plaie, avait donné la réunion immédiate du sac herniaire et empêché la suppuration de ce dernier, ce qui, vu le voisinage du péritoine, était d'une grande importance.

J'ai été moins heureux dans mes trois autres opérations de débridement profond pour des hernies inguinales interstitielles chez des cryptorchides.

Dans mon *second fait*, qui est du 3 octobre 1853 et que j'ai recueilli également à l'Hôtel-Dieu, (salle Sainte-Marthe, n° 18) l'étranglement datait de plus de cinq jours et avait été soumis à plusieurs tentatives de taxis. Au moment où j'ai vu le patient, il avait le pouls petit, du hoquet, de l'oppression. La tumeur, qui était à gauche, n'était pas scrotale; elle était intrà-inguinale, mais avait sa partie inférieure engagée dans l'anneau inguinal externe, qu'elle ne dépassait pas. Le malade n'avait pas son testicule de ce côté dans le scrotum, et ne l'y avait jamais eu. Bien que les symptômes généraux fussent très-graves et que l'étranglement eût plus de six jours de durée, nous pensâmes, le professeur Roux et moi, que le débridement devait être tenté, et je fus chargé d'y procéder. Après avoir incisé parallèlement à l'arcade fémorale, et ouvert avec les précautions habituelles le sac, qui ne renfermait pas de sérosité, je trouvai une première constriction au niveau de l'anneau inguinal externe, et je débridai. Je vis alors le testicule très-petit, derrière l'intestin, mais je reconnus que je ne pouvais ni attirer l'anse, ni la réduire. Elle avait dix centimètres de longueur, sans accompagnement d'épiploon, et occupait une large cavité qui n'était autre que le canal inguinal très-agrandi. Après quelques recherches, je sentis un second anneau constricteur beaucoup plus profond, au niveau de l'orifice inguinal supérieur ou interne. Était-ce cet orifice lui-même ou le collet du sac qui étranglait? je n'ai pu le déterminer. J'ai débridé en dehors et en haut, et j'ai pu alors attirer l'intestin, qui m'a paru gangrené dans une partie de son étendue, et que j'ai laissé dans le sac, sans l'ouvrir. Le malade a succombé huit heures après l'opération.

Troisième fait. J'ai soigné en ville, dans le mois de janvier 1865, un voyageur de commerce âgé d'environ 35 ans, qui n'était pas bien sûr d'avoir une hernie depuis longtemps, et qui attribuait à la non-descente du testicule droit le gonflement habituel qu'il avait remarqué dans l'aine de ce côté.

La coïncidence de cette hernie, mal connue du patient, avec une ectopie testiculaire, fut la cause d'une erreur de diagnostic qui a eu les plus fâcheux résultats. En effet, le malade avait contracté une blennorrhagie, et lorsqu'il commença à se plaindre de douleurs dans l'aine et dans tout le ventre avec quelques vomissements, le premier médecin qui fut appelé crut à l'existence d'une orchite blennorrhagique occupant le testicule non descendu.

En conséquence, et bien qu'appelé de bonne heure, il ne fit pas de tentatives de taxis, et se contenta de prescrire des sangsues et des cataplasmes; mais le malaise alla toujours en s'accroissant, les vomissements surtout augmentèrent. Comme on donnait au patient force lavements purgatifs, et qu'on n'y regardait pas de très-près, on acceptait le dire de la garde-malade, qu'il y avait de véritables selles, tandis qu'il ne s'agissait très-certainement que de lavements expulsés; et comme, d'autre part, on donnait ces lavements sans prendre la précaution de chasser l'air, on entendait cet air sortir avec bruit du rectum et on assurait que le patient rendait beaucoup de gaz par l'anus. Il faut se défier de ces renseignements erronés. Quand un malade prend des lavements, et il vaudrait mieux qu'il n'en prît pas toutes les fois qu'on soupçonne un étranglement herniaire, le chirurgien doit voir lui-même les matières rejetées, et juger si ces matières sont réellement intestinales, ou ne sont autre chose que l'eau, colorée par le séné qu'on emploie souvent en pareil cas ou par quelques matières intestinales liquides provenant du bout inférieur.

Quoi qu'il en soit, le quatrième jour les vomissements prenaient l'aspect fécaloïde, et j'étais appelé à la fin du cinquième. La tumeur inguinale interstitielle était peu proéminente, mais elle était assez prononcée et d'autre part assez douloureuse à la pression, pour que je n'eusse pas à douter de l'existence d'une hernie interstitielle étranglée. J'opérai de suite, et, après avoir cherché quelque temps, je trouvai l'étranglement très-profond dont j'ai déjà parlé et j'en fis le débridement. L'anse, qui avait bien six centimètres de longueur, était encore seule dans le sac, sans épiploon. Elle était noire et comme ecchymosée, ainsi que Jobert l'a vue dans ses expériences sur les animaux; mais comme, en même temps, elle était chaude, bien tendue, et n'offrait, au niveau du collet, aucune apparence d'eschare ni de perforation, je la réduisis. Puis, comme je trouvais que, par suite de la position très-reculée en arrière du collet, l'incision faite au sac se trouvait juste en face de l'ouverture herniaire, je fermai la plaie au moyen de points de suture séparés, en adossant l'une à l'autre les deux surfaces de la séreuse.

Nonobstant cette dernière précaution, mon opéré a succombé cinq jours après, ayant eu jusque là continuation des symptômes de la péritonite, avec un hoquet des plus fatigants et des plus rebelles. Cependant il avait eu des garde-robes, et les vomissements avaient cessé d'être fécaloïdes. La prolongation et la gravité de cette péritonite ont-elles été dues à la situation de la plaie par rapport à la cavité péritonéale? Je ne saurais l'affirmer, car l'étranglement avait duré cinq jours, et bien que l'intestin ne m'ait pas paru assez sérieusement lésé pour verser des liquides intestinaux dans cette séreuse déjà bien malade, je présume que la phlegmasie était trop intense pour résister à l'aggravation donnée par l'opération. Il faut tenir compte d'ailleurs des variétés individuelles en vertu desquelles la péritonite, celle de l'étranglement comme celle de l'opération, prend une intensité plus ou moins grande; parmi ces variétés individuelles se trouvent celles qui dépendent de l'action de l'étranglement sur le système nerveux et qui se rattachent aux phénomènes nerveux de cette maladie. Ceux-ci se prononcent plus ou moins suivant les aptitudes du sujet, et il en est d'eux comme des phénomènes physiques de la maladie; ils prennent d'autant plus d'importance et de gravité que l'étranglement a duré plus longtemps.

Le *quatrième* et dernier cas de ce genre, que j'ai observé l'année suivante, est celui d'un homme d'une soixantaine d'années qui avait une très-grosse hernie inguinale interstitielle avec la non-descente du testicule dans le scrotum. Appelé au bout de trente-six heures environ, j'ai fait un taxis modéré, avec anesthésie, pendant dix minutes, sans succès, et j'ai opéré immédiatement après, en faisant nécessairement, comme dans les deux cas précédents, le débridement à l'orifice supérieur ou profond du canal inguinal. L'anse, qui avait plus de dix centimètres de longueur, était moins gravement lésée que dans les deux cas précédents. Je la réduisis. La mort est survenue promptement, et je l'ai attribuée à la péritonite qui avait été sans doute entretenue et même aggravée par les rapports de voisinage du sac avec la cavité péritonéale.

Sous ce dernier rapport, l'étranglement de la hernie interstitielle étranglée, aussi bien quand elle ne coïncide pas que quand elle coïncide avec une ectopie testiculaire, doit sa gravité, ou tout au moins une partie de sa gravité, si le débridement avec ouverture du sac devient nécessaire, à la même cause que celui de la hernie ombilicale, sur lequel j'aurai à m'expliquer un jour ou l'autre.

Il est vrai que, sur ces trois derniers opérés, la hernie était volumineuse, l'anse très-longue, et que sur deux d'entre eux l'étranglement était ancien, conditions qui rendent très-difficile l'appréciation exacte de la cause de la mort après l'opération. Quoi qu'il en soit, je tire des faits qui précèdent cette conclusion, que, pour les hernies interstitielles à étranglement profond, avec ou sans ectopie testiculaire, il importe, plus encore que pour les hernies inguino-scrotales à étranglement superficiel, d'éviter l'opération par un taxis anesthésique fait à temps ou par la ponction aspiratrice; ensuite que, si l'opération est reconnue nécessaire, il faut, quand on le peut, opérer sans ouverture du sac. Ce précepte, malheureusement, sera souvent inapplicable, soit parce qu'on aura été appelé trop tard, soit parce qu'on se trouvera en présence d'un étranglement par le collet, et qu'après avoir débridé sans succès l'anneau fibreux on sera obligé d'ouvrir le sac.

Le taxis, en tout cas, est, comme je l'ai déjà dit, plus difficile à réussir dans la hernie interstitielle que dans l'inguino-scrotale, parce que l'on ne peut pas entourer la tumeur avec la main et encore moins avec la bande élastique. Les efforts que nous faisons se trouvent perdus inévitablement dans le refoulement de la paroi postérieure du canal inguinal vers la cavité du ventre, et ne se concentrent pas assez vers l'orifice herniaire. Cependant il n'est pas impossible de réussir, et vous lirez à la page 61 de ma traduction de Curling sur les maladies du testicule, l'observation d'un jeune homme qui était atteint précisément d'ectopie inguinale et en même temps de hernie interstitielle étranglée depuis huit heures seulement. C'était en 1844; je n'avais pas la ressource du chloroforme (qui date de 1847 et 1848), et j'ai dû recourir au taxis prolongé. La réduction a été obtenue au bout de trente minutes et n'a été suivie d'aucun accident.

IV. *Trois cas d'étranglement profond de hernies vaginales inguino-scrotales et volumineuses sur de jeunes sujets.* — Les faits qui précèdent m'engagent à vous citer trois autres observations dans lesquelles l'étranglement, placé à l'orifice supérieur du canal inguinal, m'a obligé de débrider un anneau constricteur situé très-haut et en arrière ; ces cas se ressemblent par les caractères suivants :

Les trois sujets étaient jeunes. Le premier, dont j'ai relaté l'histoire (1) avait 23 ans; le deuxième, que j'ai opéré à la Pitié le 28 septembre 1864, en avait 20, et le troisième, que j'ai opéré à Montlignon le 25 mai 1873, en avait 22.

Chez tous trois, la hernie était volumineuse, descendait dans le scrotum et avait pour sac la tunique vaginale.

Chez tous trois, l'étranglement datait de plus de 48 heures (51 heures chez le premier, 72 heures chez le second, 80 heures chez le troisième), lorsque j'ai été appelé.

Chez tous trois, les symptômes d'étranglement étaient fort accusés, les vomissements avaient été fréquents et étaient devenus fécaloïdes au bout de quarante-huit heures.

Chez tous trois, je n'ai pu faire que des tentatives modérées de taxis. Cependant le premier, qui n'avait que 51 heures d'étranglement, fut endormi et soumis au taxis manuel pendant un quart d'heure, et sur le troisième je fis la ponction et la tentative d'aspiration, sans rencontrer l'intestin et par conséquent sans succès. Je m'étais laissé entraîner, chez ce malade comme chez le premier, à risquer des tentatives qui, vu l'âge de l'étranglement, ne pouvaient guère réussir et exposaient dans une certaine mesure à la réduction d'un intestin perforé, parce que les hernies étaient grosses et me paraissaient épiploïques en même temps qu'intestinales ; or, dans cette condition, les lésions graves de l'intestin se produisent moins vite et, d'un autre côté, les suites du débridement étant plus mauvaises que celles des petites hernies, j'aurais voulu éviter l'opération.

Chez tous trois, j'ai vu au fond du sac scrotal le testicule à nu et j'ai constaté que la hernie était bien péritonéo-vaginale ; j'ai reconnu, de plus, comme je l'ai déjà dit, que l'étranglement était à l'orifice supérieur, c'est-à-dire profond.

(1) *Leçons sur les hernies*, p. 361.

Chez tous trois enfin, la mort est survenue rapidement, bien que les garde-robes se fussent rétablies (au bout de 30 heures, de 48 heures, de 36 heures). Et notez bien que ces morts rapides n'étaient pas expliquées par un état général d'apparence grave au moment de l'opération. Mes trois jeunes gens avaient des symptômes très-accusés, cela est vrai; j'ai même trouvé, au moment où j'ai voulu engager le bouton du bistouri d'A. Cooper, que l'étranglement était fort serré. Mais le pouls avait de la force, les mains n'étaient ni refroidies ni cyanosées, les phénomènes qu'on appelle nerveux, s'ils existaient, ne se traduisaient pas par des symptômes apparents. C'était à une époque où M. Verneuil n'avait pas encore appelé l'attention sur les congestions pulmonaires qui compliquent et aggravent l'étranglement des hernies. Je m'expliquerai plus tard sur ce sujet, mais il était certain que mes trois malades n'avaient pas la dyspnée qui aurait pu faire songer à une congestion de ce genre portée assez loin pour amener promptement la mort. D'ailleurs, deux d'entre eux ayant été opérés dans la pratique particulière, je n'ai pas pu en faire l'autopsie. Sur le troisième, celui de la Pitié, nous avons trouvé une épiploïte intrà-abdominale suppurée, et une péritonite générale avec adhérences molles des anses intestinales et épanchement de sérosité louche dans l'excavation pelvienne.

Comment donc expliquer la mort si prompte chez nos trois malades? D'abord, et avant tout, par l'ancienneté de l'étranglement; cependant j'ai d'autres observations de hernies inguinales et crurales dans lesquelles l'opération, faite à ces mêmes époques, a été néanmoins suivie de succès. A cette cause j'ajouterais le volume de la hernie, la longueur de l'anse (qui était de 4 à 8 centimètres) et la grande étendue du sac herniaire, conditions qui me paraissent favorables à l'aggravation de la péritonite par le fait de l'opération. J'y ajouterais enfin la situation défavorable du sac par rapport à la cavité péritonéale, situation qui, pour les raisons données plus haut, expose à l'aggravation de la péritonite par l'effusion facile des liquides de ce sac dans le grand péritoine.

Ne faut-il pas attribuer, pour une certaine part du moins, cette gravité à la variété anatomique de l'étranglement (par l'orifice étroit et inextensible d'une tuniqne vaginale restée ouverte à l'orifice supérieur du canal inguinal), et aussi à l'âge peu avancé des opérés?

Pour ce qui est du siége de l'étranglement, en rapprochant ces trois faits malheureux des trois non moins malheureux (p. 496 et s.), dans lesquels l'étranglement également vaginal d'une hernie scrotale coïncidait avec une ectopie testiculaire, je serais disposé à croire que ce siége a une certaine importance. Mais je suis obligé de tenir compte de ce fait que, dans presque toutes ces observations, l'étranglement étant ancien, la péritonite et les lésions de l'intestin étaient trop accentuées, et de cet autre que, du moment où l'étranglement est profond, il y a toujours la situation du sac en face de la séreuse péritonéale qui est une condition défavorable et qui nous empêche de savoir ce qui, dans la gravité, peut appartenir au siége et à l'agent de l'étranglement. Je conserve néanmoins de mes observations cette impression que l'étranglement profond, à l'orifice supérieur du canal inguinal, a une gravité particulière, surtout chez les jeunes gens.

Cela ne veut pas dire que les opérations seront à cet âge toujours aussi funestes que dans les trois cas ci-dessus. Je rappelle d'abord le jeune homme de 26 ans qui avait la hernie interstitielle avec inclusion abdomino-inguinale du testicule, et chez lequel l'opération, faite à 23 heures d'étranglement, m'a donné un succès. J'ai dans mes observations un autre cas d'opération sur un jeune homme de 18 ans, que j'ai opéré le 24 décembre 1856 à l'hôpital de la Charité, dont je n'étais pas alors chirurgien, et où j'étais venu par hasard. Le chef de clinique du professeur Piorry m'avait prié de voir ce jeune garçon, sur lequel on n'avait pas trouvé de hernie apparente. On croyait à un étranglement interne, et l'on me priait d'établir au moyen de l'entérotomie un anus contre nature. Les accidents dataient de plus de cinq jours; nous étions dans le sixième; les vomissements étaient fécaloïdes depuis 24 heures. Le pouls avait perdu de sa force, le facies était mauvais. En cherchant dans la région inguinale droite, j'y trouvai un empâtement profond, avec un peu de résistance et de sensibilité à la pression. Je soupçonnai l'existence d'une petite hernie intestinale étranglée à l'anneau inguinal supérieur, et je fis mon incision couche par couche sur ce point, décidé à passer outre et à faire l'entérotomie si je ne rencontrais pas d'étranglement. J'ai trouvé dans le canal un sac herniaire qui descendait jusqu'à un centimètre de l'anneau externe et dans lequel se rencontrait, sans accompagnement de sérosité, une petite anse intestinale. Celle-ci n'était pas étranglée à l'orifice supérieur, comme je l'avais cru. Cet orifice était libre, et j'ai pu y faire entrer mon petit doigt malgré la présence de l'intestin. Mais en essayant de refouler ce dernier, j'ai vu que la partie inférieure ou libre de l'anse était retenue par un anneau qui n'était autre qu'un collet du sac descendu. J'ai coupé cet anneau après avoir engagé de haut en bas une sonde cannelée entre lui et l'intestin. Il s'agissait d'un simple pincement et d'une de ces hernies à deux collets, l'un ancien et inextensible, qui probablement s'était formé autrefois au niveau de l'anneau inguinal interne et était descendu, un autre plus récent mais qui était extensible, au niveau de ce même anneau interne. Quoique incomplète et simplement pincée, cette anse, malgré la durée de l'étranglement, n'était pas gangrenée, et je l'ai réduite. Ce qui m'a frappé, c'est que cette portion, pincée dans une très-petite ouverture, paraissait tout à fait vide et flasque. C'était un de ces cas dans lesquels on pourrait ne pas faire intervenir le mécanisme de l'afflux des gaz, et croire que la portion libre de l'intestin s'est engagée vide dans le petit appendice du collet, et que ce dernier, après s'être dilaté, est revenu sur lui-même et a produit l'étranglement élastique dont j'ai parlé dans d'autres occasions.

Quoi qu'il en soit, après avoir présenté les jours suivants quelques phénomènes de péritonite, ce jeune garçon a guéri. Nous avons donc eu chez lui l'exemple d'une hernie interstitielle opérée et guérie sur un adolescent, et cela malgré l'ancienneté de l'étranglement. Je ferai remarquer seulement que la constriction n'était pas au niveau de l'orifice supérieur, que je n'ai pas dû faire d'incision en face de la grande cavité péritonéale et parallèlement à elle, et que le sac n'était enflammé et préparé à suppurer après le débridement qu'en bas et assez loin de cette grande cavité. Ces conditions étaient sans doute moins défavorables que celles des précédents malades. Il faut ajouter que, si cette anse incomplète n'était pas gangrenée ni perforée après une constriction dans ce collet très-étroit, cela a pu tenir à l'absence de gaz et de pression excentrique, pression qui, dans les cas d'anse incomplète, est une cause de lésions intestinales rapidement graves. Il y a là d'ailleurs la question des aptitudes particulières et des idiosyncrasies, que nous ne pouvons pas apprécier, et qu'il nous faut cependant invoquer à tout moment pour expliquer les variétés cliniques, dans cette maladie comme dans beaucoup d'autres.

V. *Quelques notions sur l'étranglement de la hernie inguino-scrotale chez les jeunes sujets.* — Puisque je viens d'appeler votre attention sur la gravité de l'étranglement chez des jeunes sujets pour lesquels l'opération était indiquée, examinons si cette gravité est absolue, et si nous pouvons établir comme une règle générale que l'étranglement herniaire des jeunes gens est plus grave que celui des adultes. J'ai relevé à ce point de vue les faits de ma propre pratique, et voici les résultats : 22 fois j'ai rencontré l'étranglement herniaire inguinal sur des malades qui avaient moins de 30 ans. Deux seulement avaient moins de 20 ans (17 et 19) (1), les

(1) Je laisse de côté un cas tout à fait insolite d'étranglement inguinal chez un enfant à la mamelle que j'ai observé à la Pitié, le 16 novembre 1865, sur lequel j'ai conservé la note suivante :

Cet enfant, âgé de 5 mois et demi, avait deux hernies inguinales. Le 15 novembre 1865, à deux heures de l'après-midi, il cesse de téter, crie, s'agite et vomit. Le lendemain matin, à 10 heures, les mêmes accidents continuaient, et le petit malade n'avait pas eu de garde-robe. Je lui trouve dans l'aine une hernie interstitielle, dure, tendue, bien distincte du testicule, qui cependant n'est pas descendu. Je presse la tumeur avec quatre doigts (deux de chacune des mains), et au bout de deux minutes je la sens rentrer. Deux heures après, l'enfant avait une garde-robe sanguinolente et se remettait à téter.

vingt autres avaient de 20 à 30. Vous connaissez les résultats pour ceux qui ont été opérés. Ils sont au nombre de 5, dont 2 guéris, 3 morts.

Parmi les 17 autres, il en est un dont j'ai parlé un jour à propos du taxis, chez lequel les efforts manuels ont eu pour résultat de déchirer le contour du collet et d'amener une réduction avec persistance de l'étranglement, et par suite la mort. Les 16 autres ont été guéris par le taxis, tantôt avec, tantôt sans anesthésie. Il est vrai que, souffrant en général notablement, ceux-là avaient tous réclamé des soins pendant les 24 premières heures, ce qui est la condition favorable. Sous ce rapport, la hernie inguinale sur les jeunes sujets n'est pas plus fâcheuse que sur les autres. Là seulement où elle me paraît avoir plus de gravité, c'est lorsque l'étranglement est profond, à l'orifice supérieur du canal inguinal, lorsqu'il y est produit par la tunique vaginale non oblitérée, et lorsque, comme cela arrive souvent en pareil cas, la hernie s'étrangle le jour de sa première apparition, ou bien après être restée longtemps sans sortir. Si, en pareil cas, elle trouve un collet étroit, peu extensible, qui revient sur lui-même après s'être laissé dilater, d'une part l'étranglement est d'emblée très-serré, et il se serre d'autant plus vite que l'irritation se trouve plus grande; d'une autre part, le taxis a beaucoup plus de peine à réussir que quand l'étranglement, placé au niveau des deux anneaux confondus, est superficiel. J'ai dit, en effet, et on le comprend aisément, que dans ces conditions le collet n'est pas efficacement comprimé, parce que les doigts ne peuvent l'entourer complétement, et les efforts se perdent à refouler inutilement la partie postérieure du canal inguinal. Ce n'est pas une raison pour ne pas essayer. C'est même un motif pour continuer le taxis plus longtemps, quand les conditions sont favorables, c'est-à-dire quand l'étranglement n'est pas très ancien et quand la hernie est tant soit peu volumineuse. Malheureusement je n'ai pas dans mes observations assez d'exemples probants; car il se trouve que, parmi nos jeunes malades, les uns ont eu un étranglement qu'ils ont presque toujours laissé trop vieillir pour que j'aie pu les soumettre moi-même au taxis anesthésique, les autres avaient, comme mes adultes et mes vieillards, des hernies inguino-scrotales à étranglement tout à la fois superficiel et récent. Dans ces conditions, le taxis a réussi chez les uns comme chez les autres.

Relevé général des étranglements herniaires inguinaux traités par l'opération. — Messieurs, dans les considérations qui précèdent j'ai cherché, avec mes observations, si le siége de l'étranglement et l'âge du sujet n'exerçaient pas quelque influence sur la marche et la gravité de la maladie. Mais je n'ai pu arriver qu'à des présomptions, et les conclusions rigoureuses ont été empêchées par l'intervention d'une donnée qui a plus d'importance que toutes les autres, l'âge de l'étranglement. C'est ce qui ressort du résumé général de tous mes faits.

Avant le 1er janvier 1865, j'avais opéré 23 hernies inguinales étranglées :

10, opérées avant 50 heures, m'avaient donné 6 guérisons, 4 morts.
13, opérées après 50 heures, m'avaient donné 5 guérisons, 8 morts.

Depuis le 1er janvier 1865, j'en ai opéré 18 :

10, opérées avant 50 heures, m'ont donné 6 guérisons, 4 morts.
8, opérées après 50 heures, m'ont donné 3 guérisons, 5 morts.

Au total, 41 opérations :

20, faites avant 50 heures, m'ont donné 12 guérisons, 60 0/0; 8 morts, 40 0/0.
21, faites après 50 heures, m'ont donné 8 guérisons, 38 0/0; 13 morts, 65 0/0.

Si, au contraire, je présentais l'ensemble de mes opérations sans tenir compte de l'âge de l'étranglement, comme avait fait Malgaigne, j'arriverais à des chiffres beaucoup moins instructifs, savoir :

41 opérations { avec 20 guérisons, 50 0/0.
id. 21 morts, 50 0/0.

La comparaison des deux tableaux vous fait comprendre une fois de plus l'importance du précepte que j'ai formulé depuis longtemps, de ne pas perdre de temps dans le traitement des hernies étranglées.

CENT VINGT-NEUVIÈME LEÇON

Etranglements inguinaux peu serrés, et pseudo-étranglements.

I. Exemple d'un étranglement peu serré qui a cédé très-facilement au taxis, après avoir présenté de grandes douleurs qui auraient pu faire croire à un étranglement très-serré. — Réduction des plus faciles par le taxis anesthésique. — Exposé de deux autres cas semblables. — Examen à ce propos de deux questions, l'une théorique, l'autre pratique. — Question théorique : rejet de l'engouement, de la péritonite herniaire, du spasme de Richter, et admission d'un étranglement peu serré, avec des phénomènes nerveux insolites, dus peut-être à l'inflammation des nerfs. — Question pratique : quel est le moyen de reconnaître que la constriction est très-serrée ou l'est peu? Il n'y en a pas d'autre que le taxis et son résultat. — II. Pseudo-étranglement dans l'épiplocèle, et surtout dans l'épiplocèle qui a d'abord été une entéro-épiplocèle. — Relation de deux cas dans lesquels, la réduction de l'intestin ayant été faite par le taxis, sans qu'on s'en aperçût, la herniotomie a été pratiquée inutilement. — Conclusion pour la pratique. — III. Pseudo-étranglement après la réduction. — Péritonite. — Persistance des vomissements fécaloïdes, dont l'explication est difficile.

MESSIEURS,

Je vous ai fait connaître mes idées et ma pratique sur l'étranglement herniaire en général et sur celui de la hernie inguinale en particulier. Elles se résument ainsi : réduire le plus tôt possible, en faisant le taxis avec anesthésie, si l'étranglement n'est pas trop ancien; opérer immédiatement, si le taxis n'a pas réussi; opérer d'emblée, lorsque l'étranglement est assez ancien pour que l'on doive craindre la rentrée dans le ventre d'un intestin gangrené ou déjà perforé. Mais la hernie étranglée est une maladie si variée dans ses manifestations, que de temps en temps on rencontre des faits qui semblent en désaccord avec les doctrines et avec la pratique, et qui jetteraient du doute dans les esprits, si l'on ne voulait pas considérer que ces faits sont exceptionnels, et ne doivent pas servir à asseoir un jugement absolu sur la thérapeutique.

I. Ainsi je vous ai dit que, d'après les notions fournies par l'ensemble de mes observations, j'étais autorisé à croire que l'étranglement augmentait peu à peu, c'est-à-dire se serrait de plus en plus pendant un certain nombre de jours, et je vous ai laissé entendre que, pendant les premières heures, le principal symptôme était l'irréductibilité, mais que la douleur était ou très-supportable ou nulle, et que les vomissements n'étaient pas trop fréquents.

Mais nous rencontrons de temps à autre des malades chez lesquels, en même temps que l'irréductibilité se prononce, les douleurs, au niveau de la hernie et dans tout le ventre, prennent une telle violence et réagissent tellement sur l'économie qu'on croirait à un étranglement des plus serrés; on est étonné plus tard de la facilité avec laquelle on fait rentrer cette hernie.

J'ai été témoin d'un fait de ce genre à la Pitié, en 1860, sur une jeune fille (Marie M.) de 25 ans. Elle ne s'était jamais connu de hernie, lorsque, dans la soirée du 9 août 1860, elle sentit, à la suite d'un effort pour rouler une brouette, un gonflement survenir dans l'aine gauche. Dans la journée du 10, elle s'aperçut que le gonflement était un peu sensible, lorsqu'elle y touchait. Néanmoins elle ne souffrit pas assez pour s'en occuper, travailla, mangea et dormit ce même jour comme à l'ordinaire. Mais le 11 au matin elle se sentit plus mal à son aise, eut une garde-robe, déjeuna, puis au bout de deux heures vomit son déjeuner, et sentit dans sa tumeur des douleurs de plus en plus vives.

Je la vois ce même jour (11 août) à six heures du soir, environ douze heures après le début, et je trouve dans l'aine gauche, sur le trajet inguinal et ne franchissant pas l'anneau, une tumeur grosse comme un petit œuf de poule, très-tendue, excessivement douloureuse à la moindre pression. Cette tumeur est le siége en outre de douleurs violentes qui obligent la malade à se tenir immobile sur le côté gauche, les jambes fléchies sur les cuisses, les cuisses sur le ventre, et le tronc infléchi en avant, comme pour relâcher davantage la région malade. La jeune fille accuse en même temps des souffrances très-vives dans le ventre, et la pression de cette partie est presque aussi douloureuse que celle de la tumeur.

La cuvette placée à côté de la malade contient le produit de trois vomissements qui ont eu lieu depuis deux heures; ils sont formés de matières liquides et jaunâtres. Il y a de temps en temps des éructations, la figure exprime une grande souffrance, et l'on entend à tout instant des gémissements et parfois des cris provoqués par la douleur.

La prolongation de la tumeur, sous forme de corde, dans le ventre, la lenteur avec laquelle les accidents s'étaient montrés après l'apparition de cette tumeur, la persistance même de l'appétit et de l'aptitude au travail pendant la journée du 10, me firent d'abord songer à une épiplocèle étranglée. Mais la hernie épiploïque n'est habituellement pas aussi douloureuse. Elle ne le devient que quand par hasard l'inflammation concomitante se termine par suppuration, et alors ce n'est pas dès le premier ou le second jour que les souffrances apparaissent, c'est le quatrième, cinquième ou sixième; de plus, je n'ai pas vu, dans les cas rares d'épiplocèle suppurée que j'ai rencontrés, la douleur prendre cette intensité.

D'ailleurs l'épiplocèle étranglée et enflammée ne donne pas habituellement une tumeur aussi tendue et rénitente que l'était celle-là, et ne provoque pas les vomissements, l'éructation et la mauvaise expression faciale dont nous étions témoins.

Je pensai donc ou que nous avions affaire à une hernie qui, après avoir été simplement épiploïque la veille, était devenue ce jour-là entéro-épiploïque, par l'addition d'une anse intestinale à l'épiploon qui d'abord avait formé seul la tumeur, ou bien à une hernie qui de suite avait été entéro-épiploïque, et dont l'étranglement, d'abord modéré, était promptement devenu assez serré pour provoquer les symptômes violents qui ont fait décrire par les auteurs et principalement par Scarpa un *étranglement aigu*.

J'avoue qu'en présence des symptômes dont j'étais témoin, je penchais vers cette dernière opinion, et tenant compte d'autre part de la variété évidemment interstitielle de hernie inguinale dont il s'agissait, de la probabilité d'un étranglement à l'orifice supérieur, de l'âge du sujet, et de l'intensité fréquente de la constriction dans ces conditions, je craignais de ne pas réussir par le taxis. Il n'y avait d'ailleurs pas moyen d'y songer sans anesthésie, tant le moindre contact était douloureux. J'endormis donc la malade complétement avec le chloroforme, et quel fut mon étonnement de sentir la hernie rentrer en moins d'une demi-minute sous une pression très-modérée !

Je noterai, en passant, que la malade était au troisiéme jour de ses règles, et que l'anesthésie et l'opération n'ont exercé aucune influence fâcheuse. Elle sortait trois jours après, avec un bandage que nous l'engagions à porter régulièrement.

J'ai eu, depuis, un cas tout à fait semblable, en 1867, sur un jeune homme de 24 ans, M. de B (1). J'étais appelé auprès de lui à onze heures du soir pour une hernie inguino-scrotale assez volumineuse, habituellement réductible, mais qui, depuis sept ou huit heures, était sortie et ne pouvait être réduite par le malade. Il y avait eu des nausées et un seul vomissement, et la douleur était telle que le patient avait été arrêté de suite dans ses tentatives de taxis, et qu'il poussait des cris au moindre contact de la tumeur, qui était d'ailleurs tendue et rénitente comme le sont les hernies étranglées contenant une anse intestinale. Je ne fus pas moins étonné que dans le cas précédent de voir, après que le malade eut été complétement endormi, cette hernie rentrer avec la plus grande facilité, sous la pression de mes deux mains, en quelques instants.

Nous venons d'être témoins d'un fait analogue sur un homme de 45 ans qui a depuis longtemps une hernie inguino-scrotale droite, habituellement facile à réduire. Elle était sortie, malgré

(1) Je l'ai comptée parmi les hernies inguinales des jeunes gens sur lesquels j'ai fait aisément la réduction.

la présence du bandage, le 1er décembre 1868, à huit heures du matin. Le malade avait fait de suite, mais inutilement, de très-grands efforts pour la faire rentrer. J'arrive auprès de lui à onze heures, je le trouve horriblement souffrant, poussant des cris aussitôt qu'on touche sa hernie, avec un pouls très-faible, une figure anxieuse, une grande dépression morale, et faisant tous ses préparatifs pour la mort, tant il se sentait souffrant et malade. Comme l'irréductibilité datait de quelques heures, et que les vomissements et les nausées n'avaient pas encore paru, je crus pouvoir temporiser. La tumeur était trop douloureuse pour que je pusse la soumettre au taxis, et d'autre part le pouls était trop déprimé, quoiqu'il n'y eût ni refroidissement ni cyanose, pour que l'administration du chloroforme fût permise. J'encourageai le malade, je me contentai de lui prescrire un cataplasme chaud arrosé de laudanum, et lui promis de le revoir bientôt. Je revins, en effet, à deux heures et demie (six heures et demie après la sortie de la hernie) je le trouvai plus calme moralement et physiquement, je constatai que la hernie était moins tendue, et je l'attribuai à ce que probablement une partie du gaz était rentrée. Comme le pouls était toujours très-faible, je ne voulus pas encore donner le chloroforme et j'essayai le taxis sans anesthésie. Après trois minutes de pressions méthodiques et modérées, la hernie se réduisit complétement ; je la maintins avec un spica ; deux jours après le malade reprenait son bandage habituel et retournait à ses occupations.

Les cas de ce genre se rencontrent quelquefois, mais vous les verrez plus souvent sur des hernies inguinales un peu grosses que sur des hernies crurales, et il ne serait pas sage d'appliquer à tous les étranglements herniaires les enseignements qu'ils nous donnent.

A leur occasion, j'ai à examiner devant vous deux questions, l'une de théorie, l'autre de pratique :

1° La question théorique est celle-ci : les trois hernies dont je viens de parler étaient-elles réellement étranglées ? La facilité avec laquelle j'ai obtenu, surtout dans les deux premiers cas, la réduction, pourrait faire mettre la chose en doute. Et, en effet, c'est parce qu'ils avaient observé des cas semblables, que les auteurs nous ont décrit, à côté de l'étranglement, des accidents herniaires qu'ils interprétaient d'un autre façon. J'ai longuement parlé ailleurs (1) de l'explication de certaines irréductibilités par l'engouement, par le spasme, l'inflammation, la péritonite herniaire, le pseudo-étranglement. On pourrait dire avec Goursaud que ces hernies n'étaient qu'engouées, c'est-à-dire momentanément trop distendues par des matières intestinales et des gaz, et que la réduction a été facile parce qu'il n'y avait pas eu de constriction capable d'empêcher le passage, à un certain moment, de ces matières dans la portion abdominale de l'intestin. On pourrait dire avec Richter qu'il s'agissait d'un étranglement spasmodique causé par une contraction momentanée de l'une ou l'autre des ouvertures herniaires, et que la réduction est devenue possible aussitôt que le spasme a eu cessé. On pourrait dire enfin, avec Malgaigne, que ces hernies n'étaient qu'enflammées, que l'étranglement était plus apparent que réel (pseudo-étranglement) et que la réduction est devenue facile, parce que l'inflammation commençait à se résoudre et les parties herniées à perdre l'augmentation de volume que la congestion leur avait donnée. Mais j'ai fait depuis longtemps à ces trois théories, et en m'appuyant sur la pratique, les objections capitales que voici, d'abord celle de l'engouement par les matières fécales n'est pas démontrée par l'observation, ainsi que l'a très-bien établi Malgaigne (2). Quant à ce qui concerne l'engouement par les gaz, il n'est que trop réel; mais, d'après ce que je vous ai dit et ce que tout le monde admet, nous n'avons pas entre la distension gazeuse qui ne serait qu'un engouement, c'est-à-dire une cause passagère d'irréductibilité, et la distension gazeuse produisant un véritable étranglement, nous

(1) Gosselin, *Leçons sur les hernies*, pages 73 et suiv.

(2) Malgaigne, *Mémoires sur les étranglements herniaires, les pseudo-étranglements*, etc., (Archives gén. de médecine, octobre 1841).

n'avons pas, dis-je, une ligne de démarcation appréciable sur le vivant et qui puisse guider le chirurgien.

Pour ce qui est de l'étranglement spasmodique de Richter par le resserrement des ouvertures, nous ne voyons pas plus sur les anneaux fibreux naturels que sur l'anneau fibreux accidentel constitué par le collet du sac, de fibres musculaires capables de le produire.

Quant au pseudo-étranglement par la péritonite herniaire de Malgaigne, j'ai toujours consenti à l'admettre pour l'épiploon, parce que cette théorie n'a aucune conséquence fâcheuse dans la pratique, l'épiplocèle enflammée par étranglement devant, aussi bien que l'épiplocèle enflammée sans étranglement, être abandonnée à elle-même. Mais je n'ai pu admettre cette théorie pour l'intestin, parce que je ne vois pas dans l'inflammation simple les conditions, qui, d'une part, expliquent l'irréductibilité, et qui, d'autre part, expliquent des troubles fonctionnels semblables à ceux de l'étranglement intestinal réel, tels que les vomissements, la douleur vive, le facies abdominal. A ces doctrines j'ai substitué, pour l'intestin, celle de l'étranglement peu serré, qui, par cela même qu'il n'est pas très-prononcé, est susceptible, à son début surtout, de céder facilement au taxis et surtout au taxis anesthésique bien fait.

Certainement, si je me plaçais au point de vue auquel s'était placé Malgaigne, le désir d'arrêter la main des rares opérateurs disposés à intervenir trop vite avec le bistouri, je pourrais dire : l'étranglement vrai est l'état qui nécessite un taxis un peu fort et prolongé, ou le débridement immédiat, et le pseudo-étranglement est un état d'étranglement modéré qui n'a pas et n'aura pas besoin du bistouri. Mais je craindrais que ce mot s'il était employé, n'inspirât une sécurité trop grande aux chirurgiens, dans les cas trop fréquents où les symptômes fonctionnels ne sont nullement en rapport avec l'intensité de l'étranglement. Combien de fois n'ai-je pas vu des constrictions herniaires assez violentes pour avoir déterminé promptement la gangrène, la perforation, une péritonite et une perturbation générale mortelle, chez des sujets qui avaient eu peu de douleurs, qui, pendant les premiers jours, avaient eu de rares vomissements ou même n'en avaient pas eu du tout, et chez lesquels on aurait pu, à cause de cela, croire à un pseudo-étranglement. En regard de ces faits, placez les trois que je viens de vous relater; les symptômes fonctionnels étaient tellement intenses que l'on aurait pu croire au début d'un étranglement aigu et très-serré, et c'est seulement la facilité de la réduction qui aurait pu faire poser la question de pseudo-étranglement. Je crois donner une interprétation plus juste et plus clinique, en vous disant que nous avions affaire à des étranglements peu serrés.

Seulement il faut reconnaître deux variétés d'étranglement peu serré, l'une dans laquelle la douleur et les symptômes fonctionnels sont modérés et ne font pas naître l'idée d'une intervention indispensable du bistouri, l'autre dans laquelle les phénomènes locaux et généraux offrent d'emblée une intensité telle, que l'on ne peut se défendre de l'idée d'une constriction violente qui nécessite bientôt un débridement.

Que faut-il donc penser des faits de cette seconde catégorie, et quelle explication, quelle théorie pouvons-nous donner en présence de ces deux phénomènes contradictoires: symptômes très-accusés d'étranglement, et cependant réduction des plus faciles, si l'on s'y prend bien. Je ne puis, Messieurs, invoquer ici que la théorie un peu vague, j'en conviens, des idiosyncrasies et des aptitudes individuelles; peut-être cependant me serait-il permis, en faisant appel aux travaux récents que je vous ai exposés sur le mécanisme (page 457 et suiv.) et à ceux que j'aurai l'occasion de vous signaler (voyez page 566) sur les phénomènes nerveux de l'étranglement, d'en venir à une théorie comparable à celle de Richter sur l'étranglement spasmodique. Je comprends que, chez les sujets très-nerveux et très-impressionnables, les débuts de l'étranglement prennent la forme douloureuse. La maladie commence, ainsi que je vous l'ai déjà dit, par une distension gazeuse; l'anse distendue vient s'appliquer sur le contour de l'anneau, dont l'extensibilité a été forcée, et qui est revenu ensuite sur lui-même. La constriction reste modérée, parce que cet anneau avait et conserve une certaine largeur. Mais les nerfs intestinaux, qui parcourent le mésentère, sont irrités par cette constriction, s'enflamment, deviennent le siége de douleurs vives, transmettent leur excitation au plexus solaire et à la moelle, et provoquent une action réflexe et par suite une augmentation de la contracture dans les muscles abdominaux. La réduction est empêchée par cette contracture, qui tend incessamment à repousser du gaz dans l'anse intestinale, jusqu'à ce qu'elle ait cédé, soit spontanément, soit sous l'influence du chloroforme; alors l'obstacle disparaît, et la hernie se réduit facilement. M. Berger et M. Paquet, de Roubaix, dont je parlerai plus tard, ont tous deux insisté sur la participation des nerfs de l'intestin aux phénomènes de l'étranglement. Mais ils n'ont eu en vue que les symptômes généraux observés à la fin de la maladie, et ils les ont attribués à des actions réflexes provenant de ces nerfs enflammés et produisant des effets fâcheux sur les grandes fonctions de l'économie. Je propose d'appliquer la même théorie aux phénomènes initiaux insolites, et notamment à cette douleur si violente et à ces vomissements si accusés pendant les premières heures, quand bien même l'étranglement est peu serré. Il est vrai que, pour rendre cette opinion tout à fait acceptable, il serait nécessaire de voir et de montrer la lésion initiale que nous supposons dans les filets nerveux. Or cela n'a pas encore été fait. Nul doute qu'il y ait là une étude difficile pour deux raisons : d'abord parce que les filets du grand sympathique qui, pour arriver à l'intestin, accompagnent les ramifications artérielles, sont extrêmement fins, et ensuite parce que l'étranglement peut leur avoir fait subir un ramollissement et des altérations qui en rendent la dissection très-difficile.

En attendant que la démonstration se produise, la théorie est acceptable, parce que cette intervention du système nerveux, au début de la maladie, rend assez bien compte des variations individuelles dont nous sommes témoins. Tous les sujets n'ont pas la même aptitude aux actions réflexes. Ceux-là seuls ont les phénomènes nerveux de l'étranglement, chez lesquels cette aptitude est très-prononcée. Je comprends d'ailleurs que les phénomènes se produisent plus facilement, si le hasard a fait que l'anneau constricteur reçoive des filets plus gros ou des plexus plus serrés, que s'il reçoit des filets très-ténus, ou des plexus à mailles plus larges, si les filets sont plus abondants, comme cela doit avoir lieu dans les cas d'anse un peu longue, que s'ils sont moins nombreux, comme dans ceux d'anse très-courte ou d'anse incomplète.

2° J'ai dit tout à l'heure que la question devait être examinée aussi au point de vue pratique. Lorsqu'un malade se présente à nous, dans les douze ou quinze premières heures d'un étranglement, avec des douleurs et des symptômes fonctionnels très-accusés, qui indiquent bien la constriction d'un intestin, quel moyen avons-nous pour savoir si ces symptômes tiennent à un étranglement très-serré, invincible probablement, ou à un étranglement peu serré avec phénomènes nerveux? Nous n'avons pas d'autre moyen, je vous le déclare, que la tentative de réduction avec chloroforme. Si vous ne réussissez pas après dix ou quinze minutes d'une manœuvre bien dirigée, en soutenant avec une des mains le fond de la tumeur, sans la presser, et la comprimant fortement avec l'autre main au voisinage du pédicule, c'est une preuve que l'étranglement est très-serré, et qu'il faut débrider de suite; si au contraire vous réussissez facilement, c'est une preuve que l'étranglement était peu serré, avec des phénomènes nerveux.

Et c'est le cas de vous répéter qu'en matière d'étranglement rien n'est variable comme les symptômes fonctionnels, et que ce n'est pas avec eux qu'on peut juger la question d'opportunité du débridement. Vous verrez, je le répète encore, des sujets chez lesquels la douleur est nulle, les vomissemsnts rares, et qui n'en ont pas moins un étranglement très-serré, se manifestant tout simplement, les premiers jours, c'est-à-dire à l'époque où il est si utile de faire la réduction, par l'irréductibilité et l'inappétence. Le taxis, pendant l'anesthésie, est le seul moyen de diagnostic, en même temps qu'il est le meilleur moyen de traitement, s'il réussit.

II. *Du pseudo-étranglement intestinal dans l'épiplocèle, et surtout dans l'épiplocèle qui a d'abord été une entéro-épiplocèle.* — J'ai dit souvent, dans mes précédentes publications, que la plupart des faits donnés par Malgaigne à l'appui de sa doctrine de la péritonite herniaire et du pseudo-étranglement étaient des cas d'épiplocèle pour lesquels, en effet, l'opération doit être proscrite. Il est rare que l'épiplocèle pure, même lorsqu'elle est étranglée, donne le change et fasse croire à une entérocèle; car elle n'est pas aussi douloureuse que cette dernière, elle ne produit pas, comme elle, l'inappétence et la suppression des gaz stercoraux ; elle ne donne pas une tumeur aussi tendue et aussi résistante, parce qu'elle ne contient pas de gaz, et que la sérosité n'est pas aussi rapidement et en aussi grande abondance exhalée dans le sac herniaire. Le chirurgien qui étudie bien son malade peut donc reconnaître qu'il a devant lui assez de temps pour s'éclairer au moyen d'un purgatif. Si celui-ci amène des garde-robes, la question est jugée : il n'y a pas d'étranglement intestinal. Certainement, on pourrait, dans le doute, faire le taxis anesthésique. S'il réussissait, la question serait encore jugée. Mais s'il ne réussissait pas, la question resterait toujours indécise.

Où l'embarras est plus grand, et où l'erreur de diagnostic est plus facile, c'est lorsque le taxis a eu pour résultat de faire rentrer l'intestin sans faire rentrer l'épiploon. Ici deux cas peuvent se présenter : ou bien le chirurgien a senti nettement, pendant le taxis, la tumeur diminuer, mais il a lutté vainement contre une dernière portion qui est restée irréductible. Si la diminution s'est faite avec gargouillement, il ne reste aucun doute, et l'on est autorisé à croire que l'intestin est rentré, et que l'épiploon, soit parce qu'il est adhérent, soit, parce qu'il est trop volumineux, est resté dans le sac. Si, comme cela arrive souvent dans ces cas d'entéro-épiplocèle, le gargouillement ne s'est pas fait entendre, et que cependant la diminution de volume soit très-appréciable, il est encore permis de penser que l'intestin, par cela même qu'il n'a pas pris d'adhérences, et qu'il en prend moins facilement et moins vite que l'épiploon, s'est réduit, et on prescrit immédiatement, pour acquérir une certitude complète, le purgatif d'exploration.

D'autres fois la réduction s'est faite sans qu'il y ait eu de gargouillement et sans que la diminution de volume ait été appréciable. Cela arrive lorsque, l'épiplocèle étant très-volumineuse et la sérosité s'étant épanchée en abondance dans le sac, l'anse intestinale est très-courte et même incomplète. En pareil cas, Messieurs, l'erreur est inévitable. On se trouvait en présence d'un malade qui avait depuis 12, 24, 36 heures des symptômes avérés d'étranglement. On a fait le taxis anesthésique méthodiquement; la tumeur a persisté. L'application du précepte général que j'ai posé, et dont je continue à maintenir la justesse, conduit à faire une opération qui, en réalité, est inutile.

Je me suis trouvé deux fois en présence de faits de ce genre. Dans les deux cas il s'agissait de hernies inguino-scrotales assez volumineuses, très-tendues, douloureuses à la pression, surtout au niveau du pédicule. Les vomissements, l'absence d'émission stercorale par l'anus, l'inappétence, la constipation, ne me permettaient pas de douter qu'il y avait un étranglement intestinal; l'épiplocèle concomitante était probable; mais l'abondance de la sérosité dans le sac ne permettait pas de sentir l'empâtement propre à l'épiploon. L'étranglement datait chez l'un de 40 heures, chez l'autre de 26. Les malades ont été endormis, j'ai moi-même fait le taxis pendant douze et quinze minutes, je n'ai rien senti céder et j'ai immédiatement procédé à la herniotomie. Dans les deux cas, le débridement sans ouverture du sac n'a pas permis la réduction. J'ai donc ouvert le sac, j'y ai trouvé beaucoup de liquide, et une grande quantité d'épiploon rouge et boursouflé. J'ai soulevé cet épiploon pour chercher derrière lui l'anse intestinale, à la présence de laquelle les symptômes très-accentués de l'étranglement m'avaient fait croire sans hésitation. Mes recherches ont été vaines, et grand fut mon étonnement de ne pas trouver d'intestin. Etait-ce donc une épiplocèle simple dont l'étranglement m'avait donné le change, parce que les symptômes avaient été les mêmes que ceux de l'étranglement intestinal? Je n'ai pu le croire; car j'ai vu trop souvent l'épiplocèle simple enflammée par étranglement ne pas donner ou ne donner que très-tardivement les douleurs vives, les coliques et les vomissements. Ce qui m'autorisait à penser que cette interprétation n'était pas la bonne, c'est que les symptômes fonctionnels s'étaient montrés de bonne heure chez mes deux patients.

L'absence de l'intestin une fois constatée, que fallait-il faire ? Devais-je débrider ou non ? Je n'ai pas hésité à m'abstenir. Il était plus sage en effet d'éviter, puisqu'elle n'était pas nécessaire, l'incision du péritoine au voisinage de la grande cavité abdominale, cette incision pouvant être une cause d'aggravation de la péritonite. Je n'aurais débridé que si j'avais voulu réduire l'épiploon. Mais, vous le savez, ma pratique et celle de presque tous les chirurgiens, aujourd'hui, est de ne pas faire rentrer l'épiploon, quand il est volumineux et enflammé. Il était étranglé, je n'en doutais pas, puisqu'il était encore serré dans l'anneau herniaire, que je le voyais gonflé et vascularisé, et que d'ailleurs je ne lui trouvais pas d'adhérences qui auraient pu expliquer son irréductibilité pendant le taxis. Je me suis contenté d'un pansement extérieur, sans points de suture, disposé de façon à rapprocher le plus possible les deux bords de la plaie et les deux surfaces opposées du sac.

Il est à noter que, chez mes deux opérés, je n'ai pas eu le moindre accident, et que la guérison a eu lieu. Les bords de la plaie se sont écartés cependant ; l'épiploon s'est gonflé beaucoup, il a suppuré à sa surface, le sac a suppuré aussi et s'est en partie exfolié, comme cela arrive si souvent après la herniotomie. Mais les malades n'ont eu aucun symptôme de péritonite. En un mot, l'intestin qui avait été réduit n'était pas gravement altéré. Sa réduction n'a pas augmenté la péritonite. Celle-ci ne s'est pas aggravée non plus par le traumatisme; l'inflammation du sac et celle de l'épiploon herniaire ne se sont pas transmises à la cavité péritonéale.

Les faits de ce genre pourraient être considérés comme des pseudo-étranglements, si, en nous plaçant au point de vue des indications et des contre-indications du débridement, nous appelions de ce nom les accidents pour lesquels cette opération n'est pas nécessaire. Nos malades ont eu d'abord un étranglement vrai, intestinal. Il a cessé sous l'influence du taxis, et je lui ai substitué, sans le savoir, un pseudo-étranglement, ou, si vous aimez mieux, j'ai transformé une entéro-épiplocèle étranglée en une épiplocèle étranglée qui ne demandait pas la même thérapeutique.

Peut-être des chirurgiens prudents concluraient-t-ils de faits semblables aux précédents que mieux vaudrait, dans tous les cas où le taxis a été infructueux, attendre et se renseigner au moyen du purgatif que d'opérer immédiatement. Je ne suis pas de cet avis, au moins pour la majorité des cas : 1° parce que ces faits-là sont exceptionnel, et que j'en ai rencontré deux seulement sur un chiffre de 130 opérations de herniotomie qu'il m'a été donné de faire ; 2° parce que, si l'on devait admettre cette conclusion, on serait dans presque tous les cas entraîné à perdre un temps précieux et à laisser s'aggraver l'étranglement. Remarquez bien, Messieurs, que, d'une part, pour la hernie inguinale en particulier, l'entéro-épiplocèle est plus fréquente que l'entérocèle et que, d'autre part, le diagnostic positif de la présence de l'épiploon étant souvent rendu impossible par la présence de la sérosité, le chirurgien, après avoir fait un taxis, se laisserait facilement aller à croire que la hernie était entéro-épiploïque, et qu'il a réduit une petite anse intestinale sans s'en apercevoir ; tandis qu'au contraire il avait peut-être affaire à une entérocèle pure qui n'a été nullement modifiée par le taxis et qui peut-être va se gangrener ou s'enflammer profondément pendant les 12 ou 15 heures nécessitées par l'attente des résultats du purgatif. Si vous ajoutez à ces conditions que l'incision inutile du sac est peu dangereuse, parce que l'on ne met pas l'intestin à l'air et qu'on ne débride pas, vous conserverez cette impression que l'opération hâtive, quand le taxis n'a pas réussi d'une façon appréciable, est toujours, dans la majorité des cas, ce qui donne la chance de sauver le plus grand nombre de malades.

Et voici pourquoi je dis la majorité des cas. C'est qu'il faut tenir compte des hernies inguinales et ombilicales très-grosses. Avec une anse intestinale relativement petite, qui contribue pour une faible part au volume considérable de ces hernies, vous avez dans ces cas une masse d'épiploon. Des symptômes d'étranglement arrivent, vous êtes appelé de bonne heure, vous faites le taxis et croyez n'avoir rien obtenu. Si vous opérez immédiatement, vous êtes obligé d'ouvrir un énorme sac herniaire; si ce sac est parallèle à la cavité abdominale, vous avez une transmission facile de la péritonite de l'un à l'autre, et la herniotomie, a peu de chances de succès. Je comprends qu'on ne s'expose pas à la faire inutilement et je conseille alors le purgatif d'exploration. Le précepte général s'applique surtout aux hernies petites et moyennes, pour lesquelles les symptômes fonctionnels et physiques n'ont pas laissé de doute sur l'étranglement intestinal.

III. *Pseudo-étranglement après la réduction.* — Et puisque j'ai eu l'occasion de prononcer plusieurs fois, dans cette leçon, le mot de pseudo-étranglement, vous avez compris que ce mot avait déjà trouvé deux significations: celle d'épiplocèle irréductible et enflammée pour laquelle l'opération ne doit jamais être mise en question, et celle d'une entéro-épiplocèle étranglée qui a été transformée par le taxis en une épiplocèle qui ne doit pas être opérée non plus. Mais ce même mot a une troisième signification que voici et dont j'ai plusieurs exemples à vous citer.

J'ai déjà donné (1), l'observation d'une femme chez laquelle une hernie crurale avait été réduite facilement par le taxis après neuf heures d'étranglement, et qui n'a pas moins continué à présenter les symptômes de l'étranglement. J'ai rappelé en outre (2) deux autres faits dans lesquels la réduction avait été obtenue très-aisément, après quelques heures de constriction par le malade lui-même. Dans tous ces cas les symptômes ont continué exactement comme si la hernie n'était pas rentrée; non-seulement les garde-robes ne se sont pas rétablies, les éructations et le hoquet ont continué, ou sont survenus s'ils n'existaient pas d'abord, mais encore le ventre s'est ballonné et les vomissements ont pris l'aspect fécaloïde. Or, ce dernier symptôme étant à juste titre considéré comme l'indice le plus certain d'un arrêt dans la circulation des matières intestinales, il était permis de croire que son existence était due à la persistance de l'étranglement après la réduction. Et cependant, dans les deux derniers faits, qui ont été observés à l'hôpital, l'autopsie a démontré que l'anse intestinale avait été bien réduite et qu'il ne restait aucun étranglement ni externe, ni interne. On a reconnu seulement que cette anse, qui s'était réduite si facilement, était incomplète, qu'elle offrait une perforation, et que les matières intestinales étaient tombées dans le péritoine. Les malades avaient donc eu une péritonite suraiguë par épanchement, et cette péritonite, bien qu'il n'y eût plus aucune constriction gênant la circulation des matières intestinales, s'était manifestée par des symptômes analogues à ceux de l'étranglement. C'était un pseudo-étranglement dans toute la force du terme. Des faits du même genre ont été observés, non plus après la réduction par le taxis, mais après la réduction par la herniotomie. M. le Dr Henrot (3) rapporte plusieurs cas dans lesquels, après le débridement et la rentrée d'un intestin qui n'avait pas paru trop malade, les patients

(1) Gosselin, *Leçons sur les hernies*, p. 210.
(2) Gosselin, *Leçons sur les hernies*, p. 152.
(3) Henrot, *Pseudo-étranglements*. Thèse, Paris, 16 mai 1865.

ont continué à ne rendre ni matières fécales ni gaz par l'anus, à avoir de ballonnement et des vomissements fécaloïdes. Tous ces symptômes se sont assez vite terminés par la mort, et à l'autopsie on a toujours trouvé une péritonite intense. Il n'y avait pas dans tous les cas, mais il y avait dans la plupart d'entre eux, une perforation intestinale, comme dans ceux que j'ai observés moi-même après le taxis sans opération.

On aurait pu croire tout d'abord que, dans tous ces cas, l'étranglement persistait après l'opération, soit parce qu'on avait fait une réduction en masse, soit parce que l'intestin réduit avait rencontré dans le ventre quelque bride sous laquelle il s'était étranglé de nouveau, soit aussi parce que l'étranglement externe, qui avait été levé, coïncidait avec un étranglement interne qui avait subsisté après l'opération. Les autopsies ont montré qu'il n'y avait rien de tout cela, que c'était un pseudo-étranglement et non pas un étranglement intestinal véritable, et que les lésions constatées étaient celles d'un péritonite intense, avec fausses membranes, pus entre les anses intestinales, mélange de pus, de sérosité, et quelquefois de matières fécales ou tout au moins intestinales, dans l'excavation pelvienne.

Il reste à savoir pourquoi certaines péritonites, et notamment les péritonites consécutives à un étranglement qui a été levé, continuent à présenter les symptômes de cette dernière maladie. La chose se comprend pour la douleur, le ballonnement, la constipation et les vomissements non fécaloïdes ; en effet, dans la péritonite il y a sur l'estomac un retentissement réflexe qui se traduit par des contractions amenant le vomissement. Il est admis aussi que, par suite de l'inflammation de la séreuse, les fibres musculaires de l'intestin sont paralysées, d'où la distension par les gaz, qui donne le ballonnement, et d'où aussi la constipation. Mais comment expliquer les vomissements fécaloïdes? Ils semblent dus à des contractions antipéristaltiques qui font remonter les matières intestinales vers l'estomac. C'est donc qu'il y a des contractions, et alors pourquoi ces contractions ne sont-elles pas péristaltiques et ne font-elles pas cheminer les matières de haut en bas du côté de l'anus, plutôt que de bas en haut du côté de l'estomac? L'explication est difficile à donner. J'ai cependant vu, dans quelques faits de ce genre, des adhérences assez intimes entre les anses intestinales, adhérences qui, en s'opposant à leur redressement et maintenant des coudes difficiles à franchir, ont pu s'opposer à la circulation des matières intestinales du haut vers le bas. C'est aussi l'explication que donne M. Henrot.

Et si l'on a trouvé plusieurs fois, en pareil cas, l'intestin perforé, cela ne veut pas dire que le pseudo-étranglement soit la conséquence nécessaire d'une perforation. J'ai vu en effet celle-ci manquer dans des cas où les symptômes avaient persisté après la réduction d'une entérocèle étranglée, mais non perforée, et j'ai vu aussi les vomissemeuts fécaloïdes chez des sujets qui n'avaient eu aucun étranglement. Je les ai observés, en particulier, sur une jeune femme que j'avais opérée d'ovariotomie en 1868 et qui, prise d'une péritonite intense, a eu de la constipation et des vomissements fécaloïdes pendant quatre jours. Il n'y avait eu chez elle ni étranglement ni perforation. C'était probablement la péritonite qui, sans suppurer, avait pris la forme adhésive et agglutinative dont je viens de parler. Je n'ai pu du reste vérifier le fait par l'autopsie, car, malgré la grande imminence du danger, cette femme a guéri.

Ma conclusion est donc que, quand vous entendrez parler de pseudo-étranglement, il faudra demander une explication sur le sens que l'on donne à ce mot dans le cas particulier dont on veut parler. Est-ce le pseudo-étranglement de la péritonite herniaire et de l'épiploïte sans constriction intestinale? Est-ce une épiploïte herniaire qui persiste après réduction, sans le savoir, d'une anse qui était étranglée? Est-ce une péritonite suraiguë après réduction d'une anse très-malade ou d'une anse perforée? Dans aucun de ces cas, du reste, une opération n'est indiquée. Vous comprendrez seulement que, dans ceux où les symptômes se présentent après le taxis, on peut se demander si ce n'est pas une réduction en masse qui a eu lieu; dans ceux où ils sont consécutifs à une opération de hernie inguino-scrotale débridée au niveau de l'anneau externe, on peut songer à la possibilité d'une réduction dans le canal inguinal amplifié, l'étranglement persistant au niveau de l'orifice supérieur. En un mot, les accidents qui persistent autorisent à chercher si l'on se trouve toujours en présence d'un étranglement vrai ou en présence de la péritonite grave qui le simule. Mais si, la recherche une fois faite, vous reconnaissez que vous avez à faire à une apparence et non à une réalité, vous admettez un pseudo-étranglement, c'est-à-dire un état de choses qui ne nécessite plus une intervention chirurgicale et qui, trop souvent, reste au-dessus des ressources de l'art.

CENT-TRENTIÈME LEÇON

Hernie crurale étranglée. — Traitement par le taxis et la ponction aspiratrice.

I. *Hernie crurale.* — Symptômes fonctionnels. — Symptômes physiques. — Vingt-trois heures d'étranglement. — Notions anatomiques. — Recherche du pédicule entre le ligament de Gimbernat et la veine fémorale. — Diagnostic. — Impossibilité de savoir le degré de constriction et l'état de l'intestin. — Variétés individuelles nombreuses sur ces deux points. — Tout s'éclaircit par le taxis. — Diagnostic entre la hernie crurale et l'inguinale interstitielle. — *Pronostic*, probablement grave, si l'on ne fait rien; moins grave, si l'on intervient. — Preuve donnée par les résultats de mes cent quatre observations de hernies crurales traitées. — *Traitement.* — Anesthésie. — Taxis. — Réduction au bout de six minutes. — Quelques mots sur le bandage. — II. *Remarques sur cette dernière malade. — Mes résultats par l'emploi du taxis et de la ponction aspiratrice dans les hernies crurales.* — Qu'aurais- je fait si le taxis avait échoué? j'aurais fait la ponction et l'aspiration. — Exposé du seul cas de succès que m'a donné ce mode de traitement. — Il ne faut le tenter qu'après l'échec du taxis anesthésique. — Remarques sur l'étranglement itératif, et sur sa production dans une hernie qui sortait rarement. — Résultats du taxis d'après mes observations personnelles.

MESSIEURS,

Vous avez vu ce matin une femme de 44 ans, qui jusque-là ne savait pas être atteinte de hernie crurale et qui n'avait jamais porté de bandage. Elle a ressenti hier, 23 février 1867, vers midi, quelques douleurs dans l'aine droite. Elle y a porté la main et elle a senti un gonflement gros comme une forte noix, sur lequel la pression augmentait les douleurs. Bientôt le ventre devint douloureux, et il survint des nausées. La malade n'eut pas faim, ne mangea pas et resta au lit toute la journée. La nuit, elle ne dormit pas, vomit deux fois la tisane qu'on lui avait fait prendre, et ce matin elle s'est empressée de se faire amener en voiture à l'hôpital de la Pitié (salle Saint-Jean, n° 17). Nous l'avons donc vue à la visite même, et voici ce que nous avons constaté.

Comme symptômes fonctionnels, une douleur spontanée assez modérée dans l'aine droite et dans tout le ventre, une douleur très-notable à la pression sur la partie gonflée.

Le bassin placé près de la malade contient quelques matières liquides provenant du seul vomissement qui ait eu lieu depuis l'entrée à l'hôpital, et dont le produit est la boisson qui a été rejetée aussitôt après l'ingestion. Il n'y a ni hoquets ni éructations; mais l'inappétence est absolue, et le dégoût pour l'alimentation très-prononcé. Pas de garde-robes depuis 36 heures; interrogée sur l'émission des gaz stercoraux, elle assure n'en avoir pas rendu un seul par l'anus depuis qu'elle s'est sentie indisposée. Le pouls a sa fréquence et sa force normales; il est à 64; la température est normale également, le facies n'exprime ni l'inquiétude ni la souffrance.

Comme symptômes physiques, saillie arrondie dans l'aine droite, sans changement de couleur et sans adhérence de la peau; en tirant une ligne du niveau de l'épine iliaque antéro-supérieure à l'épine du pubis, on voyait que la saillie était au-dessous de cette ligne et par conséquent au-dessous du niveau de l'arcade fémorale. La tumeur n'était pas très-nettement circonscrite, ni très-saillante. Son volume était intermédiaire à celui d'une grosse noix et à celui d'un petit œuf de poule. En la prenant à pleine main, nous ne pouvions pas lui faire exécuter des mouvements étendus sur les parties profondes. En cherchant à la limiter en haut et en arrière, nous ne sentions pas une portion rétrécie formant pédicule très-apparent comme dans la hernie inguinale. Mais en portant le doigt en dehors de l'épine du pubis et immédiatement en dedans des vaisseaux fémoraux, dont la présence nous était indiquée par les battements de l'artère, nous pouvions sentir que la tumeur s'enfonçait là plus profondément que dans les autres points, et cette partie profonde pouvait être considérée comme un pédicule, c'est-à-dire comme la partie la plus étroite, celle qui correspondait à l'ouverture herniaire.

N'oubliez pas, en effet, que, dans la hernie crurale, cette ouverture se trouve entre la veine fémorale et le ligament de Gimbernat, dans le point où l'anatomie nous montre en haut l'ouverture dite anneau crural, et en bas les ouvertures multiples du *fascia crebriformis* ou infundibulum fémorali-vasculaire. Sur un sujet qui n'a pas de hernie, l'anneau crural est à une certaine distance des petits orifices vasculaires dont je viens de parler, et notamment de celui que la hernie a traversé pour arriver sous la peau, et il a pu être permis de dire qu'entre les deux se trouvait un trajet long de cinq à dix millimètres auquel on donnait le nom de canal crural. Mais sur un sujet atteint de hernie, les deux orifices sont tellement rapprochés qu'il n'y a plus de canal véritable. Le collet ou pédicule se trouve au niveau de l'ouverture unique qu'ils circonscrivent. Le contour fibreux auquel correspond la partie étroite ou collet de la hernie, celui qu'en clinique nous appelons aussi le pédicule, n'est pas fourni par l'anneau crural des anatomistes ; celui-ci a des dimensions trop larges et se trouve formé en dedans, du côté de la veine fémorale, par des tissus trop peu résistants pour s'opposer à l'ampliation de la hernie. Ce qui limite cette dernière en un point assez circonscrit, c'est celui des anneaux vasculaires du fascia crebriformis qui s'est laissé dilater, puis franchir. Élargi, rapproché de l'anneau crural et presque confondu avec lui par suite de cet élargissement, il a perdu peu à peu de sa souplesse et de son extensibilité, en passant de l'état cellulaire à l'état fibreux. J'ai beaucoup signalé, après en avoir pris connaissanee sur un bon nombre de pièces que j'avais disséquées moi-même, cette transformation du tissu conjonctif en tissu cellulo-fibreux et plus tard en tissu fibreux. Tant que la transformation n'est pas portée trop loin, le contour reste extensible, et la hernie ne s'étrangle pas, au moins par un anneau fibreux; mais quand elle est devenue complète, l'inextensibilité est assez grande pour que la constriction puisse avoir lieu. C'est alors que l'étranglement est produit, comme l'a dit Malgaigne, par un anneau fibreux accidentel (1). Cela ne veut pas dire que l'étranglement de la hernie crurale ait constamment pour agent un anneau fibreux. L'agent peut être et est souvent le collet du sac; mais ce collet a toujours pour siége la partie la plus rétrécie de la hernie, celle qui correspond précisément à l'ouverture plus ou moins transformée du *fascia crebriformis.*

Je suis entré dans ces détails pour vous faire comprendre pourquoi le pédicule était difficile à sentir. Situé profondément au-dessous de l'arcade crurale, il est caché par le corps de la hernie qui s'étale au-devant de lui et n'en est pas distinct, tandis que celui de la hernie inguinale reste, en général, au-dessus de la tumeur, et se trouve facile à distinguer d'elle.

Il n'en est pas moins vrai que, chez notre malade, j'ai pu, en portant mon doigt le long de l'artère fémorale dont les battements me guidaient, sentir en dedans d'elle et en dedans de la veine qui lui est accolée, une partie résistante, douloureuse à la pression, que j'ai considérée comme le pédicule de la hernie.

Diagnostic. — Les symptômes que je viens d'indiquer étant constatés, le diagnostic était assez facile. D'abord j'étais bien en présence d'une hernie; ceci aurait pu être mis en doute par des personnes inattentives ou inexpérimentées, car cette forme arrondie, ce volume peu considérable caractérisent aussi certaines tumeurs ganglionnaires, savoir les ganglions hypertrophiés ou très-modérément enflammés. Mais les ganglions inguinaux ne forment pas une tumeur solitaire comme l'était celle-ci. Ils sont plus durs et moins élastiques, lorsqu'ils deviennent malades, et ils n'offrent pas au côté interne de la veine le pédicule sur lequel j'appelais tout à l'heure votre attention.

D'ailleurs les symptômes fonctionnels n'étaient pas ceux de l'adénite ni de l'hypertrophie ganglionnaire. Celles-ci n'occasionnent pas dès le premier jour les douleurs, les coliques, les

(1) On trouvera le complément de mes opinions sur ce sujet dans mes *Leçons sur les hernies*, et dans l'article Crurale (hernie) du Nouveau dictionnaire de médecine et chirurgie pratiques, publié par MM. J.-B. Baillière, 1872, tome X.

vomissements dont nous étions témoins, troubles fonctionnels qui, placés à côté de l'existence d'un pédicule douloureux à la pression, confirmaient la pensée d'une hernie.

Il est vrai que cette hernie était irréductible, et que je n'avais pas dès lors ces deux caractères au moyen desquels nous établissons le diagnostic des hernies réductibles : la rentrée de la tumeur sous la pression des doigts, et sa sortie dans un effort de toux. Mais la coïncidence des symptômes fonctionnels et physiques dont j'ai parlé ne laissaient guère de doute.

Autre point capital. Cette hernie était-elle intestinale et positivement étranglée, ou bien n'était-elle qu'enflammée, tout en contenant de l'intestin? était-elle simplement épiploïque et enflammée avec plus ou moins d'étranglement?

Ces questions, que j'ai agitées à propos de la hernie inguinale et que Malgaigne en effet avait pu poser et résoudre de la façon que vous savez, en invoquant surtout des exemples de hernies inguino-scrotales, ces questions, dis-je, ne pouvaient pas nous arrêter longtemps ici. Quand vous voyez dans cette région une tumeur qui autrefois était réductible, et qui tout-à-coup a cessé de l'être, ou bien une tumeur que le malade ne connaissait pas auparavant, mais qui a été douloureuse et a donné lieu à des symptômes fonctionnels abdominaux, le jour où elle a paru pour la première fois; quand en même temps cette tumeur offre la tension, l'élasticité ou rénitence qu'offrait la nôtre, il faut la considérer comme étranglée. En effet, l'épiplocèle pure et la hernie graisseuse, qui, dans certains cas, apportent des difficultés au diagnostic, à supposer qu'elles produisent, si elles sont accompagnées d'un peu d'inflammation, quelques troubles fonctionnels, ne les occasionnent pas aussi promptement, et ne donnent pas aussi vite la tension que nous observions ici, et que nous sommes autorisés à expliquer par la présence des gaz.

J'ai bien lu quelques observations de hernies crurales dans lesquelles, les accidents étant récents, les douleurs modérées, les vomissements rares ou nuls, les chirurgiens s'étaient laissé aller à croire qu'il s'agissait d'une péritonite herniaire et avaient temporisé. C'était une faute ; vous devez admettre qu'une hernie crurale est intestinale et étranglée quand vous la trouvez très-tendue, quand, en pressant avec le doigt au niveau du pédicule, vous provoquez une douleur bien nette, et quand en même temps le patient a quelques coliques et de l'inappétence. Ce diagnostic immédiat est d'autant plus important que si, faute de l'avoir établi, vous n'intervenez pas de suite, vous laissez vieillir et augmenter l'étranglement, vous le laissez passer de la constriction peu serrée à la constriction très-serrée, et vous facilitez le développement de la péritonite, des lésions intestinales graves et des phénomènes généraux mortels. Ceci est d'autant plus utile à savoir que la hernie crurale est souvent le siége d'étranglement à phénomènes lents et mal appréciés du malade, et que c'est une des raisons pour lesquelles nous sommes appelés trop tard, à une époque où le taxis ne doit plus être tenté et où l'opération est la seule ressource. Lorsqu'un malade atteint d'un commencement d'étranglement herniaire crural a la bonne chance de se confier de suite à un chirurgien instruit, c'est bien le moins que nous ne compromettions pas davantage ses jours par une temporisation appuyée sur un diagnostic erroné.

Vous ne tomberez pas dans cet écueil, Messieurs, si vous voulez vous rappeler que l'irréductibilité d'une hernie crurale, la douleur à la pression au niveau de son pédicule, la tension de la tumeur, des coliques modérées, et l'inappétence sont souvent, pendant les 24 ou 36 premières heures, les seuls moyens d'établir votre diagnostic. N'oubliez pas d'ailleurs que vous confirmez ce diagnostic, et que vous sauvez votre malade en faisant de suite le traitement par le taxis qui en est la conséquence forcée.

Ce que je viens de dire, ajouté à ce que j'ai avancé précédemment à propos des hernies inguinales me dispense de m'arrêter longtemps à la question de savoir si l'étranglement que j'admettais était peu ou très-serré, assez faible pour que la réduction fût possible sans débridement, assez fort au contraire pour que ce dernier fût inévitable. Ici, comme pour la hernie inguinale, nous ne sommes pas guidés par les symptômes, parce que ceux-ci présentent des variétés individuelles nombreuses. Je rappellerai à cette occasion l'exemple de hernie crurale réduite facilement après neuf heures d'un étranglement qui avait pu paraître modéré, et qui n'avait pas moins amené une perforation intestinale devenue cause de mort après la réduction. J'ai vu d'autres malades qui, avec des symptômes très-accusés, ont été guéris par une réduction facile, donnant la preuve que la constriction n'était pas violente; d'autres qui, après huit, dix et même quinze jours d'étranglement serré, n'avaient ni perforation, ni péritonite intense, ni phénomènes généraux graves, et ont été guéris par le débridement; d'autres encore chez lesquels le débridement, fait le troisième ou quatrième jour, n'en a pas moins été suivi de mort, parce qu'il avait été pratiqué trop tard. Ne comptez donc jamais sur l'intensité plus ou moins grande des symptômes fonctionnels pour savoir quel est le degré de l'étranglement et quelles lésions il a produites; surtout ne vous laissez déjà pas guider par les cas exceptionnels que l'on publie volontiers, et rapportez-vous-en à la conclusion qui découle de l'étude d'un grand nombre de faits. Pour moi, c'est après avoir observé 104 hernies crurales étranglées, et en basant mes convictions sur la lecture et les comparaisons des notes écrites que j'ai conservées sur chacune d'entre elles, que je formule mon opinion sur l'impossibilité de connaître positivement, d'après les symptômes, le degré de la constriction et l'état de l'intestin étranglé, et sur la nécessité d'agir toujours comme si des résultats graves étaient imminents ou déjà produits, dès que les symptômes dont je vous ai parlé tout à l'heure sont bien constatés.

Un dernier point de diagnostic était relatif à la situation précise de la hernie : était-elle crurale ou inguinale interstitielle ? On peut avoir des doutes dans certains cas, lorsque, par exemple, une hernie crurale un peu volumineuse s'est développée par en haut, ou lorsqu'une hernie inguinale interstitielle a refoulé en bas l'arcade fémorale, et envahit un peu la partie supérieure de la cuisse. On est guidé en pareil cas par l'exploration que l'on fait en remontant la paroi abdominale tout entière au-dessus du pli de l'aine, et examinant la situation de la tumeur par rapport à une ligne menée de l'épine iliaque antéro-supérieure à l'épine du pubis. Si la plus grande partie de la tumeur est au-dessus de cette ligne, vous avez affaire à une hernie inguinale; si la plus grosse portion est au-dessous, c'est une hernie crurale. Ici nous étions bien guidés par ce dernier caractère, et nous l'étions aussi par la sensation d'un pédicule profond en dedans de la veine crurale. Dans la hernie inguinale interstitielle on ne sent pas de pédicule, ou, si on parvient à en sentir un, il est plus haut et plus en dehors, au niveau de l'anneau inguinal interne ou orifice supérieur du canal inguinal, et l'on peut sentir en dedans des vaisseaux cruraux un vide, au lieu de la plénitude que l'on constate s'il y a une hernie crurale.

Pronostic. — Je l'ai considéré, et c'est ainsi que vous devrez faire dans tous les cas de ce genre, à deux points de vue : que serait-il si je ne faisais rien? que sera-t-il si j'interviens et surtout si j'interviens immédiatement?

J'appelle ne rien faire, en matière d'étranglement intestinal, abandonner la maladie complétement à elle-même, ou prescrire seulement le cataplasme, le bain, la belladone, les lavements de tabac, les purgatifs. Certainement il eût été possible qu'en me contentant de ce traitement anodin et presque nul, la maladie fût peu grave, et que la hernie se réduisît seule ou par la moindre pression au bout de quelques heures; mais une autre chose possible et bien plus probable, c'était la continuation des accidents, l'augmentation de la constriction, l'aggravation de la péritonite partie du contour de la hernie, la gangrène de l'intestin, l'effusion des liquides intestinaux dans le péritoine, finalement la mort ou l'établissement d'un anus contre nature. Pouvais-je savoir laquelle de ces terminaisons heureuses ou mal heureuses aurait lieu, si je ne faisais rien? En aucune façon, car, je vous le répète, les symptômes physiques et fonctionnels ne me donnaient aucune indication diagnostique, et par conséquent l'indication pronostique qui eût découlé de la première me manquait entièrement. Je n'avais donc rien de mieux à faire que de m'en rapporter aux résultats fournis par l'observation. Or, celle-ci nous a appris que, dans le plus grand nombre des hernies crurales abandonnées à elles-mêmes, par l'incurie du patient et quelquefois par l'ignorance ou l'inactivité du chirurgien, ce n'était pas la guérison, c'était la mort, et, exceptionnellement, la conservation de la vie avec un anus contre nature qui arrivait. Donc, m'en rapportant à cet enseignement, j'ai déclaré que si cette entérocèle étranglée était abandonnée à elle-même, elle avait de très-grandes chances pour amener la mort.

Mais si la chirurgie intervenait, quel était le pronostic? Ici, Messieurs, il y avait encore de l'incertitude; car par cela même que nous ne connaissons pas positivement le degré de la constriction, et la gravité des lésions déjà produites, nous ignorons aussi quelles sont les chances proportionnelles de guérison ou de mort après l'intervention. C'est encore le résultat général de la pratique qui nous guide à cet égard. Je n'ai rencontré que six cas de hernie crurale étranglée pour lesquels la chirurgie ne soit pas intervenue, tous les six se sont terminés par la mort. En revanche, sur les 104 qu'il m'a été donné de soigner, j'ai eu 63 guérisons et 41 morts; ces chiffres vous font voir que ma malade avait plus de chances de ne pas mourir, si je la soignais convenablement que si je ne faisais rien.

Mais plaçons-nous dans les conditions particulières où cette femme se trouvait pour apprécier, je ne dis pas rigoureusement, mais un peu plus approximativement, le pronostic. Elle n'avait que vingt-trois heures d'étranglement. Or, vous le savez, plus celui-ci est récent, plus il y a, si la thérapeutique est faite bien et promptement, de chances de guérison. Voici à cet égard ce que me disent mes propres chiffres. Je suis intervenu avant cinquante heures, sur 56 malades : 46 ont guéri et 10 seulement sont morts; après cinquante heures, sur 48 malades, 22 ont guéri et 26 sont morts.

Donc, en intervenant de suite, pour cette malade, conformément aux résultats de ma seule expérience, j'avais quatre fois plus de chances de la voir guérir que de la voir mourir.

Traitement. — Il n'en fallait pas davantage pour me décider à agir de suite, et vous avez vu ce que j'ai fait. Après avoir élevé le siége sur deux oreillers, j'ai commencé par presser la hernie doucement avec une main sans endormir la malade. Comme il aurait pu se faire que l'étranglement fût peu serré et ne résistât pas, je ne voulais pas donner inutilement le chloroforme. Au bout de deux minutes, j'ai vu que la résistance était grande, que je devais augmenter la force de pression, que la malade souffrait, et qu'en conséquence les muscles abdominaux, en se contractant comme je l'ai dit ailleurs, maintenaient contre la portion abdominale du pédicule une pression qui devait s'opposer à la rentrée du gaz herniaire. Alors j'ai endormi complétement la patiente avec l'éther chimiquement pur, j'ai continué les pressions avec mes deux mains, en tâchant toujours de faire ces pressions un peu plus fortes du côté du pédicule que du côté du fond. La chose était plus difficile à réaliser que pour les hernies inguino-scrotales, à cause du volume moindre de la hernie et surtout de la profondeur du pédicule. Dans la mesure du possible, cependant, j'ai tâché de la réaliser pour éviter la réduction en masse. Après six minutes de taxis, j'ai senti que la tumeur diminuait de volume, puis qu'elle disparaissait, et quand elle a été rentrée, j'ai pu, en refoulant la peau vers l'espace intermédiaire au ligament de Gimbernat et à la veine crurale, sentir une dépression, une sorte de trou qui correspondait évidemment à l'anneau herniaire devenu libre. J'ai placé à ce niveau un tampon de ouate, et des compresses que j'ai maintenues avec une bande en spica.

II. *Remarques sur cette dernière malade, et sur les résultats que m'ont donnés le taxis et la ponction aspiratrice dans la réduction des hernies crurales.* — La malade dont il a été question dans cette leçon a parfaitement guéri. Elle a eu sa première garde-robe dans la journée qui a suivi la réduction, n'a plus eu de souffrance, et est sortie dix jours après avec le bandage que lui a procuré l'administration. C'était un bandage dit français, c'est-à-dire muni d'une pelote ovalaire et étroite, bien rembourrée, adaptée à l'extrémité d'un ressort en acier et muni d'un sous-cuisse pour empêcher cette pelote de remonter. C'est dans la pratique une chose assez difficile que de bien maintenir une hernie crurale réductible. En effet, la pelote, pour être efficace, doit rester au pli de l'aine au-dessous du niveau de l'arcade fémorale. Or, il est difficile qu'elle ne change pas un peu de place dans les mouvements pour s'asseoir, se relever, marcher. Pour peu qu'elle descende, la hernie sort au-dessus d'elle; pour peu qu'elle remonte, la hernie sort au-dessous; il faudrait que les malades eussent soin, après chaque mouvement, de faire descendre ou remonter cette pelote en la refoulant un peu à travers les vêtements; or, beaucoup de femmes n'ont pas cette précaution. Heureusement, la hernie crurale est de celles qui, dans beaucoup de cas, n'arrivent pas à un grand volume, parce que l'ouverture qui lui donne passage est étroite, et alors, si les malades ne sont pas obligés à de grands efforts pour leurs travaux, la hernie n'a pas une très-grande tendance à sortir, ce qui compense l'insuffisance du bandage. Il faut ajouter que la hernie crurale est beaucoup plus fréquente chez la femme que chez l'homme, et que les travaux de la femme, dans la population de nos hôpitaux, exigent de moins grands efforts que ceux de l'homme, chez lequel vous savez que, pour ce dernier motif, la hernie inguinale devient beaucoup plus grosse et est plus difficile à contenir.

Si je n'avais pas réussi chez cette femme au bout de six minutes, qu'aurais-je fait ? J'aurais continué encore pendant autant de temps, en augmentant peu à peu la pression, et je n'aurais pas été plus loin, parce que, l'anesthésie ayant été très-complète chez elle, et la douleur n'étant pas là pour m'arrêter et provoquer des contractions musculaires gênantes, j'aurais été autorisé à penser que l'étranglement était invincible par le taxis manuel, et j'aurais adopté un autre moyen chirurgical. Il n'y aurait pas eu lieu de songer à la bande élastique. Celle-ci en effet exige, comme condition de réussite, une proéminence assez grande pour que la bande puisse entourer complétement la tumeur. Or, comment entourer cette tumeur, quand elle soulève à peine la peau, et n'a qu'un pédicule difficilement appréciable?

Je n'aurais sans doute pas employé non plus le taxis sus-herniaire, dont j'ai dit quelques mots à propos de la hernie inguinale; d'abord il n'était pas connu à cette époque, et en outre, depuis qu'on le connaît, il n'a pas été démontré plus efficace que l'autre.

Aujourd'hui, quand le taxis manuel a échoué sur une hernie dont l'étranglement est récent, j'emploie volontiers la ponction suivie d'aspiration. Mais je dois vous avouer que, sur une dixaine de malades chez lesquels j'ai eu recours à ce procédé, j'ai échoué neuf fois. Le cas dans lequel j'ai réussi a, du reste, été remarquable. Il s'agissait d'une femme de 48 ans, qui avait connu sa hernie pour la première fois en octobre 1872; à cette époque la tumeur était réductible, et fut, sur le conseil d'un médecin, traitée par un bandage approprié. Un an après, le 15 novembre 1873, la hernie sortit de nouveau, et la malade croit que c'était la première fois depuis l'emploi du bandage, qu'elle avait mis consciencieusement jusque-là. Elle eut alors des coliques et des vomissements, et le même médecin ne put faire rentrer la tumeur qu'après vingt minutes environ de taxis manuel, sans anesthésie. Le 10 décembre 1873, la hernie sortit une seconde fois, et donna lieu de suite à des symptômes d'étranglement. Elle fut réduite six heures après, toujours sans anesthésie et au moyen d'un taxis de dix minutes. Pendant la journée du 16 janvier 1874, la malade avait fatigué un peu plus que d'habitude pour décrocher de grands rideaux. Pour cette raison, et aussi parce qu'elle était enrhumée, elle coucha le soir avec son bandage, qu'elle continuait à porter le jour, et qu'elle ne gardait habituellement pas la nuit. Mais le matin du 17 janvier, en se levant à 7 heures 1/2, elle sentit sa hernie sortir au-dessous du bandage qui avait un peu remonté. Presque aussitôt les coliques reparurent; une heure après, un premier vomissement eut lieu, suivi bientôt de plusieurs autres. A 9 heures la malade alla néanmoins à la garde-robe; puis, après avoir fait des tentatives inutiles pour réduire sa hernie, elle se fit conduire chez le bandagiste voisin, qui fit de nouvelles tentatives sans succès. Alors deux médecins furent appelés, qui essayèrent à leur tour le taxis (je n'ai pas su combien de temps), et qui, après avoir échoué, conseillèrent à cette femme d'entrer à l'hôpital, où elle n'est venue cependant que le 18 à 9 heures du matin. Je la vis donc pour la première fois (salle Sainte-Catherine, n° 23) 26 heures après le début des accidents. Depuis ce temps, elle n'avait pas mangé. Aucune émission gazeuse ou solide par l'anus n'avait eu lieu depuis la veille, 9 heures du matin. Les souffrances abdominales étaient vives, et le facies altéré; mais le pouls était plein et fort, sans fréquence. La tumeur de l'aine gauche était grosse comme un œuf de poule, tendue et rénitente; sa partie inférieure était légèrement pâteuse; fallait-il l'attribuer à la présence de l'épiploon dans le sac ou à l'existence, qui est si fréquente dans les hernies crurales, d'une masse graisseuse au-devant de lui? Quoi qu'il en soit, la malade fut endormie par le chloroforme; je fis moi-même le taxis manuel pendant dix minutes. La hernie ne rentra pas. Mais je crus ne devoir pas continuer plus longtemps, car ce taxis était le quatrième auquel elle était soumise. Or, quand ce procédé échoue, vous savez qu'il a l'inconvénient d'augmenter l'état inflammatoire, le degré de la constriction et les chances de lésions graves. J'y avais eu recours pour ce seul motif que jusque-là toutes les tentatives avaient été faites sans anesthésie; je tenais à voir si une nouvelle, mais courte séance, avec cet adjuvant précieux, ne me permettrait pas de réussir.

Avant de passer au débridement, je crus que, vu l'âge peu

avancé de l'étranglement, je pouvais sans inconvénient recourir au procédé Dieulafoy. J'eus la satisfaction, après avoir enfoncé l'aiguille-canule la plus fine (capillaire) de l'appareil, et l'avoir mise en communication avec une bouteille, dans laquelle le vide avait été fait préalablement, de voir du liquide et des bulles de gaz arriver dans cette bouteille. Nous recueillîmes environ 55 grammes d'un liquide sanguinolent qui, par le repos, a laissé déposer une certaine quantité de mucus, et qui avait, ainsi que le gaz reçu dans la bouteille, une notable odeur intestinale. Il n'y a donc pas eu de doute, ma canule était entrée cette fois dans l'anse intestinale, et, probablement parce que la hernie était sèche (sans liquide dans le sac), je n'ai pas vu sortir de sérosité citrine. D'ailleurs, ce qui rend très-probable l'interprétation de hernie sèche, c'est qu'aussitôt les liquides et le gaz sortis, la tumeur avait sensiblement diminué de volume, assez sensiblement même pour que j'aie pu croire, après la petite opération, à une entérocèle pure, au lieu de l'entéro-épiplocèle à laquelle j'avais pensé d'abord. Quoi qu'il en soit, la rentrée ne s'est pas faite de suite ni spontanément, et j'ai dû exercer quelques pressions courtes et très-modérées, au moyen desquelles la réduction a été obtenue, et d'une façon si complète que j'ai pu, avec mon doigt, sentir, en refoulant la peau, l'ouverture herniaire.

Aucun accident n'est survenu, la première garde-robe a eu lieu le jour même. L'appétit est revenu, et enfin, au bout de dix jours, le 28, la malade quittait l'hôpital, munie d'un bandage.

Ce succès, ajouté à ceux qui ont été publiés par M. Dieulafoy et autres, m'autorise donc à vous dire que la ponction avec un trois-quarts très-fin, suivie d'aspiration, est un procédé bon à utiliser. Théoriquement, on peut bien lui adresser cette objection que la piqûre faite à l'intestin laisse peut-être, après la réduction, sortir un peu de liquide, ou tout au moins de gaz dans la cavité péritonéale, d'où l'aggravation de la péritonite; mais je ne crois pas que cette objection soit confirmée par des faits authentiques, dans lesquels on ait eu la preuve qu'il y avait eu un épanchement intestinal, ou que cet épanchement, s'il avait eu lieu, avait été fourni par la piqûre plutôt que par une perforation consécutive à l'étranglement. Cette piqûre est extrêmement étroite, et il est difficile de croire qu'elle puisse laisser échapper quoi que ce soit, même des gaz. Nombre de fois, d'ailleurs, dans les expériences sur les animaux, on a fait des piqûres semblables et même de plus étendues à l'intestin, sans voir survenir un épanchement dans la cavité péritonéale. Je crains beaucoup plus, sous ce rapport, les coupures de l'anse par la vive arête, les perforations consécutives aux eschares, et même l'amincissement de la paroi intestinale par la destruction de la muqueuse seule ou de la muqueuse avec une partie de la couche musculaire, destruction que j'ai dit ailleurs (1) être la conséquence d'un étranglement plus ou moins prolongé.

C'est cependant la crainte de l'épanchement ultérieur dans la péritoine qui m'a fait conseiller, relativement à la ponction intestinale, de ne la faire qu'après avoir essayé sans résultat le taxis manuel, et avant de procéder au débridement. En effet, d'après ce que j'ai vu, la ponction aspiratrice ne réussit qu'exceptionnellement. Supposez qu'on ait commencé par elle, l'étranglement étant assez récent (de 48 heures, terme moyen) pour qu'on puisse espérer que l'intestin n'est pas encore trop lésé, mais qu'on ne réussisse pas. Cela tient parfois à ce que l'instrument n'a pas rencontré l'intestin et s'est arrêté dans l'épiploon et dans les couches extérieures au sac; mais cela peut tenir aussi à ce que le liquide est trop épais et obstrue la canule, à ce que la paroi intestinale a fait valvule contre son ouverture, ou à d'autres causes que je ne connais pas. Enfin l'anse ne s'est pas affaissée, la canule est retirée. Sans doute, je ne voudrais pas opérer de suite, en perdant les chances favorables du taxis anesthésique. Mais je craindrais que ce dernier, s'il devait être continué longtemps, eût pour effet de pousser le contenu de l'anse herniée vers la piqûre,

(1) — Thèse sur l'étranglement herniaire (concours d'Agrégation à la faculté de Paris, 1844, et leçons sur les hernies, 1864.)

d'agrandir cette dernière et de la rendre ainsi plus apte à laisser passer les liquides et les gaz intestinaux après la réduction.

Vous éviterez cet inconvénient en faisant d'abord le taxis manuel, et après lui, s'il échoue, la ponction, pour en venir immédiatement après au débridement, si la ponction n'a pas réussi non plus.

Je tiens à faire deux remarques, relativement à l'observation qui précède. La première concerne l'étranglement itératif. Vous rencontrerez de temps en temps des sujets chez lesquels l'étranglement se reproduit ainsi un certain nombre de fois sur une même hernie, tantôt à des intervalles assez éloignés, comme cela a eu lieu sur notre malade, tantôt à des intervalles plus rapprochés. Ceci peut dépendre du hasard et de la négligence plus ou moins grande à porter le bandage, mais dépend aussi des conditions particulières et, je dirais volontiers, des habitudes de la hernie. Celles qui sortent facilement, aussitôt que les malades se lèvent ou font un effort modéré pour se moucher, tousser, éternuer dans les moments où ils n'ont pas le bandage, et dans ceux, toujours fréquents, où le bandage n'est pas appliqué, celles-là, dis-je, ne sont pas sujettes à l'étranglement. Quand elles en sont atteintes, c'est parce que, tout d'un coup, dans un effort, il est sorti une quantité insolite d'intestin, de gaz, d'épiploon et de mésentère. Il fallait de pareilles conditions pour que les anneaux, tenus toujours larges et extensibles par la sortie fréquente des viscères, aient eu leur extensibilité surprise et leur élasticité mise en jeu. Mais quand une hernie sort rarement et difficilement, parce que la loge du sac est peu spacieuse et parce que l'orifice est étroit, cet orifice a le temps de se resserrer et de se transformer comme je l'ai dit. L'irritation, occasionnée par les premières descentes et entretenue par la pression du bandage, continuant de produire ses effets, le contour du *fascia crebriformis* et celui du collet du sac, devenus plus étroits, sont plus aptes à devenir agents d'étranglement, si leur élasticité est mise en jeu par l'arrivée des viscères ou par l'accumulation rapide du gaz dans l'anse herniée. C'est pour ces motifs que la hernie inguino-scrotale et non vaginale de l'homme s'étrangle plus rarement, et, quand elle s'étrangle, est soumise à une constriction moins serrée que la hernie crurale (1).

En tout cas, il y a, dans les considérations qui précèdent, des raisons suffisantes pour comprendre comment notre malade, à l'exemple de quelques autres, a eu successivement les trois atteintes dont j'ai parlé. Peut-être a-t-elle été exposée à quelque cause occasionnelle qui aurait amené un violent effort; on peut le croire pour le dernier étranglement, qui avait été précédé d'un travail fatigant. Cependant la malade n'avait pas remarqué la sortie de la hernie après un moment où elle aurait déployé une plus grande force qu'à l'ordinaire. D'autre part, je n'ai pas tenu note pour elle, non plus que dans mes autres observations, de l'état de l'atmosphère. Malgaigne nous a enseigné (1) que l'étranglement était plus fréquent lorsque le temps est humide que lorsqu'il est sec. Je n'ai aucune raison de contester le fait, puisque je n'ai pas songé à m'en occuper dans les cas dont j'ai été témoin.

La seconde remarque se lie si étroitement à la première que je n'aurai pas besoin de la développer longuement. Chez cette femme, l'étranglement a paru se produire chaque fois que la hernie descendait. Il se formait sans doute par le même mécanisme que celui des hernies qui s'étranglent le jour de leur première apparition, parce qu'elles traversent une ouverture étroite et peu extensible. C'est dans les cas de ce genre qu'il convient de faire intervenir plus particulièrement ce que j'ai précédemment appelé, avec Lossen, l'étranglement élastique. Cela ne veut pas dire que l'élasticité seule des anneaux produise la constriction. Il s'y ajoute toujours le volume des viscères et la distension par

(1) Mes statistiques et celles de Bryant ont bien établi que, d'une façon générale, les hernies inguinales étaient plus communes que les crurales, et que cependant les étranglements cruraux étaient plus fréquents et nécessitaient plus souvent l'opération que les inguinaux.

(2) Malgaigne, *Leçons sur les hernies*.

les gaz. Seulement, dans les cas auxquels je fais allusion, l'élasticité intervient un peu plus que dans ceux où les anneaux, souvent dilatés, sont devenus plus larges et plus extensibles. Vous voyez qu'en tout cas ce sont les mêmes conditions qui ont expliqué, chez notre malade, et la fréquence et la facilité de l'étranglement.

Résultats du taxis dans la hernie crurale. — Je reviens à mon point de départ, et je vous présente le relevé de ma pratique, en ce qui concerne le taxis dans les cas de hernie crurale. Sur mes 104 observations, il en est bien peu dans lesquelles des tentatives de réduction n'aient pas été faites par un ou plusieurs médecins ; je ne parle pas de celles qui ont été faites par les malades, parce que le plus souvent les femmes ne savent pas qu'elles ont une hernie et qu'elles ne se sont pas habituées à la faire rentrer, comme cela a lieu pour la plupart des hommes atteints de hernie inguinale. Je laisse de côté également les manœuvres de taxis qui ont été faites par d'autres et que je n'ai pas renouvelées. Ainsi, je me suis abstenu, ou je n'ai fait que des pressions très-courtes et modérées chez les sujets qui avaient plus de cinquante heures d'étranglement, quand la tumeur était peu volumineuse, marronnée, comme on le dit habituellement. Je ne me suis laissé aller à un taxis sérieux avec anesthésie, au delà du terme ci-dessus, que quand la hernie était un peu grosse et quand le troisième jour n'était pas écoulé. J'ai au contraire fait le taxis moi-même, et presque toujours avec anesthésie, sur les 56 malades que j'ai été appelé à soigner avant cinquante heures. Vingt-deux fois j'ai obtenu la réduction, et sur ces 22 cas un seul s'est terminé par la mort ; c'est celui de la malade dont j'ai parlé plus haut, qui s'est trouvée avoir une perforation après neuf heures d'étranglement. Les autres ont guéri. En somme, 21 guérisons par le taxis sur 104 malades atteints de hernie crurale étranglée. En comparant ces chiffres à ceux que je vous ai donnés pour les hernies inguinales (64 guérisons par le taxis sur 113 cas), vous voyez combien ces dernières sont plus favorables au traitement par cette méthode. Cela tient, je vous le répète, à ce qu'en général les ouvertures herniaires sont plus larges et l'étranglement moins serré dans les secondes que dans les premières. Il n'y a d'exception, vous vous le rappelez, que pour les hernies inguinales des jeunes gens, quand l'étranglement est à l'orifice supérieur, et a pour agent principal la tunique vaginale non oblitérée.

Si maintenant vous voulez connaître les chances comparatives du traitement chirurgical pour ces deux variétés de hernies, jetez les yeux sur les chiffres suivants, donnés toujours par ma seule pratique :

Sur mes 113 hernies inguinales 89 étranglées	guérisons, 85 0/0	64 après le taxis.
		20 ap. le débridement.
		5 ap. temporisation.
	24 morts 21 0/0	3 ap. le taxis.
		21 ap. le débridement.

Sur mes 104 hernies crurales étranglées	69 guérisons 66 0/0	21 ap. le taxis.
		1 ap. ponction aspiratrice.
		47 ap. le débridement.
	35 morts 33 0/0	1 ap. le taxis.
		34 ap. le débridement.

La conclusion qui ressort de ces chiffres, et qui résulte aussi de ceux de Bryant (1) est donc celle-ci : l'étranglement de la hernie crurale est plus grave et amène plus souvent la mort que celui de la hernie inguinale, parce qu'il est plus réfractaire au taxis. D'un autre côté cependant, l'opération du débridement donne de meilleurs résultats dans la hernie crurale que dans l'inguinale, et je vous montrerai qu'il en donnerait de meilleurs encore si l'on opérait plus tôt.

(1) Bryant, *Guy's hospital reports*, 1861, 3e série, t. VII.

CENT TRENTE-UNIÈME LEÇON

Hernie crurale étranglée. — Opération.

I. Etranglement de trois jours, paraissant être survenu le jour de la première apparition de la hernie. — Opinion de Bryant sur la gravité en pareil cas. — Difficulté de contrôle expliquée par l'ignorance où sont beaucoup de femmes relativement à l'existence d'une hernie crurale, petite et insensible. — Difficulté de diagnostic entre l'étranglement par le collet du sac et celui par un anneau fibreux accidentel. — Autre difficulté relative au degré de constriction et aux lésions produites. — Raisons, sur notre malade, pour ne pas croire à une gangrène de l'intestin. — Opération. — D'abord sans ouvrir le sac, puis après ouverture forcée de ce dernier, l'étranglement étant au collet. — Matière gélatineuse trouvée dans le sac, un peu de sérosité au fond. — Débridement avec le ténotôme. — Nouvelles considérations sur les divers procédés de débridement, et sur le procédé mixte par incision et dilatation. — Amélioration. — Pas de garde-robes pendant deux jours. — Discussion sur l'opportunité du purgatif, de l'opium ou de l'abstention, après la herniotomie. — Continuation, sur notre malade, de la péritonite à forme bénigne, pendant quelques jours. — Raisons pour attribuer cette péritonite à trois causes : la constriction, l'ouverture du péritoine, un rétrécissement passager de l'intestin. — Guérison. — II. *Débridement d'une hernie crurale sans ouverture du sac.* — Masse graisseuse considérable entre la peau et la hernie. — Débridement avec le ténotôme sur le ligament de Gimbernat; réduction, sans avoir ouvert le sac. — Résultat général de mes 81 opérations de hernies crurales étranglées.

Messieurs,

I. — La malade qui était couchée depuis un mois au n° 11 de la salle Sainte-Catherine, va nous quitter complétement guérie d'une hernie crurale droite étranglée, qui a nécessité le débridement. Tout en vous rappelant les principaux détails de son observation, je m'arrêterai avec un peu plus de développement sur quelques-uns d'entre eux, notamment sur ceux qui concernent l'ancienneté et la nouveauté de la hernie, le contenu du sac et le débridement.

Cette femme, âgée de 52 ans, nous a raconté que, le 16 novembre 1871, dans l'après-midi, à la suite d'un violent accès de toux survenu dans le cours d'un rhume dont elle était atteinte depuis plusieurs jours, elle avait senti quelque chose se déranger dans son ventre, et avait éprouvé immédiatement des coliques tellement violentes, qu'à diverses reprises elle avait été sur le point de perdre connaissance. En même temps, ella a porté la main dans l'aine droite, où elle souffrait également, et elle y a senti une petite grosseur qu'elle ne se connaissait pas auparavant. Elle fait appeler alors un médecin, qui reste indécis sur la nature de la maladie et prescrit une pommade insignifiante. Les coliques continuent, et reprennent de l'intensité chaque fois que la malade tousse, les boissons ingérées et des glaires sont rejetées par le vomissement. Le lendemain, 17, on fait une tentative modérée de taxis, sans anesthésie; les accidents continuent. La malade ne mange rien, et vomit tous les liquides, bouillon, eau rougie, qu'on lui fait prendre, et qu'elle avale en petite quantité à la fois. La journée du 18 se passe de la même façon, avec continuation des coliques et des vomissements. Le 19, au matin, une nouvelle tentative de taxis très-modérée, et toujours sans anesthésie, est faite sans résultat, et la malade est envoyée à l'hôpital, où je suis appelé et la vois à deux heures de l'après-midi, c'est-à-dire à la fin du troisième jour depuis le début des accidents.

La dureté de la tumeur, sa sensibilité, son pédicule profond en dedans des vaisseaux fémoraux, les coliques, les vomissements, l'absence d'émission stercorale et gazeuse par l'anus depuis trois jours, ne permettent pas de mettre en doute l'existence d'une entérocèle étranglée, et le volume modéré de la tumeur, l'absence d'empâtement et de corde épiploïque me font même penser qu'il n'y a pas d'épiplocèle concomitante. Je ne trouve pas de sonorité; mais vous savez que l'entérocèle pure existe fréquemment sans ce phénomène, dont l'absence est due à la présence de liquide dans le sac et quelquefois à l'épaisseur de la couche graisseuse placée au devant de lui.

J'ai interrogé avec insistance la malade pour savoir si elle était bien sûre de n'avoir jamais eu cette hernie avant le 16 novembre. Ses réponses ont été catégoriques. Elle a affirmé qu'elle n'en avait pas, et on pourrait en conclure qu'il s'agissait d'un étranglement survenu, le jour même de l'apparition de la hernie, ce qui serait une condition défavorable, suivant Bryant (*loc. cit.*); car, d'après ses relevés, sur 100 malades morts de hernies crurales étranglées et opérées, il y en aurait eu 86 pour cent chez lesquels la hernie se serait étranglée le jour même de son apparition et 14 pour cent chez lesquels la hernie se serait étranglée longtemps après sa première apparition. Je n'ai pas cherché, dans mes relevés statistiques, à contrôler ce résultat de l'auteur anglais, car ayant demandé à toutes mes malades si elles connaissaient depuis longtemps la tumeur pour laquelle j'avais à leur donner des soins, beaucoup m'ont répondu qu'elles ne savaient pas exactement. Quelques-unes m'ont bien dit qu'elles croyaient leur hernie toute récente. Mais comme j'ai eu l'occasion de rencontrer sur des femmes que j'étais appelé à examiner pour d'autres maladies, des hernies crurales qu'elles ne savaient pas avoir et dont elles ne se doutaient pas avant la notion que je leur en donnais, je n'ai pas cru devoir, dans le plus grand nombre des cas, tenir compte du renseignement, quand il était négatif.

Les hernies crurales réductibles ont en effet deux caractères cliniques qui les distinguent des inguinales et qui les font rester inconnues des malades. D'abord elles sont petites, ensuite elles sont indolentes. Conséquemment, le jour où l'étranglement arrive, les patientes (vous savez que la hernie crurale se voit plus souvent chez les femmes que chez les hommes) sont bien embarrassées pour renseigner rigoureusement le chirurgien qui les interroge sur la condition d'ancienneté ou de nouveauté de la tumeur. Pour moi, qui pense que les transformations fibreuses soit du collet du sac, soit de l'un des orifices vasculaires du fascia cribriformis, sont le résultat d'une irritation et d'une sorte d'inflammation chronique, j'admets difficilement cette inflammation sans le frottement réitéré soit des viscères sur le sac, soit du collet de ce dernier sur le contour de l'anneau cellulo-fibreux. D'ailleurs, j'ai dit dans mon article HERNIE CRURALE du *Diction-*

naire, qu'il m'était arrivé assez souvent de trouver sur le cadavre des hernies commençantes et un petit sac chez des sujets qui évidemment ne se doutaient pas qu'ils avaient une pointe de hernie. Ceux qui remarquent leur tumeur pour la première fois en avaient probablement le début, analogue à celui-là, depuis nombre d'années, et dès-lors on se serait trompé si l'on avait cru à un étranglement produit le jour même de l'apparition. C'était tout simplement une hernie qui, d'abord petite et inaperçue, avait pris tout-à-coup des proportions plus grandes, ou bien qui, malgré un volume assez notable, était restée inconnue, parce que la malade n'en souffrait pas et ne la sentait pas.

Pour compléter le diagnostic, qui ne me laissait aucun doute relativement à l'étranglement intestinal, j'aurais été satisfait de pouvoir déterminer si cet étranglement avait pour agent un anneau fibreux indépendant du sac, l'un de ceux qui appartiennent au fascia crebriformis et que je vous rappelais tout-à-l'heure, ou bien le collet du sac épaissi ou tout au moins rendu inextensible par sa transformation fibreuse. Vous le savez, l'intérêt particulier qui s'attache à cette notion est celui du débridement. Le fera-t-on sur le premier seul sans ouvrir le péritoine, ou sur le second, après l'avoir ouvert? Il ne serait pas inutile de le savoir à l'avance, et pour le savoir il faudrait reconnaître, d'après les symptômes, quel est l'agent de l'étranglement. Mais il n'est pas nécessaire d'insister longtemps sur ce point. Pas plus que pour les hernies inguinales, à propos desquelles je m'en suis occupé (page 452), nous n'avons de moyen de diagnostic entre les deux variétés, les symptômes que produit l'étranglement par l'anneau fibreux étant les mêmes que ceux que produit l'étranglement par le collet.

Quand il s'agit d'une hernie inguinale dont l'étranglement est superficiel, c'est-à-dire au niveau de l'anneau externe, nous avons la présomption, très-voisine de la certitude, qu'il est produit par le collet du sac, parce que l'anneau fibreux naturel tend à se ramollir et à devenir plus extensible par la distension même que lui fait subir la hernie. Nous sommes plus embarrassés quand il s'agit d'un étranglement profond à l'orifice supérieur du canal inguinal, parce que là se trouve un contour cellulo-fibreux, normalement très-lâche, qui, par le fait de la hernie, tend à devenir tout-à-fait fibreux et inextensible. C'est une chose assez remarquable sans doute, et même tout d'abord difficile à accepter, que ce relâchement et cette extensibilité d'un anneau qui, dans l'état naturel, est franchement fibreux, et au contraire cette rigidité et cette inextensibilité acquise d'un anneau qui, primitivement celluleux, est, avec le temps, devenu fibreux et résistant. Mais l'examen anatomique et l'observation clinique en ont si souvent donné la démonstration que nous sommes bien forcés d'accepter le fait.

Pour la hernie crurale qui, comme la hernie inguinale dont l'étranglement est profond, traverse un anneau celluleux plus ou moins transformé, aucune présomption n'intervient, aucun signe ne nous guide ; et en réalité ce n'est qu'en opérant, et, ainsi que je vais vous le dire bientôt, en opérant d'une certaine façon, que nous sommes éclairés sur l'agent de l'étranglement. Du reste, c'est au moment de l'opération que nous avons besoin d'être renseignés, et comme nous pouvons la combiner de façon à nous mettre au courant, nous n'avons pas à regretter beaucoup cette lacune provisoire.

Deux autres points intéressants du diagnostic, mais dont la solution, ainsi que je vous l'ai dit à propos d'autres malades, est encore presque impossible avant l'intervention de la thérapeutique, sont ceux qui concernent le degré de la constriction et les lésions qu'elle a produites sur l'intestin. La constriction est-elle tellement grande qu'elle sera invincible par le taxis? a-t-elle, au contraire, subi un commencent de diminution qui rendrait ce taxis trop facile, en permettant la rentrée, sous la moindre pression, d'un intestin perforé ? Cet intestin lui-même est-il simplement congestionné, infiltré de sang, légèrement épaissi, comme Jobert de Lamballe (1) a vu, dans ses expériences sur les animaux, que cela avait lieu pendant les premiers jours d'un étranglement? L'anse a-t-elle une perforation au niveau du collet, comme nous en avons vu des exemples, et comme M. Nicaise en cite dans son excellente thèse (2)? Au lieu d'une perforation, n'a-t-elle pas une section ou ulcération de son péritoine et de sa couche musculaire, une solution de continuité du côté de la muqueuse, et, par suite, une condition qui rend plus facile l'absorption des matières délétères, lésions dont Roux et Michon ont montré des exemples que j'ai rappelés dans ma thèse pour l'agrégation (1844)? N'y a-t-il pas, avec ou sans les lésions au niveau du collet, une ou plusieurs eschares sur l'intestin, même une gangrène complète? Ces questions, que nous nous posons toutes les fois que nous sommes en présence d'un étranglement herniaire, sont, vous le comprenez, d'une importance capitale. Car si c'est à une constriction invincible que nous avons affaire, le taxis est inutile et devient dangereux, parce qu'il soumet l'intestin à des pressions contondantes qui ne peuvent qu'augmenter ses lésions inflammatoires et la tendance à la gangrène. S'il y a une perforation réalisée, ou une perforation imminente par le détachement d'une eschare, il serait très-dangereux de faire rentrer par ce même procédé. Malheureusement, Messieurs, nous ne sommes positivement renseignés sur ces points que quand il n'y a plus de parti à prendre entre le taxis et le débridement, et quand nous n'avons plus à compter que sur l'établissement d'un anus contre nature ou la mort du patient.

Ainsi quand, plusieurs jours s'étant passés depuis le début de la maladie, nous trouvons la peau rouge, le tissu cellulaire souscutané œdématié et gonflé, la tumeur très-sonore à la percussion et gargouillante sous la pression avec les deux mains, qu'en même temps il y a une fièvre prononcée, nous n'avons pas à douter que des matières intestinales se sont épanchées dans le

(1) Jobert de Lamballe, *Maladies chirurgicales du canal intestinal*. Paris, 1829.

(2) Nicaise, *Des lésions de l'intestin dans l'étranglement herniaire*, thèse pour le doctorat 1866, n° 149, Paris.

sac et ont provoqué le phlegmon stercoral qui précède l'anus contre nature. Nous savons, en un mot, que la gangrène de l'anse, au niveau du corps même de la hernie, est réalisée, qu'une suppuration s'est établie à l'intérieur et à l'extérieur du sac, que le tissu cellulaire va se gangréner, et que la peau elle-même va bientôt présenter des eschares. Si, au lieu de symptômes locaux annonçant la gangrène, nous avons des symptômes généraux indiquant un grand affaiblissement, tels que la petitesse et la fréquence du pouls, la réfrigération des mains et des pieds, ou, sans réfrigération appréciable par le toucher, un abaissement de la température axillaire à 36°, et même un peu au-dessous, à 35°,50, un ballonnement considérable du ventre, cette expression particulière du facies que nous désignons par le mot grippé, et qui indique un mélange de souffrance physique et morale précurseur de la mort, nous pouvons croire que l'intestin est gravement lésé au niveau de l'anneau constricteur, et qu'il serait dangereux de le réduire. Je n'agite pas aujourd'hui la question de savoir si ce sont les lésions intestinales seules qui font naître les symptômes généraux graves annonçant une mort prochaine, ou si ce sont des lésions d'un autre genre; je m'expliquerai plus longuement sur ce point dans une autre occasion. En ce moment je me contente de vous dire que, dans les cas où nous observons ces phénomènes généraux, il y a certitude que l'intestin est profondément altéré, et contre-indication de le faire rentrer dans le ventre.

J'ai examiné ma malade aux deux points de vue que je viens d'indiquer. Localement, je n'ai trouvé ni la rougeur ni l'empâtement, ni la fluctuation, ni le gargouillement qui auraient indiqué la gangrène.

D'un autre côté, bien que le pouls ne fût pas très-fort, il n'avait pas de fréquence, l'expression faciale était bonne, la température était normale ; rien n'indiquait ces phénomènes généraux graves qui annoncent l'amoindrissement de la vie, coïncidant avec des lésions graves de l'anse intestinale.

L'expérience nous a appris qu'avant cette période ultime et les symptômes qui la caractérisent, l'étranglement était quelquefois assez serré pour être invincible par le taxis, et pour avoir déjà occasionné des altérations sérieuses de la paroi intestinale. Mais nous n'avons pas de symptômes qui nous indiquent positivement ce qui s'est produit, et je me suis déjà expliqué (page 515) sur les erreurs dans lesquelles on tomberait si l'on s'en rapportait exclusivement aux symptômes fonctionnels; j'ai cité des malades qui, avec des douleurs violentes et des vomissements réitérés, avaient une hernie très-facile à réduire; d'autres qui, avec peu de douleurs et des vomissements rares, n'en avaient pas moins une perforation de l'intestin. Il faut se défier à cet égard de l'étranglement crural, qui est souvent peu douloureux, bien qu'il soit très-serré. Nous ne pouvons, dans la plupart des cas, avoir que des présomptions fondées tout à la fois sur la durée de l'étranglement et sur le volume de la hernie. En général, quand l'étranglement ne date que de deux ou trois jours, que la hernie est un peu volumineuse, et qu'on a des raisons pour la supposer entéro-épiploïque, l'intestin n'est pas encore assez sérieusement malade pour que sa réduction doive être dangereuse. Quand, avec la même durée, la hernie est petite, comme le sont souvent les crurales, on doit craindre la perforation et l'eschare au collet, parce qu'en pareil cas l'anse est souvent incomplète (sans mésentère), et que cette condition semble favoriser une gangrène rapide.

En examinant ma malade à ce point de vue, j'ai constaté que nous avions trois jours d'étranglement, mais que la hernie n'était pas des plus petites; elle avait le volume d'un petit œuf de poule; la douleur avait été vive et les vomissements fréquents, sans être encore devenus fécaloïdes. C'était un de ces cas intermédiaires pour lesquels les présomptions sont plutôt favorables à la gravité de l'étranglement qu'à sa bénignité. S'il n'avait eu que deux jours de durée, j'aurais certainement fait un nouveau taxis avec anesthésie. Mais à la fin du troisième jour, je craignais une perforation ou une eschare que les symptômes n'indiquaient pas. D'ailleurs le taxis avait été fait trois fois sans succès. C'était une raison, bien qu'on eût eu le tort de le commencer un peu tard et de le faire sans anesthésie, pour craindre un étranglement serré qui ne céderait pas à la manœuvre, et surtout pour craindre, si je soumettais la hernie à de nouvelles pressions, d'augmenter les désordres, de façon à diminuer les chances de succès de l'opération, si, comme la chose était très-probable, mon taxis ne réussissait pas.

Bref, après avoir recueilli tous les renseignements dont je viens de parler, j'ai considéré le débridement comme urgent et j'y ai procédé séance tenante. J'ai fait à la peau, préalablement plissée et maintenue par les doigts d'un aide, une incision cruciale. J'ai disséqué un peu les quatre lambeaux, j'ai incisé couche par couche, en me servant de la sonde cannelée, j'ai traversé un paquet graisseux peu épais, et quand l'exploration avec mon doigt m'a averti que j'étais près du sac, j'ai porté mon bistouri en dedans, afin de séparer la partie interne de ce sac des tissus circonvoisins, jusqu'au niveau du ligament de Gimbernat. J'ai complété le décollement avec mon doigt, et je suis arrivé ainsi très-facilement sur le pédicule de la hernie, sans avoir ouvert le sac.

Avant d'aller plus loin, j'ai encore fait une exploration avec le simple toucher et la percussion, pour sentir si j'avais toujours la rénitence qui indique une anse pleine et tendue, et voir s'il n'y avait pas des gaz épanchés dans le sac. Comme nous avions trois jours d'étranglement, je tenais à m'assurer le mieux possible par cet examen, fait avec plus de facilité qu'à travers la peau, que l'anse n'était pas trop malade et pourrait être réduite sans danger. Je n'ai trouvé aucune contre-indication appréciable, et, après avoir constaté avec le doigt que les tissus était durs au niveau du collet et que l'étranglement paraissait très-serré, je me suis mis en devoir de débrider seul l'anneau fibreux extérieur au collet. Pour cela j'avais à choisir la partie supérieure ou la partie interne du contour. Chez l'homme il ne faudrait pas choisir la première, parce qu'on s'exposerait à blesser le cordon spermatique; chez la femme on n'a pas le même inconvénient à craindre. Mais comme le contour est presque toujours plus dense du côté du ligament de Gimbernat, où il représente ce que Chassaignac a nommé la vive arête, que sur les autres points, je pense que c'est là d'abord (en dedans) qu'il faut débrider, en ayant soin de ne pas donner à l'incision plus de 5 à 6 millimètres, afin d'éviter l'artère obturatrice, pour le cas où, naissant de l'épigastrique, elle viendrait passer derrière le ligament de Gimbernat. Si cette première incision ne suffit pas, on reporte le bistouri en haut sur l'arcade crurale, et on fait ainsi le débridement multiple.

J'ai donc procédé de la façon suivante : avec la pulpe de mon doigt indicateur droit, j'ai repoussé en dehors le collet de la hernie; avec mon ongle j'ai gratté légèrement pour préparer, entre le collet et l'anneau fibreux, la voie de l'instrument tranchant. L'espace était tellement étroit que je n'aurais pas pu engager avec sécurité le bouton du bistouri d'A. Cooper. J'ai préféré un ténotome que j'ai conduit à plat entre mon ongle et le contour fibreux, et dont j'ai ensuite retourné la lame pour inciser et la partie interne de l'ouverture du fascia crébriformis, et le ligament de Gimbernat confondu avec elle. Le débridement a été assez étendu pour que j'aie pu conduire mon doigt à un centimètre de profondeur et constater que j'avais débridé assez largement. Revenant alors au corps de la hernie, j'ai fait sur le sac une série de pressions modérées, en vue de faire rentrer d'abord le gaz et ensuite l'anse intestinale tout entière. Mes efforts ont été infructueux; je trouvais une résistance invincible, et cette résistance était due au collet du sac. Je crois bien que l'anneau fibreux avait contribué avec lui à l'étranglement; car il était fort étroitement appliqué, et j'avais eu de la peine à préparer la voie du ténotome et à l'introduire; mais certainement c'était le collet qui faisait l'obstacle principal. J'ai donc ouvert le sac, après l'avoir soulevé avec le ténaculum, j'ai conduit par l'ouverture une sonde cannelée, et j'ai incisé jusqu'à sa partie supérieure.

Chose singulière, je n'ai pas vu s'écouler de liquide, et j'ai trouvé dans la cavité une masse arrondie d'un rouge foncé, qui avait la consistance d'une gelée, et qui, à cause de sa couleur, ressemblait à de la gelée de groseille. En ouvrant cette gelée avec le doigt, je suis arrivé, à près d'un centimètre de profondeur, sur une collection de sérosité rougeâtre qui s'est écoulée audehors. Il s'était passé dans ce sac quelque chose d'analogue à ce qui se passe quelquefois dans les bulles du vésicatoire et dans celles de la brûlure au second degré. Le produit de la secrétion était en partie séreux, en partie séro-fibrineux, et cette dernière, qui avait l'apparence d'une gelée, enveloppait l'autre. C'était la première fois que je constatais dans le sac un produit de ce genre. Dans tous mes autres cas, ou bien le contenu était exclusivement liquide, ou bien il était nul et la hernie était sèche.

La gelée et la sérosité étant sorties, j'aperçois au fond du sac une anse complète, mais courte, ayant à peu près le volume d'un gros marron, sans accompagnement épiploïque. J'agrandis avec mes ciseaux l'ouverture du sac par en haut, j'en fais tendre les deux côtés avec des pinces à verrou que je confie à deux aides, je repousse en dehors et je protége avec mon doigt la partie interne de l'anse intestinale; puis, entre elle et le sac, je glisse la lame de mon ténotome, avec laquelle j'incise la bride du sac en dedans au niveau du point où j'avais préalablement coupé l'anneau fibreux. Vous me demanderez peut-être pourquoi, dans ce cas, je me suis servi, pour débrider, du ténotome, tandis que dans beaucoup d'autres vous m'avez vu employer le bistouri falciforme et boutonné (avec un très long bouton) d'A. Cooper. Ma préférence n'est pas absolue à cet égard. Il m'est arrivé de débrider avec des ciseaux, mais c'était sur des sujets chez lesquels l'étranglement était assez superficiel, ou pouvait être assez attiré pour que je pusse très-bien le voir et suivre la manœuvre. Je vous ai dit que j'avais aussi quelquefois employé le bistouri boutonné ordinaire, ou bien le bistouri pointu conduit sur la sonde cannelée. Mais ils demandent plus de précaution que les autres. En effet le débridement expose à un danger, celui d'aller blesser dans le ventre l'intestin qui se présente à l'ouverture herniaire. Si vous employez la sonde cannelée et un bistouri droit, même un boutonné, il ne faut pas les conduire trop profondément ni avec violence, parce qu'ils pourraient entrer dans cet intestin, qui, plus ou moins distendu, se laisserait peut-être traverser. L'indication alors est de ne pas aller au-delà de deux ou trois millimètres, et de faire un débridement multiple plutôt qu'un seul, qui, pour être suffisant, exigerait une introduction plus profonde de l'instrument tranchant. En pareil cas même, il m'est arrivé, après un premier petit débridement, d'agrandir avec mon doigt, et par dilatation, l'ouverture que je venais de faire; puis, si ce n'était pas suffisant, de conduire à nouveau le bistouri boutonné, qui entrait plus aisément dans la première plaie ainsi agrandie.

Avec le ténotome, dont la lame est très-étroite, il faut moins d'effort pour conduire cette lame au delà de trois millimètres et faire de suite un débridement un peu large. Seulement une grande attention est nécessaire pour ne pas confondre le tranchant avec le dos de l'instrument. Si d'ailleurs on trouvait un obstacle trop grand, on ferait encore un petit débridement, puis un second et un troisième, ou bien on compléterait le premier par dilatation, comme je vous le disais tout-à-l'heure. Je donne, en général, la préférence au bistouri falciforme d'A. Cooper, parce qu'il a un bouton très mousse, qui blesserait difficilement l'intestin abdominal, et parce que sa courbure lui permet de glisser sur cet intestin qu'il rencontre suivant une direction oblique et parallèle, et non perpendiculairement, comme ferait un instrument rectiligne.

L'intestin étant devenu libre, je l'ai attiré facilement au dehors. Il était noir par infiltration sanguine, mais chaud et non affaissé, ce qui indique qu'il n'était pas gangrené. Sur aucun point de sa surface je n'ai vu de tache jaune ou de ramollissement qui ait pu me faire croire à une eschare. Au niveau du collet, j'ai aperçu un sillon circulaire qu'avait produit le contour de l'anneau constricteur. Mais la séreuse n'était éraillée ni ouverte sur aucun point. Par le toucher, je n'ai senti nulle part la paroi assez amincie pour croire à l'ulcération des tuniques interne et moyenne. Bref, malgré la congestion sanguine, portée probablement sur quelques points jusqu'à la rupture des capillaires sanguins et à l'ecchymose dans l'épaisseur de la couche musculaire, cette anse m'a paru assez saine pour être réduite sans danger. Je l'ai essuyée avec un linge fin, et, après m'être bien lavé les mains, j'ai fait la réduction, puis j'ai mis, sans suture, un pansement légèrement compresseur, que j'ai maintenu avec un spica.

Le soir, à huit heures et demie, la malade se sentait beaucoup mieux. Elle n'avait pas été à la garde-robe, mais elle avait rendu beaucoup de gaz par l'anus, et avait pris avec plaisir un bouillon qui n'avait pas été vomi.

Les jours suivants, elle a continué à rendre des gaz par l'anus, à prendre quelques bouillons, à ne pas vomir et à présenter un facies excellent. Mais il y avait de la soif, le pouls oscillait entre 105 et 110, la température restant à 37°,4 ; le ventre était douloureux à la pression et notablement ballonné. Ces symptômes indiquaient une péritonite modérée, celle que nous avons le droit de considérer comme provoquée d'abord par la constriction, et continuée par le traumatisme.

Le troisième jour, 22, il n'y avait pas encore eu de garde-robe, et je m'étais abstenu de prescrire un purgatif. Vous savez, Messieurs, que trois pratiques différentes ont été conseillées pour les suites de la herniotomie. La première consiste à donner un purgatif immédiatement, pour assurer le rétablissement des garde-robes, la deuxième à prescrire de l'opium, en vue d'immobiliser l'intestin et de favoriser l'établissement d'une adhérence locale, pour le cas où l'anse réduite aurait une perforation qui serait restée inaperçue, ou une eschare dont le détachement, si des adhérences n'étaient pas établies autour d'elle, amènerait un épanchement péritonéal. La troisième est celle qui consiste à ne provoquer ni la diarrhée ni la constipation et à attendre. C'est à ce dernier parti que je me suis arrêté chez notre malade, et que je m'arrête aujourd'hui presque toujours.

En effet, le purgatif a l'inconvénient rare, mais possible, de favoriser l'épanchement gazeux et liquide dans le péritoine, si par hasard une perforation avait échappé à l'attention du chirurgien, et il a chez certains malades celui de provoquer des garde-robes trop abondantes qui épuisent, et qui, en augmentant la débilité causée par la maladie, accroît les chances de mort.

L'opium, en augmentant dans une certaine mesure ou entretenant la paralysie intestinale qui a pu être causée par la péritonite de l'étranglement et celle du traumatisme, favorise le météorisme, le séjour trop prolongé des matières intestinales et par suite le pseudo-étranglement, dont les effets généraux sont quelquefois aussi graves que ceux de l'étranglement vrai. La temporisation n'a aucun de ces inconvénients. Seulement, elle ne doit pas être continuée trop longtemps ; si le cours des matières n'est pas rétabli au bout de deux ou trois jours, s'il y a, comme chez notre malade, quelques symptômes de péritonite, le mieux est de donner un purgatif vers cette époque, en vue tout à la fois de diminuer le ballonnement et de produire vers la muqueuse une dérivation qui peut être favorable à la péritonite.

J'ai donc prescrit le 21, deux jours après l'opération, un mélange de 0,50 c. de scammonée et 0,25 de jalap qu'elle a pris en deux fois à un quart d'heure d'intervalle. Le lendemain, il y avait eu cinq garde-robes ; le météorisme ayant diminué et la respiration étant devenue plus libre, un soulagement était obtenu. Cependant la malade souffrait toujours un peu du ventre, dont le météorisme n'avait pas disparu, et elle en souffrait d'autant plus que le rhume, antérieur à l'étranglement, persistait. Nous l'avons auscultée plusieurs fois, et nous n'avons trouvé que du râle muqueux peu abondant, avec sonorité parfaite de la poitrine. Nous avons donc attribué la dyspnée légère qu'elle présentait avant l'administration du purgatif, plutôt au refoulement du diaphragme par le météorisme qu'à la congestion pulmonaire.

Les jours suivants, le petit mouvement fébrile (pouls entre 100 et 115, température entre 37°,5 et 37°,9) a continué jusqu'au 27; mais à cette dernière époque plusieurs gardes-robes avaient eu lieu spontanément, le ventre était aplati et absolument indolent à la pression, la respiration était facile, bien que la toux continuât encore. La plaie d'ailleurs était granuleuse et suppurante, et n'avait offert aucune complication qui pût expliquer la fièvre des premiers jours. En somme, la guérison était complète, et la malade sortait le 16 décembre, munie d'un bandage qu'elle ne pouvait pas encore mettre, parce qu'il restait un centimètre de la plaie à cicatriser.

Il faut donc conserver de l'observation qui précède cette impression que notre malade a eu, après le débridement, une continuation de la péritonite qu'elle avait auparavant. Je vous ai dit que, pour elle comme pour quelques autres, cette péritonite avait été probablement entretenue par le traumatisme du sac péritonéal; mais je tiens à ajouter que peut-être aussi la paralysie intestinale et le météorisme ont été dus à un rétrécissement de l'intestin correspondant au sillon circulaire que nous avons vu sur le contour de l'anse étranglée. Au niveau de ce sillon, la paroi intestinale n'était probablement pas aussi extensible qu'à l'état normal, sur le bout supérieur comme sur l'inférieur, et peut-être cela a-t-il été une cause du retard apporté à la circulation des matières digestives. Si un peu plus de temps s'était passé, peut-être le tissu cellulaire sous-muqueux et inter-musculaire serait-il devenu fibreux, scléreux, inextensible, et le rétrécissement aurait-il été incurable, comme dans les cas de Ritsch et de Guignard dont j'ai parlé à la page 255 de mes leçons. Ici la maladie n'était pas assez ancienne pour que la transformation scléreuse ait eu le temps de se produire. La résorption des matériaux plastiques a pu se faire, et l'intestin reprendre son extensibilité; mais jusqu'à ce que ce résultat se soit produit, les matières n'ont pu passer, et cet obstacle a pu entretenir la péritonite. C'est pourquoi, aux deux causes de cette dernière maladie que j'ai eu déjà l'occasion de vous signaler : la constriction, cause première, l'ouverture du sac, cause secondaire, il faut ajouter le rétrécissement momentané de l'intestin au niveau du point où il était étranglé. Bien que la péritonite ne soit pas arrivée à suppuration et n'ait pas pris le caractère septicémique, elle nous a néanmoins donné de la préoccupation pendant quelques jours, et peu s'en est fallu que l'une ou l'autre de ces terminaisons fâcheuses eût lieu.

Ne craignez pas d'attribuer ce danger qu'a couru la malade à la longue durée de l'étranglement. Si le médecin, qui a été appelé le premier jour, avait endormi la patiente et pratiqué le taxis, ou s'il avait eu recours à la ponction aspiratrice, peut-être la guérison aurait-elle eu lieu promptement; et si l'opération, au lieu d'être faite au commencement du quatrième jour, l'avait été le second ou le troisième, immédiatement après l'échec d'un taxis bien dirigé, nul doute que la guérison n'eût pas été entravée par une péritonite aussi intense. D'où cette conclusion, à laquelle nous sommes toujours forcés de revenir, que plus on laisse vieillir un étranglement herniaire, plus on diminue les chances de succès, en augmentant celles de mort.

II. *Débridement sans ouverture du sac.* — Voici une nouvelle malade âgée de 64 ans, qui a été opérée il y a quelques semaines, le 12 juillet 1876, d'une hernie crurale gauche étranglée depuis près de trois jours (65 heures environ). Comme cette hernie était un peu plus grosse que ne le sont habituellement les hernies crurales, comme je sentais, avec de la dureté sur les côtés et en bas, un peu d'empâtement vers le haut je présumais une entéro-épiplocèle, condition qui ralentit souvent la production des lésions graves de l'intestin, et comme enfin aucune tentative de réduction n'avait été faite en ville, je crus devoir en faire une avant d'opérer.

Le diagnostic n'était pas douteux; car la hernie, jusque-là connue réductible, était irréductible depuis plus de deux jours que les autres symptômes s'étaient manifestés. Il est vrai que les vomissements, après avoir été assez fréquents pendant la première et la seconde journée, avaient cessé depuis 24 heures. Pourquoi? je ne saurais le dire. Parmi les bizarreries et les variétés que présente l'étranglement herniaire, nous avons celle-là, qui n'est pas très-rare : ou bien les vomissements, après s'être montrés au début, cessent ou deviennent rares; ou bien ils n'apparaissent que dans la première ou la seconde journée. Quelques malades même n'en ont qu'un ou deux pendant les cinquante ou soixante premières heures. Nous ne pouvons expliquer ces différences que par des aptitudes individuelles, et en tout cas nous n'avons à tirer de là aucune déduction diagnostique et pronostique, et surtout nous ne devons pas, parce que les vomissements sont devenus rares, après avoir été assez fréquents, conclure que la constriction a diminué. Du moment où la tumeur persiste avec des douleurs, des coliques, de la constipation et de l'inappétence, il faut admettre que l'étranglement continue.

Il continuait chez cette femme; seulement il n'était pas arrivé à sa seconde période, ou, si vous aimez mieux, à ce degré qui est caractérisé par ce que j'appellerais volontiers les plus mauvais symptômes de la maladie : la petitesse et la fréquence du pouls, l'altération profonde de la face, la diminution de la température, les vomissements fécaloïdes. Ces particularités, en me faisant espérer que l'intestin n'était pas encore trop sérieusement altéré, m'entraînaient vers les tentatives de taxis.

J'endormis donc la malade avec le chloroforme, et je fis ce taxis pendant cinq minutes seulement, le sommeil étant très-complet. Comme la résistance était grande, je ne crus pas devoir continuer plus longtemps. Mais j'essayai ensuite la ponction aspiratrice qui ne réussit pas davantage.

J'opérai, dès lors, comme dans le cas précédent. Ceux d'entre vous qui m'assistaient, ont été témoins d'un incident qui se rencontre assez souvent dans la hernie crurale et qui est une cause d'hésitation et de retard. Après avoir incisé sans conducteur la peau et une couche assez épaisse de tissu cellulaire sous-cutané, j'ai divisé sur la sonde cannelée une enveloppe mince qui m'a paru être le sac. Il ne s'était pas écoulé de liquide ; mais je pouvais me trouver sur une hernie sèche. Au delà, en effet, j'ai rencontré une masse graisseuse qui ressemblait tout-à-fait à l'épiploon, mais en contournant avec le doigt cette masse graisseuse j'ai senti qu'elle tenait aux parties profondes, et je n'ai pas pu apprécier un pédicule. J'ai donc coupé doucement cette graisse, je l'ai déchirée sur place afin de chercher l'intestin qui, d'après les symptômes, devait faire partie de la hernie. Enfin, après avoir divisé avec précaution toute cette graisse qui n'était autre chose qu'un lipôme herniaire, c'est-à-dire que la graisse sous-péritonéale qui avait été poussée par le sac au moment de sa descente, j'ai trouvé plus profondément une nouvelle couche celluleuse dense qui m'a paru être le véritable sac. Ce fut alors que, procédant par décollement avec le doigt, j'arrivai jusqu'à la partie interne de l'anneau fibreux; je me servis encore du ténotome et je fis un débridement de cinq à six millimètres, sans avoir ouvert le sac. Je pratiquai alors le taxis à travers ce sac, et je réduisis promptement l'intestin et l'épiploon.

Les suites ont été simples : la malade a été à la garde-robe dans la nuit qui a suivi l'opération, et nous n'avons pas eu consécutivement les symptômes de péritonite que nous avions observés chez la malade de 1874. Faut-il l'attribuer à ce que, le sac n'ayant pas été ouvert, la péritonite n'a pas eu cette aggravation par le traumatisme, dont j'ai parlé dans d'autres occasions?

Ce fait d'ailleurs n'est pas le seul dans lequel j'aie obtenu un succès sans péritonite consécutive après l'opération, sans ouverture du sac. Deux autres fois, le 27 août 1867, à l'hôpital de la Pitié, sur une hernie crurale gauche étranglée depuis quarante heures et le 26 février 1864, dans le même hôpital, sur une entérocèle crurale étranglée depuis trente-quatre heures, j'ai fait la herniotomie sans ouverture du sac, immédiatement après un taxis manuel de dix à douze minutes pendant le sommeil anesthésique (1). Dans ces deux cas, comme dans le précédent, les suites ont été bonnes ; nous n'avons eu que des symptômes très-peu prononcés de péritonite, et la guérison n'a été retardée pendant quatre ou cinq semaines que par la suppuration de la plaie.

Ces trois faits m'ont donc laissé une impression très-favorable, et m'autorisent à admettre avec M. le Dr Colson de Noyon (2) et avec M. le Dr Affre (3), que ce procédé diminue les chances de péritonite, et surtout de péritonite suppurée, et qu'il faut lui donner la préférence toutes les fois que la chose est possible. Malheureusement elle l'est rarement. D'abord lorsque la maladie a duré plus de trois jours, et qu'à cause de cela on ne doit pas s'exposer à réduire un intestin qui pourrait être perforé, il faut ouvrir le sac pour s'assurer de l'état de ce dernier. Ensuite dans les cas même où les symptômes sont récents, il arrive souvent que l'étranglement est produit par le collet du sac ou tout à fa fois par ce dernier et l'anneau fibreux, choses que l'on constate au moment de l'opération. C'est dans ces cas-là qu'il faut procéder par tâtonnements, comme je vous l'ai déjà exposé, c'est-à-dire mettre à nu par dissection et décollement la partie interne du pédicule, inciser l'anneau fibreux, voir si cette incision suffit pour rendre la réduction possible. J'ai procédé de cette façon depuis 1863, époque à laquelle le travail de M. Colson a éveillé l'attention des chirurgiens français sur ce sujet.

Dans sept cas de hernies crurales qui n'avaient pas cinquante heures d'étranglement, j'ai essayé de ne pas ouvrir le sac. J'ai

(1) Ici je dois rappeler qu'avant 1864, j'avais fait deux fois l'opération sans ouverture du sac, et que les deux malades avaient succombé. Mais il s'agissait d'étranglements au quatrième jour. Il n'y avait pas eu d'épanchement stercoral dans le péritoine. Mais la mort a été due à la péritonite aggravée par la durée de la maladie. Ces faits sont cités à la page 261 de *mes leçons*.

(2) Colson, *Archives gén. de méd.* 1863 VIe série, tome 1er.

(3) Affre, *De l'opération de la hernie sans ouverture du sac*, thèse pour le doctorat Paris, 1876, n° 494.

réussi trois fois, comme je viens de vous le dire; sur les quatre autres j'ai dû ouvrir, après avoir reconnu qu'il s'agissait d'un étranglement par le collet du sac.

Je n'ai plus maintenant qu'à vous faire connaître le résultat général de mes opérations de hernies crurales depuis 1845, jusqu'à ce jour 1er janvier 1878.

Elles sont au nombre de 81. En bloc, elles m'ont donné 47 guérisons (58 0/0), 34 morts (42 0/0) : ce chiffre est déjà plus favorable que celui que Malgaigne avait donné dans sa statistique comprenant toutes les variétés de hernies étranglées : 39 0/0 de guérisons, 60 0/0 de morts. Il est meilleur même que celui de mes hernies inguinales étranglées prises sans distinction (50 0/0 de guérisons). Mais pour vous faire apprécier les résultats de l'intervention prompte que j'ai préconisée, je tiens à vous montrer les différences des résultats, suivant l'âge de l'étranglement (1). J'ai opéré 33 hernies crurales avant 50 heures d'étranglement et j'ai eu 25 guérisons (76 0/0), 8 morts, (24 0/0); 48 après 50 heures : 22 guérisons (46 0/0), 26 morts (54 0/0). Et voici les différences par rapport à mes hernies inguinales, qui m'ont donné avant 50 heures, 60 0/0 de guérison, 40 0/0 morts, après 50 heures 38 0/0 guérisons, 65 0/0 de morts.

(1) Parmi les guérisons, se trouvent les trois cas d'opérations sans ouverture du sac.

CENT TRENTE-DEUXIÈME LEÇON

Hernie crurale étranglée. — Phénomènes nerveux de la deuxième période.

I. Les phénomènes de l'étranglement appartiennent à deux périodes, l'une dans laquelle il est peu serré, l'autre dans laquelle il paraît l'être davantage. — A la seconde appartiennent des symptômes graves qu'on explique aujourd'hui par une lésion des nerfs mésentériques, et un retentissement par action réflexe sur toute l'économie. — Ce sont les phénomènes dits nerveux. — Travaux de MM. Berger et Paquet sur la névrite. — Objections tirées de l'épiplocèle. — Difficulté de distinguer ces phénomènes nerveux de ceux de l'agonie, en tout cas il y a deux formes : les phénomènes nerveux réguliers et les insolites. — II. *Phénomènes nerveux insolites.* — *Choléra herniaire.* — Étranglement de trois jours. — Vomissements fécaloïdes — Deux exemples de guérison, l'un par l'opération, l'autre par le taxis, d'un étranglement à forme cholérique. — Opération et insuccès sur notre malade. — III. *Phénomènes nerveux insolites, contractures.* — Premier fait déjà cité par M. Berger. — Étranglement de vingt-six à vingt-sept heures. — Taxis anesthésique. — Insuccès. — Débridement après insuccès du taxis. — Deuxième fait observé en ville. — Étranglement de 8 jours. — Opération suivie de mort.

MESSIEURS,

Dans plusieurs des leçons précédentes, je vous ai dit que l'étranglement herniaire devait sa gravité à la péritonite qui, partie de la constriction, pouvait s'étendre à tout le péritoine, puis prendre, après l'ouverture du sac, une intensité plus grande et se terminer par suppuration, ou bien s'aggraver rapidement et devenir septicémique par l'effusion, dans la grande séreuse, des produits intestinaux gazeux et liquides, effusion se produisant à travers une perforation et peut-être à travers la paroi amincie de l'intestin. Mais je vous ai fait remarquer en même temps que les symptômes locaux et généraux de la péritonite étaient moins graves, quand l'étranglement était récent que quand il était ancien. J'ai même risqué cette pensée, qu'il y avait dans la maladie deux périodes : l'une d'étranglement encore peu serré, avec des symptômes modérés n'indiquant pas une imminence de mort, l'autre d'étranglement plus serré, donnant lieu à des symptômes graves qui annoncent une mort prochaine si on ne se hâte pas d'intervenir, et qui n'empêchent pas cette mort, quand on est intervenu trop tard. Je n'ai pu vous indiquer, parce que cela varie à tout instant suivant les sujets, la durée exacte de la première période et l'époque d'apparition de la deuxième. Je vous ai fait observer seulement, en vous citant des faits à l'appui, que dans la première on observait quelquefois un phénomène exceptionnel, la douleur vive de la tumeur et de tout le ventre, phénomène qu'il fallait prendre garde d'attribuer à un étranglement très-serré et très-grave. J'ai désigné ce symptôme sous le nom de phénomène nerveux de la première période de l'étranglement.

J'ai aujourd'hui à vous signaler les phénomènes nerveux que l'on observe à la deuxième période de l'étranglement. Ici il faut d'abord nous entendre; dans toutes les maladies il y a des phénomènes nerveux ou, si vous voulez, des symptômes qui dépendent d'un trouble du système nerveux central occasionné par la lésion initiale, quand il y en a une, ou par l'action sur ce système de la cause générale, quand on n'a pas de lésion initiale prononcée.

L'étranglement herniaire n'échappe pas à cette règle générale. Il occasionne d'abord des symptômes locaux et fonctionnels, que l'on peut considérer comme les effets mécaniques de la constriction. Puis, quand ces symptômes ont duré quelques jours, on voit apparaître des phénomènes fonctionnels caractérisant encore mieux une lésion grave du tube digestif; ce sont les vomissements fécaloïdes et le hoquet. Avec eux s'en montrent d'autres tout particuliers qui n'appartiennent plus au tube digestif, savoir : la fréquence et la faiblesse du pouls, l'amaigrissement rapide de la face, sa teinte jaune, l'excavation des yeux, et cet ensemble qui caractérise l'expression faciale particulière aux sujets atteints de maladies abdominales graves; en outre, l'affaiblissement de la voix, le refroidissement des mains et des pieds, l'affaiblissement général, une dyspnée, qui tantôt est due seulement à la gêne du diaphragme par le météorisme, tantôt s'explique, ainsi que M. Verneuil en a rapporté des exemples, par une congestion pulmonaire. J'ai attribué ailleurs (*Leçons sur les hernies*, page 447) ces phénomènes généraux de la deuxième période à une perturbation générale de l'économie, dépendant tout à la fois de la rétention des matières intestinales, et de la péritonite locale et générale qui en est la conséquence. A cette explication un peu vague, j'en conviens, quelques pathologistes modernes en substituent une autre qui consiste à placer dans le système nerveux périphérique, et non plus seulement dans l'intestin malade, le point de départ de ces symptômes, et à dire que les symptômes graves de la deuxième période sont les phénomènes nerveux de l'étranglement.

MM. les docteurs Berger (1) et Paquet, de Roubaix (2), en particulier, leur ont donné comme point de départ la lésion des nerfs intestinaux par le fait de la constriction. Vous savez combien ces nerfs sont ténus; vous vous rappelez qu'ils dépendent du grand sympathique, qu'ils viennent du plexus solaire et des plexus mésentériques, et qu'ils accompagnent, avant d'arriver à l'intestin, les ramifications de l'artère mésentérique supérieure pour l'intestin grêle, de l'inférieure pour le gros intestin. Je comprends qu'en s'appuyant sur les expériences des physiologistes; et notamment sur celles de Brown-Séquard, les deux auteurs que j'ai cités aient attribué les phénomènes généraux graves de la deuxième période de l'étranglement à la propagation vers les centres nerveux, et de là, par l'action réflexe à tout le système vaso-moteur, de l'irritation produite par la constriction des nerfs mésentériques et des plexus nerveux de l'intestin.

Je le comprends d'autant mieux qu'une explication de ce genre

(1) Berger, *Des phénomènes nerveux que l'on observe dans le cours de l'étranglement herniaire* (*Bulletins de la société de chirurgie de Paris*, t. II, 1876, p. 698.

(2) Paquet, *Recherches sur la pathogénie et les indications des hernies étranglées.* Roubaix, 1877.

nous permet de mieux comprendre la mort dans certains cas dans lesquels nous ne trouvons pas de lésions abdominales qui en rendent bien compte.

Je vous ai parlé de la péritonite suppurée, de la péritonite par épanchement intestinal, de l'absorption par le péritoine des matières toxiques provenant de l'exposition à l'air, quand on a ouvert le sac, ou versées par l'intestin perforé ou aminci. Que ces lésions appréciables amènent la mort en portant d'une façon plus ou moins explicable leurs effets sur le système nerveux, la chose est probable et acceptable comme pour toute autre maladie.

Mais il est des sujets, et j'aurai l'occasion de vous en citer, chez lesquels, la mort ayant eu lieu, on ne trouve qu'une péritonite congestive ou plastique insignifiante, sans perforation, sans épanchement intestinal, sans résorption possible de matières putrides par la séreuse abdominale ou par la paroi intestinale amincie à sa face interne. C'est alors que l'explication par les phénomènes nerveux est acceptable. Et d'ailleurs, dans les cas même où la péritonite est bien accusée, nous voyons l'ensemble des phénomènes graves que j'ai indiqués survenir plus rapidement et conduire les malades plus vite à la mort que dans la péritonite spontanée et les entérites de toute espèce. Il faut bien que nous reconnaissions alors à l'étranglement une gravité particulière, et je comprends, je le répète, que cette gravité soit attribuée à des lésions nerveuses et aux actions réflexes qu'elles occasionnent.

Mais si la chose est compréhensible, est-elle démontrée? Je ne pousserai pas l'exigence jusqu'à vouloir la démonstration des phénomènes réflexes. Mais puisqu'on me parle d'une lésion des nerfs intestinaux qui serait le point de départ des actions réflexes, je puis demander si du moins ces lésions ont été vues et montrées. M. Berger ne nous fournit à cet égard aucun renseignement. M. Paquet, au contraire, nous apprend qu'il a une fois, mais une seule fois, eu l'occasion d'étudier les nerfs viscéraux sur une anse d'intestin grêle, qui avait été étranglée pendant quatre jours dans une hernie crurale non opérée et devenue mortelle. Cette anse avait été plongée deux jours dans une solution d'acide acétique à 1/500, puis un jour dans une solution de picro-carminate d'ammoniaque, substance qui a la propriété de durcir les nerfs et de rendre leurs caractères histologiques plus saisissables. L'auteur ne dit pas qu'il ait pu disséquer ces nerfs et voir leurs lésions à l'œil nu, il ne nous apprend pas comment il s'y est pris pour les isoler et les placer sous le microscope, il ne nous fait pas savoir si quelque anatomiste bien exercé l'a conseillé et aidé dans ces difficiles investigations. Il se contente de nous faire savoir que les nerfs étaient congestionnés, que les tubes nerveux superficiels étaient diminués de volume, ainsi que leur cylindre de myéline, que celle-ci était remplacée en partie par du tissu fibrillaire de nouvelle formation.

Je n'ai pas de raisons pour contester l'exactitude des résultats indiqués par M. Paquet; je trouve seulement qu'il est trop disposé à généraliser ce qu'il a vu une fois, à croire que les mêmes lésions se rencontrent dans tous les cas d'étranglement, et à conclure sans hésitation que les symptômes généraux graves partent de ces petites lésions que la constriction produit sur les filets nerveux.

Pour moi, je pense toujours que, sur un bon nombre de sujets, ces symptômes sont dus à l'une des formes de la péritonite et à un retentissement de la constriction et de la rétention intestinale sur toute l'économie, et en particulier sur le système nerveux, par une action réflexe, si vous voulez, mais qui, au lieu de partir, de nerfs lésés par l'agent constricteur, partirait de tous les filets nerveux qui se distribuent à la grande séreuse abdominale. Je comprends, d'autre part, que le système nerveux central soit directement influencé par les agents toxiques que le péritoine malade peut, à un moment donné, envoyer dans le torrent circulatoire.

En un mot, Messieurs, tout en tenant compte des recherches de MM. Berger et Paquet, je ne puis accepter une explication physiologique unique pour les symptômes généraux graves de l'étranglement, et prendre cette explication unique dans la névrite occasionnée par la constriction. Cette pathogénie est plus complexe, et sans pouvoir vous la montrer dans tous ses détails, je ne puis me défendre de l'idée que les lésions de l'anse étranglée et du péritoine jouent, dans un grand nombre de cas, le rôle capital.

Je n'en veux pas d'autre preuve que la suivante, que je trouve dans la brochure même de M. Paquet. Entraîné par ses convictions sur l'influence de la névrite causée par l'étranglement, l'auteur est obligé d'admettre les mêmes effets pour l'étranglement d'une épiplocèle pure que pour celui d'une entérocèle. Son raisonnement est tout simple: l'épiploon est, comme l'intestin, accompagné par des nerfs enlacés autour de ses artères. Quand il y a étranglement tant soit peu serré, ces nerfs doivent, comme ceux de l'intestin, prendre la névrite et en occasionner les phénomènes réflexes.

La pratique ne répond pas à cette théorie, et même elle la dément tout-à-fait. Si étranglée que soit une épiplocèle, au moins sur l'homme vivant, les phénomènes généraux, que nous avons appelés les phénomènes nerveux de la deuxième période, n'arrivent pas, et notamment le pouls ne s'affaiblit pas, la température ne s'abaisse pas, et la vie se conserve. Après une période d'augment, pendant laquelle l'épiploon a grossi et s'est trouvé de plus en plus serré, une période de déclin arrive, et la guérison a lieu, souvent avec persistance de l'épiplocèle qui, sous l'influence du travail inflammatoire parti de l'étranglement, est devenue adhérente. De là l'inutilité absolue d'une intervention chirurgicale active.

Pourquoi donc cette différence dans les symptômes de l'épiplocèle et ceux de l'entérocèle étranglée ? Elle tient forcément à autre chose qu'à la névrite ; car, avec M. Paquet, j'admets que celle-ci doit être la même dans les deux cas. Elle ne tient pas non plus à la péritonite simple et plastique, laquelle est au début la même dans les deux cas. Elle tient à ce que, dans l'épiplocèle, les dangers spéciaux dépendant de l'intestin manquant. Ces dangers sont la péritonite aggravée par le passage des gaz et des liquides intestinaux à travers l'anse altérée, quand la maladie a duré longtemps, l'exposition du péritoine, quand le débridement avec ouverture du sac a dû être pratiqué, et des effets nerveux, les uns reflexes ayant leur point de départ dans la péritonite grave, les autres directs occasionnés par la septicémie.

Quoi qu'il en soit, dans la pratique, nous devons reconnaître qu'à la deuxième période de l'étranglement intestinal surviennent des symptômes généraux graves (petitesse du pouls, refroidissement etc.), que nous ne pouvons expliquer autrement que par une sidération du système nerveux central, annonçant un trouble profond des fonctions qui entretiennent la vie.

Parmi ces symptômes nerveux, il en est qui sont une conséquence de la marche régulière de l'étranglement prolongé, qui ne sont autre chose que ceux d'une agonie, et qui ne laissent aucune place à l'espérance de sauver le patient par une intervention chirurgicale. Il en est d'autres, au contraire, qui tout en ressemblant aux précédents, ne sont pas précisément l'indice d'une agonie, et qui peuvent disparaître et permettre la continuation de la vie, si l'étranglement est levé. Ceux-là, je les appelle les phénomènes nerveux irréguliers, exceptionnels. Il importe de les distinguer des précédents, quoique, dans le doute, le plus sage soit toujours d'intervenir tant que le patient n'est pas mort.

Il m'est arrivé plusieurs fois de débrider, *in extremis*, des malades chez lesquels, l'étranglement ayant duré longtemps, ou ayant marché avec une rapidité exceptionnelle, les symptômes nerveux généraux étaient en réalité ceux de l'agonie. J'en citerai, comme exemple, une femme de cinquante ans, que j'ai opérée le 19 janvier 1871.

Elle avait une entérocèle crurale gauche, qui n'avait été, par l'incurie de la malade, soumise à aucun traitement jusqu'au jour où elle avait été amenée à la Charité (salle Sainte-Catherine, n° 25), les vomissements étaient fécaloïdes depuis deux jours ; le ventre était ballonné, le facies profondément altéré, la voix éteinte, le pouls très-affaibli, les mains, les pieds et le nez refroidis. Comme nous étions au sixième jour de l'étranglement, que la malade n'avait eu ni les crampes, ni la cyanose de la forme cholérique dont je vais vous parler tout à l'heure, je devais penser que nous étions à la période ultime, et que la suppression de l'étranglement ne ranimerait pas cette vie prête à s'éteindre. Je n'avais pas à ce moment l'habitude d'employer le thermomètre. Si j'en avais mis un dans l'aisselle, et que j'eusse trouvé la température axillaire au-dessous de 36°, je me serais probablement abstenu; car, j'admets volontiers, avec M. Paquet, qu'un abaissement aussi considérable annonce une mort inévitable. Comme, d'autre part, il n'y avait rien à perdre, j'ai procédé à l'opération. J'ai trouvé une anse intestinale complétement gangrénée. Je n'ai pas débridé avec l'instrument tranchant, dans la crainte d'ouvrir, au voisinage du ventre, cet intestin flasque et mou; je me suis contenté de l'inciser avec des ciseaux, et de conduire mon petit doigt d'abord, et ensuite mon doigt indicateur dans chacun des deux bouts, afin de dilater l'ouverture herniaire.

A la période à laquelle nous étions arrivés, cette ouverture a perdu habituellement de sa résistance, s'est ramollie même, et ce procédé par dilatation suffit pour permettre la sortie des matières intestinales. En effet, cette sortie a eu lieu abondamment, et, pour en aider la continuation, j'ai laissé une sonde à demeure dans le bout supérieur. Il s'est produit un peu d'amélioration. Les vomissements, qui fatiguaient et augmentaient la prostration, ont cessé; la malade a pu prendre et conserver quelques bouillons; mais le hoquet, symptôme encore très-fatigant pour un sujet aussi affaibli, a persisté, le pouls ne s'est pas relevé, la température non plus, et la malade a succombé au bout de quarante-huit heures. Nous étions à ce moment très-occupés des nombreux blessés que nous donnait le siége de Paris, et l'autopsie n'a pas été faite, ou, si elle l'a été, je n'en ai pas eu une communication écrite qui me permette de vous décrire les lésions trouvées à l'autopsie.

Ce fait m'en rappelle un autre, dont je possède l'observation entière, et dans lequel, l'étranglement ayant conduit rapidement la malade à la mort, sans qu'il y ait eu gangrène, ni péritonite à lésions bien accusées, je serais disposé à faire intervenir des phénomènes nerveux irréguliers exceptionnels. La malade était une femme de cinquante-huit ans, atteinte encore de hernie crurale gauche de moyen volume. Cette hernie datait d'une vingtaine d'années ; elle n'avait jamais fait souffrir, n'avait jamais été maintenue par un bandage, et, au dire de la malade, rentrait spontanément dans le décubitus horizontal. Ce fut le 27 mai 1867, dans la soirée, quelques heures après un dîner pris de bon appétit, et dans lequel les lentilles avaient été le principal aliment, que la malade fut prise tout d'un coup de coliques, et de vomissements par lesquels furent rejetées d'abord les matières ingérées, puis des matières bilieuses. Ces vomissements étaient-ils le produit d'une indigestion, et ont-ils été, par les efforts qu'ils ont fait faire, la cause de l'étranglement, ou bien celui-ci était-il venu d'abord et avait-il donné lieu aux vomissements ? La chose n'a pu être éclaircie. Ce qui est positif, c'est qu'à partir de ce moment, la hernie est devenue douloureuse, qu'elle n'a pas pu rentrer, que les vomissements ont continué toute la nuit et une partie de la journée du 28 mai, et que deux tentatives de taxis ont été faites inutilement sans anesthésie, la seconde à la suite d'un bain prolongé. La malade fut amenée dans mon service à l'hôpital de la Pitié (salle Saint-Jean n° 6), le 29, à trois heures de l'après-midi. J'arrivai auprès d'elle à neuf heures et demie du soir, environ cinquante-une heures après le début des accidents. D'après cette durée assez courte de la maladie, je devais croire que nous étions encore à la première période de l'étranglement, celle dans laquelle il n'y a que des symptômes fonctionnels dépendant de la constriction intestinale, mais point de symptômes généraux dépendant d'une altération profonde du système nerveux. Mais quel fut mon étonnement, en approchant de la malade, de lui trouver la face grippée, les traits tirés, les yeux enfoncés, le contour des paupières bleuâtres comme dans le choléra, le pouls faible, dépressible, mais encore facile à compter et fréquent, la voix éteinte, les forces déprimées. En même temps, le ventre était légèrement ballonné, et il y avait un hoquet fréquent très-fatigant, point de dyspnée. L'interne de garde m'apprit que la malade, à son arrivée, présentait déjà ces mauvais symptômes, mais à un degré moindre, et qu'ils s'étaient accentués davantage vers cinq heures du soir. Chose remarquable, et qui confirme ce que je vous ai dit souvent des variétés cliniques de cette maladie, les vomissements qui avaient été si abondants au début, avaient complétement cessé depuis vingt-sept ou vingt-huit heures. Nous avions donc tous les symptômes de l'étranglement à la deuxième période, moins les vomissements fécaloïdes.

J'avoue que la courte durée de la maladie me fit éloigner l'idée d'une agonie commençante, et je songeai plutôt à un de ces cas exceptionnels dans lesquels l'étranglement amène avec rapidité la perturbation générale, qui était connue depuis longtemps, mais qui n'avait pas encore été l'objet des études spéciales dont je vous parlais tout à l'heure. Aujourd'hui, en relisant l'observation, je suis porté à penser que j'étais en présence de phénomènes nerveux insolites, non pas insolites par leur nature, mais insolites par l'époque de leur apparition. Si j'avais constaté les crampes et la cyanose autre que celle des paupières, j'aurais admis la forme cholérique, laquelle laisse un peu plus de place à l'espérance. J'étais bien obligé de reconnaître ici qu'il s'agissait des phénomènes ultimes de l'étranglement, phénomènes indiquant une mort imminente; mais à cause de la rapidité exceptionnelle avec laquelle cette seconde période avait paru et s'était aggravée, j'ai espéré que nous pouvions peut-être intervenir encore utilement. J'ai donc procédé immédiatement à l'opération. Je n'ai d'abord débridé que l'anneau fibreux, puis, ayant reconnu un étranglement par le collet, j'ai débridé ce dernier, après avoir ouvert le sac. Deux phénomènes m'ont frappé et inquiété dans le cours de l'opération : d'abord l'absence de douleur, au moment où la peau a été incisée, ensuite l'absence d'écoulement sanguin. De quelque façon qu'on les explique, ces deux phénomènes, et surtout le second, indiquent un ralentissement de la vie, probablement insurmontable. J'ai néanmoins continué, j'ai trouvé quelques adhérences molles de l'intestin au sac, je les ai détruites facilement avec le doigt, puis j'ai bien examiné l'anse intestinale, qui était complète et sans accompagnement épiploïque. Elle était rouge-brun, beaucoup moins foncée que je ne l'ai vue dans plusieurs cas où la guérison a été obtenue. Elle n'avait ni perforation ni eschare, et je l'ai réduite sans hésitation.

La malade a succombé une heure après l'opération, vingt-huit heures après le début de l'étranglement, et il m'a bien fallu reconnaître que les phénomènes nerveux constatés avant et pendant l'opération n'étaient autres que ceux d'une agonie. Je m'étais trouvé en présence d'un étranglement, avec symptômes généraux à forme galopante, dans lequel les lésions locales ne paraissaient pas en rapport avec les symptômes généraux.

L'autopsie a pleinement confirmé cette manière de voir. En effet, il y avait bien de l'hyperhémie et de la rougeur au niveau du péritoine viscéral sur toute la longueur de l'intestin, et un peu de sérosité jaunâtre, mais point de flocons fibrineux, point d'adhérences, aucune trace de pus. C'était une de ces péritonites congestives ou hyperhémiques dont le degré ne pouvait évidemment pas expliquer une mort aussi rapide. L'anse qui avait été étranglée n'a pas été facile à retrouver, parce qu'elle avait perdu la coloration foncée que nous avions constatée avant la réduction. Elle n'était perforée en aucun point; je m'en suis assuré au moyen de l'insufflation, et, après l'avoir coupée, je n'ai pas trouvé cette destruction ou ulcération de la muqueuse qui peut faire admettre certaines absorptions nuisibles. Les poumons n'étaient point sensiblement congestionnés. Bref, sur cette malade, la mort n'a certainement été causée ni par la péritonite de l'étranglement ni par celle de l'opération, ni par une septicémie d'origine appréciable. On ne peut admettre qu'une perturbation rapide du système nerveux, explicable peut-être par une lésion des nerfs que nous n'avons pas aperçue ni cherchée, peut-être, par un retentissement réflexe, sur le système nerveux central, de l'irritation partie du péritoine au niveau de l'étranglement, et propagée à toute cette membrane sans que les lésions inflammatoires aient eu le temps de s'y produire.

La seule conclusion pratique à tirer de ce fait, c'est que nous avons, dans la possibilité du développement exceptionnel de ces phénomènes graves de la deuxième période, un nouveau motif pour conseiller l'intervention chirurgicale rapide dans tous les cas d'entérocèle étranglée.

II. *Phénomènes nerveux insolites. — Choléra herniaire.* — Nous venons de voir un nouveau malade atteint d'une hernie étranglée, à la deuxième période, chez lequel j'ai pu espérer que les symptômes graves n'étaient pas encore ceux de l'agonie, mais étaient des phénomènes nerveux insolites, non plus par l'époque de leur apparition, mais par leur nature; car ils présentaient cette forme que l'on a désignée sous le nom de *choléra herniaire.*

La hernie était crurale et à droite, chez un homme de cinquante-huit ans, couché au n° 25 de la salle Sainte-Vierge. L'étranglement datait de trois jours seulement, et commençait à produire des vomissements fécaloïdes. En outre, l'état général était très-grave depuis quelques heures, le facies était cholérique, les mains et les pieds cyanosés et refroidis; il y avait eu des crampes dans les mollets à diverses reprises, la voix était très-faible, le malade tout à fait abattu. Il avait vomi beaucoup; les vomissements étaient devenus fécaloïdes depuis le matin. Le pouls était faible, mais on pouvait encore le compter. Était-ce une agonie commencée? Ou était-ce cette forme de phénomènes nerveux dont l'ensemble rappelle le choléra? Le pronostic n'est pas aussi désespéré dans ce dernier cas que dans le premier. Tous les chirurgiens ont vu guérir, après l'opération, des étranglements à forme cholérique, bien que ce soit toujours une variété grave. Je me rappelle avoir été appelé un soir, par hasard, à l'hôpital Necker, dans un service médical dirigé par Monneret, pour une femme atteinte de hernie crurale étranglée depuis trois jours, avec des symptômes de choléra : crampes, cyanose, aspect caractéristique de la physionomie. Je l'ai opérée de suite, en présence et avec l'assistance de M. le professeur Peter, qui était alors interne du service. Les symptômes cholériques et ceux de l'étranglement ont disparu après le débridement, et cette malade a parfaitement guéri.

J'ai vu d'autre part, à l'hôpital de la Charité, en avril 1874, un homme de soixante-cinq ans, chez lequel cette forme cholérique compliquait une hernie inguino-pubienne. Il n'y avait que trois heures d'étranglement ; la cyanose et le refroidissement, sans crampes, s'étaient donc montrés de très-bonne heure, c'étaient des phénomènes nerveux insolites apparus dans la première période de la maladie, et la preuve que ces phénomènes ne tenaient pas à une constriction très-serrée, c'est que la réduction a été obtenue facilement au bout de trois minutes sans anesthésie, le malade étant atteint d'une affection cardiaque qui ne m'avait pas permis de songer à l'administration du chloroforme.

J'ai donc espéré que, chez mon malade, il s'agissait de cette forme cholérique difficile à expliquer autrement que par une participation spéciale du système nerveux à la maladie, et qui n'indiquait pas une incurabilité absolue, et j'ai opéré immédiatement. L'anse intestinale n'était ni perforée, ni gangrenée, et je l'ai réduite. Les symptômes se sont amendés ; le pouls a repris un peu de force, la cyanose a disparu ; mais, à la fin du second jour, un érysipèle s'est déclaré, et le malade a succombé rapidement le quatrième jour après l'opération. L'autopsie n'a pu être faite. Je conserve seulement de ce fait l'impression que, chez ce sujet, j'étais en présence, non pas d'une agonie, mais de ces phénomènes nerveux insolites, tout à la fois par leur forme et par la rapidité de leur apparition, qui certainement indiquent un cas grave, mais n'indiquent pas un cas désespéré.

III. *Phénomènes nerveux insolites. — Contractures.* — Les faits qui précèdent me rappellent deux cas dans lesquels, à la deuxième période de l'étranglement, j'ai vu apparaître un phénomène nerveux d'un autre genre, qui par lui-même n'a pas une gravité considérable, mais qui, par cela même qu'il semble tenir encore à un retentissement par action réflexe sur le système nerveux central et de là sur le système nerveux périphérique, est probablement lié à un étranglement serré qu'il faut lever au plus vite. Il s'agit de contractures des membres supérieurs et inférieurs.

1° Le premier cas a été rappelé par M. Berger, dans le mémoire que j'ai cité tout à l'heure. Il a été observé sur une femme de 49 ans, entrée à la Charité, le 28 février 1870, avec une hernie crurale gauche étranglée depuis vingt-six heures. Cette femme, après avoir été fatiguée par six grossesses à peu d'intervalle les unes des autres, avait depuis quatre ans une existence maladive, entretenue par les fatigues de sa profession. Elle avait une diarrhée fréquente avec des coliques habituelles, parfois de la fièvre, des sueurs abondantes, sans qu'elle eût de tubercules pulmonaires. Elle avait en un mot une entérite chronique avec de l'anémie, et quelques douleurs rhumatismales passagères, mais récidivantes, dans les articulations des deux membres. Il faut même ajouter que, depuis un mois, les pieds et les mains, mais surtout les mains, étaient devenus le siége de fourmillements, de soubresauts bizarres, et en dernier lieu d'une faiblesse notable portée assez loin pour que la marche fût devenue difficile. Elle avait de plus une petite hernie crurale gauche réductible dont elle ne s'était jamais plainte, et pour laquelle elle n'avait pas porté de bandage.

Le dimanche 27 février, elle est prise pour la première fois d'une douleur très-violente dans l'aine gauche, avec irradiation prompte dans tout l'abdomen. Elle était alors dans la rue, et elle souffrait tellement qu'elle s'arrêta, et que des passants prenant pitié d'elle, la ramenèrent, en la soutenant et presque en la portant, à son domicile qui n'était pas éloigné.

Rentrée chez elle, elle va à la garde-robe, se couche et ne tarde pas à être prise de vomissements d'abord alimentaires, puis glaireux. Un médecin appelé le lundi matin, 28 février, reconnaît une hernie et conseille l'entrée à l'hôpital, où la malade se fait porter en effet dans l'après-midi. Là de nouveaux vomissements se produisent, et M. Berger, alors interne du service, fait une première et très-courte tentative de taxis sans résultat.

J'arrive à sept heures et demie du soir, vingt-six à vingt-sept heures après le début de l'étranglement, et je suis frappé des phénomènes suivants : la tumeur est toujours très-douloureuse et sensible au moindre contact, non-seulement au niveau de son pédicule, mais sur toute son étendue. Cette excessive sensibilité qui s'était manifestée dès le début de la maladie, est rare dans la hernie crurale. J'ai rapporté précédemment un cas dans lequel je l'avais observée sur une hernie inguinale (chez une femme), hernie dont l'étranglement était peu serré et avait cédé à un taxis de quelques minutes fait pendant l'anesthésie.

La face était pâle et grippée, les yeux étaient caves et cernés, l'expression était celle que donnent la souffrance et un état grave. Cependant le pouls était assez fort, à 80, et la température axillaire à 37°; il n'y avait eu, depuis la veille au soir, ni garde-robe, ni émission de gaz par l'anus. En outre, M. Berger me signala un curieux phénomène qu'il avait remarqué depuis l'entrée de la malade à l'hôpital. Les articulations du coude et du poignet étaient fléchies ; il était impossible de les étendre, et l'obstacle était apporté évidemment par les fléchisseurs contracturés. Les pouces étaient maintenus en opposition, et quand on avait cessé de les attirer, ils revenaient à la même place. Quant aux doigts, leur première phalange était fléchie sur les métacarpiens, de manière à couvrir le pouce en opposition, mais les autres étaient dans l'extension, et aucun effort de la malade ne pouvait leur faire changer cette attitude, qui tenait sans doute à une contracture simultanée des fléchisseurs et des extenseurs, avec une prédominance de ces derniers, prédominance difficile à expliquer sans doute, mais que nous voyons quelquefois chez les hystériques.

Du côté des membres inférieurs, les jambes étaient fléchies sur les cuisses, les pieds sur les jambes, les orteils sur les métatarsien, et ces attitudes étaient rendues permanentes par des contractures faciles à constater, en même temps que la malade accusait des souffrances sur le trajet des muscles contracturés.

La thérapeutique ici était embarrassante. La courte durée de l'étranglement m'autorisait à croire qu'il était à sa première période, et qu'il ne serait peut-être pas rebelle à un taxis fait dans de bonnes conditions. D'un autre côté, ces phénomènes nerveux bizarres qui rappelaient, sans leur ressembler, les crampes du choléra, l'altération des traits, l'affaiblissement, se rapportaient plutôt à une seconde période, qui serait arrivée rapidement à cause de l'intensité de la constriction, et qui accompagnait peut-être une lésion intestinale grave. Cependant, tenant compte de l'état du pouls, de la température et des antécédents de la malade, qui était déjà sujette, avant l'étranglement, à des phénomènes nerveux hystériformes du côté des membres, je pensai qu'il fallait attribuer la contracture à un effet réflexe de la douleur vive, et non au degré de la constriction; que cette dernière pouvait être considérée comme étant encore à la première période, et que dès lors je pouvais sans inconvénient essayer le taxis. Je fis donc respirer le chloroforme, et je pratiquai le taxis pendant dix minutes sans résultat. Je procédai ensuite et immédiatement à l'opération. Je la pratiquai par l'incision du sac, après avoir fait un débridement inutile sur l'anneau fibreux seul. L'anse était complète, mais courte, sans épiploon, noirâtre, non sillonnée au niveau de la constriction, chaude, sans perforation ni eschare. J'en ai fait la réduction, après l'avoir bien nettoyée et après avoir lavé mes mains.

Le lendemain la malade allait bien, mais les contractions persistaient. Elles offrirent ensuite des alternatives de rémission et de retour, pour disparaître complétement à la fin de la troisième journée. La première garde-robe n'a eu lieu que le troisième jour et après l'administration d'un purgatif. La guérison s'est faite ensuite, mais lentement, retardée qu'elle a été par une bronchite et une diarrhée. Enfin elle était complète, et la malade sortait guérie le 11 avril pour aller au Vésinet.

Je ne veux tirer de ce fait d'autre conclusion que la nécessité pour le chirurgien de ne pas se laisser arrêter par ces phénomènes généraux insolites de la catégorie des phénomènes nerveux, qui ressemblent un peu à ceux de la période ultime et de l'agonie. En définitive, l'opération a sauvé la vie de cette femme, malgré les mauvaises apparences qui se présentaient.

2° J'avais du reste observé en ville, quelques années auparavant, en septembre 1867, un fait analogue au précédent (étranglement accompagné de contracture), et qui s'était terminé plus malheureusement. J'avais été appelé auprès de la malade le huitième jour, les symptômes étaient des plus prononcés, les vomissements étaient fécaloïdes, seulement le ventre n'était ni ballonné ni douloureux à la pression. La hernie était crurale droite, et je lis dans les notes que j'avais écrites sur elle que, depuis le début de la maladie, il n'y avait eu de douleurs vives ni dans la tumeur ni dans l'abdomen, en sorte que je ne puis, comme dans le cas précédent, invoquer la douleur comme cause et point de départ des contractures qui ont occupé quelques-uns des muscles de la vie de relation. Ces contractures se voyaient seulement sur les muscles des membres supérieurs; les deux mains étaient depuis quarante-huit heures fléchies sur les avant-bras, les doigts étaient fléchis sur la main, et je ne pouvais surmonter la résistance apportée par la contracture des fléchisseurs. En même temps, les mains et la face étaient cyanosées, la prostration était grande, et le pouls affaibli, sans qu'il y eût en même temps une diminution notable de la température. J'ai débridé après avoir ouvert le sac, et j'ai eu beaucoup de peine à passer le ténotome, tant la constriction était grande. Néanmoins l'anse, qui était complète, petite et accompagnée d'un peu d'épiploon, n'était ni gangrenée ni perforée, et je l'ai réduite. Des garde-robes abondantes ont eu lieu le jour même, mais la malade a succombé le lendemain. Cette terminaison fâcheuse doit être attribuée bien plus à l'ancienneté de l'étranglement qu'à la forme particulière des symptômes dont j'ai donné la description.

A ces deux formes d'accidents nerveux (l'apparence cholérique et les contractures) observées dans la seconde période de l'étranglement, je puis en ajouter une troisième que je trouve signalée dans le travail de M. Berger; c'est l'éclampsie. Mais dans le fait unique cité par notre collègue, l'attaque est survenue et a causé la mort pendant l'opération même. Je n'ai donc pas à tirer de ce fait de conclusions semblables à celles que m'ont inspirées les autres, et qui se résument ainsi :

Ne pas regarder les phénomènes nerveux insolites comme une contre-indication au débridement, tant que l'agonie n'est pas évidente, et j'admettrais avec M. Paquet que son évidence est démontrée par l'abaissement de la température axillaire à 35° et au-dessous.

Considérer leur possibilité comme une raison de plus ajoutée à tant d'autres, pour ne pas laisser vieillir l'étranglement.

CENT TRENTE-TROISIÈME LEÇON

Hernie ombilicale étranglée. — Statistique de l'auteur

I. *Grosse entéro-épiplocèle offrant depuis trois jours des phénomènes d'étranglement*. — *Considérations anatomiques.* — Trois antécédents importants : hernie volumineuse, contention insuffisante. — Irréductibilité ancienne. — Symptômes récidivants de pseudo-étranglement. — Un mot sur les bandages ombilicaux. — Causes de l'irréductibilité. — Adhérences de l'épiploon. — Difficultés de diagnostic, chez notre malade, entre un étranglement vrai et un pseudo-étranglement, à cause de l'irréductibilité antérieure. — La gravité habituelle de l'opération dans les grosses hernies ombilicales obligeait, en outre, à ne pas se décider trop vite à l'opération. — Purgatif d'exploration. — Continuation des accidents. — Vomissements fécaloïdes. — Opération. — L'intestin a été coupé par l'étranglement, et le bout supérieur est dans le ventre. — Mort rapide. — II. *Grosse hernie ombilicale étranglée et gangrenée, abcès non stercoral dans le sac, anus contre nature et mort.* — L'abcès, sans perforation de l'intestin, est insolite. — Après l'avoir ouvert, j'ai reconnu l'étranglement d'une longue anse intestinale. — Point de débridement ni de réduction. — Le lendemain, incision de l'intestin et anus contre nature. — Gangrène dans les grosses hernies ombilicales. — Gravité de l'opération. — Opinion trop générale de Huguier sur l'abstention. — Pour les hernies ombilicales petites et habituellement réductibles, qui s'étranglent, les principes du traitement sont les mêmes que pour les hernies inguinales et crurales. — C'est pour les grosses seulement que l'abstention est permise. — Résultats de mes hernies ombilicales. — Statistique générale de mes 240 hernies étranglées, et de mes 130 opérations. Comparaison de mes chiffres avec ceux de Malgaigne. — Explication des différences.

Grosse entéro-épiplocèle ombilicale, habituellement irréductible, offrant depuis trois heures des phénomènes d'étranglement, gangrène, opération in extremis. — Nous avons eu tout dernièrement l'occasion de voir une femme de 55 ans, blanchisseuse, qui portait depuis longtemps une large et grosse hernie ombilicale. D'après ce que nous constatons aujourd'hui, cette hernie ne sortait pas par le centre de l'ombilic, ainsi que cela a lieu chez les enfants. Elle avait son ouverture de sortie au-dessus de la cicatrice ombilicale ; c'est pourquoi vous me l'avez entendu appeler hernie ou exomphale *sus-ombilicale, adombilicale.* Je ne prétends pas dire pour cela que les hernies dites ombilicales aient toujours leur orifice autour de l'ombilic plutôt qu'au niveau de cette cicatrice même. Nous avons à cet égard deux variétés : l'une plus fréquente chez l'enfant, mais que je rencontre aussi chez l'adulte, dans laquelle l'ouverture se trouve au niveau même de l'ombilic, entre la partie supérieure de son contour et les vestiges des vaisseaux ombilicaux, là où se trouve, complétant la cicatrice, le tissu conjonctif tantôt plus celluleux que fibreux, tantôt plus fibreux que celluleux que M. Richet (1) a décrit sous le nom de *fascia umbilicalis*, l'autre dans laquelle l'ouverture, tout à fait accidentelle, est une éraillure de la ligne blanche placée à quelques millimètres de la cicatrice et plus souvent au-dessus qu'au-dessous.

Il n'y a pas pour la pratique à tirer de ces différences d'autre conclusion que celle-ci : chez les enfants, comme je l'ai dit plus haut (page 400), la hernie ombilicale, presque toujours réductible, a une grande tendance à la guérison, parce qu'il y a dans le tissu-fibro-celluleux qui limite son ouverture de sortie, une tendance au resserrement et à l'occlusion, et nous n'avons qu'à favoriser cette tendance par l'application d'un appareil ou d'un bandage, en supprimant l'obstacle qu'apporterait à la rétraction la sortie fréquente ou la présence habituelle des viscères. Chez l'adulte, au contraire, cette tendance n'existe plus. Que les viscères se soient échappés par la portion restée faible de l'ancienne ouverture ombilicale, là où se trouve le fascia ombilicalis, ou qu'ils soient sortis à travers une ouverture accidentelle, l'orifice herniaire n'a plus de tendance à la rétraction et persiste indéfiniment; la hernie ne cesse de sortir que dans les cas exceptionnels, où, après ou sans contention par un bandage, elle trouve un obstacle apporté par un amas graisseux qui forme bouchon au niveau de l'ouverture.

Chez l'adulte, en outre, ces différences de position de l'ou-

(1) Richet, *Traité d'anatomie chirurgicale.*

verture herniaire n'en apportent pas dans les conditions de l'étranglement. D'une manière générale, celui-ci est rare dans la hernie ombilicale. Je n'en possède que 21 observations, et Bryant (*loc. cit.*) nous apprend que, d'après ses relevés on trouve par chaque centaine de hernies étranglées 50 inguinales, 44 crurales et 6 ombilicales. Mais il se produit aussi bien sur les hernies qui sortent par l'ouverture accidentelle que sur celles qui sortent par l'ouverture naturelle imparfaitement cicatrisée. Dans l'un comme dans l'autre cas, la hernie est pourvue d'un collet du sac susceptible de se condenser et de devenir inextensible. Dans l'un comme dans l'autre, le tissu fibreux naturel a plus de disposition à devenir agent d'étranglement, parce que, sous l'influence de la pression excentrique, il tend plus à céder en se ramollissant qu'à résister. Dans l'un comme dans l'autre, enfin, il y a autour de lui un tissu conjonctif sous-péritonéal qui peut, en se transformant, ainsi que je l'ai dit pour les ouvertures du fascia crebriformis, devenir agent d'étranglement. Peut-être cette tendance à la transformation est-elle plus grande sur le fascia ombilicalis que sur le tissu sous-péritonéal correspondant aux ouvertures fibreuses accidentelles? Je n'ai pas de faits assez bien étudiés pour juger cette question. Ceux que j'ai lus m'autorisent même à croire que l'étranglement est plus souvent produit par le collet du sac que par un anneau fibreux, et il n'y aurait pas grand intérêt à chercher si c'est un anneau fibreux naturel ou un accidentel qui serait agent de constriction.

Notre malade avait donc, depuis une trentaine d'années, une hernie sus-ombilicale qu'elle avait vue paraître quelques mois après un premier accouchement; à ce moment la tumeur avait déjà le volume et l'apparence d'un gros boudin. Sans consulter personne, elle eut l'idée de maintenir tant bien que mal cette hernie avec une pelote de coton entourée de linge qu'elle fixait à un bandage de corps. Pendant quelques années, la tumeur rentra lorsque la malade se couchait. Mais peu à peu, un embonpoint notable étant survenu, il y eut une augmentation progressive de volume de la hernie qui finit par cesser de rentrer. Cette femme portait toujours sa pelote de coton par habitude plutôt que par nécessité.

Parmi les renseignements qui nous ont été donnés, nous avons remarqué celui-ci : le jour où elle s'est aperçue pour la première fois de sa hernie, qui était déjà assez grosse, elle a eu des douleurs, des coliques, des vomissements qui l'avaient obligée à s'arrêter pendant vingt-quatre heures ; à trois reprises différentes, depuis surtout que l'irréductibilité s'est produite, des accidents analogues sont survenus, qui ont duré un ou deux jours et se sont passés, sans aucun soin médical.

Arrêtons-nous un instant sur ces particularités : une grosse hernie ombilicale, avec contention insuffisante, une irréductibilité habituelle avec symptômes récidivants d'étranglement ou de pseudo-étranglement.

Tout cela est assez ordinaire sur la hernie ombilicale des adultes, et notamment des adultes femmes ; car à cause des distensions auxquelles les exposent la grossesse et des éraillures qui en résultent, les femmes sont plus souvent atteintes que les hommes de cette hernie.

Vous rencontrerez des hernies ombilicales petites, ayant, par exemple, le volume d'une noix ou d'une pomme d'api, et vous constaterez qu'elles sont habituellement réductibles. Si vous avez affaire à des femmes du monde qui ne soient pas obligées à de très-grands efforts, si surtout ces femmes n'arrivent pas à un embonpoint considérable, la tumeur pourra rester petite et réductible, et n'occasionner jamais aucun accident. Ce sera cependant à la condition de porter un appareil contentif suffisant, et, pour le dire en passant, quel doit être cet appareil? Je touche là, messieurs, une question de pratique assez difficile. A ne regarder les choses que superficiellement, il semble que les bandages les plus usités, ceux dans lesquels la pièce principale est une plaque bien rembourrée de vingt à vingt-cinq centimètres de diamètre, munie dans le point où se trouve la hernie d'une boule légèrement conique ou arrondie qui doit se placer au-devant de l'ouverture herniaire et la fermer, satisfont parfaitement à l'indication. Mais si l'on y regarde de près, on est forcé de reconnaître que cette plaque et sa boule se déplacent très-aisément, que la hernie sort au-dessus ou au-dessous, que les malades en éprouvent de la gêne, et ne mettent pas leur bandage, ou ne le reprennent que de temps à autre, lorsqu'elles y sont poussées par quelques coliques. Beaucoup de femmes, d'ailleurs, ne savent pas faire rentrer la hernie, et, appliquant leur bandage sur l'épiplocèle qui reste au-dehors, souffrent et laissent de côté leur appareil. Et si ces difficultés se présentent quand la hernie est petite et réductible, à plus forte raison se voient-elles quand celle-ci, devenue grosse et irréductible, fait une proéminence favorable au déplacement incessant de l'appareil. Ce déplacement est encore plus inévitable lorsque, par suite de l'embonpoint acquis, la rotondité du ventre rend difficile le maintien en place du bandage. Il faut alors que la plaque munie de la boule centrale soit très-large et concave; mais cette disposition donne à l'appareil un poids et un volume incommode, qui conduisent encore plus les malades à laisser leur bandage de côté.

En somme, lorsque nous sommes consultés pour une hernie ombilicale petite et réductible, il est bon de prescrire le bandage muni d'une plaque et d'une boule centrale; mais je conseille celui dans lequel la plaque dont il s'agit est unie de chaque côté, par des articulations mobiles, aux tiges d'acier ou aux lames élastiques qui doivent entourer le tronc et se réunir en arrière au moyen d'une ou plusieurs boucles. Si la patiente ne peut pas ou ne veut pas s'assujettir à un appareil de ce genre, on doit lui conseiller une ceinture en coutil à laquelle on fait adapter une pelote rembourrée, ou tout simplement une grosse boule de coton assujettie avec la ceinture ordinaire.

Lorsqu'on nous demande notre avis pour une grosse hernie en partie réductible, en partie irréductible, ce qui, je le répète, se rencontre assez souvent dans la pratique, le mieux est de proposer une ceinture en coutil qui protége et soutienne la tumeur, et l'empêche d'augmenter. Ce simple moyen de contention, s'il ne peut pas s'opposer d'une manière absolue à l'étranglement, maintient au moins la tumeur dans des proportions assez petites pour que cet étranglement soit assez difficile à survenir.

Ce n'est pas ce qui est arrivé à notre malade, puisque, malgré sa pelote de coton, les symptômes de la constriction se sont montrés.

Mais j'ai à poser une autre question : pourquoi donc l'irréductibilité s'est-elle produite chez elle, et pourquoi d'ailleurs se produit-elle si souvent chez les femmes atteintes de hernies ombilicales, surtout chez celles qui prennent de l'embonpoint? Cela tient à une première cause, c'est que, cette hernie étant, chez la plupart des sujets, peu douloureuse et peu gênante, on la garde sans s'en occuper, c'est-à-dire sans la réduire et la maintenir réduite. Or la présence continuelle des viscères dans le sac est une condition qui favorise l'établissement d'adhérences entre ces parties. Puis il y a une autre cause qui se lie à la précédente, c'est que ces sortes de hernies contiennent toujours une notable quantité d'épiploon. Or cet organe, même lorsqu'il s'enflamme légèrement, n'occasionne pas de souffrances et ne provoque pas les essais de réduction de la part des patients. Quand plus tard l'embonpoint arrive, cet épiploon devient plus volumineux et plus difficile à réduire, et pour peu qu'il s'enflamme dans cette condition nouvelle, des adhérences s'établissent. Quant à l'entérocèle, qui se trouve habituellement derrière l'épiplocèle, elle prend plus rarement et plus difficilement des adhérences soit avec le sac, soit avec l'épiploon, parce que les contractions de l'intestin et sa mobilité s'y opposent.

La présence de l'épiploon en quantité considérable explique la difficulté d'interpréter, dans beaucoup de cas, les douleurs et les symptômes fonctionnels dont les hernies ombilicales deviennent le siége. Supposons en effet que cet épiploon adhérent depuis longtemps, et que je suppose sans mélange d'intestin, vienne à s'enflammer, il y aura des symptômes (la douleur, les coliques, les nausées) qui rappelleront ceux de l'étranglement. Nous devrons, pour établir positivement le diagnostic, attendre que les garde-robes aient eu lieu naturellement ou aient été provoquées par des purgatifs. Supposons maintenant que, derrière cette grosse épiplocèle irréductible de longue date, il y ait une anse intestinale serrée par l'anneau fibreux et le collet du sac agissant sur elle par l'intermédiaire de l'épiploon, ou bien étranglée par ce dernier lui-même qui a pris, sur le contour de l'orifice herniaire, la transformation fibreuse et l'inextensibilité propres à en faire un agent d'étranglement, comment savoir qu'il y a en effet entérocèle étranglée, en même temps qu'épiplocèle? Je vais vous en indiquer tout à l'heure les moyens, en continuant l'étude de notre malade. J'ai seulement à vous faire remarquer que précisément celle-ci a été prise trois fois d'accidents qui ont été dus soit à une épiploïte simple, soit à un pincement momentané et passager d'une anse intestinale dans le sac épiploïque.

Voici maintenant ce qui était arrivé à cette femme. Le mercredi 3 mai 1870, elle fut prise, après avoir eu la veille une diarrhée abondante et quelques coliques, de douleurs dans son ancienne hernie irréductible et de vomissements, puis de nouvelles coliques, d'inappétence, de sommeil très-incomplet la nuit, et d'un grand malaise. Je la vis trois jours après, le vendredi matin, à l'hôpital de la Charité (Sainte-Catherine, n° 8). Je trouvai dans la région ombilicale une tumeur plus grosse que le poing, à large base, sans pédicule, dure, mate et douloureuse à la pression. Elle a continué à vomir des matières verdâtres, non fécaloïdes, à ne prendre aucun aliment, si ce n'est un peu de bouillon qu'elle vomissait presque immédiatement, à ne rendre ni garde-robes ni gaz par l'anus.

En présence de ces symptômes, que devais-je faire? Pouvais-je appliquer les principes généraux que je vous ai exposés souvent : tenter un taxis qui eût été de courte durée, puisque l'ancienneté de l'étranglement (trois jours) faisait craindre des lésions sérieuses qui contre-indiquaient des tentatives prolongées, ou bien opérer de suite, ou attendre? Je trouvais ici des conditions très-différentes de celles dans lesquelles étaient la plupart de nos malades atteints de hernies crurales ou inguinales.

D'abord, j'avais affaire à une hernie depuis longtemps irréductible; je n'avais donc pas, pour établir d'une façon certaine le diagnostic *étranglement*, le passage de l'état réductible à l'état irréductible, qui est un guide si précieux dans les autres cas. Il se pouvait que notre malade eût une simple inflammation, comme elle paraissait en avoir eu déjà à trois reprises. Il se pouvait aussi qu'elle eût un intestin très-peu serré derrière une épiplocèle enflammée, et que cet intestin fût ou déjà rentré ou sur le point de rentrer. La malade eût offert alors cette variété de pseudo-étranglement, dont je vous ai parlé à l'occasion de certaines hernies inguinales, dans laquelle, l'intestin étant réduit, quelques-uns des symptômes, notamment les coliques et les vomissements, sont entretenus par la péritonite herniaire et l'épiploïte, lesquelles se prolongent d'autant plus que la tumeur est plus volumineuse. J'ai été très-frappé par deux faits de ce genre, dans lesquels une grosse hernie ombilicale, après avoir donné pendant près de trois jours des symptômes d'étranglement, s'était améliorée à la suite d'un purgatif qui, en amenant plusieurs garde-robes, m'avait démontré que l'intestin, dont la présence était bien indiquée par les symptômes, était rentré. Vous comprenez que s'il en avait été de même chez notre malade, j'aurais fait, en cherchant à débrider, une opération inutile qui, pour les raisons dont je vais vous parler tout à l'heure, eût pu être dangereuse.

D'un autre côté, il s'agissait d'une hernie ombilicale très-volumineuse; or l'expérience m'a appris que la herniotomie, en pareil cas, surtout lorsqu'on est obligé d'ouvrir le sac, et il faut presque toujours l'ouvrir, puisque c'est son collet qui est l'agent habituel de l'étranglement; que la herniotomie, dis-je, est très-souvent suivie de mort. C'est sur des faits de ce genre, sur lesquels il avait le tort de ne pas s'expliquer suffisamment, que Huguier s'appuyait pour proscrire d'une façon générale toute intervention chirurgicale dans l'exomphale étranglée. Pour moi, je me suis laissé aller cinq fois à pratiquer l'opération dans des cas de ce genre, et mes cinq malades ont succombé. Il est vrai que, dans tous ces cas, l'étranglement avait de trois à six jours de durée, et que, dans deux d'entre eux, l'intestin était gangrené. Néanmoins, ces faits, ajoutés à ceux de Huguier, m'autorisaient bien à ne pas appliquer ici les préceptes ordinaires, et surtout à ne pas risquer une opération qui était peut-être contre-indiquée par la rentrée récente et non reconnue de l'intestin.

En présence de cette difficulté, et ne voulant pas laisser mourir cette malade sans avoir tenté quelque chose pour elle, je l'endormis avec l'éther le 6 mai (le quatrième jour de l'étranglement), et je lui fis un taxis très-modéré de cinq minutes, dans l'espoir de faire rentrer l'anse intestinale, dont la présence me paraissait encore indiquée par la persistance des symptômes d'étranglement. Ai-je réussi dans ma tentative? Impossible de le savoir, parce que le volume considérable de l'épiploon ne me permettait pas de constater la faible diminution qui pouvait être la conséquence de la rentrée d'une petite anse intestinale. Dans le doute, je prescrivis de suite le purgatif d'exploration (scammonée en poudre 0gr,60 et jalap 0gr,30). Ce mélange fut divisé en six paquets qui devaient être administrés de demi-heure en demi-heure, chacun dans une cuillerée à bouche de café noir un peu fort, avec addition de quelques morceaux de glace, pour empêcher, s'il était possible, les vomissements.

Le purgatif n'a pas été rejeté. J'apprends le lendemain matin que la malade a vomi une seule fois depuis hier, et longtemps après avoir pris le médicament. La journée et la nuit ont été moins mauvaises, les coliques et le malaise général ont diminué. Il n'y pas eu de garde-robes cependant; mais la malade croit qu'elle a rendu quelques gaz par l'anus. Je vois là un pronostic favorable, je me laisse aller à l'espérance que nous n'avons plus que de la péritonite herniaire et de l'épiploïte, et je prescris un nouveau purgatif, une goutte d'huile de croton tiglium dans une pilule de mie de pain.

Le 8 mai, j'apprends que la pilule a été réjetée par le vomissement, et je trouve dans le vase, dans lequel ont été conservées les matières vomies à diverses reprises la nuit, un produit d'aspect fécaloïde et d'odeur intestinale. Le facies est bien plus profondément altéré que les jours précédents, le pouls est plus faible, les poignets et les mains sont refroidis. Bref, nous sommes arrivés à la deuxième période, celle dans laquelle, sous l'influence de l'étranglement intestinal, les grandes fonctions de la calorification et de la circulation sont profondément troublées. Il y a même un peu de délire.

En pareil cas, on est autorisé à s'abstenir et à laisser marcher les accidents vers la mort ou vers l'anus contre nature, et je vous citerai d'autres faits dans lesquels je me suis résigné de cette façon. Ici je crois devoir faire encore une tentative *in extremis*, et je pratique l'opération. Je traverse avec le bistouri la grosse masse graisseuse que forme l'épiploon adhérent, et je trouve en arrière, après avoir fait un débridement simultané du collet péritonéal et de l'anneau fibreux, une portion d'intestin, longue de deux à trois centimètres. Mais je reconnais que cet intestin est complétement coupé en travers, et comme il ne s'écoule pas de matières intestinales, j'en conclus que j'ai sous les yeux le bout inférieur, séparé du supérieur par une section qui paraît nette et très-régulière. Mais qu'est devenu ce bout supérieur? Impossible de le trouver dans le sac épiploïque, et je suis obligé d'admettre qu'il est rentré dans le ventre. Il va sans dire que les symptômes graves se sont accentués de plus en plus, et que la malade a succombé six heures après l'opération.

A l'autopsie nous avons trouvé le bout supérieur assez profondément situé dans le ventre, au milieu des autres anses intestinales, et flottant dans les matières liquides qu'il avait laissé échapper. Nous avions donc eu affaire ici à un cas exceptionnel dans lequel la gangrène, au lieu d'occuper l'anse entière au delà de de l'anneau constricteur, avait occupé le contour de cette anse, à sa jonction avec le bout supérieur, et, en amenant sa séparation, avait permis sa rentrée dans le péritoine. Comme les symptômes graves s'étaient montrés la veille, je présume que la réduction spontanée et malheureuse avait dû se faire à ce moment, peut-être dans un effort de vomissement. Je ne crois pas qu'on doive l'attribuer aux contractions provoquées par l'huile de croton, car la pilule avait été rejetée immédiatement. En tout cas, il est à noter que les symptômes observés dans les dernières vingt-quatre heures ont été ceux de la variété du pseudo-étranglement, qui est caractérisée par une péritonite très-grave due à l'épanchement intestinal dans le ventre.

II. *Grosse hernie ombilicale étranglée et gangrenée, abcès non stercoral dans le sac, anus contre nature et mort.* — Voici un nouveau fait qui nous montre encore les difficultés de traitement et la gravité des grosses hernies ombilicales étranglées. Il s'agit d'un homme de 64 ans, assez replet, marchand de vin, qui portait depuis longues années une hernie ombilicale devenue de plus en plus volumineuse, et ne mettait que très-irrégulièrement le bandage dont on l'avait engagé à se munir. Les coliques et les vomissements avaient commencé le 7 février 1876, 60 heures environ avant l'entrée du malade à l'hôpital. Lorsque je l'ai vu, le 10 au matin, peu de temps après son arrivée, j'ai appris que, le 8 et le 9, deux tentatives de taxis avaient été faites sans anesthésie et inutilement, que le malade n'avait eu aucune déjection liquide ou gazeuse par l'anus depuis près de trois jours, qu'un purgatif avait été administré la veille sans résultat, et que les matières vomies étaient verdâtres ou composées seulement des boissons ingérées. On avait mis des cataplasmes; mais on m'a assuré qu'ils n'avaient jamais été trop chauds, et d'autre part, on n'avait pas appliqué de glace sur la tumeur. J'insiste sur ces derniers points, parce que j'ai été frappé de suite de la rougeur de la peau au niveau de la hernie, et que, ne pouvant attribuer cette rougeur ni à la brûlure ni à la réfrigération, j'ai dû la considérer comme une conséquence de la maladie elle-même.

Cette tumeur occupait la région ombilicale; mais comme la cicatrice était à sa partie inférieure, c'était encore une hernie sus-ombilicale, sortie à travers une éraillure de la ligne blanche. Elle était assez proéminente et avait au moins vingt centimètres de diamètre. Non-seulement la peau était rouge et chaude à son niveau, mais j'y trouvais une fluctuation manifeste, avec un empâtement très-prononcé sur tout le contour. Était-ce donc un phlegmon suppuré de la paroi abdominale ? La rapidité avec laquelle les symptômes avaient marché et la fluctuation s'était prononcée, l'existence antérieure d'une grosse hernie ombilicale irréductible éloignaient cette pensée. Était-ce un épanchement gazeux versé dans le sac par un intestin perforé ? Ce n'était pas probable, puisqu'il n'y avait pas de sérosité. A quoi donc était due cette fluctuation ? A la rigueur à un épanchement séreux abondant accompagnant un étranglement herniaire ; mais il n'est pas ordinaire que cet épanchement soit assez considérable pour donner la fluctuation, et d'ailleurs l'épanchement séreux ne donne pas lieu à la rougeur de la peau. Ce dernier symptôme, l'accélération du pouls et la soif que je constatais me faisaient croire plutôt à un épanchement purulent aigu, un abcès dans le sac herniaire.

Pourquoi donc cette suppuration ? Était-elle produite par une inflammation simple, une péritonite et épiploïte herniaire aiguë? C'était à la rigueur possible. Mais les faits de ce genre sont bien rares ; je n'en ai pas vu d'exemple, et les phénomènes qui avaient été observés jusque-là sur ce malade, notamment la résistance de la constipation à un purgatif, laissaient l'idée d'un étranglement plutôt que celle d'une inflammation simple.

L'étranglement une fois admis, la suppuration était-elle la terminaison de l'inflammation qu'il avait produite, ou était-elle la conséquence d'une perforation intestinale et de l'effusion, dans le sac, des matières que contenait l'anse ? En raisonnant d'après les enseignements fournis par les cas d'étranglements herniaires ombilicaux et autres, dont j'avais été témoin jusqu'à présent, je me rattachais plus volontiers à cette dernière opinion qu'à la première. J'étais étonné cependant de ne pas trouver la présence des gaz indiquée par le gargouillement sous la pression des doigts, et la sonorité à la percussion.

Il me restait donc des doutes sur le point de départ; mais je n'en avais pas sur la nature de l'épanchement et sur l'indication thérapeutique qui en résultait. C'était une collection de pus; il fallait l'ouvrir. Cette collection coïncidait peut-être avec une petite perforation de l'anse intestinale. Il fallait, en donnant un passage facile vers l'extérieur aux matières que cette anse pouvait, à un certain moment, fournir en grande quantité, et diminuer ainsi les chances de migration de ces matières vers la cavité péritonéale.

J'ai donc incisé couche par couche avec précaution, tantôt sans conducteur, tantôt sur la sonde cannelée, comme dans le premier temps de la herniotomie. Je suis arrivé dans le sac; j'y ai trouvé environ deux cuillerées de pus rosé très-fétide; mais il n'y avait ni bulles gazeuses ni matières intestinales; j'en ai conclu que j'étais bien en présence d'une péritonite herniaire suppurée, sans perforation préalable d'un intestin. La chose m'a été prouvée par ce fait qu'après l'écoulement du pus j'ai rencontré une notable quantité d'épiploon hyperhémié, peu épaissi, et, derrière lui, une anse intestinale tendue, rénitente, non affaissée, qui a résisté à une tentative très-modérée de réduction. Cette anse était certainement étranglée, mais elle n'était pas perforée, et alors j'avais à choisir entre trois partis : débrider et réduire, si je continuais à trouver que l'intestin n'était pas trop altéré; ouvrir cet intestin et favoriser l'établissement de l'anus contre nature, en faisant, comme dans le cas précédent, la dilatation avec mon doigt; ou bien attendre encore et donner un nouveau purgatif, pour m'assurer que les symptômes fonctionnels n'étaient pas dus à la péritonite herniaire suppurée.

Je ne me suis pas décidé à débrider et à réduire, comme vous me l'avez vu faire si souvent pour les grosses hernies crurales et inguinales, à cause de la gravité de cette opération pour le genre de hernie à laquelle j'avais affaire ici (*ombilicale* et *très-grosse*). C'est le moment de vous expliquer pourquoi ces deux conditions sont mauvaises, et comment, en parlant d'elles, Huguier avait été amené à l'opinion trop générale de l'abstention dans tous les cas. Il est toujours difficile de dire exactement pourquoi une maladie et les suites d'une opération présentent de la gravité. Pourtant, en comparant les hernies volumineuses étranglées à d'autres, et plus spécialement aux hernies crurales petites et marronnées, vous constatez de suite deux différences : l'une, que je vous ai signalée à propos des étranglements inguinaux profonds, tient à la topographie, l'autre tient au volume.

Pour ce qui est de la topographie, vous voyez bien que, quand les enveloppes, et avec elles le sac d'une hernie ombilicale plus ou moins enflammée par l'étranglement ont été incisés, et quand l'intestin a été réduit, après débridement portant tout à la fois sur le sac et sur l'anneau fibreux, vous avez un orifice plus ou moins large, imparfaitement rempli par l'épiploon que je suppose toujours laissé au dehors. Cet orifice est au fond et en arrière de la grande plaie ouverte résultant de l'opération, laquelle plaie a bien plus de chance de suppurer que de guérir par inflammation adhésive, la suppuration étant préparée par la phlegmasie qui a précédé l'opération, puis complétée par l'exposition à l'air. Les produits proviennent même de deux sources : de la cavité du sac et de l'épiploon qui y séjourne, et de la petite plaie faite au collet du sac pour le débridement. Le sang, la sérosité, la lymphe plastique, plus ou moins altérés par le contact de l'air, d'autant plus putrescibles d'ailleurs que l'inflammation a été et reste plus intense, tombent facilement dans la cavité péritonéale, laquelle est parallèle à la cavité sacculaire et déclive par rapport à elle.

Quant au volume, je vous l'ai déjà dit d'une manière générale, les hernies volumineuses sont moins sujettes à l'étranglement serré et grave que les autres. Mais quand une hernie volumineuse s'étrangle sérieusement, comme c'était le cas de notre malade, et que la chirurgie doit intervenir par l'opération, les suites sont aggravées par la participation à la phlegmasie consécutive, d'une grande surface séreuse et d'une grosse portion d'épiploon qu'il faut exposer à l'air, et par la rentrée d'une anse intestinale enflammée. Celle-ci provoque d'autant plus facilement la péritonite intérieure qu'elle était plus longue, et qu'elle a été plus malaxée pour la réduction.

Il faut ajouter la gravité (mais celle-ci est commune à toutes les hernies) qui peut résulter du refoulement dans le ventre d'un intestin gangrené, escharifié ou perforé, qu'on a réduit sans y avoir regardé d'assez près. J'insiste sur cette particularité, parce que les auteurs ont signalé la fréquence particulière et la rapidité de la gangrène dans la hernie ombilicale.

Tout d'abord, mes observations personnelles semblent venir à l'appui de cette dernière opinion. Car sur sept opérations de grosses hernies ombilicales étranglées, j'en ai trois dans lesquelles l'intestin était ou perforé ou gangrené, et dans lesquelles, à cause de cela, j'ai dû m'abstenir de réduction et favoriser l'établissement d'un anus contre nature. J'ai neuf autres cas dans lesquels la maladie a été abandonnée à elle-même, et dont cinq se sont encore terminés par gangrène. Quatre des sujets ont succombé, la cinquième a survécu quatorze mois avec un anus contre nature devenu peu à peu fistule stercorale, mais qui a fini par se compliquer, à la suite d'une dernière poussée inflammatoire, d'une péritonite mortelle. En somme, sur 25 hernies ombilicales étranglées qu'il m'a été donné de traiter, j'en ai huit sur lesquelles la terminaison par gangrène a eu lieu. Mais en examinant l'époque à laquelle cette gangrène a été observée, je trouve trois jours dans un cas et de quatre à huit jours dans les autres. Je me demande donc si ce n'est pas la durée de l'étranglement, sans intervention de conditions particulières et inappréciables, qui a été cause de cette terminaison. Car le hasard a fait que tous ces malades étaient venus tardivement réclamer mes soins.

Quoi qu'il en soit,vous comprenez maintenant pourquoi, après avoir ouvert l'abcès du sac chez notre malade, j'ai rejeté l'idée de terminer par un débridement et une réduction. Je craignais les suites de cette opération, et je n'abandonnais pas l'espérance du rétablissement spontané des garde-robes, si par hasard l'étranglement qui avait amené la suppuration n'était pas des plus serrés.

D'un autre côté, devais-je adopter le second parti dont je vous ai parlé : ouvrir l'intestin de suite et favoriser l'établissement d'un anus contre nature ? Non,parce que d'une part la gangrène n'était pas évidente, et parce que d'autre part je n'étais pas sûr que l'étranglement la rendait inévitable.

J'ai donc adopté le dernier parti. J'ai temporisé.

Mais le lendemain matin, j'ai trouvé la situation aggravée. Le ventre était ballonné, le pouls était petit, les extrémités refroidies et les vomissements étaient fécaloïdes. L'anse intestinale, que j'ai mise plus complétement à découvert en soulevant et étalant l'épiploon qui la coiffait, était longue de cinq centimètres au moins, et présentait çà et là des plaques blanches qui me paraissaient être des eschares commençantes; en même temps cette anse, sans être affaissée, était refroidie. Je n'ai pas douté dès lors que la gangrène était commencée, et qu'il s'agissait d'un étranglement arrivé à la deuxième période, celle des phénomènes nerveux graves ; j'ai donc incisé largement l'intestin, je l'ai dilaté avec mon doigt, et j'ai constaté que l'anneau constricteur était peu serré, probablement parce que nous étions arrivés au moment où cet anneau perd de sa rigidité par la marche naturelle de la maladie. Néanmoins les matières intestinales n'ont pris cours au dehors que le jour suivant, et jusque-là les vomissements fécaloïdes ont continué, le pouls est resté petit et la température s'est abaissée à 36°. Les jours suivants, l'anus contre nature a fonctionné, mais les symptômes généraux ont continué, c'est-à-dire que le pouls et la température ne se sont pas relevés, bien que les vomissements eussent disparu, et que le malade eût pu prendre des bouillons et du vin. Il a succombé le 21 février, 14 jours après le début de l'étranglement, et 11 après son entrée à l'hôpital.

Aujourd'hui 24 février, je mets sous vos yeux la pièce principale provenant de l'autopsie. Vous y voyez la hernie épiploïque rouge, suppurée dans les points où elle n'adhère pas à la surface interne du sac, et vous apercevez les deux bouts de l'intestin, dont la partie intermédiaire, celle qui formait le corps de l'anse, a été détruite les deux derniers jours par la gangrène, et rejetée par la suppuration. Ces deux bouts, de même que l'épiploon, sont fortement adhérents sur tout le contour du collet du sac, et les adhérences se sont certainement opposées au passage des matières intestinales dans le péritoine.

Le résultat le plus remarquable de cette autopsie a été l'absence de grandes lésions capables de donner l'explication, au moins apparente, de la mort. Il n'y avait pas de péritonite purulente, pas même de péritonite avec fausses membranes et épanchement séreux; tout au plus un peu de vascularisation à la surface des anses intestinales; point de congestion très-prononcée des poumons. Car je ne puis considérer comme cause de la mort la rougeur et l'infiltration sanguine de la base de ces organes, qui se voient sur presque tous les cadavres, et qui doivent être considérées comme un produit de l'agonie. D'ailleurs le malade n'a pas eu de dyspnée pendant les derniers jours, et n'a présenté comme phénomènes graves que la petitesse du pouls, la profonde altération des traits et l'algidité, symptômes qui ne sont pas ceux de la congestion pulmonaire dont a parlé M. Verneuil. C'est un de ces cas, en un mot, dans lesquels la mort ne peut pas être attribuée en totalité ou en partie à la péritonite, mais doit être mise principalement sur le compte des phénomènes nerveux toujours un peu difficiles à expliquer, dont je vous ai déjà parlé, et qui appartiennent à la deuxième période de l'étranglement intestinal.

Comme complément de ce qui précède, il me reste à vous dire que toutes les hernies ombilicales ne présentent pas ce volume considérable, qui autorise le chirurgien soit à espérer la réduction spontanée de l'intestin, soit à admettre un étranglement serré qui doit conduire fatalement le patient à la mort ou à l'anus contre nature, un état de choses enfin, pour lequel, la herniotomie étant très-dangereuse, nous avons plus de chances de sauver la vie en temporisant et favorisant l'établissement de l'anus contre nature qu'en débridant et faisant la réduction.

Tout en vous donnant cette impression sur la gravité et le traitement des grosses hernies étranglées, je n'irais cependant pas jusqu'à critiquer les chirurgiens qui donneraient la préférence au débridement. J'y serais d'autant moins autorisé que j'ai moi-même opéré dans ces mauvaises conditions, et que d'ailleurs les progrès de la chirurgie permettront peut-être des résultats meilleurs que ceux dont nous avons été témoins, Huguier et moi. Notre opinion s'est basée sur des faits dans lesquels, après l'opération, le pansement a été fait à plat et sans réunion immédiate. Peut-être éviterait-on la suppuration, et l'effusion des liquides septiques dans le péritoine, faisant l'occlusion au moyen d'une suture profonde et d'une suture superficielle qui adosserait la surface interne du sac à elle-même, comme après l'ovariotomie. Je sais que la proposition en a été faite et mise à exécution, et quoique je ne connaisse pas les résultats obtenus, je ne verrais aucun inconvénient à entrer dans cette voie nouvelle. J'y entrerais moi-même volontiers si l'étranglement, bien reconnu intestinal, n'était pas assez ancien pour avoir produit les lésions graves de l'intestin ou une inflammation vive du sac et de l'épiploon, qui exposerait à la suppuration consécutive, malgré l'occlusion par la suture.

N'oublions pas d'ailleurs que toutes les hernies ombilicales ne sont pas volumineuses, et que, dans les cas où elles le sont peu, dans ceux, par exemple, où elles ne dépassent pas le volume d'une noix, d'une pomme d'api, d'une mandarine, les règles du traitement doivent être les mêmes que celles des hernies inguinales et crurales : le taxis anesthésique, si le temps écoulé n'a pas été trop long (quarante-huit heures environ), l'opération immédiate, si le taxis n'a pas réussi ou s'il est trop tard pour l'essayer avec chance de succès.

Je n'ai pas eu une seule fois l'occasion de faire le débridement pour une hernie ombilicale présentant, à cause de son petit volume, ces conditions favorables. Mais si cette occasion se présentait, et si l'état de l'intestin m'avait permis de le réduire, je n'hésiterais pas à faire, après l'opération, la suture profonde et la suture superficielle, dont je parlais tout à l'heure, en vue d'éviter les inconvénients attachés à la situation du sac par rapport à la cavité péritonéale. D'après ce que j'ai vu sur les autres hernies, je ne compterais pas sur la réunion immédiate parfaite, et je m'attendrais toujours à voir suppurer et même s'éliminer quelques portions du sac, et de la graisse placée au-devant de lui, ou même l'épiploon. Mais si j'avais obtenu une adhésion et une occlusion au-devant de l'ouverture herniaire, j'aurais atteint le but principal, celui de fermer le chemin vers l'abdomen aux produits inflammatoires et septiques, que la déclivité du foyer, dans le décubitus sur le dos, tend à entraîner de ce côté.

En revanche, il m'a été donné six fois de pratiquer avec succès, en endormant les malades, le taxis pour des hernies ombilicales relativement petites, qui avaient toujours été réductibles jusque-là, et qui, selon toute probabilité, contenaient plus d'intestin que d'épiploon. L'application, pour les cas de ce genre, du précepte de Huguier serait, comme je l'ai dit ailleurs (*Leçons sur les hernies*, page 457), désastreuse, car elle ferait perdre aux patients les avantages d'une thérapeutique salutaire et inoffensive.

En résumé, j'ai eu à traiter, depuis 1844 jusqu'à ce jour, 25 hernies ombilicales, pour lesquelles j'ai admis comme certain l'étranglement de l'intestin. Pour 8 d'entre elles qui étaient petites, j'ai fait le taxis, et j'ai eu 8 guérisons ; pour les 17 autres qui étaient grosses et irréductibles dans leur portion épiploïque, j'ai eu les résultats suivants :

6 fois le débridement et la réduction ont été faites	6 morts, 100 0/0
1 fois le sac suppuré a été ouvert, puis l'intestin incisé pour établir l'anus contre nature...........................	1 mort, 100 0/0
10 fois la maladie a été abandonnée à elle-même. Dans deux cas il y a eu rentrée spontanée de l'intestin et guérison· dans les huit autres, terminaison par la mort avec ou sans anus contre nature préalable	2 guérisons. 8 morts.

Donc pour les petites hernies........	8 taxis.	8 guérisons,		0 mort.
Pour les grosses..................	7 opérations.	0	—	7
	10 temporisations	2	—	8

Rapprochons maintenant ces résultats de ceux que m'ont donnés mes hernies inguinales et crurales étranglées :

113 hernies inguinales.............	41 opérés.	20 guéris.	21 morts
	67 taxis.	64	3
	5 tempor.	5	0
104 hernies crurales................	82 opérés.	48	34
	22 taxis.	21	1
25 hernies ombilicales.............	7 opérés.	0 guérisons.	7 morts
	8 taxis.	8	0
	10 tempor.	2	8
242	242	168	74

Et si je prends les opérations en bloc, sans tenir compte de la durée de l'étranglement, ce que j'ai fait suffisamment à propos des hernies inguinales et des hernies crurales :

j'en trouve 130 (en y comprenant la guérison après ponction aspiratrice) qui m'ont donné 68 guérisons, 52 0/0
62 morts, 48 0/0

Comparons ce dernier chiffre à celui de Malgaigne { guérisons 39 0/0, morts 60 0/0 }

Et voyons à expliquer les différences. La mortalité plus grande dans la statistique de Malgaigne tient à une première cause, c'est que, très-probablement, elle renfermait une proportion plus considérable de grosses hernies ombilicales, que les chirurgiens nos prédécesseurs n'abandonnaient pas aussi souvent à elles-mêmes que nous le faisons aujourd'hui. Supposez, en effet, que j'aie soumis au débridement les dix malades que j'ai abandonnés à la temporisation ce seraient probablement dix morts de plus que j'aurais eu à ajouter à ma statistique, soit 51 0/0 au lieu de 48 0/0. De même pour les hernies inguinales; à l'époque où l'on connaissait moins les dangers de l'opération et les ressources de la temporisation, on aurait peut-être opéré quelques-unes des cinq que j'ai abandonnées à elles-mêmes, et la mortalité en eût sans doute été un peu grossie.

Mais l'amélioration de nos chiffres me paraît tenir surtout aux deux progrès que la chirurgie contemporaine a pu réaliser :

1° Le taxis moderne, fait pendant l'anesthésie, donne plus de succès que n'en donnait le taxis ancien fait sans cet adjuvant. Il a donc permis de soustraire à l'opération et à ses conséquences un certain nombre de malades.

2° L'opération faite de bonne heure, aussitôt qu'un taxis décisif a montré qu'on ne pouvait guère espérer la réduction, a sauvé un grand nombre de sujets sur lesquels nos prédécesseurs auraient échoué, parce qu'ils auraient attendu plus longtemps. Mes statistiques comparatives d'opérations avant cinquante heures et d'opérations après cinquante heures ne vous ont laissé, je pense, aucun doute à cet égard.

Et je tiens d'autant plus à y revenir que l'étranglement herniaire est sujet à des variétés nombreuses et à des faits exceptionnels qui, si l'on y attachait trop d'importance, sembleraient contraire aux règles générales que j'ai établies. Vous entendrez parler de sujets qui, opérés au cinquième, sixième ou septième jour et même plus tard, ont parfaitement guéri; d'autres qui, opérés après vingt-quatre et trente-six heures, sont morts. Je vous ai cité moi-même de ces faits. J'en ai rapporté dans lesquels un taxis fait de bonne heure a été suivi de péritonite promptement mortelle par épanchemeut. J'ai parlé d'un cas dans lequel, après avoir fait inutilement le taxis anesthésique au commencement du troisième jour, j'ai trouvé la hernie rentrée au moment où je me disposais à l'opérer.

Je vous répète que ce n'est pas avec ces faits exceptionnels, inévitables dans une maladie qui doit à son influence sur le système nerveux des variations singulières, qu'on peut établir une règle thérapeutique. C'est avec un ensemble de faits un peu nombreux, et par l'appréciation des résultats obtenus pendant une longue série d'années qu'on arrive à des conclusions pratiques rigoureuses. C'est pourquoi je me félicite, en terminant, d'avoir recueilli par écrit, depuis mon entrée dans les hôpitaux (1845), tous les cas de hernies étranglées que j'ai eu à soigner, et de pouvoir baser sur ma propre pratique des préceptes moins incertains que ceux que j'ai trouvés dans les ouvrages et les leçons de mes maîtres.

Tout n'est pas fini d'ailleurs, et la génération à laquelle vous appartenez arrivera peut-être à des chiffres meilleurs. J'entrevois la possibilité de progrès nouveaux dans le perfectionnement des procédés de taxis et dans le pansement après l'opération. Suivez ces études attentivement ; mais n'hésitez pas à en consigner les résultats par écrit, parce qu'en cette matière comme en beaucoup d'autres, on ne peut démontrer les améliorations de la thérapeutique qu'en présentant des faits nombreux et bien observés.

CENT TRENTE-QUATRIÈME LEÇON

Épiplocèles.

I. *Hernie épiploïque irréductible et indurée par places.* — Point de signes fonctionnels. — Signes physiques. — La tumeur est distincte du testicule, et se prolonge dans le canal inguinal. — Mollesse et induration par places. — Diagnostic différentiel. — Raisons pour éloigner l'idée d'une tumeur appartenant au testicule, à la tunique vaginale ou au cordon. — Ce ne peut être qu'une tumeur herniaire; mais elle n'est pas intestinale. — Elle est donc épiploïque. — Cependant pas de corde épiploïque. — Explication des indurations par l'épiploïte. — Leur résorption n'est pas à espérer, parce qu'elles sont trop anciennes. — Le malade guérira de la poussée inflammatoire, mais conservera sa tumeur. — II. *Epiplocèle inguino-scrotale irréductible par suite d'une inflammation modérée.* — L'inflammation date de quatre mois. — Un seul symptôme fonctionnel, la douleur. — Corde épiploïque. — Ici la résorption et la réduction étaient possibles, à condition d'un traitement par le repos, les purgatifs et le régime sévère. — Succès de ce traitement. — Mais retour de l'épiplocèle au bout de quelques semaines. — III. *Epiplocèle inguinale étranglée simulant un étranglement intestinal; pseudo-étranglement.* — Tumeur habituellement réductible devenue irréductible depuis trois jours. — Douleurs, anxiété. — Néanmoins absence des grands symptômes fonctionnels de l'étranglement intestinal. — D'où l'indication de la temporisation et d'un traitement médical simple. — Guérison. — IV. *Épiplocèle inguino-scrotale enflammée, avec épiploïte intra-abdominale.* — Irréductibilité récente. — Douleurs inguino-scrotales et abdominales, vives et rebelles. — Corde épiploïque, et au-dessus d'elle plaque étalée. — Tympanite. — Explication de ces phénomènes par l'extension de l'inflammation à l'épiploon abdominal et à tout le péritoine. — Crainte d'une péritonite tuberculeuse. — Guérison avec persistance de la tumeur, de la corde et de la plaque intra-abdominales. — V. *Epiplocèle irréductible avec hydrocèle du sac herniaire.* — Guérison par l'injection iodée. — VI. *Hernie graisseuse ou lipome herniaire crural enflammé, avec irradiations douloureuses.* — Explication des douleurs par la péritonite d'un sac vide, ou par la lésion d'un filet nerveux pendant la sortie brusque de la tumeur. — Diagnostic avec l'épiplocèle.

I. *Hernie épiploïque inguino-scrotale droite irréductible, et indurée par places.* — Nous voyons en ce moment, messieurs, au n° 11 de la salle des hommes, un malade âgé de 35 ans, qui nous est entré avec une tumeur légèrement douloureuse du scrotum. Il porte cette tumeur depuis l'âge de 17 ans; pendant un certain nombre d'années, il l'a fait rentrer et a porté un bandage; mais depuis un temps assez long, ce bandage a été laissé de côté, la réduction ne s'est plus faite, et comme il n'y avait pas de douleurs, les choses ont été abandonnées à elles-mêmes. La tumeur a grossi insensiblement; mais depuis quelques jours, et sans que la cause en ait été appréciable, elle est devenue le siége de quelques douleurs qui ont empêché la marche et ont nécessité l'entrée à l'hôpital.

Ce matin, nous n'avons pas constaté de symptômes fonctionnels, si ce n'est un peu de sensibilité à la pression. Comme signes physiques, nous voyons dans le scrotum une tumeur allongée, plus grosse par en bas que par en haut, qui descend jusqu'au niveau du testicule sans se confondre avec lui. Il y a même entre ce dernier et le bas de la tumeur une ligne de démarcation qui est indiquée par la possibilité de sentir, en refoulant les tissus au moyen d'une pression avec deux doigts, un sillon de séparation assez prononcé. La tumeur ne se limite pas à l'anneau inguinal, elle se prolonge dans le canal, au niveau duquel elle fait un relief peu prononcé sans doute, mais appréciable avec les yeux et encore mieux avec les doigts, car on sent sur tout le trajet inguinal une résistance, et, par places, des indurations qui ne se sentent pas du côté opposé. On ne trouve nulle part de fluctuation, et il n'y a pas la moindre transparence. La consistance n'est pas uniforme; sur la plus grande partie de son étendue, cette tumeur est mollasse et cède sous la pression des doigts, sans donner la sensation particulière aux cavités bien remplies de liquide, celle que nous appelons la rénitence et que nous attribuons à un retour immédiat du contenu après qu'il s'est laissé refouler. Sur d'autres points elle est dure, très-résistante, ne s'affaisse aucunement sous les doigts qui la pressent. Les duretés sont arrondies et grosses comme des billes sur trois des points de la portion scrotale de la tumeur; il y en a une autre qui est allongée et présente la forme d'un cordon sur la partie externe. La portion inguinale de la tumeur présente aussi des variétés de consistance; seulement elles ne sont pas aussi appréciables, peut-être parce que les indurations sont moins prononcées, mais surtout parce que nous les sentons à travers le fascia graisseux sous-cutané de la paroi abdominale et l'aponévrose du grand oblique, et que l'ensemble de ces parties forme un plan autrement épais et résistant que les enveloppes du scrotum. J'ai fait tousser le malade pendant que ma main enveloppait la tumeur, et je n'ai pas eu l'augmentation notable de volume que nous donne une hernie réductible; j'ai seulement senti une petite impulsion; mais elle est analogue à celle que nous ressentons dans les cas où une tumeur adhérente à la paroi abdominale participe à l'impulsion communiquée par un effort tant soit peu considérable. Ce n'est en effet qu'une impulsion, ce n'est pas une augmentation de volume, comme lorsqu'il s'agit d'une hernie. La sensation donnée à la main par ces deux phénomènes n'est pas la même. Il suffit d'un peu d'habitude pour établir la distinction.

Ces symptômes étant donnés, à quelle maladie avions-nous affaire? On pouvait penser à une tumeur du testicule ou de son enveloppe séreuse, à une tumeur du cordon ou à une hernie.

Il n'y avait pas à s'arrêter longtemps à une maladie du testicule, à une hydrocèle ni à une hématocèle, à cause de la ligne de démarcation bien tranchée qui existait entre la glande et la tumeur. Certainement les duretés et les bosselures, que nous sentions, rappelaient les caractères de certains sarcocèles cancéreux et syphilitiques; mais du moment où nous trouvions le testicule bien distinct, avec sa forme et sa consistance normales, nous devions rejeter immédiatement ces pensées. Cette partie du diagnostic était justifiée d'ailleurs par la sensation particulière qu'éveillait la pression sur les diverses parties contenues dans le scrotum : en bas c'était la douleur vive et spéciale que donne le testicule, en haut c'était la sensation pénible, mais beaucoup moins caractérisée, que donne la pression d'une partie quelconque modérément enflammée. Enfin l'absence de fluctuation et de transparence éloignait également l'idée d'une hydrocèle ou d'une hématocèle.

Était-ce donc une tumeur du cordon, c'est-à-dire une tumeur développée aux dépens du tissu cellulaire ou des autres parties constituantes de cet organe? Non; car de quelle tumeur aurait-il donc pu être question? La funite aiguë eût été plus douloureuse; la funite chronique ne se voit pas sans un point de départ du côté du testicule et surtout de l'épididyme; d'ailleurs, elle ne dure pas aussi longtemps et n'arrive pas à un volume aussi considérable sans avoir présenté des poussées aiguës ou subaiguës qui n'avaient jamais eu lieu ici, ou sans avoir manifesté quelque tendance soit à la suppuration, soit à la résolution, choses qui semblaient n'avoir non plus jamais existé chez notre malade. Le cancer du cordon ne se montre pas avec un volume aussi considérable sans que le testicule ait été envahi primitivement, ce qui est le cas le plus ordinaire, ou consécutivement, ce qui est le cas le plus rare, et sans que la santé générale soit amoindrie par la propagation du cancer au péritoine ou aux ganglions lombaires et par un commencement de cachexie. Quant au varicocèle, comment y songer? Lorsque les veines variqueuses sont perméables, elles forment un gonflement mollasse, au lieu du gonflement dur que nous observons ici; et ce gonflement disparaît par le décubitus horizontal, tandis qu'ici le volume ne diminue et n'augmente en rien sous l'influence des changements d'attitude. Quand les veines variqueuses sont devenues imperméables, par suite d'une coagulation spontanée et d'une phlébite, la tumeur n'est pas aussi volumineuse, elle a une plus grande sensibilité, et surtout elle ne s'accroît pas incessamment et pendant plusieurs mois de suite, comme cela a eu lieu sur notre malade. Je laisse de côté l'hydrocèle et l'hématocèle enkystées, à cause de l'absence complète de fluctuation, et à cause de la grande du retéque nous constations en divers points.

Par exclusion nous arrivions donc forcément à l'existence d'un gonflement formé par des parties qui n'appartiennent pas normalement à la région malade, c'est-à-dire à une tumeur herniaire. Mais qu'est-ce donc qu'une tumeur herniaire qui ne rentre pas et n'augmente pas de volume pendant les efforts, comme cela a lieu pour les hernies réductibles, qui n'occasionne ni les douleurs, ni les coliques, ni les vomissements, ni l'inappétence amenés par les hernies étranglées ?

Ce ne peut être, messieurs, qu'une hernie irréductible. Seulement cette hernie n'est pas intestinale au moins exlusivement, par les trois motifs suivants : 1° parce qu'une entérocèle irréductible, sans étranglement et par suite d'adhérences, avec un volume aussi considérable, est chose exceptionnelle; 2° parce que, quand elle existe, elle ne donne pas ce mélange de mollesse et d'induration qui est ici tout à fait caractéristique; 3° parce qu'elle donnerait de la sonorité, tandis qu'ici la matité est absolue.

Si ce n'est pas une entérocèle, vous le voyez, ce doit être une épiplocèle. En effet, la clinique nous apprend que l'épiplocèle irréductible est fréquente. Je vous en ai cité des exemples pour la région ombilicale, et j'ai souvent l'occasion de vous en montrer à la région inguino-scrotale, dans laquelle c'est encore plus fréquent. Ici l'antécédent bien signalé d'une hernie ancienne, la présence d'une tumeur solide distincte du testicule et se prolongeant jusqu'à la partie supérieure du canal inguinal, l'impossibilité d'engager le doigt, coiffé par la peau, entre le contour de l'anneau inguinal externe et la tumeur qui le remplit entièrement, sont, avec les motifs d'exclusion des autres tumeurs, des signes qui ne laissent aucun doute. J'ai cherché, en outre, si, plus haut que le canal inguinal et dans le ventre, je pouvais sentir la portion abdominale de l'épiploon tendue, résistante, et formant ce que Velpeau a nommé la *corde épiploïque*. Je n'ai pas trouvé ce signe bien prononcé.

Il m'a semblé que je sentais de ce côté, à travers la paroi abdominale, une résistance un peu plus grande que de l'autre; mais il n'y avait pas assez de tension et de résistance pour que je pusse affirmer là l'existence positive d'une corde épiploïque. Je vous ai signalé d'autres cas dans lesquels la chose a été plus évidente. N'oubliez pas ce moyen de diagnostic; sachez seulement qu'il n'existe pas ou du moins qu'il n'est pas trouvé dans tous les cas. La condition nécessaire pour qu'il se rencontre, c'est que l'épiploon intra-abdominal soit épaissi par un travail inflammatoire, en même temps qu'attiré et tendu. Or chez beaucoup de sujets il n'a pas subi d'épaississement, et la tension seule ne suffit pas, surtout quand il y a de l'embonpoint, pour donner la sensation dont il s'agit.

Trois points restent à examiner pour compléter le diagnostic: 1° D'abord quelle est donc la lésion qui produit les variétés de consistance et surtout les indurations si remarquables de cette tumeur? Ce sont encore des transformations fibreuses ou fibroïdes consécutives à l'inflammation. Il s'est fait à la surface et dans l'intérieur de cet épiploon enflammé un exsudat plastique, ou, comme on l'admet aujourd'hui, une prolifération cellulaire, puis un processus qui a transformé cet exsudat et ces cellules en un tissu dense, résistant, peu vasculaire, qui présente à l'œil nu et au microscope les apparences du tissu fibreux. Les histologistes vous diraient aussi que l'ensemble de ce travail a produit une néoplasie; je me fais comprendre tout aussi bien en vous disant qu'il y a eu là une transformation fibreuse donnant à l'ancien épiploon la consistance dure par places, et quelquefois même la consistance ligneuse que nous observons dans certains cas. Ce qu'il y a de très-remarquable, et ce que Velpeau a bien indiqué lorsqu'il a décrit ces transformations, c'est qu'elles se font sous l'influence d'un travail inflammatoire très-lent, souvent larvé, se traduisant cependant quelquefois, à un moment ou à l'autre, par quelques phénomènes qui sont désignés en clinique par le mot de *poussées*. Chez notre malade, ces phénomènes ne s'étaient pas produits jusqu'à présent, mais c'est leur apparition récente qui a nécessité le repos et la demande d'un lit à l'hôpital. Je ne veux pas dire pour cela que toutes les épiploïtes soient larvées. Je vous en montrerai quelques-unes à l'état aigu et plus encore à l'état subaigu.

Mais il n'en est pas moins vrai que la forme latente qui amène les transformations dont je viens de parler est fréquente, et est particulière à cet organe, lorsqu'il s'est déplacé et qu'il a occupé longtemps une position insolite dans un sac herniaire.

2° Mais pourquoi cet épiploon induré par places est-il donc irréductible? Cela peut tenir à deux causes : à une simple augmentation de volume ou à des adhérences. L'augmentation de volume est une des conséquences de l'épiploïte. Lorsque celle-ci est aiguë ou subaiguë, ses produits inflammatoires se résorbent, et l'organe malade, reprenant les dimensions antérieures, peut rentrer dans le ventre. Mais lorsque l'inflammation est d'emblée chronique, la résorption n'a pas lieu, et l'épiploon hernié, en même temps qu'il s'indure par places, s'épaissit dans toute son étendue et grossit par l'extension du travail néoplasique dont je parlais tout à l'heure. C'est donc tout à la fois parce qu'il est plus volumineux et moins souple qu'il ne peut plus repasser par l'ouverture, devenue trop étroite pour lui, de l'orifice inguinal supérieur ou profond.

Quant aux adhérences, elles se comprennent aussi bien que l'augmentation de volume. Vous savez que c'est le propre des membranes séreuses, lorsqu'elles s'enflamment, de produire à leur surface pariétale et viscérale des fausses membranes, lesquelles, en se confondant, établissent entre ces parties des connexions qui n'existaient pas d'abord. Or l'épiploïte parenchymateuse qui donne les transformations coïncide souvent avec l'épiploïte superficielle qui donne les adhérences. Les deux choses peuvent se produire simultanément, mais elles peuvent aussi exister l'une sans l'autre. Où en sommes-nous sous ce rapport chez notre malade? Ici, messieurs, les moyens de diagnostic nous manquent. Les indurations et l'irréductibilité nous apprennent que l'épiploon a été enflammé, mais aucun signe clinique ne nous permet de savoir si c'est l'augmentation de volume seule, ou si ce sont les adhérences seules, ou si ce sont ces deux causes réunies qui s'opposent à la réduction.

Et la clinique nous laisse indécis sur une autre question : ces produits d'origine inflammatoire qui donnent l'augmentation de volume et les adhérences peuvent-ils aujourd'hui se résorber, et se résorber assez pour permettre la réduction? Je vais revenir tout à l'heure sur ce sujet, quand je m'occuperai de la marche et des terminaisons possibles de la maladie chez notre patient.

3° Est-ce à une épiplocèle pure ou bien à une épiplocèle accompagnée d'entérocèle que nous avons affaire ici? J'ai eu ou j'aurai l'occasion de vous signaler quelques cas de pseudo-étranglements difficiles à interpréter, parce que nous n'arrivons pas facilement à savoir si, derrière l'épiploon, dont l'inflammation plus ou moins aiguë explique les troubles fonctionnels, il n'y a pas une anse intestinale dont la constriction les expliquerait encore mieux. Chez notre malade, il est bien entendu qu'il ne peut pas être question d'entérocèle étranglée, puisque les symptômes n'en existent pas; mais n'y a-t-il pas une entérocèle réductible ou rendue irréductible par suite d'adhérences avec l'épiploon? Sur ce point la clinique nous refuse encore des moyens de diagnostic absolus. Certainement, s'il y a une entérocèle concomitante réductible, l'anse qui la forme n'est pas longue; car si elle était longue, nous aurions une augmentation de volume pendant la toux, et, de temps à autre, sinon toutes les fois, une sensation de gargouillement pendant la réduction. Mais à la rigueur il peut y avoir une anse petite, incomplète même, et trop peu volumineuse pour donner, à la sortie et à la rentrée, les deux phénomènes dont il vient d'être question. Quant à une anse irréductible par adhérences, c'est d'abord chose assez rare, et ensuite nous n'avons encore aucun moyen pour en établir positivement le diagnostic.

Pronostic. — Si j'en juge d'après ce qui s'est passé dans les cas assez nombreux de ce genre que j'ai eu l'occasion d'observer, nous allons voir d'ici à quelques jours le volume et la sensibilité de cette épiplocèle diminuer, et la tumeur revenir à l'état dans lequel elle se trouvait avant la poussée inflammatoire récente.

Faut-il espérer une diminution de volume, et une résorption des fausses membranes au moyen desquelles les adhérences sont établies, diminution et résorption qui permettraient à la tumeur de rentrer? Je ne le pense pas, parce que, l'épiplocèle étant irréductible depuis très-longtemps et ses indurations étant très-prononcées, j'ai lieu de penser que les produits inflammatoires sont arrivés à cet état de sclérose dans lequel la résolution n'est plus possible. Je veux bien qu'il reste à cet égard de l'incertitude, mais la probabilité en faveur de mon opinion est trop grande pour que je propose à ce malade les huit à dix semaines de traitement par le repos et les purgatifs qui seraient nécessaires pour obtenir la réduction, si par hasard elle était possible. Notre homme guérira donc en conservant son épiplocèle irréductible pour laquelle je lui conseillerai de porter un bandage.

Traitement. —J'ai bien peu de choses à lui faire, comme vous voyez. Je lui ai prescrit des cataplasmes. Je le laisserai au repos tant que la tumeur sera douloureuse. Puis, quand la sensibilité sera émoussée, je lui conseillerai le bandage français à pelote concave triangulaire et recourbée, avec sous-cuisse attaché au sommet du triangle. Mon but, en lui prescrivant ce bandage, qu'il retirera d'ailleurs la nuit, est d'empêcher la descente de l'intestin qui, si elle ne s'est pas produite jusqu'à présent, peut toujours avoir lieu d'un instant à l'autre, et en même temps de maintenir sur l'épiplocèle une compression qui s'opposera à son accroissement et peut-être à son inflammation.

J'ai bien à me demander si ce bandage sera mis par le patient. Il peut s'y refuser par simple négligence, mais il peut aussi être empêché par la souffrance qu'occasionnera la pression. Certains malades, en effet, reprennent facilement par suite de cette pression uue épiploïte douloureuse. J'ai vu un capitaine de cavalerie chez lequel la douleur, empêchant de supporter le bandage, m'a paru être occasionnée par une phlébite concomitante du cordon spermatique; il a fallu six mois de repos pour que, les veines ayant repris leur état normal, l'épiplocèle depuis longtemps irréductible, qui persistait, pût supporter le bandage destiné aux deux buts principaux que j'indiquais tout à l'heure : empêcher la sortie de l'intestin et arrêter l'augmentation de volume de l'épiploon.

II. *Épiplocèle inguino-scrotale irréductible par suite d'une inflammation modérée.* — Je viens, messieurs, d'accorder la sortie (8 décembre 1874) à un garçon de dix-sept ans qui nous a offert un nouvel exemple d'épiplocèle irréductible avec des conditions assez favorables pour que nous ayons pu, au moyen du traitement, obtenir la réduction.

Ce jeune homme avait depuis quatre ans, au côté droit du scrotum, un gonflement notable, qui ne rentrait pas, paraît-il, et auquel il n'avait jamais fait grande attention, parce qu'il n'en souffrait pas. Depuis quatre mois, il a senti venir peu à peu une augmentation de volume à laquelle se sont ajoutées de la gêne d'abord, puis de la douleur, particulièrement le soir, lorsque le malade s'était fatigué et avait beaucoup marché dans la journée. C'est pour ces motifs, et aussi dans la crainte d'une infirmité persistante, que son père me l'avait amené et m'avait prié de l'admettre, le 2 novembre dernier.

A ce moment, le jeune homme se plaignait bien de quelques douleurs dans le ventre, mais il mangeait et n'avait ni nausées, ni vomissements, ni constipation. Le principal symptôme fonctionnel était la douleur qu'il ressentait à une pression un peu forte, et surtout pendant la marche ou lorsque celle-ci avait été continuée plusieurs heures.

Physiquement, l'ensemble de la région présente trois lobes : l'un inférieur, plus petit, et donnant la sensibilité spéciale à la pression, est évidemment formé par le testicule que l'on peut distinguer et isoler nettement ; un moyen, le plus gros, qui a bien le volume du poing, occupe le scrotum ; le troisième est dans la région inguinale, et passe évidemment à travers l'anneau externe qu'il remplit pour se continuer dans le canal qu'il remplit également. Au-dessus du canal inguinal, on sent à travers la paroi abdominale, qui est mince à cause de l'âge du sujet, une résistance paraissant due à la corde épiploïque, dont j'ai souvent parlé. Du reste point de fluctuation, point de transparence, point d'augmentation de volume sous l'influence de la toux, en un mot un ensemble de caractères semblables à ceux que j'ai signalés plusieurs fois (page 609 et suiv.) pour l'épiplocèle irréductible. Ici seulement nous avions cette particularité que la portion scrotale de la tumeur n'offrait nulle part les indurations arrondies ou allongées que nous avons observées souvent dans des cas de ce genre. La tumeur était mollasse et pâteuse, comme l'est habituellement l'épiplocèle qui n'a subi encore aucune transformation. La portion inguinale offrait une consistance plus grande que la portion scrotale, mais cette consistance n'allait pas jusqu'à présenter çà et là les indurations considérables que vous avez vues sur d'autres sujets.

Je n'insiste pas sur le diagnostic, car je serais obligé de revenir sur des points que vous m'avez déjà entendu développer. Pour les raisons que vous connaissez, j'ai admis chez ce jeune garçon une épiplocèle irréductible depuis longtemps, et devenue depuis peu le siége d'une inflammation très-modérée. Je n'ai pas pu déterminer positivement s'il avait ou s'il n'avait pas d'entérocèle concomitante. J'ai tout simplement admis que, si cette entérocèle n'avait pas existé jusqu'à présent, elle pouvait survenir un jour et ajouter ses dangers aux inconvénients de l'épiplocèle.

La seule question sur laquelle je désire insister devant vous est celle du pronostic et du traitement. Il me paraissait probable que, si nous ne faisions pas de traitement, la tumeur persisterait, augmenterait même, et que le sujet, à cause de son insouciance, ne s'assujettirait pas volontiers à l'emploi du bandage. Je voyais donc une cause de difformité fâcheuse à cet âge et une véritable infirmité.

D'un autre côté, pouvais-je espérer quelque chose d'utile d'un traitement? Ici je me rappelais d'abord une observation d'Arnaud (1), dans laquelle ce chirurgien avait traité par le repos,

(1) Arnaud, *Traité des hernies ou descentes*, 2 volumes, 1749 et *Mémoires de l'Académie de chirurgie*, in-4°, 1878.

les bains et les purgatifs, une hernie scrotale fort considérable, irréductible depuis longtemps, qu'il ne dit pas avoir été exclusivement épiploïque, mais qui l'était certainement en grande partie. Au bout d'un mois, la tumeur avait assez notablement diminué pour qu'on pût mettre un bandage à pelote concave ; au bout d'un autre mois, tout avait disparu, et le bandage à pelote convexe pouvait être employé.

Je me rappelais d'autre part deux faits dans lesquels, guidé par le souvenir d'Arnaud, j'avais obtenu du même traitement des résultats très-remarquables. Le premier est celui d'un lieutenant d'infanterie qui m'avait été adressé, en 1866, par M. le docteur Mounier, chirurgien au Val-de-Grâce. Cet officier portait depuis dix ans une hernie inguino-scrotale irréductible. Quand il toussait, je sentais une augmentation de volume que j'attribuais à une entérocèle réductible concomitante. Mais, d'après les caractères physiques et d'après la présence de quelques indurations, je n'avais pas à douter de l'existence d'une grosse épiplocèle formant la partie principale de la tumeur. Ce malade ne pouvait pas supporter de bandage, parce que la pression le gênait et que la pelote, bien que concave, se déplaçait à tout moment sur cette tumeur arrondie, plus grosse que le poing d'un homme vigoureux. Il fallait renoncer à la marche, et par conséquent se retirer du service militaire, ce qui eût été pour le patient un grand chagrin. Dans cette occurrence, je lui proposai de se mettre au lit, de prendre deux purgatifs et un bain par semaine, de manger le moins possible, de ne plus mettre de bandage ni comprimer sa hernie, et d'appliquer seulement des cataplasmes. Il accepta, et entra au Val-de-Grâce pour se soumettre au traitement que j'avais conseillé, en imitation de celui d'Arnaud. Ce traitement fut commemcé le 1er juin 1866, et le 14 juillet suivant, c'est-à-dire six semaines après, le malade revenait à la Pitié, et m'apprenait que sa hernie était rentrée tout d'un coup le 12, après avoir diminué progressivement pendant les jours qui avaient précédé. Il avait pu mettre alors un bandage ordinaire, que jusqu'à présent il avait bien supporté, et la hernie n'était pas sortie de nouveau. En l'examinant, je constatai l'exactitude des faits qu'il avançait. Le doigt, porté, en refoulant la peau, dans l'anneau et le canal inguinal, sentait qu'ils étaient parfaitement libres, et la toux, pendant que le doigt était ainsi placé, n'amenait aucune tumeur.

J'aurais bien voulu déterminer sous quelles conditions anatomiques s'était faite la réduction. Arnaud a émis l'opinion qu'en pareil cas tout rentrait, sac et épiploon adhérent. Aucune observation faite sur le cadavre n'est venue, depuis Arnaud, démontrer la justesse de cette opinion. Aussi ai-je essayé de me renseigner par l'observation de mon malade. Or, ayant trouvé sous la peau une enveloppe assez épaisse, j'ai pensé que le sac n'était pas rentré, ainsi que le pensait Arnaud, et que l'épiploon seul s'était réduit, après avoir perdu de son volume et toutes ses adhérences, s'il en avait, avec le sac.

Dans cette même année 1866, mon collègue et ami le docteur Maurice Raynaud m'a amené un malade sur lequel j'ai trouvé de même, avec une entérocèle réductible, une épiplocèle volumineuse, irréductible depuis plusieurs années. Il était à chaque instant pris d'une poussée inflammatoire, et pour ce motif, il ne tolérait pas le bandage.

Le même traitement fut proposé et adopté, et eut les mêmes résultats : disparition de la tumeur au bout de quelques semaines, et possibilité de supporter une pelote. Je n'ai pas revu ce malade, dont j'ai eu des nouvelles par mon collègue, en sorte que je n'ai pas d'opinion précise sur le mécanisme au moyen duquel la rentrée s'est faite.

Quoi qu'il en soit, je proposai la tentative du même traitement pour notre jeune homme; j'avais des raisons pour craindre un échec, puisque je ne crois guère à une guérison solide par la rentrée simultanée du sac et de l'épiploon, et que la diminution de volume et la résorption des adhérences étaient difficiles à obtenir sur une épiplocèle qui était sortie depuis quatre ans, et qui s'était enflammée de temps à autre. D'un autre côté, rien ne démontrait l'existence des adhérences et surtout des adhérences formées par un tissu incapable de se résorber, et, quant à l'excès de volume, j'étais fondé à en espérer la disparition, parce que je ne sentais pas de parties indurées. Cela tenait sans doute à ce que les produits plastiques ne s'étaient pas organisés en tissu fibreux non susceptible de résorption, et à ce qu'il s'agissait d'une accumulation de matériaux mous et de graisse, c'est-à-dire de substances dont la résorption pouvait avoir lieu.

Tout bien considéré, j'ai pensé que sur ce malade, comme sur celui d'Arnaud et sur les deux que j'ai traités en 1866, je pouvais espérer transformer la hernie irréductible en une hernie réductible.

Pour cela, il fallait immobiliser la tumeur et provoquer un travail d'absorption. J'ai satisfait à la première indication par la prescription du repos au lit. Non-seulement j'ai dit au jeune homme d'y rester, mais je l'ai fait surveiller pour qu'on l'empêchât de se lever. De cette façon, nous évitions les efforts et les ballottements qui pouvaient entretenir ou ramener l'état inflammatoire, cause en partie de l'augmentation de volume. J'ai satisfait à la seconde indication par des purgatifs donnés tous les quatre jours et par un régime sévère, c'est-à-dire par une alimentation moitié moins abondante que celle que nous donnons aux malades les mieux nourris. Je me proposais, par ce moyen, de faire maigrir le patient, et par conséquent son épiploon, et en même temps de favoriser la résorption des matériaux plastiques interstitiels et périphériques.

Mes recommandations ont été exactement suivies, et lorsque nous sommes arrivés auprès de ce malade le 3 décembre, un mois après le début du traitement, nous n'avons plus trouvé trace de la hernie; elle était rentrée spontanément pendant la nuit. Il m'a bien semblé qu'il restait dans le scrotum assez d'épaisseur de tissus, pour qu'on pût croire que l'épiploon était rentré seul, et que le sac était resté à sa place. Pourtant, je n'ai pu à cet égard avoir de certitude absolue.

En tout cas vous devez, messieurs, conserver des faits dont je viens de vous parler, en ajoutant celui d'Arnaud à mes trois, ce souvenir que, quand une épiplocèle est restée longtemps irréductible et s'est enflammé de temps à autre, la réduction peut être obtenue après un traitement convenable, et doit être tentée si cette épiplocèle est devenue aussi incommode qu'elle l'était chez nos malades. On ne réussira que dans les cas où les matériaux plastiques infiltrés à la surface et dans l'épaisseur de l'épiploon seront assez mous et assez peu avancés vers la transformation fibreuse pour que l'absorption puisse en faire justice. Nous n'avons pas en clinique la possibilité de savoir si cette condition existe, parce que cet avancement vers la transformation fibreuse ou sclérose se fait plus ou moins vite suivant les sujets, et que les indurations très-prononcées, très-étendues ou très-multipliées nous donnent seules une présomption. Mais lorsque ces indurations n'existent pas ou sont peu marquées, rien n'empêche de proposer au malade le traitement résolutif, en le prévenant qu'on n'est pas sûr du résultat, mais qu'en tout cas il n'y a rien à risquer, si ce n'est un peu d'ennui.

P. S. — Je dois vous dire que ce jeune garçon, auquel j'avais fait mettre un bandage trois jours avant sa sortie, le 8 décembre, et qui a pu même s'en procurer un moins défectueux que celui dont l'hôpital l'avait pourvu, m'a été présenté environ trois semaines après. Sa hernie s'était reproduite depuis deux jours; on n'avait pas pu la faire rentrer, bien qu'il ne fût survenu encore que des phénomènes inflammatoires; j'ai vainement essayé le taxis et j'ai dû conseiller des cataplasmes et un nouveau repos. Mais ni les parents ni le malade n'ont voulu consentir à un traitement itératif semblable au premier, et l'on s'est résigné à l'emploi d'un bandage à pelote concave, une fois que les accidents inflammatoires eurent disparu.

III. *Epiplocèle inguinale étranglée, simulant un étranglement intestinal. Pseudo-étranglement.*

Je vous ai dit ailleurs que le mot de *pseudo-étranglement* avait reçu plusieurs acceptions différentes, parce qu'il est un certain nombre de maladies dont les symptômes rappellent ceux de l'étranglement intestinal, qui est le vrai, et cependant ne demandent pas les mêmes moyens de traitement que lui.

Au nombre de ces pseudo-étranglements se trouve celui qui est dû à la constriction et à l'inflammation aiguë consécutive de l'épiplocèle. Nous en avons un exemple depuis quelques jours sur un malade couché au n° 32 de la salle Sainte-Vierge. Il est âgé de 29 ans, garçon de magasin, et de constitution un peu délicate. Il croit que sa hernie (inguinale droite) remonte à plusieurs années et qu'elle rentrait aisément; mais comme il ne souffrait pas, il n'a jamais porté de bandage.

Le mercredi 26 novembre 1873, sa tumeur, qui était sortie depuis le matin, devint douloureuse. Il chercha à la faire rentrer, mais ne put y parvenir; le jeudi et le vendredi, il continua à ne pouvoir pas la réduire, et quoique la douleur persistât et gênât la marche, il continua son service de garçon à l'hôtel du Louvre. Il assure que, malgré la douleur et l'irréductibilité, il a été tous les jours à la garde-robe et a pris ses repas comme à l'ordinaire. Le samedi 29, les souffrances ayant augmenté et la marche étant devenue plus difficile, il se décide à entrer à l'hôpital, où des tentatives de taxis sont faites inutilement par l'interne de garde. Le lendemain matin, je trouve le malade assez souffrant et inquiet de ce que sa hernie ne peut pas rentrer. Il n'a pas été à la selle depuis 30 heures, mais il a rendu quelques gaz par l'anus, et il n'est pas dépourvu d'appétit. La tumeur, qui descend de la région inguinale au testicule en restant distincte de ce dernier, nous présente tous les caractères physiques de l'épiplocèle : empâtement sans élasticité, indurations, mais peu prononcées, sur quelques points.

L'antécédent d'une hernie réductible jusque-là qui était devenue tout à coup irréductible, les douleurs à la pression, l'anxiété rappelaient un peu les symptômes de l'entérocèle étranglée; mais comme il n'y avait ni tension de la tumeur, ni nausées, ni vomissements, ni constipation remontant au début des accidents, ni inappétence, j'ai conclu à un étranglement épiploïque suivi d'inflammation, ou, si vous aimez mieux, à une épiploïte herniaire par étranglement. Mais comme le pronostic et le traitement sont bien différents de ceux de la constriction intestinale, je vous ai rappelé que c'était un de ces cas qu'on peut désigner sous le nom de pseudo-étranglement, voulant indiquer par là qu'il ne s'agit pas d'une maladie nécessitant promptement l'intervention de la main ou du bistouri, comme lorsqu'il s'agit d'un étranglement intestinal.

Je vous ai rappelé que la temporisation était parfaitement légitime en pareil cas, et, me fondant sur un certain nombre de faits du même genre, je vous ai dit que certainement les douleurs et le gonflement diminueraient peu à peu, et qu'au bout de huit à quinze jours l'épiploon amoindri ne serait plus étranglé et pourrait rentrer. Je vous ai rappelé à cette occasion qu'entre l'intestin et l'épiploon se trouvait cette grande différence que le premier, par sa distension gazeuse, le gonflement des parties circonvoisines et la rétraction du contour herniaire, s'étrangle de plus en plus et arrive à des lésions mortelles, en même temps que ces lésions entraînent des conséquences fâcheuses du côté du système nerveux et de tout l'organisme; tandis que l'épiploon, tout en s'étranglant et s'enflammant de plus en plus pendant quelques jours, arrive à une période de résolution qui favorise sa rentrée, sans qu'il soit devenu le siége de lésions compromettantes pour la vie et l'occasion de symptômes généraux graves.

Si un taxis n'avait pas été pratiqué la veille, j'en aurais sans doute fait un, dans la pensée qu'une anse intestinale placée derrière l'épiploon pourrait, si elle ne se réduisait pas spontanément, s'étrangler à son tour. Mais j'ai eu toutes les raisons pour croire qu'actuellement il n'y avait pas d'entérocèle, et que j'étais en présence d'une simple épiplocèle enflammée avec étranglement.

Je me suis donc abstenu, j'ai engagé le malade à rester au lit, je lui ai prescrit une bouteille d'eau de Sedlitz, et vous avez pu constater que les douleurs ont promptement disparu, que l'appétit s'est toujours montré, que la tumeur, après avoir conservé le même volume pendant deux jours, avait commencé à diminuer, et qu'enfin aujourd'hui elle était rentrée tout à fait, ce qui permettait au malade de porter un bandage ordinaire. Il eût pu arriver certainement que l'épiplocèle devînt indéfiniment irréductible, soit par suite d'adhérences, soit par une persistance de gonflement due à l'organisation des matériaux exsudés par l'épiploïte interstitielle. J'espérais pourtant qu'il n'en serait pas ainsi, parce que, cette épiploïte étant de date récente, le traitement et surtout le repos devaient faciliter la résolution prompte des produits inflammatoires, qui n'avaient paseule temps de s'organiser et de passer à cet état scléreux, dont j'ai eu l'occasion de vous parler à propos des vieilles épiplocèles irréductibles.

IV. *Epiplocèle inguino-scrotale enflammée, avec épiploïte intra-abdominale.* — Dans le cas précédent et dans plusieurs autres que je vous ai montrés, l'inflammation de l'épiplocèle, tout en simulant plus ou moins l'étranglement intestinal, est restée limitée à la région inguino-scrotale.

Dans le fait suivant, l'inflammation s'est propagée de l'épiploon herniaire à l'épiploon abdominal et est devenue l'occasion d'une péritonite chronique.

Le malade, âgé de 33 ans, garçon de magasin, de faible constitution, avait sa hernie depuis l'enfance, mais n'avait commencé à porter le bandage qu'un an avant son entrée à l'hôpital (salle Sainte-Vierge, n° 25).

Le 10 septembre, trois semaines avant son admission, il s'est aperçu un matin que sa hernie, sortie pendant la nuit, ne pouvait pas rentrer. Depuis ce temps, il a éprouvé des douleurs sourdes qui ont ensuite augmenté, et en même temps la tumeur a grossi peu à peu. Le 3 décembre, lendemain de son entrée, il avait eu le sommeil troublé par des douleurs dans la hernie et dans tout le ventre. J'ai constaté qu'elles augmentaient notablement à la pression, qu'elles étaient assez vives pour empêcher le malade de se lever et de marcher. La tumeur était allongée, présentait le volume d'un gros œuf de poule, et s'étendait de l'anneau inguinal externe au testicule, qu'elle touchait, mais dont elle restait parfaitement distincte, ce qui prouvait que la hernie n'était pas congénitale ou péritonéo-vaginale. La peau qui la recouvrait était rougeâtre. Il n'y avait ni sonorité, ni fluctuation, ni transparence. La consistance était molle et pâteuse sur presque tous les points, un peu plus ferme et presque dure en arrière. Nulle part il n'y avait la tension et l'élasticité que donne, même à travers l'épiploon, l'anse intestinale étranglée et remplie de gaz. Bien que le relief ne fût pas très-considérable au niveau du canal inguinal, nous avons senti avec les doigts que la tumeur s'y prolongeait, et au-dessus de l'orifice supérieur nous avons nettement senti, en refoulant la paroi abdominale qui était mince, la corde épiploïque. Toutefois, cette corde n'existait pas seulement au voisinage du canal inguinal ; elle se prolongeait plus haut, en s'élargissant et s'étalant sous forme d'une plaque assez consistante, qui remontait jusqu'au niveau des fausses côtes.

La pression était légèrement douloureuse sur toute l'étendue de cette plaque.

En outre, le ventre était lui-même douloureux à la pression et sensiblement météorisé, et bien que le malade rendît des garde-robes presque tous les jours, qu'il n'eût pas de vomissements ni de fièvre, il avait peu d'appétit, se sentait faible, mal à l'aise, et ne demandait que le repos.

Dans ce cas, la maladie était complexe. Il s'agissait bien d'une épiplocèle inguino-scrotale irréductible avec une inflammation modérée, sans étranglement notable. Mais il y avait de plus, ce que j'ai vu dans un cas analogue, une épiploïte chronique intra-abdominale et en même temps une péritonite chronique non-suppurée, sans épanchement.

L'épiploïte intra-abdominale et la péritonite étaient-elles consécutives, et dues à une propagation vers l'intérieur du ventre d'une inflammation simple qui avait eu son point de départ dans l'épiplocèle? La chose était probable, car l'état maladif ne s'était prolongé et les symptômes abdominaux n'étaient survenus qu'après le développement de l'inflammation herniaire. Pourtant, comme cet homme était délicat et habituellement mal portant, je me suis demandé s'il n'avait pas été pris d'emblée d'une péritonite chronique peut-être granulo-tuberculeuse, à laquelle l'épiploon herniaire avait participé en même temps que l'épiploon abdominal et le reste du péritoine.

Les phénomènes ultérieurs que j'ai observés n'ont pas confirmé cette dernière opinion et ont plutôt été favorables à la première. Car après un traitement par les onctions mercurielles, qu'il a fallu cesser au bout de quinze jours à cause de l'apparition d'une stomatite, après l'emploi de frictions avec l'huile de camomille camphrée, et après l'usage de l'huile de foie de morue, du vin de quinquina, de l'iodure de potassium à l'intérieur, l'état s'est beaucoup amélioré. Vers le 10 février, l'appétit était revenu, les forces avaient repris, le ventre n'était plus douloureux et ne conservait qu'un léger ballonnement. Le 5 mars, le malade quittait l'hôpital, n'ayant plus aucun symptôme local et général de sa péritonite, qui évidemment s'était terminée par résolution, et qui par conséquent ne devait pas être de nature tuberculeuse. Seulement, l'épiplocèle persistait, et elle me parut définitivement irréductible par suite d'adhérences et de transformation fibreuse partielle; la corde épiploïque et la plaque intra-abdominale subsistaient avec la même consistance, et j'ai pensé que l'épiploon avait subi dans l'intérieur du ventre, à la suite de l'inflammation plastique dont il avait été le siége, la même transformation fibreuse que l'épiploon herniaire.

J'ai vu en 1871, du 3 au 20 juillet, une malade (salle Sainte-Catherine, n° 7) qui nous a présenté des phénomènes analogues: une épiplocèle irréductible par inflammation et peut-être aussi par étranglement, avec une épiploïte intra-abdominale très-prononcée. Seulement il n'y a pas eu d'extension à tout le péritoine, la plaque épiploïque a persisté, mais absolument indolente. L'épiplocèle irréductible a persisté de même, et a pu supporter l'emploi d'un bandage à pelote concave.

Conservons donc de ces deux faits le souvenir que l'épiplocèle étranglée et enflammée peut se compliquer d'une épiploïte intra-abdominale, et même d'une péritonite congestive et plastique, par propagation, vers l'intérieur du ventre, de la phlegmasie partie de l'épiploïte herniaire, tout comme la péritonite partie de la constriction d'une anse intestinale se propage à tout le péritoine dans bien des cas.

Il y a là un motif pour faire, si cela est possible, avant la propagation vers l'intérieur du ventre, la réduction de l'épiplocèle enflammée et étranglée. Mais ce n'est pas une raison suffisante pour employer un taxis violent qui pourrait, en augmentant l'épiploïte, faciliter cette propagation. Il faudrait encore moins faire la herniotomie, qui augmenterait l'intensité et les mauvaises chances de la péritonite. Un taxis très-modéré, le repos et les cataplasmes employés à temps suffiraient pour empêcher la propagation et rendre la hernie réductible. Vous avez vu en effet que, sur mes malades, les conséquences de cette propagation n'ont pas été fatales, et qu'il aurait pu arriver pire après une intervention active, surtout après une intervention avec le bistouri.

V. *Epiplocèle irréductible, avec hydrocèle du sac herniaire. — Traitement par l'injection iodée.* — Puisque j'ai l'occasion de vous signaler quelques variétés et complications de l'épiplocèle, permettez-moi de vous rapporter en peu de mots une observation déjà ancienne, mais qui n'en est pas moins instructive. Elle date de novembre 1850, et je l'ai recueillie à l'hôpital des Cliniques, où je remplaçais alors, comme agrégé, M. le professur J. Cloquet. Elle a pour sujet un jeune homme de 24 ans qui, chose assez rare, portait depuis une dizaine d'annés une hernie crurale gauche. Je l'ai examiné avec beaucoup de soin et à diverses reprises avant d'établir cette partie de diagnostic. Mais comme j'ai toujours senti l'anneau inguinal libre au-dessus et à une certaine distance en dedans de la tumeur, et comme celle-ci était à la cuisse et manifestement au-dessous de la ligne tirée de l'épine iliaque antérieure et supérieure à l'épine du pubis, je n'ai pu avoir de doutes à cet égard.

Quoi qu'il en soit, cette hernie avait été longtemps réductible, et le patient avait pu la contenir avec un bandage. Mais depuis quatre ou cinq mois, la réduction était devenue impossible, et la tumeur avait notablement grossi, sans faire souffrir et sans occasionner aucun trouble fonctionnel.

Elle était arrondie, molle, fluctuante, grosse comme une pomme d'api. En faisant tousser le malade, elle ne grossissait pas, et, de quelque façon qu'on s'y prît, on ne pouvait pas la faire rentrer. Comme l'antécédent d'une hernie paraissait indubitable, et comme d'ailleurs on sentait un prolongement formant pédicule en dedans des vaisseaux cruraux, j'ai dû croire à une hernie irréductible, et comme il y avait de la mollesse, j'ai pensé d'abord à une épiplocèle non indurée. Mais j'ai dit que la tumeur était plus nettement fluctuante que ne le sont habituellement les hernies épiploïques.

D'ailleurs j'ai pu, en déprimant fortement les tissus circonvoisins et faisant tenir une lumière du côté opposé à celui où j'étais placé, constater de la transparence. Il n'y avait donc pas de doute; au lieu d'une hernie, j'avais affaire à un kyste séreux. Mais d'où venait ce kyste? A la rigueur il pouvait s'être formé dans une de ces bourses synoviales sous-cutanées accidentelles que produit le frottement, et qu'on voit quelquefois se développer au-devant de la masse graisseuse de l'aine doublant assez habituellement le sac de la hernie crurale. Cette masse graisseuse est ce que nos prédécesseurs ont nommé hernie graisseuse et ce que j'ai appelé *lipome herniaire*. J'aurais accepté volontiers cette opinion, si la tumeur que je constatais n'avait pas suivi d'aussi près, d'après le dire du malade, la hernie réductible. En effet, il y avait cinq mois au plus que la hernie n'était pas sortie, et il était difficile que l'hygroma accidentel se fût formé dans un si court espace de temps. Il m'a paru plus probable que, depuis cette époque, le sac s'était oblitéré au niveau de son collet et s'était rempli de sérosité, que c'était par conséquent une hydrocèle dans un sac herniaire.

La suite de l'observation a confirmé cette idée. En effet, après avoir constaté plusieurs jours de suite que le liquide ne rentrait pas dans le ventre, j'ai fait une ponction avec le trois-quarts à hydrocèle, et j'ai retiré environ trente grammes de sérosité jaunâtre. Après cette évacuation, j'ai exploré la tumeur, et j'ai vu qu'il restait une petite masse pâteuse, lobulée, qui certainement aurait pu être une hernie graisseuse; mais d'après les antécédents et le prolongement de cette masse vers le point où se trouvent habituellement l'orifice de sortie et le pédicule de la hernie crurale, je n'ai pas douté que je sentais là une portion d'épiploon adhérente au niveau du collet d'un sac dont la cavité s'était remplie de liquide séreux. Ce n'était pas un de ces sacs que M. Chassagnac a appelés déshabités, puisqu'il y avait de l'épiploon. Mais c'était un sac dans lequel à l'épiplocèle s'était ajoutée une hydrocèle herniaire.

J'ai fait, avant de retirer la canule du trois-quarts, une injection de teinture d'iode au tiers. Les phénomènes ultérieurs ont été analogues à ceux de l'injection iodée dans l'hydrocèle de la tunique vaginale. Le kyste a été guéri; mais par précaution, et dans la crainte que les adhérences de l'épiploon au collet cédassent sous la pression des viscères et qu'une entérocèle se produisît ultérieurement, j'ai engagé le malade à porter un bandage à pelote concave.

VI. *Hernie graisseuse ou lipome herniaire crural enflammé.* — Il est, dans la région des hernies crurales, une variété de tumeur qui ressemble beaucoup à l'épiplocèle, et qui en diffère essentiellement en ce que la masse graisseuse qui la forme est à l'extérieur du sac, tandis que l'épiplocèle est dans l'intérieur de ce sac. C'est cette variété que nos prédécesseurs nous ont transmise sous le nom de hernie graisseuse. Vous pouvez lire dans les auteurs, et notamment à la page 24 de mes *Leçons sur les hernies*, que deux opinions ont été émises sur le mode de formation de ces hernies. Dans l'une, qui est celle de Scarpa et Velpeau, la graisse sous-péritonéale, après s'être amassée en pelotons volumineux derrière une éraillure accidentelle ou derrière une ouverture fibreuse de la paroi abdominale, est poussée avec le péritoine vers cette ouverture qu'elle finit par traverser en même temps que lui. Dans l'autre, qui est celle de MM. Bigot et Bernutz, la graisse se serait déposée peu à peu autour d'un sac herniaire qui aurait fini par ne plus recevoir ni épiploon ni intestin, et alors, au lieu d'une véritable hernie, on n'aurait plus qu'un amas graisseux entourant une portion de péritoine sorti à travers une ouverture herniaire. Je me suis rallié, au moins pour la hernie crurale, à la première de ces explications, parce que j'ai rencontré assez souvent, sur le cadavre de sujets qui ne s'étaient jamais connu de hernie, de petits prolongements graisseux adhérents au péritoine d'un côté, engagés de l'autre côté dans une des ouvertures du fascia crebriformis. Sur d'autres, j'ai vu des amas un peu plus gros qui avaient franchi l'ouverture en question en entraînant le péritoine, lequel formait un petit sac herniaire tout préparé à recevoir des viscères. Je suis donc resté convaincu que, dans la région occupée par la hernie crurale, il y avait des amas graisseux qui, provenant du tissu cellulaire sous-péritonéal, étaient sortis et arrivés sous la peau par une des ouvertures qui donnent passage aux hernies crurales. Ces amas peuvent, à la rigueur, être considérés comme des hernies, puisqu'ils se sont déplacés et sont devenus superficiels en passant par une ouverture herniaire, après avoir occupé d'abord une situation plus profonde, au-delà de cette ouverture, dans le tissu sous-péritonéal. Mais comme, d'un autre côté, une hernie est une descente de viscères dans un prolongement du péritoine, et qu'ici le péritoine descendu n'a rien dans son intérieur et que la tumeur graisseuse est en dehors de sa cavité, je me suis servi dans l'article Hernie

CRURALE du *Dictionnaire de médecine et de chirurgie pratiques* (1868), du mot lipome herniaire, voulant indiquer par là ces deux choses capitales : une tumeur graisseuse et un sac péritonéal avec lequel elle est en connexion étroite. Si un viscère descend dans le sac, ce sera une véritable hernie doublée d'un lipome, comme nous en avons rencontré de fréquents exemples dans l'opération de la hernie crurale étranglée. Si les viscères n'y descendent pas, et il est bien possible qu'à la longue ils en soient empêchés par l'aplatissement du sac, qui a été la conséquence du développement considérable de la graisse, alors ce n'est plus qu'un lipome herniaire.

Lorsque les choses sont dans ce dernier état, quelques phénomènes inflammatoires difficiles à distinguer de ceux de l'épiplocèle enflammée et ressemblant parfois au début d'un étranglement intestinal, peuvent se développer.

C'est ainsi que les choses se sont passées dans le fait suivant, que nous observons depuis six jours.

La malade est une femme de 48 ans, couchée au n° 20 de la salle Sainte-Catherine. Elle ne s'était pas connu de hernie jusqu'à ces derniers temps. Le 30 avril 1874, en soulevant un matelas assez lourd, elle a été prise subitement d'une douleur dans l'aine droite et dans les reins. Elle a dû se coucher, et en portant la main dans l'aine, elle y a senti une grosseur du volume d'un œuf de pigeon. Peut-être cette grosseur venait-elle de paraître en effet ; mais peut-être aussi la malade l'avait-elle depuis longtemps sans le savoir, comme cela arrive si souvent par la hernie crurale, et ne s'en est-elle aperçue qu'à cause de la douleur et peut-être d'une augmentation de volume occasionnées par le dernier effort. Quoi qu'il en soit, pensant alors à une hernie, elle pressa à diverses reprises pour la faire rentrer. Elle n'y est pas parvenue, ou du moins, si elle a réduit une anse intestinale incomplète qui avait pu descendre avec la hernie graisseuse, elle n'en a pas eu connaissance.

Les jours suivants, la douleur a persisté dans l'aine et dans les reins, sans que d'autres symptômes fonctionnels s'y soient ajoutés. Nous avons noté surtout que la malade n'avait eu ni vomissements, ni constipation opiniâtre, qu'elle avait toujours eu un peu d'appétit, et qu'elle n'avait pas cessé de rendre quelques gaz par l'anus.

Le 4 mai, comme les douleurs persistaient avec une intensité assez grande pour empêcher les mouvements et le travail, un médecin fut appelé, lequel, après une nouvelle tentative infructueuse de taxis, nous a adressé la malade.

Le 5 mai, en examinant l'aine droite, nous y avons trouvé une tumeur grosse comme un marron, située au-dessous du pli inguinal, très-superficielle, lobulée et mamelonnée comme serait un lipome à petits grains, pâteuse, mollasse et non élastique, comme serait, en effet, un amas de graisse un peu molle. En portant le doigt en haut et en dedans, je n'ai pas senti nettement, entre le ligament de Gimbernat et la veine crurale, le pédicule plus ou moins consistant que nous trouvons habituellement dans la hernie crurale, et en faisant tousser la malade je n'ai senti ni une augmentation de volume, ni même une impulsion. Si quelque chose s'engage dans l'un des orifices de l'infundibulum, c'est une partie très-mince, c'est-à-dire tout simplement un petit sac herniaire absolument vide. En portant la main au-dessus du pli de l'aine, je n'ai pas trouvé non plus la corde épiploïque.

Il n'y a pas de rougeur à la peau; mais ce qui est remarquable, c'est la douleur spontanée et très-vive à la pression que cette tumeur occasionne. Comment expliquer cette douleur, qui est, en définitive, le seul symptôme fonctionnel et le seul inconvénient de la maladie ?

Fallait-il penser à une adénite ? Mais la patiente n'avait eu nulle part, ni du côté des orteils, ni à la vulve, ni dans les régions anale et fessière, d'écorchure ou de plaie qui aurait pu être le point de départ d'un gonflement ganglionnaire. En outre, la tumeur de l'adénite, quand celle-ci est solitaire, est bien uniforme et non mamelonnée comme nous la trouvons ici. Quand elle est multiple, elle se compose de gros lobes séparés par des sillons et dont chacun est lisse à sa surface, et non de petits mamelons ou lobules tels que nous les observions. Enfin, l'adénite offre de la consistance au début, de la fluctuation plus tard, quand la terminaison par suppuration a eu lieu. Ici nous avions, au cinquième jour, de la mollesse et de l'empâtement, sans apparence de fluctuation.

Il est évident que nous avions affaire à une masse graisseuse; mais d'où venait-elle, et, je le répète, pourquoi était-elle si douloureuse? Nous avions à choisir entre deux choses : une épiplocèle enflammée et irréductible par suite de son volume ou de ses adhérences, ou bien un lipome herniaire enflammé.

J'ai rejeté l'opinion d'une épiplocèle, parce que si, comme l'indiquait la malade, cette tumeur était de date récente, elle aurait dû rentrer facilement sous la pression de la main. Si c'était une épiplocèle de date ancienne, restée inconnue de la patiente, je devrais au moins sentir une apparence de pédicule. C'est l'absence de ce dernier signe et l'absence d'irradiations douloureuses vers le ventre qui m'ont fait rejeter l'opinion d'une épiplocèle enflammée. Je ne me dissimule pas qu'à la rigueur une épiploïte pourrait exister avec un volume assez petit et une consistance assez molle pour ne pas donner, au niveau de l'anneau herniaire, la sensation de pédicule. A la rigueur aussi une épiploïte herniaire peut ne pas envoyer d'irradiations douloureuses vers le ventre, quoique ce soit rare quand la tumeur est aussi douloureuse que l'est celle-ci depuis cinq jours. Je fais donc mes réserves relativement à l'épiplocèle. Je n'y crois pas pour le moment; je changerai d'avis si, à la fin du traitement, la tumeur a disparu; car cela tiendrait à une réduction qui n'est pas probable, dans le cas où, comme je le crois, nous aurions affaire à une hernie graisseuse, et qui, au contraire, serait parfaitement explicable, si c'était une épiplocèle.

Pour le moment, à cause de l'absence de pédicule et de corde épiploïque, à cause de l'indolence du ventre et à cause de la position superficielle et des autres caractères physiques de la tumeur, je crois plutôt à une hernie graisseuse ou lipome herniaire, c'est-à-dire à la présence d'un petit amas graisseux qui, dans le principe, dépendait du tissu cellulaire sous-péritonéal et occupait la fossette de l'anneau crural, et qui, à un moment donné, sous l'influence des efforts, a franchi cet anneau, puis l'un des orifices vasculaires du fascia crebriformis, en entraînant le péritoine poussé peut-être en même temps par une anse intestinale. Il se peut que cette descente soit ancienne, et qu'elle soit devenue douloureuse à la suite du récent effort indiqué par la malade. Il se peut qu'elle soit récente, et qu'elle se soit produite sous l'influence de cette dernière cause. A cet égard, il nous est impossible d'être renseigné positivement.

Mais enfin pourquoi, dans l'une et l'autre hypothèse, cette douleur vive? J'ai parlé plusieurs fois d'une inflammation; est-ce donc que la graisse soit susceptible de s'enflammer au point de donner lieu à des souffrances pareilles? Nous le voyons rarement dans le lipome habituel. Qu'y a-t-il donc ici de particulier? Deux choses : d'abord cette graisse, je vous l'ai dit, est accompagnée d'un sac herniaire. Il est probable que l'inflammation partie de ce sac s'est propagée ensuite au tissu cellulaire extérieur et à la graisse, et que c'est la péritonite herniaire qui a été le siége et le point de départ de la douleur. Maintenant, cette péritonite a été causée sans doute par le passage brusque dup éritoine à travers une ouverture étroite, et peut-être par la propulsion violente que lui a communiquée une portion d'intestin sortie en même temps et rentrée bientôt après. En outre, la douleur et surtout son irradiation vers la région lombaire peuvent s'expliquer aussi par la participation de quelque filet nerveux à la déchirure ou à la distension qui a pu se faire au moment de l'effort signalé par la malade. N'oubliez pas, en effet, que, selon toute probabilité, cette descente s'est opérée brusquement. Or, en même temps que la graisse, le péritoine et peut-être une portion d'intestin ont dilaté subitement l'infundibulum et l'une de ses ouvertures; elles ont pu léser un filet nerveux dépendant de l'une des branches collatérales du plexus lombaire.

Du reste, messieurs, si j'ai insisté sur les détails qui concernent cette malade, ce n'était pas pour arriver à des conclusions thérapeutiques importantes. En effet, il n'y a à songer à aucune intervention manuelle. Si c'était une épiplocèle, je conseillerais, vous le savez, la temporisation; je la conseille à plus forte raison pour un lipome herniaire, parce que cette graisse repasserait difficilement à travers l'ouverture qu'elle a forcée en sortant, ou bien parce qu'elle s'est hypertrophiée peut-être, si sa descente remonte à une époque plus éloignée que celle indiquée par les commémoratifs. D'ailleurs, si on lui faisait franchir cette ouverture, elle ne retrouverait sans doute pas une place convenable et suffisante au delà de l'anneau crural, et redescendrait bien vite. Le lipome d'ailleurs, en restant à la place où il est maintenant, n'est pas gênant, et sa réduction, du moment où nous savons qu'il serait exposé à ne pas se maintenir longtemps, ne dispenserait pas de l'emploi du bandage. Nous n'avons donc à conseiller que le repos, les cataplasmes, et, quand les phénomènes inflammatoires seront passés, l'emploi d'un bandage à pelote concave, à moins que, comme je vous l'ai dit tout à l'heure, la réduction s'étant faite et l'idée de hernie graisseuse devant être remplacée par celle de hernie épiploïque, le bandage à pelote ordinaire soit démontré préférable.

En définitive, c'est pour vous faire bien connaître cette variété curieuse de tumeur herniaire, et vous mettre en garde contre l'erreur de diagnostic qui pourrait vous porter à insister inutilement sur un taxis irritant, ou sur une médication énergique dangereuse, que j'ai profité de cette occasion pour vous signaler les accidents légers auxquels pouvait donner lieu le lipome herniaire.

N. B. — La malade a quitté l'hôpital au bout de quinze jours, ne souffrant plus, mais conservant sa tumeur, sur laquelle je lui ai fait mettre un bandage à pelote concave, et qui ne m'a laissé aucun doute sur sa nature lipomateuse.

TITRE SEIZIÈME

MALADIES DE L'ANUS ET DU RECTUM

CENT TRENTE-CINQUIÈME LEÇON.

Hémorrhoïdes externes. — Hémorrhoïdes internes traitées par la cautérisation avec l'acide azotique.

Considérations préliminaires sur l'importance exagérée qu'on attribue aujourd'hui à la constriction du sphincter. — I. Hémorrhoïdes externes fortement congestionnées. — Orifice anal très-dilatable. — Mélange des trois variétés d'hémorrhoïdes externes, flasques, atrophiées ou marisques, turgescentes. — Explication de la turgescence par une phlébite initiale. — Tendance à une terminaison par résolution, traitement simple pour la favoriser. — II. Petites hémorrhoïdes internes procidentes et saignantes. — Cautérisation avec l'acide azotique monohydraté. — Hémorrhoïde externe indurée, ligature. —Anus dilatable. —Contre-indication de la dilatation forcée. — Les hémorrhoïdes étaient petites, condition favorable à l'emploi de l'acide azotique. — Deux cautérisations ont suffi. — Ligature consécutive d'une hémorrhoïde externe indurée. — III. Hémorrhoïdes internes procidentes et étranglées; cautérisation adjuvante avec l'acide azotique. — Deux bourrelets, l'un externe, l'autre interne. — Procidence et étranglement datant de dix jours. — Chances de guérison définitive du prolapsus par cet étranglement. — Augmentation de ces chances par l'addition de nouvelles eschares au moyen de l'acide azotique. — Mécanisme et utilité de cette cautérisation adjuvante.

Messieurs,

Dans un travail que j'ai publié en 1866, et qui a pour titre *Leçons sur les hémorrhoïdes*, je crois avoir démontré 1° qu'il y a entre les hémorrhoïdes externes et les internes de grandes différences de structure, et que ces différences en entraînent d'autres dans le pronostic et le traitement; 2° que les hémorrhoïdes internes, tantôt étaient indifférentes et ne réclamaient aucun traitement autre que des précautions hygiéniques, tantôt nuisaient à la santé, soit par l'abondance de l'écoulement sanguin qu'elles fournissent, soit par la douleur ou la gêne qu'occasionne leur sortie, et les déchirures qui en résultent.

J'ai eu soin, dans mes descriptions, d'établir la symptomatologie des hémorrhoïdes internes procidentes et saignantes mais facilement réductibles, celle des hémorrhoïdes internes difficilement réductibles, celle des hémorrhoïdes internes étranglées, et d'indiquer le traitement qui convient à chacune de ces variétés. J'ai en même temps appelé l'attention sur les excoriations et les fissures qui compliquent les hémorrhoïdes, et sur les douleurs concomitantes. Mais j'ai renvoyé à l'histoire de la fissure et de son traitement cette complication, et j'ai consacré mon travail à l'exposé des accidents hémorrhoïdaires proprement dits; je n'ai pas considéré comme accident de ce genre la fissure accompagnant les hémorrhoïdes, et je n'ai pas donné comme traitement de ces dernières la dilatation forcée qui convient à la première.

Dans ces dernières années, plusieurs chirurgiens, et notamment MM. Fontan de Lyon (1), Verneuil et Christofari (2), Wannebroucq de Lille (3), ont insisté sur le rôle de la constriction du sphincter anal, qu'ils ont appelée aussi la *sphinctéralgie*, et, faisant jouer à cette constriction, dans l'explication des phénomènes hémorrhoïdaires, le rôle que Boyer et Récamier lui avaient fait jouer dans les symptômes de la fissure, ils ont avancé que les hémorrhoïdes n'avaient pas de traitement spécial, que tout ce qui avait été dit sur ce sujet était erroné et inutile, et qu'on guérirait désormais tous les hémorrhoïdaires par le traitement qui convient à la sphinctéralgie et à la fissure, savoir par la dilatation forcée de l'anus. Que devons-nous penser de cette opinion? Faut-il en effet renoncer complétement à traiter les hémorrhoïdes elles-mêmes pour ne s'occuper que du sphincter? C'est la ques-

(1) Fontan, *Moniteur de thérapeutique*, 1875, et *Traitement des hémorrhoïdes par la dilatation forcée*. Broch. in-8°, Paris, 1877.

(2) Christofari, Thèse de Paris 1876 (inspirée par les leçons de M. Verneuil).

(3) Wannebroucq, *Des hémorrhoïdes et particulièrement du mécanisme de leur production et de leur traitement par la distension anale*, Lille, 1877.

tion principale que je vais examiner en vous présentant quelques-uns des faits dont nous avons été témoins dans ces dernières années. Je n'aurai pas de peine à vous démontrer que s'il est un peu plus souvent utile que nous ne l'avions cru de faire la dilatation forcée, il reste un bon nombre de cas dans lesquels, si l'on ne veut pas se contenter d'un palliatif très-passager, il est nécessaire de faire intervenir l'un des anciens modes de traitement.

I. *Hémorrhoïdes externes fortement congestionnées au côté droit de la marge de l'anus; orifice anal très-dilatable.* — Voici, par exemple, un homme de 70 ans, bien portant et assez vigoureux, qui a depuis quinze jours un gonflement gênant et souvent douloureux à l'anus. Ce n'est ni pendant ni après la défécation que les souffrances se font particulièrement sentir; c'est surtout dans la station assise et dans la station debout longtemps prolongée, à laquelle le condamne d'ailleurs sa profession d'apprêteur.

Le jour où il entre à l'hôpital (11 mai 1877), nous constatons au côté droit de la marge de l'anus trois tumeurs arrondies, consistantes, mais élastiques et rénitentes, grosses comme de fortes noisettes, qui forment par leur réunion un demi-bourrelet offrant en dehors une surface cutanée, et en dedans une surface légèrement bleuâtre évidemment due à la muqueuse. La moindre pression sur ces tumeurs occasionne de la souffrance; mais on n'y constate ni la rougeur ni les élancements d'un abcès chaud, ni la fluctuation d'une collection quelconque. J'ajoute d'ailleurs qu'on ne trouve aucune excoriation ni fissure, et que le malade n'accuse pas de souffrances pendant les garde-robes. En portant le doigt dans le rectum, pour chercher s'il y a quelque gonflement intérieur, je n'en trouve aucun; je constate en outre que le doigt pénètre fort aisément, et que l'anus est très-dilatable, ce qui est en rapport avec la facilité et l'indolence de la défécation.

Le diagnostic n'est pas difficile. Une incommodité aussi récente, avec un volume aussi considérable, ne peut pas tenir à un cancer.

Nous n'en trouvons ni la dureté ni la prolongation à l'intérieur du rectum. Il ne peut pas être question d'un phlegmon, puisque nous n'avons ni rougeur, ni chaleur, ni extension du mal, sous forme de plaque, au delà de la partie la plus proéminente; d'ailleurs, le phlegmon ne se présente pas habituellement sous forme de tumeurs ou lobes multiples séparés par des sillons comme ceux que nous observons ici.

Il suffit d'avoir vu une seule fois un cas de ce genre pour savoir à quoi nous avons affaire. Ces saillies notables et multiples, arrondies, nettement circonscrites, avec la couleur rose d'un côté et la teinte violacée de l'autre, ne peuvent pas être formées pas des hémorrhoïdes internes, parce que ces dernières sont beaucoup plus rouges, sont tapissées par la muqueuse et non par la peau, se continuent évidemment avec la muqueuse intrarectale, et ne séjournent pas ainsi à l'extérieur, lorsque l'anus est aussi facilement dilatable qu'il l'est dans ce cas. D'ailleurs les deux couleurs différentes que nous observons sur chacune des faces de ces tumeurs sont tout à fait pathognomoniques des hémorrhoïdes externes.

Mais il y a trois variétés de ces dernières : les flasques, les turgescentes et les atrophiées ou marisques.

Il ne s'agit à droite ni d'hémorrhoïdes flasques ni de marisques. On voit bien les différences, en examinant comparativement les deux côtés de l'anus chez ce malade. A gauche vous voyez des portions charnues molles, s'affaissant sous les doigts, absolument indolentes. Sur l'une d'elles vous apercevez la coloration violacée qui indique la présence de capillaires veineux, sur les autres rien de semblable; les premières sont encore de véritables hémorrhoïdes, c'est-à-dire des replis tégumentaires pourvus de capillaires veineux dilatés, ou, si vous aimez mieux, de petites varices mélangées avec du tissu conjonctif; ce sont des hémorrhoïdes flasques ; les autres semblent n'avoir plus l'élément veineux dans leur constitution, et n'être formées que de tissu conjonctif interposé entre les deux feuillets tégumentaires; ce sont des hémorrhoïdes externes atrophiées, celles dans lesquelles l'élément veineux a disparu par suite de la coagulation sanguine dans les capillaires variqueux, et par la transformation de ces derniers en tissu conjonctif.

Du côté droit, au contraire, où vous avez vu les lobes arrondis, rénitents, douloureux à la pression, il s'agit de ce qu'on appelle des hémorrhoïdes externes turgescentes. Mais pourquoi cette turgescence? Elle tient à deux lésions, dont l'une est sous la dépendance de l'autre, l'inflammation des veines qui constituent une partie de la tumeur et l'infiltration de sérosité dans le tissu conjonctif environnant. Et comme c'est l'inflammation des veines qui paraît commencer la maladie ou la crise, on peut dire aussi que nous avons là des hémorrhoïdes externes enflammées. Je me servirais plus volontiers de ce mot pour caractériser la maladie, si l'inflammation du tissu conjonctif avait pris le dessus, et se traduisait par la rougeur, la chaleur et la fluctuation, en un mot par des symptômes qui indiqueraient l'imminence de la suppuration. Mais l'arrêt de la circulation dans les veines variqueuses étant le point de départ de la maladie, et restant la lésion capitale, c'est pour ce motif que je dis simplement turgescence douloureuse. On se sert aussi quelquefois, en pareil cas, du mot congestion; mais il n'indique pas assez la participation du tissu conjonctif à la maladie, et sa terminaison possible, quoiqu'elle soit rare, par suppuration. Ce n'est pas que j'attache une grande importance aux mots, mais la douleur et les phénomènes morbides ne se présentent pas ici comme dans beaucoup d'autres affections inflammatoires. Cela tient à la structure particulière des hémorrhoïdes externes, et il est difficile de trouver une dénomination qui rende exactement compte de la maladie. Le mot de turgescence indique ce qui est capital dans toutes les tumeurs hémorrhoïdales : la plénitude prolongée des veines et la coagulation prolongée du sang dans leur intérieur, qui forment l'élément principal de la maladie.

Quant à vous dire au juste comment s'est faite cette plénitude, pourquoi le sang a cessé de circuler dans les veines, pourquoi même il s'y est coagulé? C'est extrêmement difficile. Nous disons volontiers qu'il s'agit d'une phlébite, et d'une coagulation sous l'influence de la phlegmasie de la paroi veineuse. Mais pourquoi cette phlébite? Pourquoi sa venue à un moment donné? Nous ne savons rien de précis à cet égard.

Nous sommes mieux renseignés sur la marche ultérieure de cette maladie. Je vous ai fait pressentir que la suppuration était l'exception. Ce qui est ordinaire, c'est la résolution, c'est-à-dire la diminution progressive de la tumeur et le retour à son état primitif. Ce qui n'est pas rare même, c'est le passage de l'hémorrhoïde externe à l'état de marisque, après une ou deux crises de ce genre. Car, rappelez vous-le bien, il n'en est pas de ces turgescences d'hémorrhoïdes externes comme des accidents propres aux hémorrhoïdes internes. Elles sont passagères et peu récidivantes.

Traitement. — Je commence par me placer au point de vue des travaux nouveaux et de la tendance à l'emploi de la dilatation forcée pour tous les accidents hémorrhoïdaires. Que ferait ici, je vous le demande, cette opération?

L'anus est dilatable. Son sphincter a une tonicité plutôt trop faible que trop forte. Par l'intervention traumatique, nous pourrions augmenter l'état inflammatoire, mais nous ne serions pas utile au malade. Il est vrai qu'après cette dilatation et l'augmentation momentanée de la phlegmasie qu'elle aurait pu produire, le mouvement résolutif reprendrait son cours, et la guérison aurait lieu. Et si par hasard l'opérateur n'était pas parfaitement au courant, il pourrait croire que c'est son intervention, et non la marche naturelle de la maladie, qui a amené cette terminaison heureuse.

Notre patient sera donc traité par le repos, les applications de linges mouillés d'eau froide, une purgation. Si j'en juge d'après les faits nombreux d'hémorrhoïdes externes enflammées que j'ai eu l'occasion de traiter, il sera guéri dans quelques jours, et je présume qu'il n'aura pas de récidive. Car notez bien que cet homme est dans la catégorie de ceux qui ont des hémorrhoïdes externes douloureuses sans hémorrhoïdes internes concomitantes ; si ces dernières existent, du moins, elles sont restées jusqu'à présent intrarectales, n'ont pas fait procidence après la défécation, et n'ont pas saigné. C'est comme si elles n'existaient pas. Or, dans ces conditions, il est ordinaire que les hémorrhoïdes externes ne s'enflamment que de très-loin en très-loin, ou même qu'elles s'enflamment une fois seulement pendant toute la durée de l'existence.

Si cependant, au bout de huit à dix jours, je m'apercevais que la résolution ne se fait pas, je ferais sur chacune des tumeurs deux ou trois ponctions avec un trois-quarts fin ou une aiguille à cataracte. Je disais en 1866 (page 56 de mes *Leçons sur les hémorrhoïdes*) que je n'avais pas encore eu l'occasion de pratiquer cette petite opération. Depuis cette époque, je l'ai faite plusieurs fois, et je n'ai vu survenir aucun accident. J'ai même été étonné de ne pas avoir de suppuration consécutive. Le sang, en partie liquide, en partie coagulé, s'est échappé par les piqûres, puis la cicatrisation s'est faite par première intention, et le mouvement résolutif s'est opéré. Je dois ajouter, cependant, que ce mouvement a encore été assez lent, et qu'en somme la guérison n'a pas marché beaucoup plus vite que sur les sujets chez lesquels la ponction n'avait pas été pratiquée.

II. *Petites hémorrhoïdes internes procidentes et saignantes. — Cautérisation avec l'acide azotique monohydraté. — Hémorrhoïde externe indurée. — Ligature.* — Dans ma publication de 1866, je m'étais attaché à distinguer les différences que présentaient le traitement des hémorrhoïdes externes et celui des hémorrhoïdes internes, et pour ces dernières, je m'étais attaché à montrer la supériorité des moyens chirurgicaux qui n'exposent pas ou qui exposent beaucoup moins que d'autres à la phlébite suppurée et à la péritonite. J'avais plus particulièrement préconisé les cautérisations, plusieurs fois répétées, avec l'acide azotique monohydraté. Je déclarais cependant que, pour les gros bourrelets internes, ce procédé avait l'inconvénient d'être long, douloureux, et même de ne pas donner toujours une guérison complète. Je conseillais donc, pour les cas de ce genre, de recourir au fer rouge avec certaines précautions, et surtout celle de ne pas détruire circulairement la muqueuse, et de ne cautériser que de distance en distance, afin d'éviter une cicatrice circulaire ou annulaire, qui aurait pu devenir un rétrécissement.

Depuis cette époque, j'ai reconnu que, dans certains cas, les ligatures partielles étaient avantageuses ; que, dans d'autres, la dilatation forcée pouvait réussir. Toute la question est donc de déterminer, pour chaque cas particulier, le moyen qui convient le mieux.

Dans le fait que nous venons d'observer du 18 mai au 19 juin 1878, au n° 10 de la salle Sainte-Vierge, vous avez pu voir les bons effets de l'acide azotique monohydraté. Le malade, âgé de 35 ans, était tourmenté depuis cinq à six mois par des hémorrhoïdes internes qui sortaient quelquefois pendant la marche, et toujours pendant la défécation. En même temps, elles saignaient assez habituellement, et d'autant plus que le patient avait, comme beaucoup d'hémorrhoïdaires, la mauvaise habitude de rester trop longtemps à la garde-robe. En effet, le bourrelet hémorrhoïdal sorti est un corps étranger irritant qui entretient la sensation du besoin d'expulser. Le malade, croyant que la défécation n'est pas terminée, alors qu'elle l'est en réalité, continue ses efforts d'expulsion, lesquels, en augmentant le volume des hémorrhoïdes, favorisent la rupture des veines, et, par suite, l'écoulement sanguin.

Le dernier inconvénient de ce mal était de nécessiter l'emploi de la main pour faire rentrer, après la garde-robe, les hémorrhoïdes sorties ; cette espèce de taxis ne durait pas longtemps, mais il occasionnait de la souffrance.

La première fois que j'ai examiné ce sujet (le 19 mai), je n'ai vu que des hémorrhoïdes externes flasques, et le toucher rectal m'a fait constater que l'anus était facilement dilatable. Mes deux doigts indicateurs y entraient ensemble avec facilité. J'en ai conclu qu'il n'y avait pas lieu de faire intervenir, dans l'explication des troubles fonctionnels, une prétendue contracture du sphincter ou ce qu'on appelle aujourd'hui une sphinctéralgie. A cette occasion, je vous rappelle que, dans l'état normal, l'anus est fermé par la tonicité du sphincter, et que, cette tonicité étant plus ou moins prononcée suivant les sujets et suivant les âges, l'ouverture se trouve chez les uns plus facilement, chez les autres plus difficilement dilatable; que, dans les cas de lésion douloureuse, la souffrance au moment des selles est d'autant plus grande que, par suite d'une tonicité très-prononcée de son sphincter, l'anus est plus serré; mais qu'il est impossible de déterminer, par une observation rigoureuse, si la constriction est produite exclusivement par cette tonicité ou si elle n'est pas due aussi à une contraction exagérée ou contracture. Je me suis expliqué sur ce sujet dans l'article Anus (fissure) du *Nouveau Dictionnaire de médecine et de chirurgie pratiques*, et je résume aujourd'hui ma pensée en disant que, chez les sujets atteints de maladie douloureuse de l'anus, il y a lieu de chercher si cette ouverture est facilement ou difficilement dilatable, mais qu'il est impossible de déterminer si c'est la tonicité physiologique ou une contraction anormale surajoutée qui donne, quand on la rencontre, la difficulté de dilatation.

Vous avez vu quelle avait été, chez notre malade, la conséquence thérapeutique de l'exploration dont je viens de parler. L'anus est très-dilatable, ce n'est donc pas au sphincter qu'il convient d'attribuer la gêne et les souffrances occasionnées par les hémorrhoïdes internes, et la dilatation forcée n'eût encore été d'aucune utilité. Elle aurait même pu avoir l'inconvénient, en donnant, au moins momentanément, des dimensions trop grandes à l'orifice anal, de rendre plus facile la procidence pendant la marche, et d'augmenter les inconvénients des hémorrhoïdes. Je n'avais d'ailleurs constaté à l'orifice anal aucune fissure qui pût expliquer les souffrances consécutives à la réduction.

Il me restait à voir les hémorrhoïdes internes. Pour cela, j'ai prescrit un lavement; aussitôt qu'il a été expulsé, je me suis rendu auprès du malade, et j'ai constaté la présence au delà de l'orifice anal de trois saillies arrondies, rouges, grosses comme de petites billes, formant un bourrelet inégal et bosselé, de dimension petite, si on le compare aux bourrelets plus gros que l'on rencontre sur un bon nombre de sujets. Deux de ces saillies mamelonnées étaient lisses, et sans aucune solution de continuité. La troisième était manifestement dépourvue d'épithélium, excoriée, et saignante au moindre contact. Cette excoriation était, sans aucun doute, l'origine du saignement et aussi des douleurs. C'était un cas très-favorable au traitement par l'acide azotique monohydraté, lequel, en produisant une eschare superficielle, diminue d'autant l'épaisseur de l'hémorrhoïde, et amène, par la phlegmasie qu'il provoque dans les veines dilatées, la coagulation du sang, et par suite l'impossibilité, sinon pour toujours, au moins pour un temps très-long, de se distendre au point d'occasionner de nouveaux accidents. Cette méthode a l'inconvénient d'être douloureuse pendant les premières heures qui suivent l'application du caustique; elle a aussi celui de demander beaucoup de temps lorsque les tumeurs sont nombreuses et très-grosses.

Mais ici le volume modéré des hémorrhoïdes diminuait les inconvénients. En général, surtout chez l'homme, et quand la chloro-anémie n'est pas très-grande, la cautérisation des petites hémorrhoïdes internes est modérément douloureuse, et deux ou trois attouchements, faits à huit jours au plus d'intervalle, suffisent pour donner un bon résultat. Je ne prétends pas dire que ce bon résultat soit la guérison complète et absolue des hémorrhoïdes, je veux dire seulement que c'est la substitution à l'état anatomique qui rendait celles-ci procidentes, d'un autre état caractérisé par la présence d'une cicatrice et d'un resserrement des veines variqueuses avec caillots adhérents dans leur intérieur, lequel état ne permet plus aux hémorrhoïdes de se dilater assez pour devenir procidentes et pour saigner.

J'ai donc fait à ce malade une première cautérisation le 21 mai, et une deuxième le 27. Vous avez pu voir que la manœuvre avait été des plus simples. J'ai provoqué la sortie des hémorrhoïdes au moyen d'un lavement. J'ai fait placer le patient sur le côté, en recommandant à mes aides d'éloigner les fesses l'une de l'autre; j'ai trempé dans l'acide azotique monohydraté et très-fumant un petit pinceau d'amiante attaché à l'extrémité d'un fil de fer, et j'ai touché avec ce pinceau chacune des hémorrhoïdes, que vous avez vues blanchir immédiatement; puis j'ai fait rentrer le bourrelet hémorrhoïdal.

Le malade nous a dit, après chaque séance, qu'il avait souffert, mais peu, pendant deux heures au plus; les jours suivants, il n'a pas été malade, a bu, a mangé et s'est levé comme à l'ordinaire. Seulement, le troisième et le quatrième jour, il a rendu, en allant à la garde-robe, un peu plus de sang qu'à l'ordinaire, puis il n'en a plus perdu; et aujourd'hui 19 juin, il n'en a pas vu paraître depuis quinze jours, et n'a pas senti sortir ses hémorrhoïdes au moment de la défécation. Je lui ai, d'ailleurs donné le conseil, pour le présent et pour l'avenir, de ne pas rester à la garde-robe plus de quatre ou cinq minutes et d'éviter les efforts prolongés.

La sortie du malade a d'ailleurs été retardée par le traitement d'une des hémorrhoïdes externes qui était indurée, et pouvait, un jour ou l'autre, s'excorier et devenir douloureuse. Au lieu de l'exciser, comme je le fais quelquefois, je l'ai liée et fait tomber avec un fil élastique. Les dix jours qui ont été nécessaires pour ce supplément de traitement m'ont permis de m'assurer plusieurs fois, en examinant après l'expulsion d'un lavement, que le prolapsus hémorrhoïdal interne n'existait plus, et qu'il ne venait pas de sang; j'ai même pu constater que le sphincter, qui n'était pas soumis à la même dilatation prolongée qu'autrefois, était plus serré qu'avant le traitement.

Je ne prétends pas dire que ce malade n'aurait pas guéri aussi bien soit par l'écrasement linéaire partiel, soit par la cautérisation avec le fer rouge; mais il eût été exposé par la première de ces méthodes à une phlébite suppurante qu'il n'a pas eue, et qu'on n'a pas avec l'acide azotique; il eût été exposé par la seconde à une inflammation locale et de voisinage qui l'aurait tenu au lit et l'aurait obligé de se soigner pendant plusieurs jours. L'acide, que j'ai employé, a eu l'avantage de n'occasionner aucun accident inflammatoire et de ne demander ni repos ni soins consécutifs, et c'est pour ce motif qu'il est préférable à tous les autres moyens dans les faits du genre de celui-ci : petites hémorrhoïdes internes procidentes, douloureuses et saignantes, et même dans ceux où, sans être saignant ni très-douloureux, le prolapsus est simplement gênant.

III. *Hémorrhoïdes internes procidentes et étranglées : cautérisation adjuvante avec l'acide azotique monohydraté.* — Parmi les accidents qu'occasionnent les hémorrhoïdes internes, il en est un que j'ai décrit à part avec beaucoup de soin (page 111 de ma brochure de 1866); c'est celui de la procidence irréductible et étranglée par le sphincter. Nous en avons vu depuis deux ans quatre exemples, dont voici le dernier. Le malade, âgé de 29 ans (salle Sainte-Vierge, n° 31), avait depuis deux années un prolapsus hémorrhoïdaire interne qui se présentait et saignait notablement à chaque garde-robe, mais qui rentrait avec assez de facilité sous la pression de la main. Le 6 novembre 1869, la réduction fut impossible, et les tentatives réitérées que fit le patient pour l'obtenir n'eurent d'autre résultat que d'occasionner de très-vives souffrances. Celles-ci se prolongèrent les jours suivants, obligèrent à garder le lit, et lorsque le malade entra à l'hôpital le dixième jour, nous vîmes, comme dans tous les cas de ce genre, deux bourrelets concentriques : l'un périphérique et circulaire, formé par les hémorrhoïdes externes congestionnées et enflammées; l'autre central et mamelonné, formé par quatre grosses hémorrhoïdes internes dont la surface muqueuse, rouge et violacée par places, offrait sur d'autres points une coloration noire due aux eschares qui s'étaient formées. Deux de ces eschares étaient en partie détachées, une autre était encore très-adhérente. Le moindre contact, et à plus forte raison une pression un peu forte augmentait notablement les souffrances. Il en était de même des mouvements, et le malade ne demandait qu'à rester immobile. Il avait pu aller deux fois à la garde-robe depuis le début de la crise, mais les douleurs avaient été singulièrement exaspérées chaque fois.

En cherchant l'explication des phénomènes dont nous étions témoins, je vous ai dit qu'il fallait les attribuer à un étranglement du bourrelet hémorrhoïdal interne par l'ouverture de l'anus. Probablement ce bourrelet s'était présenté avec un volume plus grand qu'à l'ordinaire. Sous l'influence d'efforts considérables, il avait franchi l'orifice; puis ce dernier, en revenant sur lui-même, n'avait pas permis la rentrée de la tumeur qui était trop volumineuse. Peut-être est-il permis d'invoquer ici un spasme, une contraction exagérée du sphincter, sous l'influence de la douleur occasionnée par cette procidence devenue permanente. Mais il reste toujours difficile de déterminer ce qui, en pareil cas, est dû à la tonicité normale, et ce qui est dû à la contracture surajoutée.

Quoi qu'il en soit, nous n'avons pas à douter que les hémorrhoïdes internes, serrées par le contour anal, ont éprouvé une gêne notable du retour du sang veineux et un étranglement qui a produit, avec la tuméfaction douloureuse, les eschares dont nous constatons la présence. Seulement, et c'est ainsi que les choses se passent dans la plupart des faits de ce genre, l'étranglement n'est pas porté assez loin pour que la tumeur tout entière tombe en gangrène. Vous remarquez, en outre, que la mortification se voit exclusivement sur les hémorrhoïdes internes, mais que les externes, tout en se trouvant enflammées et fortement tuméfiées, n'en sont pas atteintes.

Ce sont des choses remarquables que les phénomènes et les suites de cet étranglement des hémorrhoïdes internes procidentes. Quand il est modéré et peu douloureux, il ne persiste que peu de jours, et n'arrive pas à la formation des eschares. Un mouvement résolutif se fait, peu à peu le bourrelet rentre, puis le malade se retrouve dans les conditions où il était auparavant, c'est-à-dire avec la tendance au prolapsus facilement réductible avec plus ou moins de saignement. Il semble que la phlegmasie n'ait pas été assez intense, et n'ait pas duré assez longtemps pour qu'une phlébite coagulante se soit établie, et ait produit l'oblitération d'un certain nombre des veines hémorrhoïdales.

Il n'en est plus de même lorsque l'étranglement est très-serré et se prolonge de 8 à 15 jours, comme c'était le cas chez notre malade. Alors des eschares se forment et doivent être éliminées par un travail d'inflammation suppurative. Les veines s'oblitèrent; plusieurs d'entre elles sont comprises dans les eschares et s'éliminent, les autres sont oblitérées par des caillots; quelques-unes restent perméables. De l'ensemble de ces phénomènes locaux résulte une diminution notable, quelquefois une disparition du bourrelet hémorrhoïdal interne. Si ce n'est qu'une diminution, le malade reste exposé au prolapsus pendant la défécation. Mais ce prolapsus se réduit facilement, soit de lui-même, soit après une légère pression, si surtout le patient suit le conseil que nous devons toujours lui donner en pareil cas, d'éviter les garde-robes longtemps prolongées.

Appliquant à notre malade les notions qui précèdent, je me suis demandé s'il était dans la catégorie de ceux chez lesquels la violence de l'étranglement est suffisante pour amener une mortification étendue et par suite une guérison absolue, ou dans la catégorie de ceux chez lesquels l'étranglement est trop faible pour produire ce résultat. En vue de résoudre le problème, j'ai consulté les symptômes fonctionnels et locaux.

Les premiers n'étaient pas aussi intenses que nous les voyons quelquefois, la douleur, au moins, était relativement modérée. Les seconds n'étaient pas non plus très-considérables. Les eschares étaient disséminées, et entre elles je voyais des points au niveau desquels la muqueuse et les parties sous-jacentes conservaient leur vitalité, et au niveau desquels une portion des veines variqueuses aurait bien pu échapper à la phlébite. Il est vrai que, d'un autre côté, la longue durée de l'étranglement et des phénomènes inflammatoires (onze jours) autorisait à penser que peut-être les lésions favorables à la guérison étaient produites ou se produiraient bientôt.

Cependant il y avait doute, et j'ai pensé que la thérapeutique devait être dirigée de façon à augmenter les chances de guérison que l'accident avait fait naître. L'indication, pour cela, était de multiplier les points de destruction, par la cautérisation de quelques-unes des places au niveau desquelles les eschares n'existaient pas. C'est ce que j'appelle la cautérisation adjuvante. Je n'ai pas mis en question de la pratiquer avec le fer rouge, à cause de la douleur et de la phlegmasie très-intense qui auraient pu en résulter. J'ai d'ailleurs acquis par l'expérience la conviction que l'acide azotique est, en pareil cas, le caustique le plus avantageux.

Vous m'avez donc vu, à trois reprises différentes et à quatre jours d'intervalle, passer sur plusieurs points de la surface procidente le pinceau d'amiante imbibé d'acide azotique monohydraté. Les eschares que j'ai ainsi produites se sont promptement éliminées; les douleurs se sont confondues avec celles qu'occasionnait l'étranglement, sans prendre une notable augmentation. Le prolapsus a rapidement diminué de volume après l'élimination, et la réduction s'est faite spontanément et complétement en vingt jours. Aujourd'hui on ne voit plus à l'anus que les hémorrhoïdes externes redevenues flasques; le malade va à la garde-robe sans prolapsus. Est-ce une guérison absolue? Je l'espère, sans en être sûr. D'abord il peut bien être resté quelques hémorrhoïdes internes qui ne font pas procidence en ce moment, soit parce que la muqueuse cicatrisée à leur niveau ne peut pas subir l'ampliation qui serait nécessaire pour cette procidence, soit parce que les varices sont actuellement trop peu dilatables, par suite de la coagulation qui s'est faite dans leur intérieur, pour subir, au moment des garde-robes, la dilatation qui est une des conditions préalables du prolapsus. Ensuite il n'est pas impossible qu'avec le temps, et en vertu de la prédisposition qui favorise le développement des hémorrhoïdes, de nouvelles varices se forment à côté de celles qui ont été détruites ou de celles qui ont été oblitérées. Il n'est pas impossible non plus que la muqueuse reprenne peu à peu la souplesse et l'extensibilité favorables à un retour du prolapsus. En tout cas, je vous donne ce malade comme étant sinon guéri pour toujours, au moins débarrassé pour un certain temps des inconvénients que lui occasionnaient ses hémorrhoïdes internes, et j'attribue ce résultat tout à la fois à l'étranglement et à la cautérisation auxiliaire que j'ai faite. J'ai d'ailleurs d'autres exemples d'étranglement plus serré, dans lesquels je suis intervenu de la même façon et avec utilité pour le patient. Je vous ai dit que j'avais eu depuis deux ans trois autres cas analogues. Dans l'un d'eux, l'étranglement a été plus intense que chez ce dernier, et s'est accompagné d'une dysurie fort incommode, qui n'est pas très-rare dans ces procidences hémorrhoïdales avec étranglement. Dans un autre, le malade s'est présenté à moi avec plusieurs solutions de continuité laissées par la chute des eschares, et j'ai porté le caustique sur ces solutions de continuité elles-mêmes, qui étaient peu profondes et au niveau desquelles il m'a paru nécessaire d'augmenter la destruction.

La guérison, dans tous ces faits, m'a paru obtenue, et comme je n'ai plus revu les patients, je ne puis dire si elle a été temporaire ou si elle peut être considérée comme définitive. En tout cas, je suis certain d'avoir traité de cette façon des malades de la ville que j'ai revus de temps en temps, et qui sont restés guéris.

Note additionnelle. — A l'époque où j'ai parlé des faits qui précèdent, il n'était pas question encore du traitement des hémorrhoïdes par la dilatation forcée. Aujourd'hui l'on peut me demander si, pour les cas d'étranglements hémorrhoïdaires plus ou moins douloureux, je ne donnerais pas de suite la préférence à cette méthode, en laissant de côté la cautérisation adjuvante. Il semble en effet que le malade, après avoir été préalablement endormi, pourrait être soulagé par la réduction du bourrelet hémorrhoïdal, réduction que l'on ferait immédiatement après la dilatation du sphincter.

J'ai deux réponses à donner. D'abord je ne suis pas sûr que la réduction faite dans ces conditions se maintiendrait. Quand le bourrelet hémorrhoïdal est aussi volumineux que nous le voyons dans le cours d'un étranglement, je ne suis pas sûr qu'une fois repoussé dans le rectum, il pourrait y séjourner. Lorsqu'il s'agit d'hémorrhoïdes internes simplement distendues par du sang liquide, la tumeur, dès qu'elle est rentrée, se désemplit et reste dans l'intestin jusqu'à ce que de nouveaux efforts de défécation la remplissent de nouveau et la chassent au dehors. Mais quand le gonflement est dû à une constriction prolongée, ce n'est plus du sang liquide, c'est du sang coagulé qui remplit les veines, et celles-ci ne s'en débarrassent pas aussi facilement. De plus, des épanchements séreux et plastiques périphlébitiques contribuent sans doute aussi à l'augmentation de volume, et ne peuvent pas disparaître instantanément après la réduction. C'est pourquoi le bourrelet, gêné dans la portion sphinctérienne du rectum où il n'a pas assez de place, provoque à la manière d'un corps étranger des efforts d'expulsion et redescend. Il sortirait d'ailleurs d'autant plus facilement que le sphincter, relâché par l'opération, ne lui ferait pas obstacle. Le malade aurait donc bientôt un nouveau prolapsus, moins douloureux sans doute, puisque le sphincter, agent d'étranglement, serait moins serré, mais encore gênant et incommode, jusqu'à ce que le mouvement résolutif ait eu le temps de se faire.

En second lieu, cette réduction après la dilatation ferait perdre au malade les chances de guérison dont j'ai parlé plus haut, et qui résultent de la destruction consécutive et à l'étranglement et aux cautérisations adjuvantes que je propose.

Je ne prétends pas rejeter d'une manière absolue la dilatation. Je la réserve toujours, comme je l'ai dit suffisamment dans mon travail de 1866, pour les cas dans lesquels on verrait persister, après la guérison de l'étranglement et la rentrée du bourrelet, une fissure plus ou moins douloureuse. Je crois seulement que la dilatation faite pendant l'étranglement et pour remédier à ses conséquences n'aurait pas autant d'avantage que la temporisation et la cautérisation auxiliaire. Je demande, en tous cas, à ceux qui se montrent partisans absolus de la dilatation, de bien spécifier les variétés d'accidents hémorrhoïdaires pour lesquels cette méthode réussit, et les variétés dans lesquelles elle échoue. C'est ce qu'ils n'ont fait jusqu'à présent.

CENT TRENTE-SIXIÈME LEÇON.

Hémorrhoïdes internes volumineuses. — Traitement par le fer rouge.

I. Le traitement des hémorrhoïdes internes varie suivant les cas. — II. Bourrelet volumineux peu saignant, mais douloureux et difficile à réduire. — Anus très-dilatable. — Raisons pour lesquelles il fallait rejeter l'extirpation avec les instruments tranchants, la ligature, la cautérisation potentielle, et pour lesquelles le cautère actuel devait être préféré. — Emploi du cautère pointu de Paquelin. — Cautérisation superficielle en rayons, et cautérisation parenchymateuse ou interstitielle concomitante. — Comparaison de la cautérisation générale de Ph. Boyer avec la cautérisation disséminée. — Substitution, chez ce malade, d'une procidence indolente et spontanément réductible à la procidence douloureuse et difficilement réductible qui existait avant la cautérisation. — III. Prolapsus hémorrhoïdal irréductible depuis longtemps, sans étranglement. — Trois cautérisations au fer rouge, guérison complète. — IV. Grosses hémorrhoïdes internes procidentes, dont plusieurs cutanisées. — Cautérisation au fer rouge. — Erysipèle gangréneux, hecticité. — Mort. — Ici l'acide azotique était contre-indiqué non-seulement par le volume du bourrelet, mais aussi par la transformation cutanée à la surface de plusieurs des hémorrhoïdes. — Combinaison de la cautérisation superficielle et de l'interstitielle. — V. Résumé sur la cautérisation au fer rouge.

Messieurs,

I. Dans la leçon précédente, je vous ai montré que les accidents et le traitement des hémorrhoïdes externes et ceux des hémorrhoïdes internes différaient, et je vous ai signalé deux cas, celui d'hémorrhoïdes internes procidentes et saignantes et celui d'hémorrhoïdes internes étranglées, auxquels s'appliquait bien la cautérisation avec l'acide azotique monohydraté.

Aujourd'hui, j'ai à vous parler de plusieurs malades qui nous ont offert d'autres variétés d'accidents hémorrhoïdaires internes, et à vous donner les raisons pour lesquelles j'ai fait choix d'un mode de traitement différent pour chacun d'eux. La conclusion générale de ces faits est qu'il n'y a pas un moyen thérapeutique unique et applicable à tous les cas d'hémorrhoïdes, et qu'il faut, pour chaque malade déterminer celui qui convient le mieux.

II. *Hémorrhoïdes internes volumineuses procidentes et non saignantes pendant la défécation.—Réduction tantôt facile, tantôt difficile et douloureuse. — Cautérisation au fer rouge.* — Nous venons d'observer, par exemple, depuis le 26 janvier jusqu'au 6 février 1878, au nº 11 de la salle Sainte-Vierge, un homme de 49 ans atteint depuis vingt années d'hémorrhoïdes qui sortent au moment de la défécation, qu'il est obligé de faire rentrer avec la main, et qui n'ont jamais saigné abondamment. Jusque-là il n'en avait pas été assez gêné pour réclamer des soins. Mais depuis une quinzaine de jours, la réduction est difficile, parce que, croit-il, les hémorrhoïdes sont devenues plus grosses, et après cette réduction, qui exige des efforts prolongés, il souffre pendant plusieurs heures. Il nous a parfaitement expliqué que ce n'est pas le passage des matières fécales, mais que c'est la pression nécessaire pour faire rentrer le bourrelet hémorrhoïdal qui occasionne les douleurs.

En l'examinant avant l'expulsion d'un lavement, j'ai constaté un bourrelet d'hémorrhoïdes externes molles, flasques et absolument indolentes, et un anus qui reçoit avec facilité et sans souffrance les deux doigts indicateurs. C'est là ce que j'appelle un anus très-dilatable, et c'est par conséquent un de ces cas pour lesquels la dilatation forcée est encore contre-indiquée. Ne vous étonnez pas d'ailleurs de cet état de choses; il est ordinaire chez ceux qui ont depuis longtemps un gros bourrelet procident d'hémorrhoïdes internes. Dilaté à chaque excrétion fécale par ce bourrelet, et dilaté plus longtemps que dans l'état normal par le séjour plus ou moins prolongé du même bourrelet, le sphincter finit par perdre de sa tonicité. Ce qui en reste suffit sans doute pour l'occlusion habituelle de l'anus, mais ne permet pas d'admettre un état maladif qui réclamerait l'opération dont je viens de parler.

En examinant ensuite après l'expulsion d'un lavement, j'ai constaté la présence dans l'orifice anal d'un gros bourrelet hémorrhoïdal interne composé de quatre bosselures grosses comme de petites noix, et de deux autres plus petites, grosses comme des noisettes. Aucune de ces bosselures n'était excoriée ni saignante. Il n'y avait donc pas lieu d'expliquer les douleurs de la réduction par la présence d'une solution de continuité comparable aux fissures.

C'était un de ces cas pour lesquels on ne pouvait soulager le patient de ses souffrances actuelles et de l'imminence d'autres accidents ultérieurs, les hémorrhagies, l'étranglement, le prolapsus pendant la marche, qu'en diminuant le volume des hémorrhoïdes, et amenant à leur surface la production d'un tissu cicatriciel peu extensible. J'avais à choisir entre l'extirpation, la ligature et la cautérisation potentielle ou actuelle.

Je n'ai pas songé du tout à l'extirpation avec les ciseaux courbes et encore moins avec le bistouri, car cette opération eût exposé le patient à une hémorrhagie et à une phlébite purulente. Je n'ai pas non plus adopté la ligature. Je ne parle pas d'une ligature circulaire qui, comprenant tout le bourrelet hémorrhoïdal, aurait nécessairement fermé le calibre du rectum. Une pareille opération, qui ne serait pas autre chose qu'un étranglement intestinal prolongé plusieurs jours, serait tout ce qu'il y a de plus irrationnel et de plus blâmable. Il n'aurait pu être question que de ligatures partielles appliquées à une certaine distance les unes des autres, sur les parties les plus proéminentes du bourrelet. Ce procédé, que je n'avais adopté pour aucun cas en 1866, me paraît convenir aujourd'hui à quelques-uns. Vous me l'avez vu et vous me le verrez encore employer chez les sujets dont les hémorrhoïdes ont une implantation assez étroite et sont pourtant assez proéminentes pour qu'un fil puisse les contourner et les étrangler sans comprendre une grande épaisseur de tissu. Ces conditions n'existaient pas ici. Les tumeurs hémorrhoïdales, il est vrai, étaient proéminentes, ce qui est assez favorable au placement et au séjour des fils. Mais comme elles avaient une large base, elles eussent été difficiles à étreindre, et si j'étais parvenu à faire tenir le fil, c'eût été à la condition d'étrangler une épaisseur considérable de tissus, et d'exposer encore à la phlébite suppurative et à l'infection purulente. La cautérisation potentielle avec l'acide azotique monohydraté aurait eu l'inconvénient de demander beaucoup de temps. En effet, quand il est nécessaire de produire sur des hémorrhoïdes volumineuses une destruction assez profonde pour obtenir le tissu cicatriciel nécessaire, on doit renouveler la cautérisation un grand nombre de fois, huit ou dix au moins; et comme en outre il faut agir chaque fois sur une surface un peu étendue, le moyen est fort douloureux, et occasionne des souffrances prolongées auxquelles l'anesthésie n'est pas applicable. La cautérisation au fer rouge m'a paru préférable, parce que, d'une part, elle n'exposait pas ou n'exposait que dans une très-faible mesure à la phlébite et à l'infection purulente, et que, d'autre part, elle devait, selon toute probabilité, permettre de débarrasser le patient en une seule séance. Quant à la souffrance, comme la plus considérable était celle du moment où le fer chaud serait appliqué sur les parties malades, nous pouvions l'empêcher au moyen du chloroforme. Le malade aurait bien à subir les douleurs consécutives que devait occasionner l'état inflammatoire, et celles-là devaient se prolonger trop longtemps pour que le chloroforme pût intervenir. Mais comme il ne faudrait sans doute cautériser qu'une seule ou tout au plus deux fois, la somme de douleurs serait moindre que celle occasionnée par la cautérisation potentielle. Bref, la cautérisation me paraissait devoir être, dans ce cas, tout aussi inoffensive, moins douloureuse et plus expéditive que le caustique, et malgré l'obligation à laquelle il soumettrait le patient de garder le lit et d'être un peu malade quelques jours, il m'a semblé préférable à tous les autres moyens.

L'opération a été faite le 28 janvier : je me suis servi du thermo-cautère Paquelin, après avoir endormi le malade avec le chloroforme. J'ai chauffé au rouge-cerise, au moyen du courant de carbure d'hydrogène, celui des cautères qui a la forme de pointe. Le patient était couché sur le côté droit, la jambe gauche allongée, la droite fléchie sur la cuisse et la cuisse sur le bassin. Un aide relevait fortement la fesse gauche avec deux de ses mains. Après avoir protégé les parties voisines avec des linges mouillés d'eau froide, et au moyen d'une attelle de bois que je tenais de la main gauche, j'ai promené le cautère tenu de ma main droite sur l'une des tumeurs hémorrhoïdales, puis sur une autre, puis sur une troisième et sur une quatrième. J'ai fait ainsi quatre eschares linéaires ayant à peu près cinq millimètres de largeur et trois centimètres de longueur, et pour chacune d'elles j'ai passé deux fois l'instrument, tenu toujours au rouge-cerise par l'insufflation que l'aide chargé de ce soin n'avait pas interrompue. Mon intention était de détruire toute l'épaisseur de la membrane muqueuse, et je crois y être parvenu; elle était aussi de laisser entre les quatre eschares des intervalles assez grands pour que cette muqueuse ne fût pas détruite sur tout le contour de l'intestin et que le malade ne fût pas exposé par la cicatrisation à un rétrécissement annulaire.

Mais comme le bourrelet était très-gros, j'ai pensé que l'inflammation consécutive développée au niveau de chacune des eschares ne suffirait pas pour amener la destruction et surtout la phlébite, adhésive diffuse au moyen desquelles je comptais obtenir la disparition ou tout au moins une diminution notable de mon prolapsus. C'est pourquoi, ayant continué à tenir mon cautère rougi, je l'ai fait pénétrer sur quatre points différents à un centimètre de profondeur dans chacune des bosselures hémorrhoïdales. J'ai surajouté ainsi à la cautérisation superficielle que j'avais faite d'abord une cautérisation interstitielle ou parenchymateuse. J'étais autorisé, en agissant de la sorte à espérer que j'obtiendrais un bon résultat, sans exposer le patient à des symptômes locaux et généraux aussi intenses que ceux qu'occasionnaient autrefois les cautérisations très-étendues en surface.

Vous vous rappelez que la cautérisation des hémorrhoïdes internes avec le fer rouge, après avoir été régularisée par Ph.

Boyer (1) en 1847, a été beaucoup employée pendant dix ans, jusqu'à l'époque (1857) à laquelle M. Chassaignac a proposé et fait adopter pendant une dizaine d'années, comme méthode générale, l'écrasement linéaire. Mais la cautérisation était alors pratiquée sans mesure; on la faisait sur toute la surface de la tumeur, ce qui exposait, je l'ai déjà dit, aux cicatrices annulaires et à des inflammations consécutives très-intenses, parfois mortelles. J'ai rapporté en 1866 (2) trois cas de mort par infection purulente.

Dans les discussions qui ont eu lieu plus tard, en 1859 (3), à propos de l'écrasement linéaire, j'ai catégoriquement établi que, dans les opérations destructives faites pour les hémorrhoïdes internes, il n'était pas nécessaire de toucher aux hémorrhoïdes externes, et qu'en outre il fallait détruire les bourrelets hémorrhoïdaux muqueux partiellement, et non pas circulairement. Ce que je disais alors à l'occasion de l'écrasement linéaire, je le dis aujourd'hui et je l'applique pour la cautérisation au fer rouge dans les cas où elle me paraît nécessaire. Je la dissémine sur la surface, comme je l'ai fait pour notre malade, et, quand la chose est indiquée par le volume et l'épaisseur de la portion variqueuse de la tumeur, j'ajoute la cautérisation parenchymateuse ou interstitielle à la cautérisation superficielle, faite sur plusieurs lignes ou en rayons. J'évite ainsi l'intensité des phénomènes inflammatoires consécutifs et leurs complications, j'évite également le rétrécissement consécutif qu'a produit quelquefois la cautérisation immodérée de Ph. Boyer.

Vous avez pu constater que, sur ce sujet, l'inflammation consécutive a été peu intense. Le malade n'a pas eu de fièvre ni de dysurie. Il a eu un peu de gonflement à l'anus, quelques douleurs à la pression, des douleurs spontanées qui ont empêché le som-

(1) *Bulletin de thérapeutique*, 1847, et thèse du docteur de Beauvais (Paris 12 juin 1857).

(2) *Leçons sur les hémorrhoïdes*, p. 158.

(3) *Bulletin de la Société de chirurgie*, tom. IX, p. 295.

meil pendant la première nuit. Il n'a eu ni la rétention d'urine, ni la dysurie qu'on observe quelquefois. Il est resté trois jours au lit et presque à la diète. Le quatrième jour, il a pu aller à la garde-robe sans trop souffrir. Aujourd'hui 8 février, douze jours seulement après la cautérisation, il se trouve tellement bien qu'il demande avec instance à s'en aller, et j'ai signé son exeat.

Sa guérison n'est pas absolue, car il nous dit qu'il sent encore ses hémorrhoïdes sortir lorsqu'il va à la garde-robe. Mais elles rentrent spontanément, et les douleurs à l'occasion desquelles mes soins avaient été réclamés sont absolument nulles. J'aurais voulu constater moi-même l'état des parties, et, dans ce but, j'avais prescrit le lavement explorateur que vous connaissez. Mais après l'expulsion de ce lavement, je n'ai rien pu voir, parce que le bourrelet hémorrhoïdal était rentré de suite, et le toucher rectal ne m'a permis de constater rien de particulier dans l'intestin. Je n'ai même pas trouvé, mais c'est chose ordinaire après la cautérisation pratiquée de cette façon (cautérisation partielle et disséminée); je n'ai pas, dis-je, trouvé dans le rectum les indurations ou tout au moins la rigidité que semblerait devoir donner le tissu cicatriciel.

En définitive, ce malade est guéri des douleurs et du prolapsus lentement et difficilement réductible pour lesquels il était entré à l'hôpital, mais il n'est pas débarrassé complétement de ses hémorrhoïdes internes. C'est un résultat fréquent, et dont il faut savoir se contenter dans les cas de ce genre. Peu importe, en effet, que le patient conserve quelques hémorrhoïdes internes, pourvu qu'il n'en soit pas incommodé.

Réfléchissez d'ailleurs aux résultats que nous voulons obtenir avec la cautérisation, et qui sont plus prononcés après la cautérisation actuelle qu'après la cautérisation potentielle. Nous voulons d'abord détruire une partie de la tumeur, ou, si vous aimez mieux, tous les points soit de la surface, soit de la profondeur, que notre agent destructeur a touchés. Nous voulons ensuite provoquer, dans la portion qui survit, une série de phlébites adhésives, lesquelles donneront l'oblitération définitive d'un certain nombre de veines hémorrhoïdaires, et pourront être suivies, sur celles dont le calibre se rétablira, d'une rigidité et d'une inextensibilité qui ne permettront plus une accumulation de sang, et par suite une ampliation assez grande pour faire reprendre aux hémorrhoïdes, en supposant qu'elles sortent encore, un volume aussi considérable qu'autrefois. Dans les cas les plus heureux, et ils ne sont pas très-rares, ces résultats anatomiques, auxquels je dois ajouter la rigidité et l'inextensibilité du tissu cicatriciel, qui apportent un certain obstacle à des procidences ultérieures, se prononcent assez pour que le patient n'ait plus du tout d'hémorrhoïdes internes, ou, s'il en conserve une partie, ait cessé d'avoir le prolapsus et le saignement qui les rendaient incommodes.

Dans d'autres cas un peu moins heureux, et le malade ci-dessus en offre un exemple, un assez grand nombre des varices hémorrhoïdales conservent ou reprennent leur perméabilité. Mais comme elles sont moins nombreuses, et que probablement leurs parois épaissies sont moins extensibles, elles n'arrivent pas au même volume qu'auparavant. Elles n'y arrivent pas surtout lorsque l'anus reste facilement dilatable, comme c'est le cas ici, et lorsque le patient suit le conseil que nous ne manquons jamais de donner, de ne pas rester trop longtemps à la garde-robe et de faire rentrer de suite la portion du bourrelet qui ne rentrerait pas spontanément.

Le pire qui puisse arriver, si les varices hémorrhoïdales ne sont pas suffisamment amoindries ou resserrées, c'est qu'elles reprennent un jour un degré de dilatation qui les rendrait saignantes ou de nouveau douloureuses après la procidence, auquel cas une nouvelle séance de cautérisation serait nécessaire.

Malheureusement, nous ne pouvons pas régulariser la cautérisation de telle façon que la guérison complète soit obtenue à coup sûr. On n'aurait chance d'y arriver qu'en cautérisant aussi énergiquement que le faisait Ph. Boyer. Mais comme la méthode ainsi comprise exposait à des maladies graves et à la mort, nous préférons aujourd'hui la cautérisation modérée, qui, si elle ne fait pas disparaître totalement les hémorrhoïdes, en supprime ou en diminue les principaux inconvénients, sans exposer les jours du patient.

III. *Prolapsus hémorrhoïdaire irréductible depuis longtemps, sans étranglement; trois cautérisations au fer rouge.* — Les principes que je viens d'énoncer m'ont guidé dans quelques autres cas dans lesquels vous m'avez vu employer le fer rouge. L'un des plus insolites est celui d'un malade que j'ai traité en 1870, du 14 février au 28 mars (salle Sainte-Vierge, n° 34). Il avait trente-sept ans, et se trouvait, depuis plusieurs années, incommodé par des hémorrhoïdes internes qui sortaient, sans saigner, après chaque défécation, mais qui rentraient facilement dans le principe. Depuis plus d'une année, le prolapsus était devenu permanent, sans qu'il y eût eu pour cela, à aucune époque, les douleurs vives, la suppuration et les eschares de l'étranglement. Le bourrelet n'était pas considérable, et se composait de trois bosselures grosses chacune comme de petites billes. Sans les antécédents, la coïncidence des hémorrhoïdes externes et l'affaissement facile des tumeurs sous la pression des doigts, on aurait pu croire à un prolapsus simple non hémorrhoïdaire; d'ailleurs, ce prolapsus était réductible, mais redescendait aussitôt, et l'on constatait alors une dilatation de l'anus et un resserrement imparfait, dû certainement à ce que le sphincter avait perdu beaucoup de sa tonicité. C'était encore un de ces cas dans lesquels la dilatation forcée eût été absolument irrationnelle.

Le malade, sans souffrir beaucoup, était cependant très-gêné par ce corps étranger permanent qui éveillait souvent et inutilement le besoin d'aller à la selle, qui parfois s'excoriait et devenait douloureux dans la marche et surtout dans la position assise. J'ai pensé dès lors qu'il y avait lieu de faire disparaître toute la partie procidente. Je n'ai pas mis en question l'emploi du bistouri ni celui de l'écraseur linéaire, pour les raisons que j'ai déjà données, et surtout pour celle-ci qui est dominante : la cautérisation expose beaucoup moins à l'infection purulente et à la péritonite de voisinage que les procédés dont je viens de parler. D'un autre côté, je craignais que l'acide azotique ne demandât trop de temps. J'ai donc eu recours au fer rouge, en ayant soin de me mettre dans les conditions énoncées plus haut, celles de disséminer ma cautérisation et de ne pas la faire très-profonde, quitte à la renouveler plusieurs fois, si cela était nécessaire, pour détruire toute la partie procidente.

Je n'avais pas à cette époque la ressource du cautère Paquelin ; je me suis servi de deux petits cautères olivaires chauffés sur le réchaud de charbon. Dans une première séance, j'ai touché deux points du prolapsus, en appuyant modérément et en ne laissant l'instrument que deux ou trois secondes appliqué. J'ai terminé par une injection d'eau froide et l'emploi de compresses mouillées. L'inflammation consécutive a été très-modérée. Mais après la chute des deux eschares, j'ai vu que le prolapsus persistait. J'ai fait une seconde cautérisation avec les mêmes fers, toujours rapidement et en protégeant les parties voisines contre la chaleur rayonnante, au moyen des compresses mouillées, d'une attelle en bois, et en ayant soin de laisser entre les nouvelles eschares et les deux premières des intervalles de muqueuse saine. Une troisième séance a été nécessaire huit jours après, et au bout de trente-quatre jours de traitement, le malade sortait débarrassé et de sa tumeur et des inconvénients qu'elle lui occasionnait. J'ai bien constaté qu'il n'avait pas de rétrécissement du rectum.

IV. *Hémorrhoïdes internes procidentes, dont plusieurs cutanisées; cautérisation au fer rouge. — Érysipèle. — Mort.* — Messieurs, depuis l'époque (1866) à laquelle j'ai cherché à régulariser le traitement des hémorrhoïdes internes, je n'ai eu l'occasion d'observer à la suite de ce traitement qu'un seul cas de mort (1), et, chose remarquable ! ce cas de mort a eu lieu

(1) Ceux qui ont suivi mes leçons en 1876 se rappellent peut-être un malade

consécutivement à une hecticité laissée par un érysipèle après une cautérisation au fer rouge. Le malade était entré le 24 février 1873, pour un bourrelet hémorrhoïdal interne volumineux, procident pendant la défécation, qui se réduisait lentement et avec douleurs. Ce bourrelet datait de vingt années au moins, et n'avait jamais beaucoup saigné, mais il s'était accru et rentrait de plus en plus difficilement. Il nous a présenté ceci de particulier que, parmi les cinq grosses bosselures procidentes, dont l'ensemble formait le bourrelet hémorrhoïdal, il y en avait trois dont la surface était blanc grisâtre, au lieu de la couleur rouge que présentent habituellement les hémorrhoïdes internes. Cet aspect était dû à une modification que j'ai signalée dans ma brochure, savoir le passage, par places, à l'état cutané ou à la cutanisation, du revêtement primitivement muqueux des hémorrhoïdes internes. Cet état n'est pas sans influence sur le choix du traitement. Vous comprenez, en effet, qu'une surface cutanée n'est pas aussi facilement entamée par les caustiques, et surtout par l'acide azotique, qu'une surface muqueuse. D'un autre côté, le gros volume et la large base des hémorrhoïdes contre-indiquaient l'extirpation et la ligature. C'est pourquoi je n'avais pas d'autre moyen à choisir que la cautérisation au fer rouge. Je me suis servi d'un cautère olivaire, et d'un autre muni à son centre d'une tige pointue avec laquelle j'ai pratiqué la cautérisation parenchymateuse. Une seule opération a été faite; c'était le 14 mars, mauvais mois, comme vous savez; mais nous n'avions pas d'érysipèle à ce moment dans les salles, et d'autre part, nous observons si rarement cette complication après le fer rouge, que je n'y songeais pas pour ce malade. La vérité est cependant qu'il fut pris d'un érysipèle, que celui-ci devint gangréneux sur les fesses, et que, bien qu'il se fût limité aux cuisses et arrêté, qu'il eût même

couché au n° 41 de la salle Sainte-Vierge qui est mort d'une septicémie mal caractérisée à la suite de l'inflammation, avec gangrène d'une hémorrhoïde externe. Mais il s'agissait d'une complication survenue spontanément et il ne s'agissait pas d'hémorrhoïdes internes en traitement. Ce fait insolite n'est donc pas en contradiction vec l'assertion que j'en ai émise plus haut.

disparu, le malade fut emporté par l'hecticité consécutive tant à la maladie fébrile initiale qu'à la suppuration prolongée des bourses, au niveau desquelles l'érysipèle était également devenu gangréneux.

Je suis autorisé à considérer ce fait comme insolite, d'abord parce que, je le répète, je ne l'ai pas observé d'autres fois, et ensuite parce que la gravité du cas peut s'expliquer par l'altération antérieure de la santé. En effet, cet homme avait une ancienne maladie intestinale qui se traduisait par des alternatives de constipation, de diarrhée et même de dysenterie, et qui l'avait notablement affaibli depuis quelques années. Je ne voudrais donc pas que cette observation fût donnée comme argument contre l'emploi de la cautérisation au fer rouge, lorsque les circonstances autorisent le chirurgien à donner la préférence à cette opération.

V. *Résumé sur la cautérisation au fer rouge.* — Comme conclusion générale, je vous rappelle, messieurs, que la cautérisation au fer rouge des hémorrhoïdes internes n'est pas pour moi et ne doit pas être une méthode générale. Elle me paraît convenir surtout pour les cas dans lesquels les hémorrhoïdes étant volumineuses et sessiles, la cautérisation avec l'acide azotique, qui convient surtout aux hémorrhoïdes peu volumineuses ou étranglées, demanderait trop de temps et occasionnerait des douleurs trop vives et trop souvent répétées, et dans lesquels, en outre, les autres procédés et même la ligature, dont je vous parlerai quelque jour, ne sont pas applicables. J'appelle votre attention sur la cautérisation interstitielle ou parenchymateuse combinée avec la superficielle, et sur le précepte de cautériser progressivement et en plusieurs séances, afin de ne pas provoquer une inflammation consécutive trop violente.

Je ne prétends pas dire que cette combinaison soit préférable à tous les autres procédés de cautérisation. J'ai quelquefois, dans les cas où le volume de la tumeur exigeait une destruction profonde, eu recours à l'instrument de M. Richet, la pince cautérisante et écrasante. J'en ai obtenu de bons résultats; mais les malades ont eu des phénomènes inflammatoires consécutifs plus intenses et plus douloureux que ceux dont j'ai été témoin après la cautérisation disséminée et mixte (superficielle et profonde), qui est aujourd'hui si commode à faire avec la tige étroite du thermo-cautère Paquelin.

Je vous ferai remarquer, en passant, que je ne me suis pas servi d'instruments particuliers (entérotomes, pinces, clamps) munis de plaques d'ivoire, tant pour fixer les parties à cautériser que pour protéger les parties voisines contre la chaleur rayonnante. Ces instruments, dont M. le docteur Mollière (de Lyon) a conseillé l'usage (1), n'ont certainement pas d'inconvénients. Je les aurais peut-être employés, si je n'avais pas eu autour de moi des aides intelligents en nombre suffisant. Vous savez que moins nous avons besoin d'outillage spécial, plus simple est la pratique chirurgicale. Or, avec l'écartement des fesses tel que vous l'avez vu faire sur nos malades, avec l'application régulière de linges mouillés maintenus également par des aides, et avec l'attelle protectrice que je dirige moi-même, je préserve suffisamment les parties voisines contre l'action de la chaleur.

(1) Daniel Mollière, *Traité des maladies du rectum et de l'anus*, Paris, 1877, p. 443.

CENT TRENTE-SEPTIÈME LEÇON.

Autres variétés de traitement des hémorrhoïdes internes. — Ligature, dilatation forcée et moyens médicaux.

I. *Hémorrhoïdes internes polypiformes.* — *Traitement par la ligature.* — Forme peu connue jusqu'ici d'hémorrhoïdes internes. C'est celle d'implantation étroite représentant le pédicule des polypes. — La ligature convient très-bien à ces hémorrhoïdes polypiformes. — Quatre cas de ce genre traités dans le service depuis deux ans. — Dans deux d'entre eux il ne s'agissait que d'hémorrhoïdes internes ; dans deux autres il y avait aussi des externes polypiformes. — Dans tous, la ligature a été employée avec succès. Exposé du dernier d'entre eux. — II. *Petites hémorrhoïdes internes, procidentes, saignantes et excoriées.* — Anus peu dilatable. — Traitement et guérison par la dilatation forcée. — III. *Petites hémorrhoïdes internes procidentes avec fissure anale, dilatation forcée.* — Les douleurs sont dues à la pression du bol fécal sur le petit ulcère. — L'anus étant peu dilatable, cette pression est augmentée par la résistance du sphincter. Il s'agit donc d'une fissure chez un hémorrhoïdaire. — La dilatation est indiquée pour la fissure. — Les hémorrhoïdes pourront être améliorées en même temps. — Il est probable qu'elles ne le seront que momentanément. — IV. *Hémorroïdes internes saignantes, sans prolapsus et sans douleur.* — *Anémie.* — *Traitement médical.* — Nécessité d'un traitement médical dans certains cas. — Ce traitement est quelquefois préalable. — Exposé d'un fait de ce genre. — Toniques et hydrothérapie qui devaient préparer le sujet à la cautérisation. — Départ du malade avant que cette dernière ait pu être pratiquée. — Autre fait dans lequel le traitement médical a été nécessaire pour un saignement et une anémie consécutive à la cautérisation. — V. Prolapsus hémorrhoïdaire ancien transformé en prolapsus simple. — Appareil contentif. — VI. Résumé général sur le traitement des hémorrhoïdes.

MESSIEURS,

I. *Hémorrhoïdes internes polypiformes; traitement par la ligature.* — Dans ma brochure de 1866, je n'ai pas conseillé l'emploi de la ligature dans le traitement des hémorrhoïdes. J'étais resté sous l'impression de quelques faits observés à mes débuts, faits dans lesquels la ligature circulaire d'un bourrelet hémorrhoïdal interne avait provoqué des douleurs et des accidents intestinaux fort intenses. Je pensais bien qu'on éviterait des suites semblables, si l'on appliquait le précepte général que j'ai donné de disséminer les moyens de destruction en faisant des ligatures partielles, au lieu de la ligature générale ou circulaire que j'avais vu pratiquer. J'étais arrêté par la crainte ou de ne pouvoir placer convenablement un fil sur des bosselures hémorrhoïdales sessiles et à large base, comme je les avais vues jusque-là, ou de provoquer, si je parvenais à étreindre cette large base, une inflammation suppurative grave et une phlébite.

Mais, d'un côté, l'insistance avec laquelle M. Curling, de Londres (1), parle des succès qu'il a obtenus par ce procédé, et, d'un autre côté, la connaissance que j'ai acquise d'une variété plus commune que je ne le croyais autrefois, les *hémorrhoïdes polypiformes*, m'ont amené à reconnaître que dans certains cas la ligature était un procédé fort avantageux et inoffensif. J'ai traité dans les salles, depuis deux années, quatre cas de ces hémorrhoïdes polypiformes; dans deux d'entre eux elles étaient exclusivement internes, dans les autres elles étaient mixtes, c'est-à-dire que plusieurs hémorrhoïdes externes avaient cet aspect polypiforme, en même temps que plusieurs hémorrhoïdes internes. Dans les quatre cas, la ligature a été employée avec succès et sans le moindre accident. Je rappelle sommairement le dernier fait de ce genre que nous avons observé dans le service.

Le malade, âgé de 69 ans (salle Sainte-Vierge, n° 17), avait depuis longtemps des hémorrhoïdes internes procidentes qui d'abord rentraient facilement après la défécation, mais qui, devenues peu à peu très-volumineuses, ont nécessité, pour être remises en place, des efforts de plus en plus grands que le patient faisait avec les mains. Pendant longtemps ces hémorrhoïdes n'ont donné qu'un écoulement muqueux et glaireux; mais depuis quelques mois elle saignent facilement, sans avoir donné cependant une quantité assez grande de sang pour affaiblir le malade. En un mot, ce n'est pas pour l'anémie que cet homme vient demander nos conseils; c'est pour les souffrances que lui occasionne

(1) Curling, *Diseases of the rectum*.

à chaque défécation ce gros bourrelet dont la réduction est longue et très-douloureuse.

Je l'ai visité pour la première fois le 9 novembre 1877, au moment où le bourrelet n'était pas sorti; j'ai trouvé quelques hémorrhoïdes externes flasques et peu volumineuses; l'ouverture anale était dilatable à ce point qu'elle admettait deux doigts très-facilement et sans douleur. Elle était dépourvue de toute espèce d'excoriation. C'était donc encore un de ces cas dans lesquels il n'est pas permis d'expliquer les souffrances soit par la prétendue constriction du sphincter, soit par une fissure concomitante.

Je l'ai examiné ensuite après la défécation, c'est-à-dire après l'expulsion du lavement que j'avais prescrit tout exprès, et j'ai trouvé au delà de l'ouverture anale deux grosses saillies assez dures, revêtues par la muqueuse, qui est rouge, humide et lisse, c'est-à-dire sans la transformation cutanée que présentent parfois les hémorrhoïdes internes anciennes, et dont j'ai parlé à propos d'autres malades (pages 664). Ce queces tumeurs offraient de particulier, c'était une surface libre assez étendue au niveau de l'orifice anal, avec un prolongement, dans l'intérieur du rectum. Mais ce prolongement, au lieu d'être sensible et aussi large que le reste de la tumeur, comme cela a lieu dans la plupart des cas d'hémorrhoïdes internes, se prolongeait, en s'effilant, dans la cavité de l'intestin, à la manière d'un pédicule; pourtant le prolongement différait d'un pédicule de polype en ce que, libre dans une grande étendue en dedans, il se continuait en dehors avec la muqueuse en manière d'un aileron. En un mot, la tumeur n'était ni franchement sessile, ni franchement pédiculée; elle semblait pédiculée lorsqu'on touchait avec le doigt la partie intrarectale de son prolongement, et sessile lorsqu'on suivait la partie externe. Pour vous bien montrer cette disposition, j'ai attiré chacune des tumeurs au dehors avec une pince, et vous avez pu constater la disposition dont je viens de parler. En somme ces tumeurs avaient une portion libre beaucoup plus étendue que leur portion adhérente, et en cela elles ressemblaient à un polype, bien qu'elles n'eussent pas le prolongement régulièrement circulaire et étroit qui caractérise ce dernier.

J'ai dû me demander néanmoins si par hasard nous n'aurions pas affaire ici à des polypes du rectum. Mais il nous manquait d'abord la régularité du pédicule; les antécédents étaient bien plus favorables à l'idée d'hémorrhoïdes, et enfin les tumeurs n'avaient ni la consistance dure des polypes fibreux, ni la mollesse des polypes muqueux ou cellulo-vasculaires, ni la surface granuleuse ou mamelonnée des polypes granuleux dont j'ai eu l'occasion de vous citer des exemples (page 330 et suiv.). Bien que la consistance fût plus ferme que celle des hémorrhoïdes internes récentes, j'ai pu sentir néanmoins que la pression faisait un peu diminuer le volume des bosselures, et je l'ai attribué à ce qu'elle repoussait au delà de la tumeur le sang veineux qui en constituait une bonne partie. Seulement la portion dure, qui persistait après la pression, m'a fait penser que la trame celluleuse de ces hémorrhoïdes internes s'était condensée, par un travail comparable à celui que nous observons plus souvent dans les hémorrhoïdes externes. C'étaient, si vous voulez, des hémorrhoïdes internes légèrement indurées, ou dans lesquelles l'élément veineux n'était pas aussi prédominant qu'à l'ordinaire. Mais comme il était utile de caractériser, par un mot qui indiquât bien les conséquences thérapeutiques, de ces connexions particulières des hémorrhoïdes avec la muqueuse rectale, je leur ai donné le nom de *polypiformes*, et j'ai pensé que c'était pour des cas des ce genre qu'avait été faite avec facilité et succès la ligature dans les observations de M. Curling, et je me suis décidé de suite à employer ce procédé.

J'ai mis une première ligature le 11 novembre, et au lieu d'un fil ordinaire je me servi d'un fil élastique. Pendant que la tumeur était légèrement attirée au dehors avec une pince à pansement par un aide, j'ai placé mon fil autour du pédicule, je l'ai tordu deux ou trois fois et je l'ai étreint lui-même avec un fil ordinaire dont les deux chefs, passés ensuite entre les deux chefs du fil élastique, l'ont fixé au moyen d'un second nœud. La partie serrée s'est mortifiée et est tombée le cinquième jour; j'ai mis alors un fil semblable sur la seconde grosse hémorrhoïde interne, qui s'est détachée de même au bout de quelques jours. Vous avez pu remarquer que les suites de ces opérations avaient été très-simples, que le malade avait peu souffert, même pour aller à la garde-robe, et qu'il n'avait pas eu de fièvre.

J'ai conclu de ce fait et de ceux que j'avais eus sous les yeux antérieurement, qu'il y avait une variété, mal décrite jusqu'à présent, d'hémorrhoïdes (polypiformes) pour lesquelles la ligature était le procédé le plus avantageux. Je vous ai dit que j'avais eu dans nos salles trois cas du même genre. Dans l'un d'eux, il s'agissait, comme dans le précédent, exclusivement d'hémorrhoïdes internes. Dans les deux autres, les tumeurs étaient, les unes internes et les autres externes (polypiformes mixtes), sur les trois malades j'ai pratiqué la ligature de la même façon, en ayant soin de ne mettre qu'un seul fil à la fois, et de n'en appliquer un nouveau qu'après la chute de la tumeur précédemment opérée.

Dans un cinquième fait que m'a fourni la pratique particulière les hémorrhoïdes internes polypiformes étaient d'un volume beaucoup plus petit que celles que nous avions observées à l'hôpital, et les suites de l'opération ont été tellement simples qu'après chacune des ligatures le malade a pu se lever, sortir, aller même au spectacle. Il a été ainsi débarrassé sans douleur et sans accidents des souffrances que lui occasionnaient, à chaque défécation, la sortie et la rentrée un peu difficile de ces petites hémorrhoïdes pédiculées, qui étaient au nombre de cinq.

II. *Petites hémorrhoïdes internes procidentes, saignantes et excoriées. Traitement par la dilatation forcée.* — Je vous ai dit plusieurs fois que divers chirurgiens avaient, à notre époque, exagéré les avantages de la dilatation forcée dans le traitement des hémorrhoïdes internes. Je vous ai laissé pressentir qu'on avait fait une confusion entre les cas d'hémorrhoïdes avec excoriation ou fissure et constriction tantôt normale, tantôt un peu exagérée du sphincter, et les cas dans lesquels, le sphincter étant très-lâche et très-dilatable, les douleurs et les malaises devaient être attribués au volume des hémorrhoïdes, qu'il était alors indiqué d'amoindrir.

Mais nous venons d'observer un malade chez lequel j'ai fait, avec une apparence de succès, c'est-à-dire avec un succès momentané, la simple dilatation forcée, sans toucher en rien aux hémorrhoïdes. Il s'agit d'un homme de quarante-trois ans qui avait depuis quelques années un bourrelet hémorrhoïdal interne procident, et un peu saignant à chaque défécation. Ce bourrelet était d'abord rentré seul et assez facilement; mais, depuis quelques mois, la réduction ne pouvait être obtenue qu'avec la main, et après quatre ou cinq minutes de pressions assez douloureuses. Le bourrelet n'était pas très-gros, et l'une des bosselures qui le constituaient était excoriée. Bien que je n'eusse pas trouvé de fissure proprement dite à l'anus, j'ai pensé que peut-être cette excoriation était la cause et le siége des souffrances indiquées par le patient.

D'ailleurs, j'avais constaté par le toucher rectal que l'anus n'était pas très-dilatable, qu'il ne pouvait pas aisément recevoir mes deux indicateurs, et que son contour présentait une rigidité très-prononcée. Je n'en ai pas conclu que le sphincter fût à l'état de contracture pathologique, car j'ai rencontré beaucoup de sujets parfaitement bien portants chez lesquels l'ouverture anale présentait ces mêmes conditions, que je considère comme physiologiques. Chez cet homme, le sphincter avait tout simplement une tonicité assez puissante pour résister à la double cause qui le distendait à chaque défécation, le volume du bol fécal d'abord, celui du bourrelet procident ensuite. Tandis que nous voyons, sur beaucoup de sujets, cette double cause produire une dilatation anormale du sphincter, elle ne l'avait pas amenée chez celui-ci, qui, tout en ayant sa tonicité naturelle, se trouvait cependant avoir une ouverture trop étroite et trop peu dilatable pour la lésion hémorrhoïdaire surajoutée.

En pareil cas, la dilatation forcée est très-rationnelle. Je ne suis pas convaincu qu'elle donne une guérison et surtout une guérison durable chez tous les sujets. Mais il y a toujours avantage à y recourir d'abord, quitte à attaquer plus tard les hémorrhoïdes, s'il est démontré que leur volume continue à être, malgré les conditions plus favorables de l'orifice, une cause de souffrance et de malaise.

J'ai donc fait à notre patient (nº 16 de la salle Sainte-Vierge) la dilatation forcée avec les doigts, après anesthésie par le chloroforme, le 19 juillet 1878, et suivant le mode ordinaire, qu'il me paraît inutile de vous décrire. Aujourd'hui 23, le malade a été trois fois à la garde-robe, sans souffrir et sans être obligé de mettre la main pour faire une réduction. Il croit bien que les hémorrhoïdes sortent encore, mais qu'elles rentrent seules. En tout cas, comme il ne souffre pas du tout, il demande à s'en aller, et je n'y mets pas obstacle, tout en ayant plus de doutes que lui sur la solidité et sa durée de sa guérison.

III. *Petites hémorrhoïdes internes procidentes, avec fissure anale douloureuse, dilatation forcée.* — Dans le cas précédent, le malade avait une excoriation sur l'une de ses hémorrhoïdes internes, et cette excoriation pouvait, en même temps que la constriction du sphincter, expliquer la douleur de la défécation. Celui que nous allons soumettre aujourd'hui à la dilatation forcée, après anesthésie par le chloroforme, a également un bourrelet hémorrhoïdal interne qu'il est obligé de réduire avec la main après chaque garde-robe. Il ne perd pas de sang, mais se plaint d'une douleur très-vive pendant qu'il va et surtout après qu'il a été à la garde-robe. Son sphincter permet l'introduction assez facile du doigt, et nous constatons, en écartant les plis rayonnés de l'anus, une véritable fissure, c'est-à-dire une ulcération étroite et allongée, qui commence sur la peau même du contour anal et se continue dans la région sphinctérienne jusqu'à une hauteur que les yeux ne peuvent pas atteindre. La pression exercée par le doigt sur cette solution de continuité réveille très-sensiblement la souffrance. J'ai fait prendre un lavement, et quand il a été rendu, j'ai constaté le bourrelet hémorrhoïtal interne, qui est peu volumineux, et j'ai encore mieux vu la fissure dont je viens de parler. Ici, messieurs, il n'y a pas le moindre doute : la douleur est occasionnée par cette fissure; les hémorrhoïdes n'y sont pour rien; et bien qu'il me soit impossible, comme il l'est dans presque tous les cas de ce genre, de décider que le sphincter est plus serré qu'à l'état normal, je reconnais cependant que la douleur peut s'expliquer par la pression du bol fécal sur le petit ulcère, pression d'autant plus forte que le sphincter est plus résistant. C'est donc un de ces cas pour lesquels la dilatation forcée est parfaitement indiquée, et pour lesquels, si elle ne réussit pas, l'incision de Boyer deviendra nécessaire. Mais remarquez bien que j'ai recours à ce mode de traitement à cause de la fissure et non pas à cause des hémorrhoïdes. Je laisse ces dernières dans l'état où elles sont, parce qu'elles ne donnent pas de sang et ne sont pas douloureuses par elles-mêmes, et parce que leur seul inconvénient, l'obligation de mettre la main pour faire la réduction, sera certainement amoindri, au moins pour un certain temps, après la dilatation forcée. En résumé, nous avons là un hémorrhoïdaire atteint de fissure à l'anus, et en lui pratiquant la dilatation forcée, je fais le traitement de la fissure et non celui des hémorrhoïdes. J'insiste sur ce point, parce que l'on a certainement présenté, et bien à tort, quelques faits de ce genre comme des exemples de succès de la dilatation forcée, la thérapeutique des hémorrhoïdes. Or je vous répète qu'on a confondu le traitement de la fissure chez les hémorrhoïdaires avec celui des hémorrhoïdes elles-mêmes.

J'ai dit, il est vrai, que notre malade sera peut-être soulagé de ses hémorrhoïdes après l'opération, parce qu'elles rentreront avec plus de facilité. Mais ce ne sera qu'une amélioration, un palliatif, si vous aimez mieux. Je reconnais que ce palliatif est suffisant au moins momentanément, comme il l'a été chez le malade précédent, lorsque les hémorrhoïdes internes sont peu volumineuses. N'est-il pas possible même qu'en pareil cas la dilatation soit un moyen curatif, c'est-à-dire qu'en s'opposant au séjour des hémorrhoïdes internes à l'extérieur après la défécation, et empêchant leur réplétion, elle favorise le retrait des veines et un resserrement avec rigidité qui s'oppose à des distensions ultérieures? La chose n'est certainement pas impossible, et c'est pour ce motif que, même dans les cas où il n'existe pas de fissure, j'accepterais volontiers ce mode de traitement, s'il était démontré, par une certaine difficulté d'introduction du doigt, que la tonicité du sphincter est très-prononcée. Ce que je n'admets pas, et ce que vous m'avez entendu combattre, c'est l'emploi de cette opération chez les sujets qui ont, comme la plupart de ceux dont j'ai eu l'occasion de vous parler, l'anus très-dilatable.

Je vous laisse même entendre que, dans les cas de petites hémorrhoïdes internes avec constriction de l'ouverture anale, la dilatation forcée peut n'être qu'un palliatif, et même un palliatif de très-courte durée. J'appuie cette opinion sur deux ordres de faits, d'abord sur l'observation de ce qui s'est passé chez un certain nombre de sujets auxquels j'avais pratiqué cette opération pour une fissure douloureuse: le lendemain et les jours suivants, l'orifice restait large et très-dilatable; puis, peu à peu, il se resserrait, si bien qu'au bout de douze à quinze jours l'ouverture était redevenue aussi étroite qu'avant l'opération. Les sujets n'en étaient pas moins guéris, si, pendant que le sphincter avait conservé sa laxité et sa souplesse, la fissure avait eu le temps de se cicatriser.

J'appuie ensuite mon opinion sur deux observations d'hémorrhoïdaires de la ville, que j'avais cru devoir, à cause du petit volume de la procidence, soumettre d'abord au traitement par la dilatation forcée. Au bout de douze jours chez l'un, et de quinze chez l'autre, la procidence avait reparu avec le même volume, le même saignement, la même difficulté de réduction, et j'ai dû recourir ultérieurement à l'attouchement avec l'acide azotique fumant. Voici en effet ce qui s'était passé chez ces deux malades. Tant que l'anus était resté très-dilatable, les hémorrhoïdes sortaient; mais elles restaient trop peu de temps dehors pour que les veines pussent se distendre beaucoup. Puis, la tonicité ayant repris son état ancien, et l'ayant repris avant que les varices hémorrhoïdales eussent eu le temps de se resserrer et de devenir rigides, le prolapsus s'était reproduit lui-même avec ses anciens inconvénients. C'est ce qui doit arriver souvent, et voilà pourquoi il faut ne pas trop compter sur les effets durables de la dilatation prolongée, et s'attendre, si l'on y a eu recours d'abord, à être obligé d'intervenir plus tard autrement, en s'adressant aux hémorrhoïdes elles-mêmes.

IV. *Hémorrhoïdes internes saignantes, sans prolapsus et sans douleur; anémie; traitement médical.* — Jusqu'ici, messieurs, je n'ai guère eu l'occasion de vous signaler que des malades pour lesquels un traitement chirurgical était seul nécessaire. Nous avons cependant eu dernièrement un homme de 33 ans, chez lequel un gros bourrelet hémorrhoïdal interne, dont la réduction était lente et douloureuse, aurait nécessité une cautérisation au fer rouge. Mais j'ai cru devoir ajourner, parce que ce bourrelet était en même temps saignant, et depuis longtemps. Il avait fait perdre au malade une telle quantité de sang, qu'une anémie profonde en était résultée. Non-seulement ce malade était pâle, essoufflé, disposé aux syncopes; mais en outre il était gastralgique, mangeait peu, digérait mal, et, bref, avait perdu de ses forces et de son embonpoint à un degré tel qu'il était bien difficile de lui faire supporter aucune douleur sans l'exposer à des accidents. En même temps que le bourrelet était très-gros, l'anus était assez peu dilatable pour que l'opération de Récamier (dilatation forcée) me parût nécessaire d'abord. Mais le pouls était si faible que j'aurais craint une syncope dangereuse pendant le sommeil anesthésique, et d'autre part, sans chloroforme, l'opération eût été bien difficile à supporter pour un homme aussi épuisé. D'autre part, il était probable, vu le volume considérable des hémorrhoïdes, que la dilatation forcée n'aurait pas suffi pour supprimer les accidents, et qu'une ou plusieurs cautérisations eussent été nécessaires. La faiblesse du malade était encore une contre-indication pour ces opérations successives. C'est pourquoi je décidai qu'avant de prendre un parti relativement au choix d'un traitement chirurgical, nous allions entreprendre un traitement médical ayant pour but de corriger l'anémie si considérable qui existait chez ce sujet, et de supprimer l'écoulement sanguin qui avait causé et qui entretenait cette anémie.

Il fut convenu d'abord que le patient resterait le moins longtemps possible à la garde-robe, et qu'il réduirait promptement son prolapsus. Ensuite je prescrivis une cuillerée d'eau hémostatique de Pagliari (1) le matin et une le soir, et une douche d'eau froide tous les matins. Je comptais, au moyen de ce traitement réparateur, mettre en quelques semaines le patient en état de supporter les épreuves chirurgicales qui lui étaient nécessaires. Mais huit jours après son entrée, il a voulu absolument nous quitter, disant qu'il ferait ce traitement chez lui, et qu'il reviendrait.

Nous ne l'avons pas revu; mais à son occasion je vous ai dit que nous étions quelquefois, chez les sujets auxquels les hémorrhoïdes avaient fait perdre une notable quantité de sang, obligés de faire, soit avant, soit après la cautérisation ou la ligature, un traitement par l'hydrothérapie, le fer et le quinquina. Je vous ai même rappelé le malentendu en vertu duquel beaucoup de médecins anciens avaient cru et quelques-uns croyaient encore à l'utilité des hémorrhoïdes et de leur saignement pour la conser-

(1) Dans le monde, je prescris plus volontiers l'eau de Tisserant ou l'eau de Léchelle, qui me paraissent un peu plus hémostatiques que l'eau de Pagliari. Mais à l'hôpital nous ne les avons pas à notre disposition. Du reste, ces diverses eaux hémostatiques, dénommées d'après les noms de ceux qui les ont vulgarisées, ne sont pas d'une composition bien connue et bien définie. La substance astringente la plus importante qu'elles renferment est le sang-dragon. Celles de Tisserant et de Brochieri renferment aussi une certaine quantité de térébenthine.

vation de la santé, et la façon dont j'ai discuté cette doctrine dans mon ouvrage de 1866. Nul doute, disais-je alors, que le saignement hémorrhoïdal puisse avoir quelques avantages chez les sujets pléthoriques, et qu'il soit indifférent chez beaucoup de personnes. Mais c'est à la condition qu'il soit modéré, et qu'il ne soit pas assez abondant pour conduire à l'anémie et à toutes ses conséquences. Appliquer aux hémorrhoïdes très-saignantes et très-douloureuses le précepte de la temporisation et de l'abstention, convenable à celles qui donnent peu de sang et peu de souffrance, c'était consacrer une erreur des plus préjudiciables aux malades. Ici, comme en beaucoup d'autres points de la clinique, il faut distinguer les cas, et c'est ce que ne faisaient pas les médecins partisans de cette opinion que les hémorrhoïdes sont toujours salutaires. La clinique moderne a parfaitement compris la distinction et n'a pas eu de peine à établir : 1° qu'une lésion n'est pas salutaire lorsqu'elle trouble notablement la santé; 2° que le seul moyen de rétablir cette dernière est de supprimer ou tout au moins d'affaiblir la lésion qui donne un pareil résultat.

Voici maintenant un autre fait (salle Sainte-Vierge, 31) dans lequel le traitement médical a été nécessaire, non pour préparer le sujet à un traitement chirurgical ultérieur, mais pour combattre l'anémie survenue consécutivement à ce traitement et malgré lui. Il s'agit d'un malade que j'ai traité, il y a un an, d'hémorrhoïdes internes procidentes et saignantes, par la cautérisation au fer rouge, faite à trois reprises différentes, c'est-à-dire en trois séances. Depuis ce temps, le patient assure que le prolapsus ne s'est jamais reproduit, et qu'aucune douleur, aucune gêne même ne se sont montrées pendant ni après la défécation. Mais depuis deux mois il s'est remis à perdre du sang après toutes ses garde-robes. Il évalue à un quart de verre, et parfois à un demi-verre la quantité rendue chaque fois. D'où vient ce sang? je n'ai pu le déterminer par la simple exploration de l'anus avec les yeux. J'ai fait à plusieurs reprises cette exploration après qu'un lavement venait d'être rendu, je n'ai pas vu la moindre hémorrhoïde interne sortie, je n'ai vu non plus aucune fistule ou excoriation à laquelle pût être attribué le saignement. J'ai porté un doigt dans l'intérieur du rectum, je n'y ai senti ni polype, ni induration, ni boursouflement qui pût être considéré comme hémorrhoïdaire. Vous savez, du reste, combien il est rare de constater par le toucher rectal des hémorrhoïdes qui ne sont pas sorties. En effet, tant qu'elles restent dans le rectum, les varices hémorrhoïdales se distendent peu. C'est la gêne apportée au retour du sang veineux d'abord par le passage du bol fécal et ensuite par le resserrement, même modéré, du sphincter après la défécation, qui amène la stase du sang et le gonflement. J'ai complété l'exploration avec le *speculum ani;* je me suis servi d'abord du bivalve, puis du grand univalve semblable à celui de Bozeman pour l'opération de la fistule vésico-vaginale, mais je ne suis parvenu à voir ni bosselure, ni excoriation, ni ulcération que j'aie pu considérer comme la source du sang perdu.

Messieurs, quand nous nous trouvons en présence d'un fait semblable, à savoir un écoulement de sang par l'anus, dont nous ne pouvons ni sentir ni voir la cause anatomique, il est bien difficile d'établir un diagnostic positif. Ici cependant nous étions aidés par un commémoratif important. Nous savions pertinemment que ce malade avait eu des hémorrhoïdes internes. Nous étions par là autorisés à penser qu'il avait sans doute quelque part dans le rectum une hémorrhoïde trop peu volumineuse pour être sentie avec les doigts, et que cette hémorrhoïde saignait, soit par suite de congestion et de rupture, soit plutôt par suite d'une ulcération persistante à son niveau; celle-ci pouvait être survenue spontanément et sans cause appréciable, ou bien après quelque déchirure occasionnée par le passage d'un corps étranger. Si nous avions rejeté cette explication de la rectorrhagie par une hémorrhoïde interne larvée, nous aurions été obligés d'admettre une ulcération cancroïdienne ou cancéreuse occupant une partie très-élevée du rectum ou même l'S iliaque du côlon. Mais avant d'accepter ce diagnostic, dont la conséquence pronostique eût été fâcheuse, j'ai mieux aimé me rattacher à l'idée d'une variété assez rare d'hémorrhoïde interne, l'hémorrhoïde saignant sans prolapsus et sans signe physique appréciable. J'ai d'ailleurs conservé le souvenir de deux malades qui étaient dans le même cas, et chez lesquels j'ai vu guérir et l'hémorrhagie et l'anémie concomitante après un traitement par le fer, les astringents et l'hydrothérapie.

Notre sujet actuel est légèrement anémique. Ses lèvres et sa voûte palatine sont peu colorées; il a quelque palpitations quand il marche ou monte un peu vite; heureusement il n'est pas dyspeptique, et répare encore assez bien par ses bonnes digestions la quantité, modérée d'ailleurs, du sang qu'il perd au moment de la défécation. Je lui ai prescrit un lavement tous les matins avec de l'eau froide additionnée tantôt d'une cuillerée à soupe d'eau de Pagliari, tantôt de quatre grammes de solution de perchlorure de fer; en même temps il prendra par la bouche quatre, et au bout de huit jours six pilules ferrugineuses de Vallet; enfin il ira tous les jours à la douche froide. Si, dans un mois, il perd encore du sang, je ferai cesser les lavements ci-dessus et les pilules de Vallet; je prescrirai l'eau de Pagliari par la bouche, une cuillerée le matin, une cuillerée le soir, et je ferai continuer l'hydrothérapie.

N. B. — Six semaines après son entrée à l'hôpital, ce malade avait retrouvé toutes ses forces et ne perdait plus de sang. Je n'ai conservé aucune arrière-pensée relativement à l'existence d'un cancer ou d'un cancroïde, et j'ai confirmé d'après ce résultat du traitement, le diagnostic d'hémorrhoïde interne larvée et ulcérée.

V. *Prolapsus hémorrhoïdaire ancien transformé en prolapsus simple, non hémorrhoïdaire.* — Messieurs, nous avons vu hier à la consultation un malade dont l'observation va servir de complément aux notions qu'il m'a été donné de vous présenter, dans le cours de l'année, sur les hémorrhoïdes. C'est un homme de 66 ans, qui a eu longtemps une procidence d'hémorrhoïdes internes pendant la défécation, et quelquefois un saignement concomitant. Jamais les douleurs n'ont été assez vives ni le saignement assez abondant pour qu'il ait cru devoir consulter. Il est donc resté dans la catégorie assez nombreuse des sujets chez lesquels les hémorrhoïdes internes sont indifférentes, salutaires peut-être dans une certaine mesure, et il lui est arrivé ce qui arrive à beaucoup de ces personnes avec le temps : par suite de l'âge, les contractions du rectum, et surtout celles du sphincter, ont perdu de leur vigueur ; il ne s'est plus fait de stase ou de distension dans les veines ; celles-ci sont revenues peu à peu sur elles-mêmes, et ont perdu leur caractère de varices. En réalité, le malade n'a plus d'hémorrhoïdes ; mais seulement il a conservé un prolapsus presque permanent de la muqueuse rectale. Nous avons vu ce prolapsus ; il est peu considérable ; les deux bosselures principales qui le forment sont pâles, sans tension, ne s'affaissent pas sous les doigts qui les pressent, comme font les varices hémorrhoïdales distendues. Quand on réduit ces bosselures, elles reparaissent presque aussitôt. Il n'y a pas là, vous le voyez, les caractères des vraies hémorrhoïdes ; nous n'avons qu'une muqueuse lâche et molle, à laquelle l'ancien état hémorrhoïdaire a laissé l'aptitude à glisser sur la couche musculaire sous-jacente et à se présenter au dehors. C'est un prolapsus non hémorrhoïdaire. Le patient ne souffre pas, mais il est ennuyé par un suintement muqueux habituel, ce qu'on a désigné autrefois sous le nom d'*hémorrhoïdes blanches*, et il nous demande si on pourrait l'en débarrasser.

Reportant vos souvenirs vers les cas de prolapsus invaginé que j'ai traités avec succès par l'électricité (page 198), je vous ai dit que je ne comptais pas réussir sur le malade actuel par ce moyen. En effet, le sphincter a perdu de sa tonicité par suite de l'âge, en même temps que par le fait de la dilatation exagérée et presque incessante à laquelle l'a soumis l'ancienne affection hémorrhoïdale. Dans cet état de choses, je doute que ce muscle puisse reprendre de la tonicité, comme il a pu le faire sur des sujets plus jeunes et dont la lésion était bien plus récente. Je ne verrais pas de danger à essayer; mais comme j'ai peu d'espoir de réussir, et qu'il y aurait peut-être inconvénient pour la santé de cet homme à le faire séjourner à l'hôpital pendant les six ou huit semaines qui seraient nécessaires, je ne lui ai pas proposé ce mode de traitement.

J'ai songé aussi à une cautérisation superficielle et disséminée ou rayonnée, comme celle que nous faisons quelquefois pour les hémorrhoïdes. Mais les conditions n'étant pas les mêmes ici, puisque nous n'avons plus d'élément veineux à modifier, j'ai craint encore de ne pas réussir, et j'ai pensé, vu le peu d'incommodité que cause ce prolapsus pseudo-hémorrhoïdal, qu'il valait mieux ne faire aucune tentative opératoire. J'ai donné seulement au patient le conseil de se laver avec la décoction de ratanhia, et de porter un appareil contentif, consistant en une plaque ano-péritonéale munie d'une petite boule centrale, appareil qu'il trouvera ou fera faire chez nos fabricants.

VI. *Résumé général du traitement des hémorrhoïdes.* — Messieurs, bien que je me sois efforcé de vous faire comprendre ce qu'il y a de difficile et de délicat dans le traitement des hémorrhoïdes, je tiens à résumer mes enseignements sur ce sujet, tant pour dissiper les incertitudes qui pourraient vous rester, que pour vous bien indiquer les modifications introduites par mes contemporains et par moi-même dans cette partie de la thérapeutique chirurgicale.

Il est bien entendu d'abord que tous nous admettons des cas pour lesquels l'intervention chirurgicale est inutile. Ce sont ceux d'hémorrhoïdes externes non indurées et ceux d'hémorrhoïdes internes ne donnant que des prolapsus passagers, faciles à réduire, ou des saignements insignifiants. Il en est d'autres pour lesquels un traitement médical est seul nécessaire : je veux parler surtout des hémorrhoïdes internes qui ne sont pas procidentes, mais qui ont saigné assez abondamment pour compromettre la santé.

Les cas pour lesquels un traitement chirurgical est positivement indiqué, sont ceux d'hémorrhoïdes internes procidentes et incommodant le patient par la douleur ou l'hémorrhagie, ou par l'une et l'autre en même temps. C'est pour les faits de ce genre que, de tout temps, les chirurgiens ont essayé des moyens de guérison et de soulagement. Mais de nombreux échecs se sont produits, parce qu'on ne comprenait pas bien les résultats anatomiques qu'il fallait chercher à obtenir, et qu'on s'attachait à trouver une méthode unique applicable à tous les cas.

Trois grands progrès ont été faits à notre époque, et j'ai le droit de dire que ma publication de 1866 a contribué à les réaliser. Le premier a consisté dans l'appréciation plus exacte qu'on ne la faisait autrefois, et de l'état anatomique des hémorrhoïdes internes, et de la façon dont la thérapeutique devait modifier cet état pour supprimer les inconvénients de la maladie. Je me suis expliqué sur ces points, tant dans mon travail de 1866 (page 60 et 75) que dans mes leçons actuelles (pages 653 et suiv.). Le second a consisté dans l'énoncé de ce précepte, qui m'a servi de guide dans mes leçons récentes, savoir qu'il n'y avait pas un traitement unique pour les hémorrhoïdes internes, et que les moyens devaient varier suivant les cas, surtout suivant le volume du bourrelet hémorrhoïdal procident et le degré de tonicité du sphincter anal.

Quand les hémorrhoïdes sont peu volumineuses, et qu'en même temps l'anus est très-resserré, dilatation forcée.

Quand les hémorrhoïdes sont peu volumineuses, mais l'anus facilement dilatable, quelques cautérisations superficielles avec l'acide azotique monohydraté.

Quand le bourrelet est gros et étranglé, cautérisation adjuvante avec le même acide.

Quand le bourrelet est très-gros et plus ou moins difficilement réductible, cautérisation au fer rouge.

Quand les hémorrhoïdes sont polypiformes, ligature seule, ou bien ligature associée soit à la cautérisation potentielle, soit à la cautérisation actuelle.

CENT TRENTE-HUITUIÈME LEÇON

Chancre de l'anus. — Rectite spéciale; imminence de rétrécissement rectal.

SOMMAIRE. — Douleurs anales datant de six semaines et attribuées d'abord à des hémorrhoïdes. — Résultats de l'exploration faite les premiers jours, tant avec les yeux seuls qu'au moyen du toucher rectal et du *speculum ani*. — *Diagnostic.* — Interprétation des trois lésions constatées : 1° les ulcérations : elles ne peuvent être ni cancéreuses ni traumatiques; ce sont des chancres primitifs; 2° les productions cutanées concomitantes, ce sont des *condylomes*, manifestation locale et de voisinage engendrée par le chancre; 3° la rectite de la portion sphinctérienne de l'intestin. — Remarques sur l'apparition de cette rectite pendant la durée même du chancre et sur sa nature plastique, c'est-à-dire encore susceptible de terminaison par résolution. — Raisons pour lesquelles on ne doit pas admettre là un accident tertiaire commençant. — *Pronostic.* — Longue durée du chancre. — Possibilité de rétrécissement consécutif. — *Traitement.* — Moyens locaux. — Pansement séparatif des surfaces ulcérées. — Lotions fréquentes. — Lavements de ratanhia. — Moyens généraux. — Inutilité et danger du traitement mercuriel. — Indication de l'iodure de potassium à petite dose comme tonique, de l'opium et des ferrugineux.

MESSIEURS,

Nous avons au n° 27 de la salle Sainte-Catherine (1), depuis une vingtaine de jours, une jeune femme de vingt-deux ans qui nous est arrivée pour des douleurs assez vives de la région anale. Ces douleurs, qui existaient depuis environ six semaines lors de l'entrée de cette femme à l'hôpital, ont ceci de particulier qu'elles sont continues, qu'elles existent même la nuit et empêchent le sommeil, qu'elles s'exaspèrent dans la position assise, qu'elles arrivent à une intensité très-grande pendant la défécation, et

(1) Les deux malades qui font l'objet de cette leçon et de la suivante sont celles dont M. Cuffer, alors interne de mon service, a donné la relation dans le journal *le Progrès* (n° du 24 mars 1874); mais j'ai intercalé dans ces leçons des considérations nouvelles que j'ai d'ailleurs développées plus récemment à propos d'autres malades; ces considérations sont celles qui m'ont été inspirées par des travaux récents et notamment par le mémoire de mon savant collègue M. Alfred Fournier sur le *Syphilome anorectal*, 1875.

conservent cette intensité plusieurs heures après. La patiente, qui, à l'exemple de tant d'autres personnes atteintes de lésions douloureuses de l'anus, croyait avoir des hémorrhoïdes, ne s'est pas soignée autrement que par des soins de propreté. Elle répugnait à consulter, à cause de la situation désagréable de son mal. C'est parce que la douleur est devenue très-violente et que la privation du sommeil, par le fait de cette douleur, a amené de la faiblesse et l'impossibilité de continuer sa vie habituelle, que la malade s'est décidée à entrer à l'hôpital.

Le jour où nous avons fait notre première exploration, nous avons reconnu qu'il n'y avait ni fièvre, ni colique, ni diarrhée, et qu'à part la pâleur et la faiblesse dont je parlais tout à l'heure, cette femme ne présentait pas de symptômes généraux et fonctionnels. Elle a peu d'appétit, ou plutôt mange peu, parce qu'elle craint par dessus tout les douleurs de la défécation, et qu'elle espère les éviter en diminuant le plus possible la quantité des aliments. Notez bien, je vous prie, ces trois ordres de phénomènes : l'intensité et la continuité de la souffrance, la privation de sommeil, la diminution de l'alimentation; car vous verrez plus tard qu'ils donnent, pour cette femme, et pour les sujets atteints de la même façon, l'explication des phénomènes graves dont ils sont tous menacés.

En examinant la région anale, le premier jour, nous n'avons trouvé rien de particulier sur la portion marginale : ni rougeur, ni eczéma, ni cet épaississement des plis, ni ces érosions des sillons intermédiaires que la tradition nous a transmis sous le nom mal défini de *rhagades*. Toutes les lésions étaient concentrées à l'orifice même de l'anus et dans la portion sphinctérienne du rectum.

A l'anus il y avait deux saillies, l'une en avant, l'autre en arrière. Elles étaient longues d'un centimètre environ, aplaties d'un côté à l'autre, sans changement de couleur à la peau, assez douloureuses à la pression. En écartant fortement les fesses et le contour anal, de façon à entr'ouvrir l'orifice, on éloignait l'un de l'autre les deux côtés ou feuillets de ces saillies mamelonnées, et on voyait, sur chacune des surfaces qui regardait le centre de l'anus, une solution de continuité, grisâtre pour celle qui était en arrière, rosée pour celle qui était en avant. Lorsque les deux lames de la petite tumeur cutanée étaient bien écartées, on constatait que les ulcérations avaient environ six à sept millimètres de largeur par en bas, et qu'elles se rétrécissaient en montant; mais on ne voyait pas leur limite supérieure, parce que celle-ci allait se perdre dans l'intestin. Aujourd'hui l'aspect de ces ulcérations est un peu modifié; celle qui était grise, c'est-à-dire l'antérieure, est devenue rosée et granuleuse comme l'autre; toutes deux ont un peu diminué d'étendue en travers, mais elles sont encore creuses, et leurs surfaces frottent l'une contre l'autre lorsque l'on ne met pas de mèche ou de corps étranger qui les sépare. On trouve une très-petite quantité de pus, et celui qui est fourni dans la journée n'est pas très-abondant; car les pièces du pansement ne sont jamais très-mouillées.

Le toucher rectal, que j'ai fait deux fois, a été très-douloureux; la première fois que je l'ai pratiqué, la malade a même été prise d'une attaque d'hystérie. Il m'a appris que le sphincter était très-serré et l'anus peu dilatable, ensuite que la surface interne du rectum, depuis l'anus jusqu'au commencement de l'ampoule, c'est-à-dire dans toute la portion que j'ai distinguée du reste par la dénomination de portion sphinctérienne du rectum, présentait des inégalités, de petites saillies mamelonnées et un peu plus de consistance qu'à l'état normal. En retirant le doigt j'ai ramené du pus, mais en très-petite quantité, et je n'ai pu savoir si ce pus venait de la portion sphinctérienne elle-même, ou s'il n'avait pas été pris sur les ulcérations.

Je n'ai pas voulu mettre le *speculum ani* le premier jour, à cause de la sensibilité extrême de la région. Je ne l'ai introduit que ces jours derniers, parce que, depuis quinze jours que nous lui donnons des soins, cette femme est un peu moins souffrante, et a pu dès lors, sans trop se plaindre, supporter le passage de l'instrument. Je me suis servi du spéculum à enroulement muni d'un embout, et que j'avais eu soin de bien huiler. Je l'ai conduit à six centimètres de profondeur; puis, en le ramenant de haut en bas, la malade étant en face d'une fenêtre bien éclairée et couchée sur le côté, j'ai pu voir à la partie inférieure du rectum une rougeur assez vive et les petites granulations que j'avais constatées avec le doigt. J'ai pu m'assurer en outre que cette surface rouge et granuleuse n'était pas ulcérée, et que la partie la plus élevée de nos deux solutions de continuité n'allait pas au delà de trois à quatre millimètres dans l'intérieur du rectum. Ce que j'ai vu, en un mot, et ce que je vous ai montré, c'est une inflammation intrarectale sans ulcération, ou si vous aimez mieux, une rectite non ulcéreuse, dont le siége principal et probablement exclusif était la membrane muqueuse.

J'ai examiné les ganglions de l'aine, je ne les ai trouvés ni à l'état d'adénite menaçant de suppurer, ni à l'état d'adénopathie indolente semblable à celle qui existe au début de la syphilis constitutionnelle.

A quelle maladie avions-nous donc affaire ici, et quelle étiquette fallait-il mettre sur chacune de ces trois lésions capitales : les ulcérations, les petites tumeurs cutanées, la lésion intrarectale.

1° Pour ce qui est des ulcérations, personne ne songerait à un résultat de cancer ou d'épithélioma. Le mal est trop récent, il n'est pas assez dur, il ne remonte pas à une assez grande hauteur dans le rectum, et enfin la malade est trop jeune pour que nous puissions nous arrêter longtemps à cette pensée. D'ailleurs le cas est semblable à bien d'autres que j'ai vus, et dans lesquels la guérison a été obtenue sans intervention opératoire, ce qui n'aurait pas eu lieu s'il s'était agi d'une des lésions organiques que je viens de nommer.

Faut-il croire à une lésion traumatique, à deux petites plaies produites par un instrument vulnérant? Nous n'avons absolument aucun commémoratif qui éveille cette idée, et puis je suis toujours amené à tenir compte de l'analogie avec les faits semblables que j'ai observés, et dans lesquels il n'y avait pas eu la moindre origine traumatique connue.

La maladie à laquelle ces ulcérations ressemblent le plus, ce sont les fissures anales. Aurions-nous donc ici deux fissures simples ordinaires? Ceux-là le croiraient peut-être qui n'ont pas vu beaucoup de fissures vraies, ni de ces pseudo-fissures telles que nous les observons ici. Mais pour ceux qui ont vu les unes et les autres, voici les différences.

La fissure vraie ou ordinaire, celle qui est d'origine inflammatoire ou herpétique, ou qui est consécutive à quelque petite déchirure de l'anus pendant une défécation difficile, est beaucoup plus étroite, ne s'accompagne pas d'une production cutanée aussi volumineuse, servant de support à une partie de la solution de continuité. La douleur qu'elle occasionne, au lieu d'être continuelle comme sur notre malade, est presque exclusivement produite par la défécation.

Ici donc, la largeur des solutions de continuité, la grosse production accidentelle qui les supporte, l'intensité et la continuité des douleurs, sont les principales raisons qui me font penser à autre chose qu'à une fissure vraie. Cette autre chose, ce sont des chancres, c'est-à-dire des ulcères syphilitiques primitifs de l'anus. Je ne connais, quant à moi, que les solutions de continuité chancreuses qui présentent la réunion des trois caractères principaux que je viens de mettre en relief. J'ai bien vu quelques fissures simples avec une production cutanée à leur partie inférieure; mais cette production, beaucoup plus petite que celles de notre malade, avait deux ou trois millimètres en longueur et en largeur, et n'avait pas le volume et la longueur que nous observons ici. En même temps la solution de continuité était elle-même beaucoup plus étroite. J'ai vu aussi des femmes très-nerveuses chez lesquelles la douleur produite par une fissure simple était spontanée, c'est-à-dire se produisait sans intervention de l'acte fécal. Mais ces douleurs étaient encore rémittentes, et n'avaient pas la continuité et l'intensité habituelle qui nous frappent sur notre malade.

Est-ce à dire qu'il soit impossible de voir exceptionnellement des fissures simples, et même de petites plaies de l'anus, avec les caractères que nous observons ici? Je n'irais peut-être pas jusque-là. Mais je me laisse guider par mon observation personnelle. J'ai vu bien des fissures anales, bien des plaies chez des sujets pour lesquels je savais parfaitement qu'il ne pouvait pas y avoir eu d'inoculation syphilitique, et qui n'ont offert ni ces tumeurs cutanées, ni ces douleurs persistantes, ni cette largeur; et quand j'ai été témoin de faits semblables à celui-ci, j'ai pu acquérir la conviction ou présumer avec beaucoup de raison qu'une inoculation avait eu lieu. Tantôt les malades avouaient qu'elles avaient été soumises à un coït contre nature avec une personne malade, tantôt et plus souvent je voyais les chancres de la vulve ou de la marge anale qui avaient fourni le virus de ce qu'on appelle l'auto-inoculation. J'ai assisté à ce mode de production du chancre sur plusieurs femmes que j'ai suivies très-attentivement à l'hôpital de Lourcine. J'ai vu l'ulcération commencer et s'accroître, en prenant tous les caractères que je rencontre ici; et c'est parce que je trouve une parfaite analogie entre ces cas, dans lesquels le diagnostic ne pouvait laisser aucun doute, et le fait d'aujourd'hui, que, dans ce dernier, je n'ai pas un instant d'hésitation, malgré l'absence de commémoratifs positifs.

Cette femme nous a bien dit que, quelque temps avant la maladie de l'anus, elle s'était connu une écorchure au bas de la vulve, laquelle écorchure avait disparu assez vite; elle soupçonne même avoir été en rapport avec une personne malade. Rien ne m'autorise à croire que l'inoculation a été faite par cette personne directement sur la région anale. Mais, d'après les renseignements, je puis très-bien admettre l'auto-inoculation; celle-ci est si facile d'ailleurs, et relativement si fréquente chez la femme, qu'en m'appuyant sur l'aspect et l'ensemble de la maladie, je l'admettrais, même sans les renseignements dont je viens de parler.

Les personnes très-sceptiques pourraient me dire : mais ces ulcérations ne sont-elles pas secondaires ? ne sont-ce pas des syphilides ulcéreuses? Je répondrais catégoriquement : non, d'abord parce que la malade n'a pas actuellement et ne paraît pas avoir eu d'autres accidents secondaires; ensuite parcequ'à ma connaissance les accidents secondaires de l'anus ne se présentent pas sous forme de syphilide ulcéreuse : ils se présentent sous celle de plaques muqueuses; celles-ci occupent la marge et non l'ouverture même de l'anus, et quand elles offrent des solutions de continuité, ce sont des excoriations très-superficielles, et non pas des ulcères excavés comme ceux que nous voyons ici.

Les mêmes personnes pourraient me dire aussi : pourquoi ne pas donner la démonstration du chancre au moyen de l'inoculation? Pour deux motifs : d'abord les chancres inoculés pour le diagnostic ajoutent à la maladie un ulcère douloureux, lent à guérir, susceptible même de prendre le phagédénisme, surtout chez les personnes délicates, comme l'est notre malade; ensuite parce que le résultat ne m'apprendrait rien de plus que ce que j'ai besoin de savoir pour donner les soins nécessaires.

2° D'ailleurs, les deux autres lésions que j'ai à caractériser viennent parfaitement à l'appui de ce diagnostic : *chancres de l'anus*. Qu'est-ce, en effet, que ces deux petites tumeurs cutanées sur la partie profonde desquelles se trouvent creusées les ulcérations? Elles occupent une place où les hémorrhoïdes sont très-fréquentes. Ne seraient-ce donc pas des hémorrhoïdes externes? Non, messieurs, les hémorrhoïdes externes, quand elles sont flasques, sont bien plus molles et moins aplaties; quand on les regarde du côté muqueux ou anal, elles sont violacées et non ulcérées. Lorsqu'elles sont enflammées ou turgescentes, elles ont bien une consistance ferme, comme celle que nous constatons ici, mais, en même temps, elles sont arrondies et non pas aplaties; elles ont encore le côté muqueux et le côté cutané, dont je parlais tout à l'heure, tandis qu'ici nous n'avons nulle part de tégument muqueux, et la place où il y en aurait un est occupée par l'ulcération allongée. Enfin l'inflammation d'une hémorrhoïde externe ne dure que huit à dix jours, après quoi celle-ci redevient flasque, tandis que nos tumeurs sont restées douloureuses et fermes au toucher, depuis plus de deux mois qu'elles ont commencé à apparaître.

Ce ne sont donc pas des hémorrhoïdes, et je n'ai pas d'autre mot pour caractériser ces saillies que celui de *condylome*. On reproche à ce mot d'être bien vieux, et de n'avoir pas une signification très-précise. Mais on ne nous en donne pas d'autre pour le remplacer, et quant à moi je sais très-bien ce que je veux dire quand je parle du condylome. Anatomiquement, je sais que c'est une production formée exclusivement aux dépens de la peau anale, et par une augmentation considérable du volume et du nombre de ses papilles. C'est une néoplasie papillaire. Au point de vue étiologique, je sais que cette néoplasie accompagne et suit les chancres de l'anus, qu'elle ne dépend pas d'une infection, ou, si vous voulez, d'une syphilis constitutionnelle, qu'elle est un produit tout local. Bref, et je m'en suis expliqué déjà (1), le condylome, avec cette forme, ne vient qu'à l'anus, et il n'est produit que par les chancres de cette région. Les syphiliographes me diront que cela n'est pas possible, que la syphilis est uniforme, qu'elle se traduit partout par des lésions identiques.

Ils se trompent, et ils se trompent si bien que les uns voudraient supprimer le mot, sans s'expliquer sur la nature de la chose; les autres paraissent croire que ce que j'appelle ainsi avec nos prédécesseurs est tout simplement une des expressions de la syphilis constitutionnelle, quelque chose d'analogue à l'induration du chancre infectant. Or j'ai vu souvent, et je suis sûr d'avoir bien vu, le condylome papillaire chez des sujets qui n'avaient pas eu la syphilis constitutionnelle, et qui n'avaient qu'un chancre non infectant. D'ailleurs la structure papillaire n'est pas

(1) Gosselin, article ANUS (chancre de l'), in *Nouveau dictionnaire de médecine et de Chirurgie pratique*. Paris, 1865, tome II, p. 640.

celle que les histologistes ont trouvée dans l'induration chancreuse. MM. Alfred Fournier, Mollière et autres, qui supprimeraient le mot condylome et ne disent ce que c'est que cette production, n'osent pas se prononcer non plus sur la question d'analogie avec les gommes tertiaires. Ils auraient grand tort, en effet, s'ils enseignaient que la production papillaire est une gomme, d'abord pour le motif que je donnais tout-à-l'heure : l'apparition de cette lésion chez des gens qui n'ont pas du tout la syphilis constitutionnelle, et ensuite parce que, si c'était une gomme, la tumeur disparaîtrait vite pendant un traitement spécifique. Or le condylome chancreux disparaît bien quelquefois spontanément, quand il est petit, mais il ne disparaît pas, c'est-à-dire ne se termine pas par résolution sous l'influence du mercure et de l'iodure de potassium, quand il est volumineux.

Pour moi, le condylome est analogue à la végétation granulée, qui est aussi un papillome.

Il en diffère en ce qu'il est la conséquence et le compagnon du chancre, tandis que les végétations accompagnent aussi bien la blennorrhagie que le chancre; mais l'un et l'autre sont des produits vénériens locaux, ne tiennent pas à l'infection syphilitique et ne guérissent pas sous l'influence des médicaments qui conviennent à cette dernière. Je reviendrai sur ce sujet quand j'aurai à m'expliquer sur la pathogénie des rétrécissements syphilitiques du rectum. Mais à l'avance je vous préviens que, sur cette pathogénie comme sur celle du condylome et des végétations granulées, on continuera à rester dans l'obscurité et dans l'erreur, si l'on ne veut pas admettre, à côté de la manifestation locale classique, le chancre, et à côté des manifestations constitutionnelles secondaires et tertiaires, certaines manifestations locales ou de voisinage résultant d'un processus spécial, que la syphilis engendre sur place, et qui sont tout-à-fait différentes, sous le rapport de leur marche et de leur traitement, des affections constitutionnelles.

3° Qu'est-ce enfin que cet état de la muqueuse rectale que

j'ai constaté dans la portion sphinctérienne du rectum, et sur laquelle j'ai à dessein appelé tout-à-l'heure votre attention? J'ai dit que c'était une rectite, et en raison de la rougeur, des granulations et de la consistance, je pourrais ajouter que cette rectite est caractérisée par l'hyperémie et un certain degré d'épaississement; c'est par ces mots du moins que j'ai exprimé ma pensée quand j'ai parlé, dans mon mémoire sur les rétrécissements syphilitiques du rectum (1), de l'inflammation qui les précède et les prépare. M. Alfred Fournier (2), dans un travail important dont j'aurai à vous reparler à propos de ces rétrécissements, a remplacé les mots inflammation et épaississement, dont je m'étais servi, par ceux d'*hyperplasie* et de *néoplasie*, c'est-à-dire qu'empruntant ses explications à la théorie cellulaire, il a voulu faire entendre qu'il se faisait sur la muqueuse rectale et dans son épaisseur une production ou prolifération de cellules, que de l'arrangement de ces cellules résultait un tissu nouveau (néoplasie) remplaçant le tissu normal, et que ce tissu nouveau avait de la tendance à devenir ultérieurement fibreux et rétracté. Je n'ai pas d'objections sérieuses à faire à cette manière de comprendre et d'exprimer les lésions auxquelles nous avons à faire ici. Mais M. Alfred Fournier me permettra de lui faire observer deux choses : 1° qu'à côté des modifications nutritives portant sur les éléments et expliquées par la prolifération cellulaire, et avant elles, se trouve l'exagération de la vascularisation, ce que nous appelons en France depuis longtemps l'hyperémie; 2° que cette vascularisation se traduit par un phénomène que nous voyons, la rougeur, en même temps que nous sentons avec le doigt l'augmentation d'épaisseur et de consistance qui suit de près la vascularisation. Je ne vois donc pas d'inconvénients, et je trouve même qu'il y a avantage à se

(1) Gosselin, *Mémoire sur les rétrécissements syphilitiques du rectum.* (*Archives générales de médecine*, décembre, 1854).

(2) Alfred Fournier, *Lésions tertiaires de l'anus et du rectum : syphilome anorectal.* (*France médicale*, septembre, octobre et novembre, 1874.)

servir, en clinique, des mots qui expriment le mieux les symptômes constatés sur le malade vivant. En tout cas, en employant d'autres expressions que celles dont je m'étais servi en 1855, M. Alfred Fournier n'a pas indiqué des faits cliniques différents de ceux que j'avais décrits. Il a seulement admis que l'hyperplasie et la néoplasie rectales étaient des manifestations tertiaires de la syphilis. C'est une erreur que je me réserve de combattre au moment où je développerai devant vous la pathogénie du rétrécissement rectal syphilitique, et probablement M. Fournier l'aurait évitée, s'il avait eu l'occasion de suivre de près des faits semblables à celui dont je vous parle en ce moment, c'est-à-dire dans lesquels la rectite commence de bonne heure, et avant la disparition du chancre.

En effet, voici une femme toute jeune qui a des chancres à l'anus depuis quelques semaines seulement. Elle a au bout de ces quelques semaines, et je vous le dis à l'avance, sans aucun accident constitutionnel, une rectite avec hyperhémie et épaississement qui sont arrivés très-peu de temps après le chancre. Or notez bien que cette coïncidence du chancre et de la rectite n'est pas nouvelle pour moi; j'ai cité en 1854 (1) d'autres faits semblables à celui-ci, dans lesquels la rectite avait paru très-peu de temps après le chancre, et sans symptômes intermédiaires ou concomitants de syphilis. J'en ai rapporté deux en particulier, que j'ai observés jour par jour avec la plus grande attention, et dans lesquels j'ai vu apparaître sous mes yeux, et le chancre de l'anus, et la rectite promptement consécutive, sans qu'il y ait eu ni plaques muqueuses, ni roséole, ni croûtes dans les cheveux, etc., et l'on voudrait me faire admettre que cette rectite était déjà un accident tertiaire! Mais un accident qui paraît au bout de huit semaines, chez un sujet qui n'a pas eu de symptômes secondaires, et qui n'a pas pris de mercure, n'est-ce pas contraire à tout ce que nous savons en matière de syphilis? Je vous ai donné à entendre que les syphiliographes modernes avaient eu le tort

(1) *Loc. cit.*

d'être un peu trop exclusifs dans l'encadrement des symptômes primitifs, secondaires et tertiaires, et de n'avoir pas voulu jusqu'ici faire une place pour les lésions de voisinage qui accompagnent dans certaines régions l'accident primitif. Mais pour justifier leur tort, admettre une lésion tertiaire aussi prématurée et aussi solitaire que le serait la néoplasie rectale voisine du chancre, c'est aller par trop au delà de ce qu'enseignent la théorie et la pratique, et je ne puis suivre sur ce terrain mon éminent collègue M. Alfred Fournier.

Ce qu'il faut dire, et ce que je n'ai pas assez exprimé dans mon travail de 1854, c'est que la rectite commençante, avec épaississement, que nous voyons sur cette femme, est peut-être encore à l'état plastique, c'est-à-dire susceptible de résolution. Si cette résolution n'a pas lieu, la néoplasie deviendra fibreuse, scléreuse, si vous voulez, et incapable de disparaître ; si elle se produit, au contraire, la malade sera mise à l'abri de la lésion grave et incurable qui la menace, le rétrécissement du rectum. Vous verrez tout-à-l'heure que la connaissance de ce fait : une inflammation plastique susceptible de résolution, mais tendant, si celle-ci n'a pas lieu, à une transformation fibreuse des plus graves, nous conduit à un traitement prophylactique fort important.

Après les explications que je viens de donner sur la triade symptomatique de notre malade : les chancres, le condylome et la rectite présumée plastique, je n'ai pas à examiner longuement cette question complémentaire de notre diagnostic : les chancres sont-ils infectants, ou non? Je vous ferai observer d'abord que si nous nous adressons, pour résoudre ce problème, à la consistance, nous ne trouvons rien de précis. Je vois bien au niveau des chancres quelque chose de dur, ce sont les condylomes. Mais, d'une part, la dureté qui s'y trouve n'est pas aussi considérable que l'est celle du vrai chancre induré ; d'autre part, au-dessus du condylome et dans la portion de l'ulcère qui correspond au sphincter, l'exploration, un peu difficile, il est vrai, à cause de la douleur et de l'étroitesse de la région, ne permet pas de sentir non plus une véritable induration. C'est presque toujours ainsi que les choses se présentent dans cette région. L'induration ne s'y constate jamais d'une façon qui la rende incontestable. Vous savez d'ailleurs combien est rare chez la femme le chancre induré, alors même qu'il est infectant. Je consulte ensuite les ganglions inguinaux, et, comme je vous le disais tout-à-l'heure, je ne les trouve pas gonflés. Enfin, c'est en vain que j'ai cherché des accidents secondaires, je répète que je n'en ai rencontré aucun. Je n'ai, en fait de lésions éveillant notre attention, que celles de la rectite; mais comme ces lésions ne ressemblent en rien à celles qui caractérisent l'accident secondaire habituel de cette région, la plaque muqueuse, comme elles ne sont pas accompagnées d'ulcérations, comme elles n'ont pas le caractère de gommes, et comme enfin elles sont survenues trop tôt pour être un accident tertiaire, je ne puis voir les indices d'une syphilis constitutionnelle, et j'admets que les chancres sont mous et non infectants. Nous continuerons d'ailleurs à observer la malade, parce qu'à la rigueur les symptômes secondaires pourraient venir plus tard. Mais, alors même que cela aurait lieu, je serais autorisé par mes observations et mes études antérieures sur ce sujet, à ne pas mettre la rectite sur le compte de la diathèse syphilitique.

Mais, me direz-vous peut-être, qu'est-ce donc que cette rectite à laquelle vous attachez tant d'importance? Comment l'expliquez-vous? Ici, Messieurs, il y a une grosse difficulté que je ne veux pas dissimuler et qui vous explique les obscurités et les dissentiments dont je vous ai déjà dit quelques mots, et dont je vous reparlerai à l'occasion des rétrécissements du rectum; car vous voyez à chaque instant que cette étude des chancres de l'anus est importante en clinique, parce qu'elle se rattache, et de très-près, à celle des rétrécissements.

Expliquons-nous donc sur la difficulté que je viens de signaler. J'ai dit dans mon travail, et c'est là ce qui a soulevé les oppositions de MM. Alfred Fournier, Mollière et autres : La rectite est consécutive au chancre, c'est une inflammation locale et de voisinage, qui prend des caractères spéciaux. On me répond que cela n'est pas possible, que c'est contraire aux lois de la syphilis, que l'accident primitif ne donne pas des lésions semblables dans les autres régions, et qu'il n'y a pas de raisons pour qu'il les produise dans celle-ci. Mais alors je dis à mes contradicteurs : si vous ne voulez pas de mon explication, quelle est la vôtre? M. Mollière n'en donne pas et se contente de se poser en défenseur des lois de la syphilis, avec lesquelles ma modeste et insuffisante doctrine de l'inflammation de voisinage ne concorde pas suffisamment. M. Alfred Fournier répond : Votre inflammation spéciale, c'est une lésion tertiaire qui commence par une hyperplasie et une néoplasie, et aboutit à la sclérose. Mais M. Alfred Fournier ne s'aperçoit donc pas qu'en exposant, avec beaucoup de charme, j'en conviens, ses idées sur l'hyperplasie et la néoplasie rectales, il s'éloigne à son tour des notions classiques en syphilis. Pourquoi donc l'accident tertiaire se comporterait-t-il au rectum autrement qu'ailleurs ? Il n'en sait rien, et il est obligé d'admettre une inconnue, quelque chose de spécial. Seulement, cette inconnue, il n'y arrive qu'en passant par l'erreur que j'ai signalée plus haut, d'admettre un accident tertiaire très-prématuré, au voisinage de l'accident primitif, et souvent sans autre manifestation de la syphilis constitutionnelle. Je sais bien que M. Alfred Fournier pourra dire que je n'ai pas bien vu, que les malades, les femmes surtout, ont souvent des accidents constitutionnels inaperçus ou inavoués; peut-être même croira-t-il que je n'ai pas la compétence nécessaire, et que mes propositions sont suspectes, parce que je n'ai pas un service spécial, et que mon temps est occupé à bien d'autres observations qu'à celles qui concernent la syphilis. A cela je répondrais tout simplement que je suis sûr de l'attention avec laquelle j'ai étudié et suivi les femmes atteintes de chancres de l'anus, et que je m'étais assez familiarisé avec les symptômes de la syphilis pendant les cinq années que j'ai dirigé un service à l'hopital de Lourcine, pour avoir la certitude de ne pas m'être trompé sur le point capital qui fait en ce moment la base de mon argumentation : rectite survenant pendant la durée même du chancre, et continuant avec lui son évolution, sans apparition d'accidents constitutionnels. Si je n'avais été témoin du fait qu'une ou deux fois, j'admettrais volontiers que j'ai pu mal voir ; mais comme six malades sur douze m'ont permis de faire les mêmes observations à l'hôpital de Lourcine, et comme, depuis, dans mes autres services, j'ai rencontré au moins quatre faits analogues, je suis autorisé à soutenir qu'il y a une rectite chancreuse locale et tout à fait spéciale, qui conduit au rétrécissement, sans que les malades passent nécessairement par la syphilis constitutionnelle. Quant à expliquer pourquoi les choses sont ainsi, je suis aussi incapable de le faire que le sont nos contradicteurs quand ils parlent d'une forme insolite d'accident tertiaire.

Marche, pronostic. — Messieurs, avec le diagnostic que je viens d'établir, le pronostic est sérieux. D'abord il est à craindre que ces chancres durent encore plusieurs mois, que, pendant tout ce temps, la malade soit condamnée à souffrir plus ou moins et à recevoir des soins délicats qu'elle ne pourrait se donner à elle-même. D'après le temps qui s'est écoulé déjà, elle me paraît appartenir à la catégorie des sujets chez lesquels le chancre dure longtemps et n'arrive à la réparation et à la cicatrisation qu'après une longue période de destruction et d'état stationnaire. M. Mollière a risqué à cet égard une proposition inexacte lorsqu'il a dit, d'une façon générale, que les chancres de l'anus guérissaient vite. Cela est vrai pour quelques-uns, et ceux-là ne donnent pas la rectite fâcheuse dont je viens de vous parler ; mais pour d'autres, dont je ne saurais dire la proportion, la guérison est lente, et cette région est une de celles dans lesquelles, assez souvent, il ne faut pas moins de deux ou trois mois pour obtenir la cicatrisation. Ce qui donne de la gravité à cette lenteur, c'est que la rectite consécutive a d'autant plus de chance de survenir et de s'aggraver que le chancre persiste plus longtemps.

En second lieu, la maladie est grave, parce qu'elle peut conduire au rétrécissement du rectum et qu'elle y conduira inévitablement si la rectite, perdant la forme plastique qu'elle me paraît avoir aujourdhui, passe au rétrécissement avec les conséquences graves dont je vous parlerai plus tard. Ce qui diminue la gravité cependant, c'est que la malade consentira probablement à se laisser soigner, et que nos soins la préserveront peut-être de l'avenir menaçant auquel expose toujours un chancre de longue durée dans la région anale.

Traitement. — Nous devons nous proposer pour but d'accélérer la cicatrisation des chancres et d'amener la terminaison par résolution de la rectite, que je crois encore à l'état hyperhémique et plastique. Pour cela j'emploie des moyens locaux et des moyens généraux.

Comme moyens locaux, j'ai prescrit d'abord des lavages fréquents et un bain de siége quotidien avec de l'eau additionnée d'une petite proportion d'acide phénique (deux verres de notre solution au centième pour un bain de siége). Ces moyens ont pour objet d'enlever autant que possible tout le pus chancreux, et d'empêcher qu'il produise de nouvelles inoculations.

J'ai de plus mis moi-même tous les matins une très-petite mèche, de vingt-cinq à trente brins de charpie, que j'ai graissée de cérat opiacé ; cette petite mèche est conduite avec le porte-mèche à quatre centimètres de profondeur, et j'ai soin d'en amener les brins terminaux entre les surfaces ulcérées des condylomes. Je me propose d'empêcher par ce pansement le contact permanent de ces deux parties : vous savez que la séparation des surfaces malades est un des principes qui nous guident dans le traitement des chancres préputiaux et balaniques. Ce principe doit être mis en pratique toutes les fois que deux surfaces chancreuses se trouvent, par suite des conditions topographiques, étroitement appliquées l'une contre l'autre. Or, cette condition se trouvant réalisée au plus haut degré dans l'ouverture anale, il y a indication urgente de la corriger par le pansement dont je parle. J'ai d'ailleurs recommandé à l'interne du service de renouveler la mèche tous les soirs, en ayant toujours soin de la bien graisser, et de la conduire avec assez de précaution pour ne pas faire souffrir la malade.

J'ai en outre prescrit un lavement quotidien avec addition de quatre grammes d'extrait de ratanhia. Mon intention, en faisant prendre ce lavement, est d'agir contre la rectite, et, en desséchant la muqueuse, de provoquer la résolution de la phlegmasie dont elle est le siége.

En présence des douleurs vives et de la constriction très-prononcée de l'anus, je me suis demandé si je devais proposer la dilatation forcée; mais j'ai craint d'abord que cette opération, qui réussit habituellement lorsque la souffrance est provoquée seulement par les garde-robes, comme dans la fissure ordinaire, fût insuffisante contre la douleur continuelle qui existait ici. J'ai craint même d'accroître cette douleur par l'action traumatique, d'augmenter, en déchirant les ulcères, l'étendue des solutions de continuité, et d'exposer ainsi à un long retard de cicatrisation et même au phagédénisme.

Comme moyens généraux, j'ai ordonné l'iodure de potassium à la dose d'un gramme par jour, en deux fois, et l'extrait gommeux d'opium à la dose de cinq centigrammes le soir. Je cherchais, à l'aide de ce dernier, à calmer la douleur nocturne et à provoquer le sommeil. De temps à autre, je l'ai remplacé par deux ou trois grammes d'hydrate de chloral à prendre en une seule fois, vers neuf heures du soir. Quant à l'iodure de potassium, mon but, en le donnant, n'était pas de faire disparaître une lésion tertiaire, puisque, dans ma conviction, nous n'avions pas affaire à un accident de ce genre. Mais vous savez que cette préparation est résolutive aussi pour les produits de l'inflammation simple; elle l'est à un degré moindre que pour les symptômes tardifs de la syphilis, mais elle l'est à un degré suffisant pour que nous ne devions pas en négliger l'emploi dans les cas semblables à celui que nous avons sous les yeux.

D'ailleurs je compte remplacer, dans quelque temps, l'iodure de potassium par des pilules ferrugineuses de Vallet, et alterner l'usage de ces deux médicaments. C'est à l'aide de ces divers moyens, et notamment des lavements de ratanhia et de l'iodure de potassium, que j'ai espéré arrêter les progrès de la rectite obtenir sa terminaison par résolution, et empêcher ainsi la transformation fibreuse et le rétrécissement. Voilà pourquoi je vous disais tout à l'heure que nos connaissances en anatomie et en physiologie pathologiques nous conduisaient à faire, dans les cas de chancres de l'anus, un traitement prophylactique du rétrécissement.

Aurais-je, sous ce rapport, augmenté les chances favorables, en ajoutant le mercure à l'iodure de potassium? Je ne l'ai pas pensé, pour deux motifs : d'abord parce que je considérais le mercure comme absolument inutile, ensuite parce qu'il pouvait être dangereux. Un mot d'explication sur ces deux points.

Je suis de ceux qui croient à l'efficacité du mercure dans le traitement de la syphilis constitutionnelle, et en particulier à la nécessité de son association avec l'iodure de potassium, lorsqu'il s'agit de symptômes tertiaires. Mais je ne le trouve nullement indiqué sur les malades qui n'ont ni accidents tertiaires, ni accidents secondaires, et chez lesquels je ne constate que l'accident primitif avec des lésions inflammatoires de voisinage. Un trop grand nombre de faits ont montré qu'en pareille circonstance le traitement mercuriel ne sert à rien. Je rappelle comme exemples le chancre phagédénique, le chancre chronique non infectant, la maladie de la vulve et du périnée que Huguier a décrite sous le nom d'esthiomène de la vulve (1), et que j'ai reconnue, d'après les faits dont j'ai été témoin à l'hôpital de Lourcine, être aussi une lésion inflammatoire spéciale et de voisinage consécutive

(1) Huguier, *De l'esthiomène de la vulve.* (*Mémoires de l'Académie de médecine de Paris.* T. XIV.)

à des chancres chroniques. J'en dirais autant de l'œdème chancreux de la vulve, dont j'ai eu l'occasion de vous entretenir quelquefois (page 129). Qu'il coïncide avec des chancres simples ou avec des chancres infectants, cet œdème est toujours extrêmement long à guérir, et il est tout aussi long lorsque la présence des accidents constitutionnels nous a autorisés à prescrire le mercure que dans les cas où l'absence de ces accidents l'a contre-indiqué. Retenez d'ailleurs ces exemples, Messieurs; ajoutez-y l'œdème éléphantiasiforme du prépuce que nous voyons quelquefois suivre les chancres de cette région et qui reste si longtemps rebelle à la résolution, et soyez convaincus que ces diverses lésions constituent, comme la rectite dont je viens de vous faire la description, une catégorie spéciale d'accidents syphilitiques locaux, non constitutionnels, et rebelles au traitement par le mercure. Ce sont les produits d'une inflammation lente, plastique d'abord, c'est-à-dire susceptible de résolution, mais transformante chez beaucoup de sujets et produisant ultérieurement des tissus fibreux et fibro-celluleux dont la disparition est impossible.

J'accepterais volontiers pour ces divers produits de la syphilis locale une dénomination particulière, et celle de syphilome, que M. Fournier a proposée pour l'anus et le rectum, me conviendrait beaucoup. Je dirais donc qu'il y a un syphilome vulvaire, un syphilome préputial, tout comme il y a un syphilome ano-périnéal. Mais je répète que j'entendrais par ce mot une maladie qui n'est pas sous la dépendance de la diathèse syphilitique et qui n'a pas besoin du mercure.

J'ai dit, en second lieu, que le traitement mercuriel pouvait avoir des inconvénients pour notre malade. En effet, elle est faible et chloro-anémiée; pour peu que la préparation mercurielle provoquât de salivation, de diarrhée ou de dyspepsie, ce seraient de nouvelles causes de faiblesse qui favoriseraient la persistance de la rectite, son passage à l'état scléreux et au rétrécissement, et plus tard la tuberculisation pulmonaire.

Pour le moment, il est indiqué d'attendre. Si plus tard des accidents secondaires viennent à se montrer, et si les forces sont un peu revenues, alors je donnerai les pilules de protoiodure de mercure à petite dose (deux centigrammes et demi par jour); mais je les donnerai en vue de combattre la syphilis constitutionnelle concomitante, et sans aucun espoir d'aider à la guérison de ce qui pourra rester encore de rectite à cette époque.

N. B. Cette jeune femme est restée plus de deux mois dans la salle Sainte-Catherine (n° 27) : les accidents constitutionnels ne se sont pas montrés, les douleurs se sont amoindries peu à peu, l'appétit et les forces sont revenus, les chancres se sont cicatrisés et ne sont pas restés à l'état de fissures, les condylomes ont persisté, la suppuration a cessé. Mais le toucher m'a fait reconnaître que la muqueuse rectale, dans sa portion sphinctérienne, n'avait pas repris sa consistance et sa souplesse normales. Pourtant, comme je n'ai pas senti d'anneau constricteur et que la cicatrisation des chancres est bien faite, j'espère que les conséquences graves de cette rectite seront évitées, et je l'attribue aux soins minutieux qui ont été donnés. Cependant, j'avais recommandé à la malade de revenir de temps en temps, surtout si elle éprouvait la moindre gêne de ce côté. Elle ne l'a pas fait, et je le regrette, car j'aurais voulu savoir si, contrairement à mes espérances, le rétrécissement du rectum était survenu.

CENT TRENTE-SIXIÈME LEÇON

Rétrécissement rectal d'origine chancreuse, grande ulcération au-dessus, syphilome ano-rectal.

Examen de l'anus et du rectum avec les yeux, et par le toucher rectal. — Examen des garde-robes. — Le diagnostic du rétrécissement est facile, mais est-il cancéreux? — Raisons pour lesquelles il ne l'est pas. — Est-il valvulaire? Nullement. Il est donc fibreux, mais ce n'est pas un fibreux cicatriciel; car rien ne prouve que la malade ait eu à un certain moment une ulcération annulaire, chancreuse ou autre, intra-rectale. — Ce n'est pas non plus un fibreux inflammatoire simple qui a été admis sans preuve. — C'est donc un rétrécissement syphilitique, mais il n'est pas constitutionnel; il est local, et il constitue, avec l'esthiomène de la vulve et certains œdèmes chancreux, un accident spécial. — *Pronostic.* La guérison complète est impossible, mais le traitement peut améliorer la santé et conserver la vie. — Explication de la gravité par une grande érosion au-dessous du rétrécissement. — Cette érosion paraît être spéciale au rétrécissement d'origine chancreuse. — Imminence de tuberculose consécutive. — *Traitement.* Trois indications à remplir : 1° Dilater au moyen de la rectotomie interne ou de la rectotomie linéaire, et plus tard au moyen des dilatateurs; 2° Empêcher ultérieurement le séjour et le croupissement du pus fourni par l'ulcération persistante de la région ampullaire; 3° combattre la chloro-anémie par les ferrugineux et les toniques.

MESSIEURS,

Nous avons, au n° 20 de la salle Sainte-Catherine, une femme de 28 ans, sur les antécédents de laquelle nous n'avons que des renseignements très-vagues. Elle croit avoir été soignée, il y a deux ans, pour une maladie vénérienne, mais ne peut nous dire ni en quoi a consisté cette maladie, ni quel a été le traitement employé. Ce qu'elle sait bien, c'est que, dès le début, elle a souffert de l'anus pendant et après la défécation, que, depuis plusieurs mois, elle ressent des besoins très-fréquents d'aller à la garde-robe, avec coliques, expulsion de pus et de matières fécales molles, et qu'enfin son embonpoint et ses forces ont beaucoup diminué.

L'examen nous a permis de constater : 1° avec les yeux, et à l'extérieur de l'anus, deux tumeurs cutanées qui sont trop fermes pour être des hémorrhoïdes flasques, trop molles, trop indolentes et trop anciennes, avec les caractères extérieurs que nous constatons, pour être des hémorrhoïdes enflammées, et qui ressemblent tout à fait aux productions papillaires ou condylômes sur lesquelles je me suis expliqué précédemment (page 691); 2° au toucher, une région sphinctérienne, qui n'est ni très-dure, ni bosselée, qui seulement a peut-être un peu plus de consistance qu'à l'état normal, plus haut et à 3 centimètres au-dessus de l'anus, à peu près à la jonction des parties que j'ai nommées sphinctérienne et ampullaire, un rétrécissement circulaire, à contour très-dur, qui n'est pas assez extensible pour permettre l'introduction de l'index; 3° au spéculum, qui, bien entendu, ne peut pas être conduit très-profondément, de la rougeur mais aucune ulcération appréciable dans la région sphinctérienne, au delà de laquelle l'instrument et les yeux ne peuvent atteindre.

J'ai, de plus, examiné à diverses reprises le produit des déjections. Cette femme est obligée de se présenter huit à dix fois par jour à la garde-robe. Quand elle rend des matières fécales, celles-ci ne sont pas moulées, et elles sont toujours mélangées de stries sanguines. Bien souvent elles sont composées exclusivement de pus, dont la quantité peut être évaluée à une cuillerée à bouche. J'ai demandé à la malade si elle rendait aussi du pus dans la journée, c'est-à-dire en dehors des moments où elle se présente au cabinet, elle m'a répondu négativement. Je lui ai demandé, en outre, si à certains moments elle ne rendait pas des matières fécales rubanées; elle m'a dit que cela lui était arrivé au commencement de son affection, il y a un an à peu près, mais que, depuis plusieurs mois, elle rendait toujours des matières molles, en bouillie ou tout à fait liquides.

A quelle maladie avons-nous affaire? A un certain point de vue, la réponse est facile, nous sommes en présence d'un rétrécissement du rectum; mais ce rétrécissement est-il cancéreux, valvulaire ou fibreux, fibreux cicatriciel, fibreux inflammatoire simple ou fibreux syphilitique?

J'affirme d'abord qu'il n'est pas cancéreux, ou, ce qui revient au même, épithéliomateux. Certainement le ténesme, la suppuration, l'aspect extérieur et l'amaigrissement de la malade pourraient éveiller cette pensée. Mais quand le rétrécissement cancéreux est assez près de l'anus pour donner les tumeurs extérieures que nous constatons ici, d'une part ces tumeurs sont bien plus dures que celles que nous voyons, et, d'autre part, il n'y a pas entre elles et le rétrécissement un intervalle dans lequel la muqueuse est lisse et non bosselée, comme cela a lieu sur notre malade. En outre, le rétrécissement cancéreux n'est pas aussi régulièrement circulaire ; il est habituellement garni de bosselures ou mamelons que nous ne voyons pas dans le cas actuel; il est un peu moins résistant, se laisse franchir, en forçant un peu, et quand le doigt l'a franchi, on sent encore au-dessus des inégalités ou mamelons. Ce qui domine ici, c'est la régularité du contour, et sa consistance uniformément dure, avec la coïncidence, à l'extérieur, de tumeurs qui ne sont ni des hémorrhoïdes, ni des squirrhes et qui ont tout à fait l'aspect des condylômes. Faut-il ajouter que le cancer du rectum est bien rare sur des personnes aussi jeunes?

Puis-je considérer ce rétrécissement comme valvulaire? Nullement. Qu'est-ce en effet, que le rétrécissement valvulaire, forme un peu vague, il faut en convenir, dont je trouve la mention et la description dans quelques auteurs, et notamment dans un mémoire, déjà ancien, de Bérard et Maslieurat-Lagémard (1) et dans celui de Demarquay (2)? Cette forme est trop rare pour que j'aie pu par moi-même en étudier à fond l'étiologie et les caractères cliniques. Si je m'en rapporte à ce que j'ai lu sur ce sujet, et au seul fait que j'aie pu observer sur une jeune personne de la ville, sur

(1) Bérard et Maslieurat-Lagémard, *Sur les rétrécissements du rectum. Gazette médicale de Paris*, 1839, p. 146.

(2) Demarquay, *Rétrécissement valvulaire du rectum*. Journal *l'Expérience*, t. IX, 1842, p. 273.

laquelle la lésion était probablement congénitale, le rétrécissement valvulaire est celui dans lequel la cavité de l'intestin est interceptée transversalement par une sorte de diaphragme, percé d'un trou plus ou moins étroit, à contour mince mais dur et inextensible. Or, sur notre malade, rien de semblable n'existe. Je ne sens pas une membrane ou valvule percée d'un trou, je sens une portion sphinctérienne qui, sans être mamelonnée et bosselée, a plus de consistance et est un peu moins extensible qu'à l'état normal, et je trouve au-dessus de cette portion sphinctérienne un cercle rigide circonscrit par toute la paroi rectale et non par une membrane ou repli muqueux détaché de cette paroi et s'avançant, en manière de cloison transversale, dans la cavité de l'intestin. Ce cercle appartient-il à un simple anneau, ou n'est-il que la partie inférieure d'une virole de 2 ou 3 centimètres de hauteur? Je ne puis le savoir puisque mon doigt n'a pas franchi l'obstacle. Ce que je vois bien, c'est que la lumière du rétrécissement n'est pas circonscrite par une membrane distincte de la paroi rectale, et voici quelle est l'importance clinique de ce diagnostic. Le rétrécissement valvulaire, quand il existe, est, ou du moins m'a paru être, la seule lésion, tandis que, comme je vais vous le dire tout à l'heure, celui auquel nous avons affaire ici n'est pas la lésion unique. Il en a, au-dessus de lui, une autre bien plus grave, savoir : une érosion très-étendue de la muqueuse rectale (1).

(1) Tout récemment M. P. Reynier, aide d'anatomie à la faculté de médecine, a publié dans la *Gazette hebdomadaire* (29 novembre 1878) un mémoire sur les rétrécissements valvulaires du rectum étudiés surtout au point de vue clinique, et il signale deux caractères principaux qui les distinguent des rétrécissements fibreux d'origine chancreuse. Le premier c'est que les malades n'ont pas la suppuration et les fausses garde-robes provoquées par la formation et l'accumulation du pus au-dessus de l'obstacle. Le second, c'est que, pendant une assez longue période, ils n'ont pas de symptômes fonctionnels intestinaux, ou, quand ils en ont, présentent des phénomènes de rétention plutôt que de la diarrhée. Notre patiente, et la plupart de celles que j'ai observées avec des rétrécissements syphilitiques du rectum avaient des besoins fréquents : les uns vrais, les autres faux, et les premiers se satisfaisaient par l'expulsion de matières non moulées, tandis que dans les faits rapportés par M. P. Reynier, les malades avaient une constipation opiniâtre accompagnée quelquefois de coliques et de vomissements.

Du moment où mon rétrécissement n'est ni cancéreux, ni valvulaire, il faut bien qu'il soit fibreux à la manière de bien d'autres rétrécissements, ceux de l'urèthre en particulier. Je crois que sur ce point il n'y a eu ni difficulté, ni contestation possible, et tous ceux qui auront quelque peu étudié cette maladie sur le vivant, et à plus forte raison ceux qui, comme moi, auront eu l'occasion de l'étudier sur le cadavre, n'hésiteront pas à dire que c'est un rétrécissement fibreux.

Mais où l'embarras commence, et où la controverse est possible, c'est lorsqu'il s'agit de déterminer à quelle variété de rétrécissement fibreux nous avons affaire, et par ces mots je n'entends pas parler des caractères anatomiques, car le tissu fibreux accidentel est anatomiquement à peu près partout le même. Un peu plus ou un peu moins mélangé de fibres élastiques, un peu plus ou un peu moins résistant, il est partout caractérisé par sa rétractilité, sa consistance et son inextensibilité. Ce à quoi je fais allusion ici, c'est au mode de production, à la pathogénie, et vous allez voir tout à l'heure que cela a de l'importance; car à tel ou tel mode d'origine, se rattachent, avec une composition anatomique identique, d'autres lésions qui donnent à l'ensemble de la maladie une physionomie particulière.

Pouvons-nous donc admettre ici un rétrécissement cicatriciel? Nous le pourrions, nous le devrions même s'il était démontré que cette femme a eu, à un certain moment, une solution de continuité circulaire, comme je vous ai dit qu'en avaient autrefois les sujets soumis à la cautérisation des hémorrhoïdes, avec le fer rouge, suivant le procédé de Ph. Boyer. Or, notre malade n'a eu ni lésion traumatique ni brûlure qui ait pu amener un tissu cicatriciel. Mais n'aurait-elle pas eu une ulcération spontanée, spécifique, dont la cicatrisation aurait amené le rétrécissement que nous voyons en ce moment? Je n'en ai pas la preuve, puisque je ne trouve aujourd'hui ni au-dessous, ni au niveau de la coarctation un reste d'ulcération. Puis-je au moins invoquer en faveur de cette explication des faits observés par d'autres ou par moi-même? Ici je retrouve dans mes souvenirs bibliographiques l'opinion exprimée par M. Després (1), sur l'origine du rétrécissement rectal par un chancre phagédénique intra-rectal. Mais je ne crois pas que M. Després ait eu l'occasion de voir ce chancre phagédénique. Dans les faits qu'il cite, je trouve bien une ulcération linéaire et verticale de l'anus se prolongeant un peu dans le rectum, mais je ne vois pas l'ulcération circulaire dont la réparation aurait pu donner la cicatrice fibreuse annulaire. Il n'a employé, pour son diagnostic, que le toucher rectal, et ne s'est pas servi du speculum ani. Or, ce n'est pas avec le toucher qu'on reconnaît une ulcération intra-rectale, et qu'on peut constater sa présence sur tout le contour de l'intestin. Quant à moi, je vous ai dit précédemment que j'avais vu plusieurs fois, avec le speculum ani, au-dessus du chancre anal, une rectite, mais cette rectite était sans ulcération, et à plus forte raison sans ulcération phagédénique. Je n'ai donc pas de documents qui m'autorisent à admettre, comme fréquente et ordinaire, l'origine cicatricielle des rétrécissements spontanés, et à présumer que, dans le cas actuel en particulier, la lésion a eu pour point de départ une solution de continuité et une cicatrice.

M. Fournier, dans le mémoire que j'ai déjà cité, a établi, pour la pathogénie du rétrécissement rectal, deux modes : l'un par ulcération de la région sphinctérienne, ulcération de nature secondaire ou tertiaire, l'autre sans ulcération et par le processus du syphilòme, c'est-à-dire par une hyperplasie spéciale et une tendance à la sclérose, qu'il considère comme se rattachant à la syphilis constitutionnelle. Mais il ajoute que le premier mode est de beaucoup le plus rare, et pour qui veut bien lire entre les lignes, il est aisé de voir que M. Fournier n'a pas eu l'occasion de l'observer lui-même; il le suppose et rien de plus. Comme je n'ai pas eu non plus cette occasion, et que, chez la malade d'aujourd'hui, je n'ai aucun antécédent qui m'autorise à croire

(1) Després, *Archives générales de médecine*, mars 1868 et *Traité de Chirurgie journalière*, p. 380.

qu'elle ait eu, à un certain moment, une ulcération circulaire intra-rectale, je n'admets pas plus l'origine, par la cicatrice d'un ulcère secondaire, que l'origine par l'ulcère primitif phagédénique de M. Després.

Si ce n'est pas un rétrécissement cicatriciel auquel nous avons affaire, serait-ce donc un fibreux inflammatoire simple? On a parlé quelquefois de coarctations consécutives à la dysenterie, sans expliquer si l'on voulait parler du produit cicatriciel d'une ou de plusieurs ulcérations, ou d'une transformation consécutive à la dysenterie. Quoiqu'il en soit, notre malade n'ayant jamais eu la dysenterie, et nous présentant aujourd'hui des troubles fonctionnels qui, bien qu'analogues à ceux de la maladie en question, doivent être attribués à la lésion actuelle et non à une maladie antérieure du rectum, nous ne pouvons admettre une origine inflammatoire de cette espèce. On a souvent cité une thèse de M. le docteur Perret (1), qui a pour titre : *Des rétrécissements inflammatoires du rectum*, mais je n'ai trouvé dans ce travail aucun fait probant en faveur de l'opinion qu'une inflammation spontanée ait produit un rétrécissement. L'auteur a tout confondu : les rétrécissements cicatriciels de la brûlure, les congéniaux qui paraissent être habituellement valvulaires, les syphilitiques. Il semble, en un mot, s'être servi de ce mot *inflammatoire* pour désigner tous les cas dans lesquels la coarctation s'accompagne de phénomènes inflammatoires. Mais il n'a évidemment produit aucun fait à l'appui de l'opinion qu'une phlegmasie simple amène parfois la transformation fibreuse et le rétrécissement tel que nous le voyons ici ; et ce qui m'autorise à nier l'intervention d'une rectite simple dans la production du rétrécissement avec les caractères que nous voyons ici, c'est que j'ai vu, et d'autres chirurgiens ont vu bien des cas de rectites tenant à d'autres causes qu'au chancre anal, et celles-ci ne se sont pas terminées par une constriction annulaire voisine de

(1) Perret, *Sur les retrécissements du rectum dus à l'inflammation*. Thèses de Paris, 1855.

l'anus, avec l'ulcération au-dessus et la suppuration abondante dont je vous parlerai tout à l'heure. Que de fois nous avons vu l'intérieur du rectum enflammé après des opérations de fistule et de fissure, ou par suite d'hémorrhoïdes, de blennorrhagie rectale, de pédérastie habituelle, et le rectum conserver pendant la durée, souvent très-longue, de la maladie, son calibre normal!

Nous arrivons, messieurs, par exclusion, à l'opinion d'un rétrécissement fibreux syphilitique, et pour m'expliquer sur la signification que je donne à ce mot, je n'ai qu'à compléter l'exposé que vous m'avez entendu faire à l'occasion du chancre anal et de la rectite qui l'accompagne ou la suit.

Je n'ai pas le droit d'admettre que, chez cette malade, le rétrécissement soit la conséquence d'une infection constitutionnelle, parce que je ne vois pas sur elle d'autres accidents de ce genre, et que rien, dans ses antécédents, ne m'autorise à croire qu'il y en ait eu antérieurement. Je me suis déjà expliqué d'ailleurs sur les motifs qui m'empêchent d'admettre l'origine du rétrécissement par une syphilide ulcéreuse secondaire. Ceux qui admettent que les rétrécissements pareils à celui-ci sont diathésiques et tertiares, me diront : vous n'observez pas en ce moment sur votre malade de symptômes constitutionnels; mais ne voyons-nous pas souvent les accidents tertiaires chez des sujets sur lesquels nous ne trouvons pas en même temps, et nous ne connaissons pas, dans les antécédents, d'autres symptômes de syphilis, et doutons-nous pour cela de la nature tertiaire de ces accidents? Sans doute; nous jugeons tout par comparaison, et nous admettons qu'une lésion est syphilitique tertiaire, parce que nous avons vu d'autres sujets chez lesquels cette étiologie était évidente, et chez lesquels d'ailleurs la connaissance de cette étiologie conduisait à l'emploi de moyens thérapeutiques spéciaux et efficaces. Or, ici, je me trouve en présence d'une maladie que j'ai vue commencer et se développer, avec les mêmes caractères, sur d'autres sujets observés par moi-même de bonne heure et assez longtemps pour avoir été sûr qu'ils n'avaient jamais eu la syphilis constitutionnelle. Je sais, d'autre part, que cette maladie ne guérira pas par le mercure et l'iodure de potassium. J'ai donc le droit de vous dire avec assurance que ce rétrécissement du rectum n'est pas un accident tertiaire.

Il est vrai que je me trouve, sur cette question de pathogénie, en contradiction avec beaucoup de personnes, et notamment, pour ne m'occuper que des Français, avec MM. Fournier et Mollière, que j'ai cités déjà à propos du chancre anal, avec MM. Trélat et Delens (1), Louis Jullien (2). Ces confrères et bien d'autres, à l'étranger, veulent absolument que les transformations fibreuses du rectum, pareilles à celles que nous voyons ici, soient syphilitiques constitutionnelles et tertiaires. Comment donc expliquer cette divergence entre eux et moi? Par un seul motif, c'est qu'ils n'ont pas vu ce que j'ai vu, et qu'ils jugent la question avec le raisonnement et non avec l'observation. En effet, dans la pratique, on rencontre deux ordres de faits : des rétrécissements du rectum déjà anciens, dont on n'a pas vu le début, et d'autres qui commencent et dont on peut suivre l'évolution. Mes contradicteurs n'ont vu que le premier de ces ordres de faits; parmi les sujets qu'ils ont observés, quelques-uns avaient eu la syphilis constitutionnelle, les autres ne savaient pas l'avoir eu et n'en montraient aucune trace. On a donc raisonné pour les premiers de la façon suivante : il y a vérole constitutionnelle et rétrécissement rectal, donc ce dernier dépend de la diathèse syphilitique; et pour les seconds, de cette autre façon : nous n'avons pas la preuve qu'il y ait eu cette fois une syphilis constitutionnelle; mais comme nous ne pouvons pas comprendre la lésion rectale autrement, nous admettons que cette lésion est un accident tertiaire.

Quant à moi, qui ai suivi à l'hôpital de Lourcine deux malades chez lesquelles j'ai vu le chancre anal commencer, puis la rectite se développer, puis le rétrécissement se former, sans qu'un seul

(1) Article RECTUM du *Dictionnaire encyclopédique des sciences medicales*, 3e série, t II.

(2) Louis Jullien. *Traité des maladies vénériennes*, Paris 1878.

instant j'aie vu survenir les accidents secondaires; comme, sur quatre autres femmes, chez lesquelles je n'ai pas vu le chancre initial, le rétrécissement était récent, et les malades sont restées assez longtemps sous mes yeux pour que les accidents constitutionnels que je cherchais tous les jours aient dû se montrer s'ils avaient existé, j'ai bien le droit de croire et d'affirmer que le rétrécissement du rectum n'est pas l'expression de la diathèse syphilitique.

Mais alors, qu'est-ce donc que j'entends par un rétrécissement syphilitique, et comment puis-je vous en expliquer la pathogénie sur la malade dont nous nous occupons en ce moment? Je vous l'ai dit suffisamment à propos du chancre anal.

Cette femme a certainement eu un chancre de l'anus; il est cicatrisé actuellement, cela est vrai, mais les condylomes qui persistent en sont un indice irrécusable. Elle a eu pendant ce chancre une rectite semblable à celle de la malade dont je vous ai parlé précédemment (page 684 et suiv.). Cette rectite a monté jusqu'à la limite de la portion sphinctérienne, et là, au lieu de se terminer par résolution, au moment où elle était à l'état plastique, elle s'est terminée par transformation fibreuse ou sclérose avec rétraction.

Pour moi, en un mot, j'ai pu dire que cette maladie était syphilitique, parce qu'elle était consécutive à un chancre syphilitique, infectant ou non. Mais comme cette expression de rétrécissement syphilitique a pu faire donner à ma pensée une interprétation qui n'était pas juste, je dirais volontiers que le rétrécissement est d'origine chancreuse, ou bien, admettant la dénomination de M. Fournier, je dirais, si vous voulez, que cette femme a eu un syphilome, et que ce syphilome, après avoir passé par sa première phase, le chancre, et par sa seconde, la rectite, est arrivé à sa troisième, le rétrécissement fibreux. Seulement vous voyez qu'au lieu d'admettre un intervalle plus ou moins long entre le chancre et le rétrécissement, et de mettre les condylomes, la rectite et la sclérose sur le compte d'une infection pouvant avoir pour origine un chancre de toute autre région, je prétends que les lésions se sont développées successivement les unes peu de temps après les autres, le chancre anal ayant été l'origine de tout, et fort de mon observation personnelle, j'émets comme un axiome cette proposition, qu'on n'a pas un rétrécissement de cette sorte si l'on n'a pas eu d'abord un chancre de l'anus, et qu'il n'est pas nécessaire que ce chancre ait été infectant.

Mes honorables collègues MM. Trélat et Delens, frappés sans doute par l'observation de quelques anciens rétrécissements, ont émis cette opinion, qu'il s'agissait là d'un accident constitutionnel, mais arrivant plus tard que le tertiaire, et ils en ont fait un accident *quaternaire*, qui se montrerait à l'âge moyen de la vie. Ici je suis encore obligé de dire qu'on s'est trompé, parce qu'on n'a pas assez vu. Le fait que je signale en ce moment, ceux que j'ai rapportés dans ma leçon sur le chancre de l'anus, et presque tous ceux que j'ai observés, se rapportent à des femmes jeunes, de vingt à trente ans; dans les cas rares où j'ai vu la maladie rectale coïncider avec une syphilis constitutionnelle, c'était à des manifestations secondaires, syphilide papuleuse, plaques muqueuses de la gorge que nous avions à faire, de telle sorte qu'en m'appuyant sur l'observation, je suis autorisé à dire, contrairement à MM. Trélat et Delens, que le rétrécissement commence plus souvent dans la jeunesse que dans l'âge mur, qu'il se développe tantôt sans symptômes constitutionnels de syphilis, tantôt concurremment avec des symptômes constitutionnels, mais secondaires, et peu de temps après le chancre initial.

Du reste, cette divergence d'opinion entre les auteurs si recommandables que je viens de citer et moi-même, vous montre une fois de plus combien cette question de pathogénie est difficile, et avec quelle attention il faut se préserver de l'intervention trop prompte du raisonnement. Certainement, quand j'avance que le rétrécissement rectal est produit par une inflammation spéciale indépendante de la diathèse syphilitique, on peut dire que je raisonne, en ce sens que je fais une interprétation particulière des phénomènes pathologiques dont j'ai été témoin. M. Fournier raisonne à son tour lorsqu'il décrit un accident tertiaire à évolution spéciale, et MM. Trélat et Delens raisonnent également lorsqu'ils parlent d'un phénomène quaternaire. Mais la différence capitale qui existe entre mes collègues et moi, c'est que je raisonne après avoir vu un plus grand nombre de faits qu'eux, et surtout après avoir eu l'occasion, qu'ils n'ont pas eue, de suivre ces faits depuis leur début jusqu'à leur fin.

Et mes contradicteurs, s'ils ne veulent pas se laisser convaincre par mes observations personnelles de rétrécissement naissant, resteront toujours embarrassés par ces deux autres arguments : 1° le rétrécissement syphilitique du rectum est bien plus commun chez la femme que chez l'homme ; 2° il ne guérit, ni à sa période initiale, ni à sa période ultime par le mercure et l'iodure de potassium.

Un mot sur chacun de ces arguments : 1° MM. Fournier, Mollière, Julien, Trélat et Delens reconnaissent qu'en effet le rétrécissement du rectum est beaucoup plus commun chez la femme que chez l'homme, et ils ne se l'expliquent pas. En effet, si c'est un accident tertiaire, pourquoi donc l'homme n'en serait-il pas atteint aussi souvent que la femme? Voyez, au contraire, avec la pathogénie que je vous ai donnée, combien la chose est simple. Il faut un chancre anal pour faire naître la rectite spéciale et toute locale qui se termine par un rétrécissement. Eh bien, l'observation a surabondamment démontré que les femmes ont des chancres à l'anus bien plus souvent que les hommes, et cela parce que, outre la cause inavouable commune aux deux sexes, les femmes ont une cause spéciale bien connue, et dont j'ai précisément été témoin sur mes malades de l'hôpital de Lourcine, l'inoculation à l'anus du pus chancreux de la vulve. Vous voyez bien que si le syphilome était un accident tertiaire, il se développerait à la suite du chancre de toutes les autres régions, chez l'homme aussi bien que chez la femme. C'est parce qu'il est la conséquence locale du chancre de l'anus, et parce que ce dernier est relativement plus fréquent chez la femme, c'est pour cela, dis-je, que la maladie dont je m'occupe est plus commune chez elle.

2° Quant à la non-guérison par les spécifiques, mes contradicteurs en conviennent tous. Je demande alors pourquoi ils tiennent tant à faire du rétrécissement un accident tertiaire. Ils insinuent, il est vrai, et M. Fournier en particulier, que, si l'on est appelé de très-bonne heure, on peut, avec le mercure et l'iodure de potassium, en arrêter le développement. Mon savant collègue ne cite pas de fait à l'appui de cette opinion, et s'il en citait, ce seraient des cas semblables à celui de la page 685, dans lesquels, prise au début, la rectite se serait terminée par résolution. Que cette résolution ait pu avoir lieu quelquefois malgré le mercure, je le veux bien; mais ce n'est certainement pas lui qui a procuré la guérison, et je vous ai suffisamment montré qu'avec des soins minutieux et un pansement particulier du chancre initial, on pouvait arrêter la rectite menaçante, et obtenir la résolution avant la transformation fibreuse. D'ailleurs, pour la malade actuelle, et nous en voyons beaucoup qui sont dans ce cas, le chancre initial a disparu depuis longtemps, le rétrécissement est fait, et l'expérience m'a demontré que, dans cette condition, il est incapable de disparaître sous l'influence des spécifiques.

Pronostic. — J'arrive, messieurs, à un nouveau point de l'histoire de cette malade qui va vous démontrer plus amplement la stérilité de la doctrine qui s'obstine à faire du rétrécissement chancreux un accident tertiaire. Que deviendra cette femme, si nous ne la traitons pas? Que deviendra-t-elle aussi quand nous l'aurons traitée de notre mieux? La réponse se résume en ces deux mots : elle ne guérira probablement pas, et elle sera longtemps menacée de tuberculose.

Elle ne guérira probablement pas, pour deux motifs : d'abord parce qu'il en est du tissu fibreux accidentel qui constitue le rétrécissement rectal comme de celui qui entre dans la structure de l'urèthre. Quoi que nous fassions, il persiste et conserve son caractère rétractile. A la longue, et sous l'influence d'une dilatation souvent répétée, il peut se ramollir et devenir un peu plus extensible; mais cette amélioration ne va jamais jusqu'à un retour de la capacité normale. Or, tant qu'une portion du tube digestif est rétrécie, les fonctions de l'appareil entier restent en souffrance.

De plus, cette malade rend actuellement du pus, et il est probable qu'elle en rendra longtemps encore. D'où vient ce pus? Ce n'est pas de la portion sphinctérienne du rectum, car il est trop abondant pour être formé par une aussi petite surface muqueuse, et d'autre part nous avons vu avec le speculum, que cette partie est dépourvue d'ulcération.

J'ai décrit dans mon travail de 1854, d'après trois autopsies que j'avais eu l'occasion de faire, et j'ai rencontré depuis, sur deux autres cadavres, la lésion qui est la source de cette suppuration. C'est une grande ulcération qui commence au-dessus du rétrécissement, qui fait tout letour de l'intestin, et qui remonte jusqu'à 5 et 6 centimètres au-dessus de la coarctation. J'ai fait représenter cette lésion en 1854 sur les deux figures coloriées que je mets sous vos yeux. Vous pourrez juger, d'après ces figures, de l'étendue de la solution de continuité; elle ne m'a pas semblé formée par une destruction de toute l'épaisseur de la membrane muqueuse; j'ai dit en 1854 que cette destruction me paraissait incomplète, c'est-à-dire qu'elle se produisait aux dépens de l'épiderme et de la couche superficielle du derme, et je me servais du mot *exulcération* pour la caractériser. L'autopsie qu'a publiée M. Malassez en 1872 vient à l'appui de cette manière de voir (1); car il a trouvé au microscope des glandes intactes appartenant à la muqueuse, et n'a pas retrouvé l'épithélium.

Cette ulcération joue un grand rôle dans le pronostic, car il me paraît bien difficile qu'elle se cicatrise, et elle est probablement appelée à fournir longtemps du pus, ce qui est déjà une cause d'épuisement. Ensuite, n'est-il pas à craindre que, sur cette

(1) Malassez, *Bulletin de la Société anatomique*, 1872.

surface ulcérée, et par suite de son mélange avec des gaz et des matières fétides, le pus s'altère et soit absorbé? Malgré le soin que j'avais pris de décrire cette grande ulcération et ses conséquences possibles, nos auteurs contemporains en ont tenu peu de compte. Je suis étonné surtout que M. Fournier ne l'ait pas rattachée à son syphilome, et n'en ait pas fait le produit d'une quatrième phase, la première étant caractérisée par le chancre initial avec les condylomes, la seconde par la rectite, la troisième par la sclérose et le rétrécissement. Certainement il est permis de se demander si cette ulcération existe dans tous les cas de rétrécissement d'origine chancreuse; si elle a toujours la même étendue que sur les quatre malades dont j'ai eu l'occasion de faire l'autopsie; si sa cicatrisation est aussi difficile que je l'ai supposé jusqu'à présent, en invoquant les obstacles apportés au travail réparateur par la présence incessante de matières irritantes et par les contractions réitérées de la couche musculaire, contractions qui sont indiquées par le ténesme pendant la vie et par l'hypertrophie de la couche musculaire sur le cadavre. Mais quand je trouve une malade qui rend une aussi grande quantité de pus, et quand je ne puis voir la lésion qui donne ce pus, je reporte inévitablement mes souvenirs vers cette grande ulcération qui m'a tant étonné, les premières fois que je l'ai rencontrée, et je ne puis me défendre de lui attribuer la suppuration abondante et prolongée qui est un des caractères de cette triste maladie.

Et puisque je suis obligé de vous signaler cette ulcération de la région ampullaire du rectum, qui n'avait pas été décrite avant moi, et qui, à mon avis, joue un si grand rôle dans le pronostic, laissez-moi poser devant vous une autre question : est-elle spéciale au rétrécissement d'origine chancreuse, tel que je le comprends, ou bien existe-t-elle aussi dans les rétrécissements cicatriciels de la brûlure, dans ceux qui seraient inflammatoires, et dans ceux, le plus souvent congéniaux, qui offrent la disposition valvulaire? Les faits me manquent pour répondre à cette question. J'ai vainement cherché dans les observations de rétrécissement non syphilitique la mention de cette ulcération, je ne l'ai trouvée nulle part. Je comprends qu'à la rigueur la coarctation puisse produire au-dessus d'elle, quelle que soit son origine, une inflammation ulcérative; mais, en attendant que des faits se soient produits pour en donner la preuve, j'incline vers l'opinion que la grande ulcération ampullaire est spéciale au rétrécissement syphilitique, et qu'elle constitue une des parties de cet ensemble bizarre que je réunis, avec M. Fournier, sous le nom de syphilome.

Mais revenons au pronostic chez notre malade. J'ai fait comprendre qu'il était grave, d'abord parce qu'il nous est impossible de changer la nature du tissu qui forme le rétrécissement, et ensuite parce qu'en vertu d'une relation sympathique difficile à expliquer, les fonctions digestives restent amoindries tant qu'un point du tube digestif a perdu notablement de son calibre, parce qu'en particulier le trouble se traduit par une diarrhée habituelle, et enfin parce que nous avons là une lésion qui produit incessamment du pus, et que la malade s'affaiblira tant par l'abondance de la suppuration que par la septicémie dont celle-ci peut être l'origine.

Ceci me conduit à la seconde proposition que j'ai établie tout à l'heure, l'imminence de la tuberculose. Dans deux des autopsies que j'ai faites, les femmes sont mortes de tubercules pulmonaires. Sur d'autres, que je n'ai pas suivies jusqu'à la mort, les signes stéthoscopiques m'ont démontré que cette complication était survenue. Je ne prétends pas dire que notre malade, et les autres atteintes de rétrécissement rectal, soient vouées inévitablement à la phthisie pulmonaire. J'admets même volontiers qu'une prédisposition est nécessaire pour que la lésion intestinale agisse comme cause occasionnelle. Je vous fais seulement observer que la détérioration de la santé peut favoriser la tuberculose et l'amener.

J'ai d'ailleurs vu quelques malades mourir autrement, j'ai cité (c'est le troisième cas d'autopsie de mon mémoire en 1854) un cas de mort par lésion cérébrale ; j'ai vu, à l'hôpital Cochin, une jeune fille mourir de péritonite.

Bref, épuisement progressif, imminence de mort par tuberculose, par péritonite, ou simplement par hecticité, voilà ce qui menace les malades atteintes de cette façon, et ce qui menace en particulier celle dont nous nous occupons en ce moment. Seulement, la gravité du pronostic est atténuée par ce fait que la vie peut se prolonger si la malade est soignée, et, il faut bien le dire, soignée sans relâche. J'ai suivi plusieurs années, après leur sortie de l'hôpital de Lourcine quelques-unes des malades chez lesquelles la santé, grâce aux soins qu'elles consentaient à recevoir, restait assez bonne, malgré la persistance du rétrécissement et de la suppuration intra-rectale. J'en ai montré souvent une à l'hôpital de la Pitié qui venait tous les six ou huit mois se soumettre à la rectotomie interne, et qui introduisait elle-même un dilatateur. Elle se portait assez bien et ne devenait pas tuberculeuse. Mais je l'ai perdue de vue, de même que toutes les autres, et je ne puis dire pour elle qu'une chose, c'est que la thérapeutique dirigée par moi pendant quatre ou cinq années, a maintenu la santé dans un état assez satisfaisant pour que la tuberculose et l'hecticité mortelles ne soient pas intervenues.

Vous voyez encore en ce moment (août 1878) au n° 24 de notre salle Sainte-Catherine une fille de vingt-quatre ans, que je soigne depuis trois années, que j'ai vue en avril 1875 avec le chancre initial et le début du rétrécissement, et chez laquelle, malgré le traitement mercuriel que j'avais été conduit à lui donner par la coïncidence d'accidents secondaires incontestables, malgré les soins locaux, le rétrécissement s'est accru pendant son séjour à l'hôpital. Je lui ai fait deux fois la rectotomie interne multiple, une fois la rectotomie linéaire avec le cautère Paquelin ; j'ai conseillé, ce qui a toujours été fait irrégulièrement à cause d'une sensibilité très-vive du rectum, l'emploi d'un dilatateur, j'ai prescrit des toniques fréquents de tout genre. Bref le rétrécissement existe toujours, et malgré le retour des mauvaises digestions, malgré la diarrhée récidivante, malgré la persistance des faux besoins, et l'expulsion d'une notable quantité de pus, la santé se soutient. Il y a bien un peu de toux, quelques craquements au sommet gauche. Mais l'embonpoint et les forces persistent ; la fièvre n'arrive pas. Bref je crains une tuberculose, mais elle est loin d'être évidente, et j'espère qu'elle sera ou évitée ou tout au moins reculée, si la malade veut bien suivre le conseil de se laisser toujours soigner.

Traitement. — Qu'allons-nous donc faire à notre malade. D'après tout ce qui précède, j'espère peu la guérir, je ne prétends que prolonger le plus longtemps possible son existence.

Pour cela, j'ai trois indications à remplir : dilater et maintenir dilatée autant que possible la coarctation ; diminuer la suppuration de la région ampullaire, ou tout au moins empêcher le séjour et le croupissement du pus ; combattre la chloro-anémie et les troubles digestifs.

Première indication. — Il est certain que chez cette malade, comme chez toutes les autres atteintes de la même façon, l'altération des fonctions digestives et de la santé est en rapport avec l'étroitesse du rétrécissement, et les faits dont j'ai été témoin m'ont démontré qu'après les opérations qui élargissaient le rétrécissement et donnaient un passage plus facile aux matières fécales et au pus, la santé générale s'améliorait d'une façon notable. Malheureusement le résultat obtenu ne se maintient pas, et il faut non-seulement essayer de conserver, par l'introduction fréquente d'un dilatateur, le résultat obtenu, mais revenir de temps en temps à une opération sanglante (1).

(1) Aujourd'hui nous avons à choisir entre la rectotomie interne multiple, ou la rectotomie linéaire. M. Verneuil a eu certainement une très-bonne intention lorsqu'il a proposé et exécuté cette dernière. Il espérait qu'en fendant toute l'épaisseur du rectum depuis le rétrécissement jusqu'à l'anus, il obtiendrait un tissu cicatriciel élargissant assez la paroi rectale pour que le rétrécissement ne se reproduisît pas, ou se reproduisît très-tardivement. Les choses ne se sont pas réalisées de la sorte sur la malade qui est encore en ce moment dans nos salles, ni sur une autre que j'ai opérée également avec le cautère Paquelin en 1878. L'une et l'autre ont parfaitement guéri de l'opération. Mais l'une et l'autre ont eu une récidive prompte du rétrécissement,

J'ai à choisir entre la dilatation mécanique au moyen d'un instrument et les incisions multiples et peu profondes du rétrécissement (rectotomie interne). Je laisse de côté pour le moment les dilatateurs. Parmi ces instruments, il en est qui sont combinés de façon à obtenir la dilatation brusque. Je les rejette absolument, car la coarctation est tellement étroite et tellement rigide, que si je voulais écarter violemment les branches de l'instrument destiné à cette variété de dilatation, je m'exposerais à déchirer toute l'épaisseur du rectum, et à provoquer la formation d'un phlegmon diffus périrectal, et probablement d'origine stercorale. Pour ce qui est des dilatateurs progressifs, la rigidité et l'étroitesse de l'obstacle ne permettraient pas de les employer avec succès. Le procédé de l'incision multiple peu profonde, intéressant en quatre points le tissu morbide, sans en dépasser les limites, est celui que j'ai employé le plus souvent, et auquel je donnerai encore la préférence pour notre malade.

Elle a été préparée à l'opération par un grand lavement qui a été administré ce matin, et qui a été rendu de suite. La malade va être endormie avec le chloroforme, et couchée sur le côté comme pour l'opération de la fistule à l'anus. Je porterai dans le rectum mon index gauche bien graissé, et je ferai glisser le long de ce doigt la lame d'un bistouri boutonné, que j'ai eu soin d'entourer d'une petite bande, jusqu'à un centimètre de son extrémité, en vue de protéger contre l'action de l'instrument et mon doigt et les points de la paroi rectale que je ne dois pas toucher. Je glisserai la portion disponible de la lame dans la coarctation, et la portant à droite, j'inciserai la bride circulaire dans l'étendue de deux à trois millimètres. Je porterai ensuite la lame à

en même temps qu'elles ont conservé la suppuration abondante de la portion ampullaire. M. Verneuil, dans les faits qu'il a cités, n'a pas parlé de cette suppuration et de la grande ulcération qui la produit. Ces phénomènes manquaient-ils sur les malades qu'il a observés? ou bien existaient-ils, et notre collègue n'y a-t-il pas attaché d'importance? Je ne sais; mais en tout cas, avant d'admettre une guérison et même une amélioration durable, il faudrait savoir ce qui est advenu de cette suppuration profonde, après le traitement qui a été mis en usage.

gauche, puis en avant, puis en arrière, et j'inciserai de même sur ces divers points. Lorsque j'aurai fait ces quatre incisions, je verrai si mon doigt pénètre aisément dans le rétrécissement; s'il n'y pénètre pas, j'agrandirai une ou deux de mes incisions, et plutôt les latérales que les deux autres. Puis, quand j'aurai constaté que le doigt peut entrer, et qu'en conséquence une dilatation notable a été obtenue, je placerai une grosse mèche de charpie, que je renouvellerai les jours suivants.

Lorsque au bout d'une quinzaine de jours j'aurai le droit de penser que chacune de mes incisions s'est cicatrisée en laissant un intervalle entre les bords, j'emploierai matin et soir le dilatateur en cire d'un centimètre ou un centimètre et demi de diamètre à sa grosse extrémité, et peu à peu j'habituerai la malade à le placer elle-même, ce qu'elle fera aisément si la sensibilité n'est pas trop grande; ce que j'aurai beaucoup de peine à obtenir, si l'introduction est très-douloureuse, comme je l'ai vu pour quelques femmes.

S'il ne survient pas de complication, telle qu'un phlegmon périrectal ou une péritonite, la malade ira un peu plus facilement à la garde-robe, expulsera par exemple des matières rubanées, au lieu des matières pâteuses ou liquides qu'elle rejette depuis longtemps. Le pus sortira plus facilement et séjournera moins; l'appétit et les forces reviendront. Ces résultats se maintiendront un certain temps, si la malade a la volonté et le courage de se servir du dilatateur; mais ils seront de très-courte durée dans le cas contraire.

Deuxième indication. — Que faire contre la suppuration de la région ampullaire? Le mieux serait assurément d'obtenir la cicatrisation, et surtout la cicatrisation sans augmentation du rétrécissement, de la grande ulcération que nous savons exister au-dessus du rétrécissement. Mais nous sommes absolument impuissants à cet égard, et j'ai dit plus haut que c'était la plus sérieuse des raisons pour lesquelles la maladie reste si souvent incurable. Ce que nous pouvons faire d'abord, c'est d'empêcher le croupissement du pus, et par suite la résorption de ses matériaux devenus putrides. La dilatation que j'aurai obtenue au moyen des incisions multiples, et que j'espère maintenir un certain temps par l'usage du dilatateur, favorisera déjà l'issue du pus, et empêchera l'altération qui pourrait résulter de son séjour. J'engagerai la malade à prendre un lavement au moins tous les matins, afin d'entraîner ce qui pourrait rester de pus. Deux ou trois fois par semaine, je ferai ajouter à ce lavement un demi-gramme d'iodure de potassium, dans l'espoir d'améliorer l'état de la surface ulcérée.

Troisième indication. — Pour combattre l'épuisement et la tendance à l'hecticité et à la tuberculose, je conseillerai d'abord une hygiène aussi régulière que le permettra la position sociale de cette femme, l'abstention des grandes fatigues, et l'alimentation substantielle. Je prescrirai ensuite des médicaments fortifiants et toniques : tantôt les préparations ferrugineuses, tantôt le vin de quinquina, par moments un peu d'iodure de potassium.

Je recommanderai surtout à la patiente de venir et de se soumettre à une nouvelle rectotomie interne toutes les fois qu'elle remarquera une diminution du calibre des garde-robes, et l'aggravation des coliques et de la diarrhée, qui sont les conséquences habituelles d'une augmentation trop grande de la constriction. Car cette rectotomie interne et partielle a sur la rectotomie externe et complète l'avantage de pouvoir être répétée plus souvent, en donnant à peu près les mêmes résultats, quant à la durée de l'amélioration.

FIN DU TOME TROISIÈME ET DERNIER.

TABLE DES MATIÈRES

CONTENUES DANS LE TOME TROISIÈME

TITRE TREIZIÈME

MALADIES DES ORGANES GÉNITAUX DE LA FEMME

TITRE QUATORZIÈME

TUMEURS

CENT CINQUIÈME LEÇON

GÉNÉRALITÉS SUR LES TUMEURS ET SUR LEUR TRAITEMENT.

CENT SIXIÈME LEÇON

TUMEURS ENKYSTÉES. — HYDATIDES.

CENT SEPTIÈME LEÇON

KYSTE HYDATIQUE DU FOIE.

CENT HUITIÈME LEÇON

KYSTE SYNOVIAL HYDROPIQUE DE LA GAÎNE DES FLÉCHISSEURS DE LA MAIN.

CENT NEUVIÈME LEÇON

KYSTES DU CORPS THYROÏDE GOÎTRE ENKYSTÉ.

CENT DIXIÈME LEÇON

FISTULE SOUS-HYOÏDIENNE CONSÉCUTIVE A UN KYSTE DU COU.

CENT ONZIÈME LEÇON

KYSTE CONGÉNITAL DU COU.

CENT DOUZIÈME LEÇON

HYGROMA SOUS-DELTOÏDIEN.

CENT TREIZIÈME LEÇON

KYSTES ET KYSTO-ADÉNOMES DE LA MAMELLE.

CENT QUATORZIÈME LEÇON

KYSTES OLÉAGINEUX ET BUTYREUX DE LA MAMELLE. CONSIDÉRATIONS SUR LE TRAITEMENT DES KYSTES MAMMAIRES.

CENT QUINZIÈME LEÇON

KYSTES MAXILLAIRES.

CENT SEIZIÈME LEÇON

PSEUDO-KYSTE DE LA CUISSE, PÉRIOSTITE ALBUMINEUSE.

CENT DIX-SEPTIÈME LEÇON

KYSTE HUILEUX TRAUMATIQUE AU COTÉ EXTERNE DU GENOU GAUCHE.

CENT-DIX-HUITIÈME LEÇON

TUMEURS BÉNIGNES. — TUMEURS GOMMEUSES DES MEMBRES.

CENT DIX-NEUVIÈME LEÇON

TUMEURS BÉNIGNES. — LIPOME MOU.

CENT VINGTIÈME LEÇON

TUMEURS BÉNIGNES (suite).

CENT VINGT ET UNIÈME LEÇON

TUMEURS MALIGNES. — TUMEURS FIBRO-PLASTIQUES OU SARCOMATEUSES.

CENT VINGT-DEUXIÈME LEÇON

SUITE DES TUMEURS MALIGNES. — CANCER DU SEIN.

CENT VINGT-TROISIÈME LEÇON

TUMEURS MALIGNES. — VARIÉTÉS DU CANCER DU SEIN.

TITRE QUINZIÈME

HERNIES

CENT VINGT-QUATRIÈME LEÇON

HERNIES RÉDUCTIBLES, BANDAGES CHEZ LES ENFANTS.

CENT VINGT-CINQUIÈME LEÇON

HERNIES RÉDUCTIBLES ET CHOIX DU BANDAGE CHEZ LES ADULTES.

CENT VINGT-HUITIÈME LEÇON

ÉTRANGLEMENTS INGUINAUX PROFONDS; STATISTIQUE DE L'AUTEUR SUR LES HERNIES INGUINALES ÉTRANGLÉES.

CENT VINGT-NEUVIÈME LEÇON

ÉTRANGLEMENTS INGUINAUX PEU SERRÉS ET PSEUDO-ÉTRANGLEMENTS.

CENT TRENTIÈME LEÇON.

HERNIE CRURALE ÉTRANGLÉE. — TRAITEMENT PAR LE TAXIS ET LA PONCTION ASPIRATRICE.

CENT TRENTE ET UNIÈME LEÇON.

HERNIE CRURALE ÉTRANGLÉE. — OPÉRATION.

CENT TRENTE-DEUXIÈME LEÇON

HERNIE CRURALE ÉTRANGLÉE. — PHÉNOMÈNES NERVEUX DE LA DEUXIÈME PÉRIODE.

CENT TRENTE-TROISIÈME LEÇON

HERNIE OMBILICALE ÉTRANGLÉE. — STATISTIQUE DE L'AUTEUR.

CENT TRENTE-QUATRIÈME LEÇON

ÉPIPLOCÈLES.

TITRE SEIXIÈME.

Maladie de l'anus et du rectum.

CENT TRENTE-CINQUIÈME LEÇON.

HÉMORRHOÏDES EXTERNES. — HÉMORRHOÏDES INTERNES TRAITÉES PAR LA CAUTÉRISATION AVEC L'ACIDE AZOTIQUE.

CENT TRENTE-SIXIÈME LEÇON

HÉMORRHOÏDES INTERNES VOLUMINEUSES. — TRAITEMENT PAR LE FER ROUGE.

CENT TRENTE-SEPTIÈME LEÇON.

AUTRES VARIÉTÉS DE TRAITEMENT DES HÉMORRHOÏDES INTERNES. — LIGATURE, DILATATION FORCÉE ET MOYENS MÉDICAUX.

CENT TRENTE-HUITIÈME LEÇON.

CHANCRE DE L'ANUS. — RECTITE SPÉCIALE; IMMINENCE DE RÉTRÉCISSEMENT RECTAL.

CENT TRENTE-NEUVIÈME LEÇON.

RÉTRÉCISSEMENT RECTAL D'ORIGINE CHANCREUSE, GRANDE ULCÉRATION AU-DESSUS, SYPHILOME ANO-RECTAL.

FIN DE LA TABLE DES MATIÈRES DU TOME TROISIÈME ET DERNIER

TABLE ALPHABÉTIQUE

DES MATIÈRES (1)

(1) La tomaison n'est indiquée que pour les tomes II et III.

FIN DE LA TABLE ALPHABÉTIQUE.

RIS. — IMPRIMERIE É. MARTINET, RUE MIGNON, 2.

www.ingramcontent.com/pod-product-compliance
Ingram Content Group UK Ltd.
Pitfield, Milton Keynes, MK11 3LW, UK
UKHW012138240726
13966UKWH00001B/49